PET/MR脑功能与分子影像

从脑疾病到脑科学

◎ 主编　卢　洁　赵国光

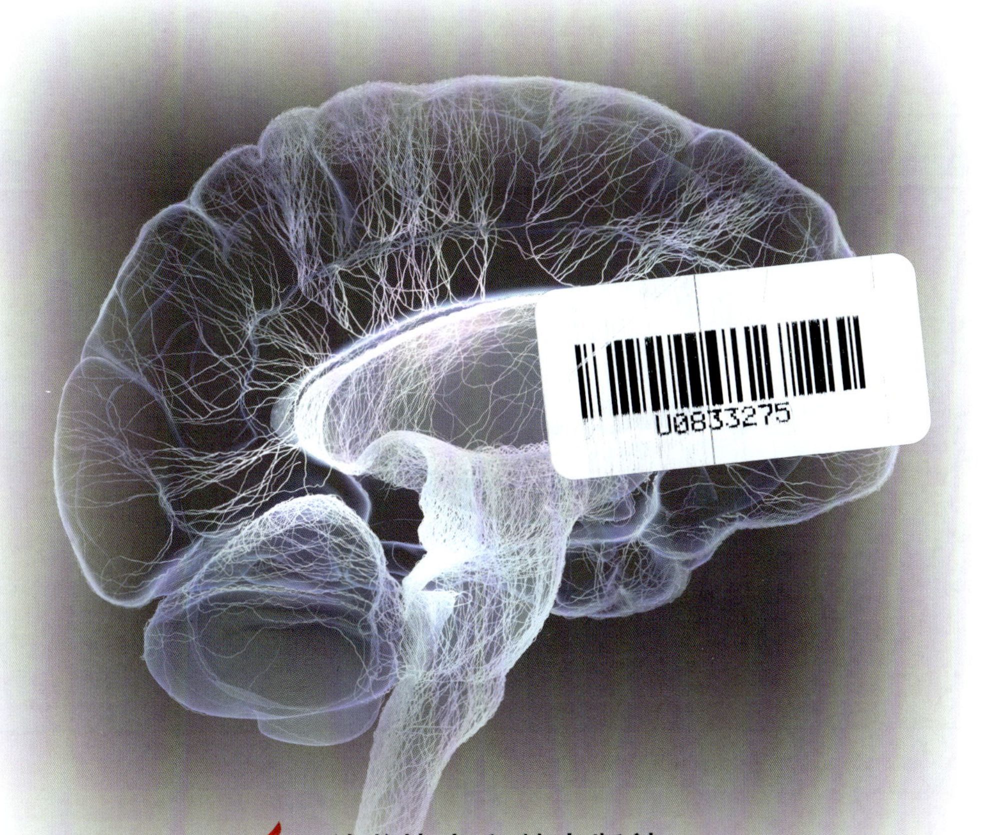

科学技术文献出版社
SCIENTIFIC AND TECHNICAL DOCUMENTATION PRESS
·北京·

图书在版编目（CIP）数据

PET/MR脑功能与分子影像：从脑疾病到脑科学 / 卢洁，赵国光主编. —北京：科学技术文献出版社，2021.9

ISBN 978-7-5189-7915-8

Ⅰ. ①P… Ⅱ. ①卢… ②赵… Ⅲ. ①脑病—计算机X线扫描体层摄影 ②脑病—核磁共振成像 Ⅳ. ①R816.1

中国版本图书馆CIP数据核字（2021）第098988号

PET/MR脑功能与分子影像——从脑疾病到脑科学

策划编辑：孔荣华 刘常旭　责任编辑：吕海茹 陶文娟　责任校对：张吲哚　责任出版：张志平

出 版 者　科学技术文献出版社
地　　址　北京市复兴路15号　邮编 100038
编 务 部　（010）58882938，58882087（传真）
发 行 部　（010）58882868，58882870（传真）
邮 购 部　（010）58882873
官方网址　www.stdp.com.cn
发 行 者　科学技术文献出版社发行　全国各地新华书店经销
印 刷 者　北京地大彩印有限公司
版　　次　2021 年 9 月第 1 版　2021 年 9 月第 1 次印刷
开　　本　787 × 1092　1/16
字　　数　529千
印　　张　27.25
书　　号　ISBN 978-7-5189-7915-8
定　　价　298.00元

编委会

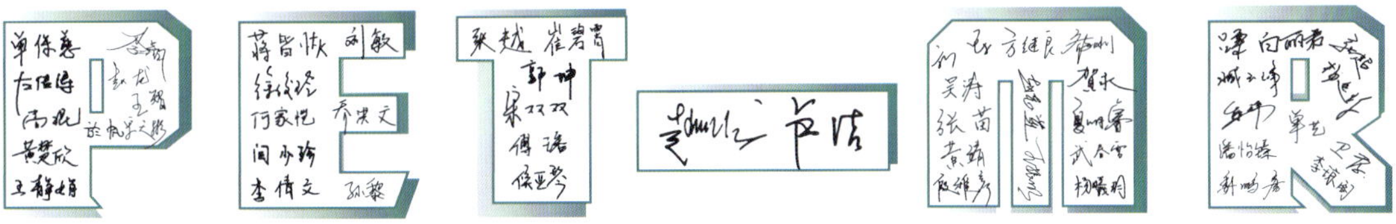

序言

脑疾病具有高发病率、高死亡率和高致残率，严重危害着我国国民生命与健康。当今，神经影像学技术的研发和临床应用快速发展，其目的就是为了进一步提升对脑疾病的精准诊断。一体化 PET/MR 成像正是围绕着满足脑疾病和脑科学领域的探索，将脑功能成像和分子影像技术有机结合的产物。它以脑功能与分子生物学理论为基础，借助现代医学影像技术，真正实现了对人类活体信号通路不同环节的可视化。

分子生物学的基础探索，只有转化到人才能充分发挥其研究意义。一体化 PET/MR 成像的出现，恰好是在分子生物学的基础研究与人类在体的临床应用之间筑起了一道桥梁。一体化 PET/MR 成像可以动态、客观、定量地将神经递质、免疫球蛋白、特定组织的生物标志物转变为直观的空间分布图像，再通过与结构影像融合，实现精准的病变探索和病灶勾划，具有较高的灵敏度和特异度。同时，它能充分识别病理组织与正常组织、定位靶点和勾勒边界。通过与脑科学分析方法、神经调控手段、手术机器人，以及术中图像引导的精准神经外科等先进的革新技术结合，为脑胶质瘤、脑转移瘤、癫痫、阿尔茨海默病等神经系统疾病的诊疗带来新的思路。

本书全面总结了首都医科大学宣武医院应用一体化 PET/MR 成像在脑疾病诊疗和研究方面的最新进展，同时介绍了国内外脑科学领域的最新成果。全书每章节的内容都具有一定的前瞻性和实用性，有助于广大医学影像技术人员掌握一体化 PET/MR 成像诊断要领，同时在脑功能与分子影像的科研工作中也具有重要的参考价值。因此，本书尤其适合神经影像科、神经内科、神经外科及脑科学领域相关专业的从业者使用。相信本书的出版对 PET/MR 成像从基础研究到临床应用方面都能起到很好的推动作用。

上下同欲者胜，同舟共济者赢！让我们共同期待“一体化 PET/MR 脑功能与分子影像学”在脑疾病及脑科学的应用能绽放出绚丽的花朵。在 PET/MR 成像及相关技术的推动下，从脑疾病到脑科学的研究必将取得长足的进步！

首都医科大学宣武医院

前言

时光飞逝，岁月如梭，转眼之间6年的时间已经过去，回想6年前（2015年7月）安装使用PET/MR设备的情景，仿佛就在昨天。当年迎接东南亚第一台TOF PET/MR时的心情至今仍记忆犹新，没有经验、没有团队，同时又承担着害怕失败而辜负医院领导期望的巨大心理压力，只是怀揣着满腔的热情迎接挑战！凭借自己的MR成像知识功底，带领我的一名刚刚入学的核医学背景的硕士研究生（崔碧霄）、一名仅有两个月PET/CT操作经验的核医学技师（马杰）和一名护士（帅冬梅），就这样，一个小白团队开启了PET/MR成像的探索之路！其中的艰辛一言难尽，记不清多少个通宵达旦，多少个无休的周末和节假日……逐渐的，付出有了收获：第一个国际会议发言、第一部PET/MR专著出版、第一篇PET/MR文章在*EJNMMI*发表……6年的时间伴随着辛苦的汗水、痛苦的泪水，也伴随着收获的喜悦、成功的欢欣！6年来，团队不断成长和壮大，形成了医工结合的交叉团队，组成了以各种脑疾病（涵盖脑血管病、脑肿瘤、癫痫、阿尔茨海默病、帕金森病等）为特色的研究小组。每位成员都为团队注入了新的活力，贡献了新的成果！在这里我要衷心感谢他们的努力坚持和不放弃，感谢他们的一路陪伴，让我有勇气一直坚定向前！

随着PET/MR设备的发展及在我国的推广应用，临床亟需掌握PET和MR成像知识的复合型人才。我们前期出版的《一体化PET/MR操作规范及临床应用》《一体化PET/MR实操手册》《一体化PET/MR成像病例图谱》内容主要集中于设备临床操作的规范性，以及临床典型病例表现。本书在前期工作的基础上，汇总了我们团队脑疾病和脑科学方面的经验积累及国内外最新研究进展，全面介绍了PET/MR脑功能与分子影像的研究进展，包括脑疾病临床应用和脑科学研究现状。全书共16章，内容包括设备简介、脑功能成像技术，脑疾病应用与脑科学研究，层层递进。脑功能成像技术围绕MR功能成像、灌注成像、PET动态成像及数据后处理方法；脑疾病涉及阿尔茨海默病、帕金森病、癫痫、脑肿瘤、脑血管病、脑损伤、抑郁症、精神分裂症、多发性硬化、偏头痛等常见疾病，具有临床实用性。

在本书编写过程中我们得到了多位同道的支持和帮助，尤其感谢上海大学蒋皆恢教授、西安交通大学白丽君教授、四川大学华西医院吕粟教授、中国中医科学院广安门医院方继良教授、中国科学院高能物理研究所单保慈教授、复旦大学附属华山医院左传涛教授、杭州师范大学臧玉峰教授、维也纳医科大学维也纳总医院李翔教授、中南大学湘雅二医院刘军教授、北京师范大学贺永教授、河南省人民医院徐俊玲教授，他们在繁忙的工作之余参与本书的撰写，提出了宝贵的意见和建议，在此表示衷心的感谢！由于作者水平有限，书中难免存在纰漏或不妥之处，敬请广大同仁给予批评指正。

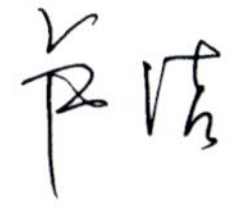

首都医科大学宣武医院

目录

第一章

PET/MR 成像简介

分子影像学是影像医学、核医学、临床医学、分子生物学、化学、物理学、计算机科学等多门学科交叉的新兴发展学科。分子影像学技术可以在活体上观察生命分子过程和生物学信息。正电子发射磁共振成像系统（positron emission tomography/magnetic resonance，PET/MR）将 PET 与 MR 成像合二为一，是目前最高端的医学影像设备。

第一节 PET/MR 成像发展史

近几十年来，多模态成像设备受到了越来越多的关注。大量研究表明，两种或多种影像方法联合应用可以提高诊断效能。1998 年，正电子发射计算机断层显像（positron emission tomography/computed tomography，PET/CT）系统应运而生，且得到了全球医学影像专家、临床医师和分子影像研究者的认可。PET/CT 系统将 PET 和 CT 集成在一个机器中，作为多模态影像手段，已经成为临床常规诊断工具，但 PET/CT 在临床应用中仍存在一些缺陷：虽然 CT 获得的信息能够帮助医师确定病灶的解剖定位，但与 MR 成像相比，其软组织分辨率低。其次，MR 成像没有电离辐射，更适合儿童和需接受重复检查的患者。PET 是一种功能性显像，能够极为敏感和准确地探测到人体组织代谢方面的异常。将这两种技术在系统中进行融合，可获得人体结构、功能和代谢等全方位信息，对疾病的诊断和治疗具有重要价值。正是由于 MR 成像和 PET 的互补特性，人们开始致力于研究一体化的 PET/MR。

1990 年，第一项关于 PET 探测器在 MR 成像装置内结构设计专利诞生。1997 年，研究者们将闪烁晶体置于 0.2 T 开放式 MR 成像系统中，通过 4 m 长的光纤将其与 MR 磁场外的光电倍增管（photomultiplier tube，PMT）连接，进行模型的 PET/MR 成像研究。但由于 PET/MR 成像的系统融合技术发展存在许多与兼容性相关的难点，如 PET 探测器与 MR 成像磁场兼容、PET 图像衰减校正等问题，所以早期技术进展较慢。

为了解决 PET 和 MR 成像之间的相互干扰，其中一个重要技术问题是研制能够在强磁场环境下检测 511 keV 高能光子的探测器和光电二极管。研究发现，PET/MR 成像使用的闪烁晶体必须具有与人体相近的磁兼容性，而传统的闪烁晶体如硅酸镥钆、硅酸钆的磁兼容性与人体相差很远，会影响 MR 成像磁场的均匀性，从而产生伪影，因此难以用于 PET/MR 成像中。随着（铈）硅酸镥（lutetium oxyorthosilicate，LSO）、（钇、铈）硅酸镥（lutetium yttrium orthosilicate，LYSO）晶体的研究与临床推广，磁敏感性问题得到有效改善。传统的 PMT 广泛应用于 PET/CT 系统中，但其对磁场环境高度敏感。MR 成像系统的主磁场可改变电子运行轨迹，导致探测电子损失，因而 PMT 很难在 PET/MR 成像系统中工作。雪崩光电二极管（avalanche photodiode，APD）对磁场不敏感，可直接或通过极短的光纤与 PET 晶体连接，基于 APD-PET 的 PET/MR 成像在小动物和人脑中已经进行了研究。可用于全身扫描的 APD PET/MR 已经研发成功，西门子公司的 Biograph mMR 联合 LSO 晶体和 APD，可在强磁场下检测 γ 粒子并且将信号由闪烁光子形式转换成电信号的形式。尽管 APD 技术已经比较成熟，但它仍存在信号放大增益低（10^2 ~ 10^3）、输出信号慢及时间分辨率低的缺点。因此，近年来基于硅光电倍增器（silicon photo multiplier，SiPM）的改良探测器逐步成为 PET/MR 成像技术研究的热点。SiPM 具有与 PMT 相同的放大增益和时间分辨率，并且还有一致性良好、尺寸小、工作电压低、结构紧凑等优点。Xi 等利用硅光电倍增管构建整体 PET 探测器阵列，计算了实际成像中最优的硅光电倍增管大小，表明其拥有较高的探测效率。SiPM 对温度比较敏感，所以其信号输出的稳定性取决于偏置电压和温度变化的稳定性。随着温度控制技术的发展，SiPM 的温度敏感性问题也将得到解决。

随着新型光电探测技术的成熟，一体化 PET/MR 成像技术飞速发展。2006 年 11 月，美国田纳西州 Krroxvivle 医学中心用西门子公司的 PET/MR 一体机实现了全球首例同步采集的人脑融合图像。2011 年，飞利浦公司推出 3.0 T 的分体式 Ingenuity TF PET/MR（图 1-1-1A），将 MR 成像与具有特殊屏蔽的 PET 结合起来。2011 年，西门子公司推出一体化 Biograph mMR PET/MR（图 1-1-1B），实现了 MR 成像与 PET 同机融合，达到 MR 成像与 PET 的同步和同中心扫描。2014 年年底，通用电气公司推出了世界上第一个具备飞行时间（time of flight，TOF）功能的一体化 TOF PET/MR（图 1-1-1C）。TOF 技

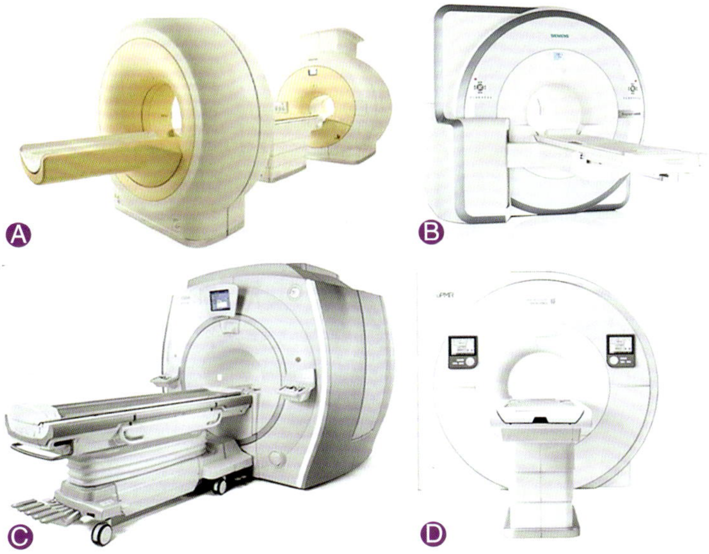

A. 分体式 Ingenuity TF PET/MR；B. 一体化 Biograph mMR PET/MR；C. 一体化 Signa TOF PET/MR；D. 一体化 uPMR 790 PET/MR

图 1-1-1 PET/MR 机器

术能够明显缩短扫描时间、减少给患者注射放射性药物的剂量，并显著提高图像对比度。同年，西门子公司推出了第二代一体化 Biograph mMR PET/MR，第二代机器具备高清 PET（HD PET）技术，可以提高 PET 图像分辨率、对比度、信噪比，同时指南针技术的应用可以在功能成像过程中使用 MR 成像对 PET 进行校准，保证数据的准确性。国内 PET/MR 成像的研究起步较晚，2018 年，联影公司推出 uPMR 790 PET/MR（图 1-1-1D），该机器通过人工智能技术全面赋能影像设备，采用深度学习方法，实现了一系列针对扫描工作流自动化的独特创新，包括一键智能定位、智能床位规划、智能衰减校正等功能，在简化工作流的同时提高了标准化成像质量。

（崔碧霄　卢　洁）

第二节　PET/MR 成像设备

一体化 PET/MR 成像是将 PET 和 MR 成像整合成一体的新型多模态影像系统，其实现了两种不同设备在相同空间、时间内对各自数据的同时采集，又兼具各设备的独立功能，将 MR 成像系统的软组织高分辨率与多参数多功能成像特性，与 PET 系统的放射性示踪剂代谢高灵敏性，以及数据定量化特性结合起来。

一、一体化 PET/MR 的组成

一体化 PET/MR 硬件组成主要包括机架、检查床和控制台三部分，此外有配套的线圈、机柜及后处理工作站部分。一体化 PET/MR 机架内包含 PET 和 MR 两部分，其基本结构由内向外依次为 MR 体线圈、PET 探测器模块、MR 梯度线圈、主磁场线圈和磁场屏蔽线圈。一体化 PET/MR 的 PET 探测器模块组成包括光导射频屏蔽模块、镥闪烁晶体（lutetium based scintillator，LBS）、SiPM、热耦合垫片和铝制固定垫片。光导射频屏蔽模块去除 MR 电磁干扰，LBS 阻截光子，SiPM 将光子信号转化为电信号，热耦合垫片进行热传导和保持探测器恒温，铝制固定垫片固定探测器模块。一体化 PET/MR 主要线圈包括头颈联合线圈、体部线圈、乳腺线圈及柔线圈（图 1-2-1）。

控制台由显示器和键盘组成，扫描控制台键盘包括用于显示器的启动扫描、移动检查床及患者与操作员交流的控制按钮。设备机柜室放置 MR 射频机柜、PET 机柜、传导板柜、热交换柜、PET 水冷机、氦压机和磁体检测器等。MR 射频机柜提供系统射频梯度，

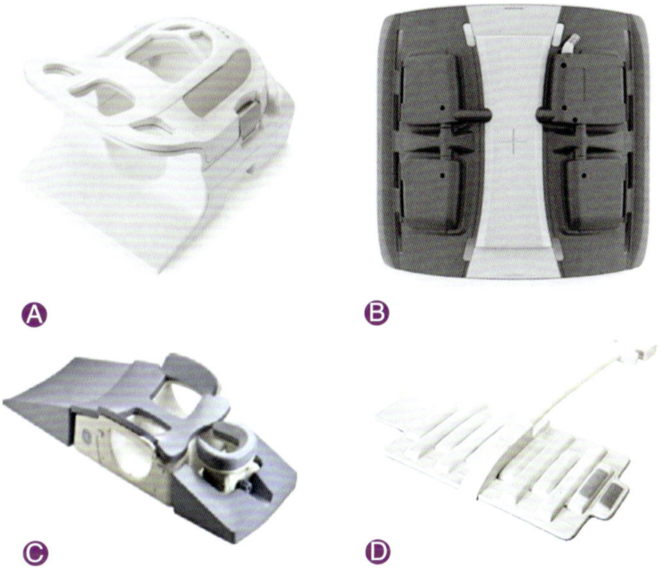

A. 头颈联合线圈；B. 体部线圈；C. 乳腺线圈；D. 柔线圈

图 1-2-1 MR 体表线圈

设备信号的发生和控制；PET 机柜包含 PET 电源装置和 PET 重建计算机；传导板柜内包含其他辅助电源；热交换柜用于系统的风冷和水冷制冷；PET 水冷机用于冷却 PET 探测器；氦压机通过氦气控制磁体压力；磁体监测器可观磁体压力和液氦液面。图像后处理系统处理传输到后处理工作站的图像数据，后处理工作站要求大容量、大内存、有快速的运算能力的硬件，以及配套后处理软件，多采用小型化、高性能的计算机。

二、兼容性技术

一体化 PET/MR 成像将 PET 与 MR 成像两种成像技术整合在一起，将整环 PET 探测器嵌入到传统 MR 成像系统的梯度线圈和射频发射体线圈。在射频线圈和梯度线圈发射射频脉冲和梯度脉冲的同时，PET 探测器接收正电子衰变后发射的 γ 光子，由此实现完全等视野、等中心的成像。一体化 PET/MR 成像设备的 MR 成像系统由于 PET 探测器的嵌入，射频发射线圈和梯度线圈通常需要大幅改进，在保证 MR 性能的前提下减少器件厚度，为 PET 探测器留出安装空间，孔径通常减小至 60 cm。

一体化 PET/MR 成像系统集成的核心难点是如何实现 MR 和 PET 硬件的兼容性，使用的闪烁晶体必须具有较低的磁敏感性，而传统闪烁晶体如硅酸镥钆、硅酸钆的磁敏感性较高，影响 MR 磁场的均匀性，容易产生伪影。基于 SiPM 的盖革模式探测器尺寸小、工作电压低、结构紧凑、对磁场低敏感性，能量分辨率及时间分辨率均优于 APD，成为一体化 PET/MR 成像设备首选的光电转换探测器。

三、PET/MR 成像原理

1. PET 成像原理

PET 显像是利用正电子放射性核素标记的体内代谢所需的某种物质，由正电子核素发生衰变发射出正电子，正电子与体内的自由电子相互作用发生湮灭辐射，发射出方向相反、能量相等（511 keV）的两个 γ 光子。PET 探测器可以在一定时间窗内探测到这两个 γ 光子，确定这两个探测器间有一个湮灭事件，记录该事件，即为一个计数。γ 光子具有一定穿透力，PET 利用体外探测 γ 光子而得到的正电子核素断层分布图进行成像。PET 探头为环形，对探头各方向探测到的所有湮灭事件 γ 光子对进行采集获得容积数据。

2. MR 成像原理

MR 成像最常用的原子核是氢质子，其磁化率最高，在人体组织中广泛存在。人体内每个氢质子为一个小磁体，质子排列混乱，磁化矢量相互抵消，因此，不产生宏观磁化矢量，当进入主磁场后，质子自旋产生的磁场与主磁场平行排列，且绕着主磁场轴进行旋转摆动，这种旋转称为进动。当用频率与质子进动频率相同的射频脉冲激励原子核，射频脉冲的能量传递给处于低能级的质子，低能级的质子获能后跃迁至高能级，这种现象称为 MR 现象。射频脉冲的能量使宏观磁化矢量发生偏转，当射频脉冲关闭后，偏转的宏观磁化矢量又逐渐恢复至平衡状态，这个过程所需的时间称为弛豫时间。弛豫分为两个部分：纵向磁化矢量逐渐恢复至最大值（平衡状态）称为纵向弛豫，即 T_1 弛豫，恢复到最大值的 63% 所需时间为 T_1 值；横向磁化矢量逐渐减小至消失称为横向弛豫，即 T_2 弛豫，衰减到最大值的 37% 所需时间为 T_2 值。人体不同组织的质子含量不同，T_1 值及 T_2 值也不同，为了重点突出组织某一方面特性，而尽量抑制其他特性对信号的影响，即加权成像技术。

3. 衰减校正技术

PET 探测的 511 keV 高能光子在人体内会产生康普顿效应，这一过程中高能光子会衰减或者被散射，估算每条响应线的衰减和散射比例的算法称作校正算法。图像只能提供质子密度和弛豫时间的信息，无法用来获得衰减分布图。PET/MR 衰减校正（MR based attenuation correction，MRAC）方法包括组织分类法、图谱配准法、透射扫描法和发射数据重建法。最新的一体化 TOF PET/MR 对 PET 探测器进行灵敏性校正、放射性核素衰减校正和探测器死时间校正，与传统的 PET 和 PET/CT 类似。但是，对人体组织的 γ 射线衰减校正、γ 射线随机符合校正和 γ 射线散射校正均采用 MR 图像信息。由于 MR 成像视野限制，需要将 MR 成像信号与 PET 未进行衰减校正（no attenuation correction，NAC）

的 TOF 图像信息相结合以恢复人体轮廓。首先由 MR 成像序列获得人体组织的水、气体、软组织、脂肪组织和骨骼信息，再结合 PET 的 NAC 恢复人体轮廓，然后获得 MRAC 图（MRAC μ-map）对 PET 图像衰减校正。脂肪组织的衰减系数较小，但 MR 成像的 T_1 或 T_2 加权图像上脂肪组织均呈现高信号，在组织分类过程中能够单独获得脂肪组织信息。MRAC μ-map 图像的矩阵与 PET 扫描矩阵大小一致，以提高 MRAC 的精确度。由于人体组织结构的复杂性，采用人体图像谱能够提高组织分类的速度和精确性。此外，MR 成像零回波时间（zero echo time，ZTE）技术对获得骨骼结构至关重要，骨皮质密度几乎是骨骼平均密度的 3 倍，只有获得骨骼皮质结构才能实现精准 MRAC。传统方法采用超短回波时间（ultra short echo time，UTE）技术获得骨骼结构，但是无法获得骨皮质的结构，而 ZTE 能够精准获得骨皮质的解剖结构。TOF 技术有助于消除体内异物对 MRAC 的影响，提高 PET 图像的准确性。

（郭　坤　卢　洁）

第三节　PET/MR 成像扫描方案

一体化 PET/MR 成像采用 PET 和 MR 成像同步采集的方式，扫描前先设定 PET 参数，再设定 MR 成像序列。一体化 PET/MR 成像扫描方式主要包括 PET 扫描和 MR 成像扫描，根据临床实际需要可以先行 PET 和 MR 成像同步扫描，然后单独进行某些 MR 成像特殊序列扫描（如 MR 成像增强扫描）。本节主要介绍脑部 PET/MR 成像扫描检查。

一、检查前准备

在检查前应至少禁食 4 小时，禁食期间可以饮用不含糖的水，检查前一天禁剧烈运动或长时间运动；糖尿病受检者应对血糖浓度加以控制，建议血糖≤ 11.1 mmol/L。受检者应说明使用药物的情况，检查当日家属陪同。接诊医师采集详细病史，核对申请单，确认信息、检查目的和检查方案；再次确认无 MR 成像检查禁忌证；告知受检者检查流程、注意事项等。

受检者当天测量身高、体重、血糖并建立静脉通道；根据体重计算药物注射剂量：常规示踪剂 ^{18}F– 脱氧葡萄糖（^{18}F 2-fluoro-2-deoxy-D-glucose，^{18}F-FDG）3.7 MBq/kg，对比剂 0.1 mmol/(L·kg)。静态显像受检者注射完放射性示踪剂（如 ^{18}F-FDG）后进行视听封闭，调暗休息室灯光亮度，温度控制在 22 ℃左右，卧床闭目休息 40 ~ 60 分钟，期间避免交谈、进食和咀嚼；动态扫描床旁注射放射性示踪剂的受检者，床旁弹丸注射放射性示踪剂，注射前技师开始采集图像；注射双放射性示踪剂的受检者首先注射短半衰期显像剂，第一次显像检查结束后，卧床闭目休息等待超过 10 个半衰期，然后注射较长半衰期示踪剂；注射放射性示踪剂和对比剂的受检者，为避免静脉管道内放射性示踪剂浓聚影响显影质量，使用两条静脉通路分别注射放射性示踪剂和对比剂。受检者更换检查服，受检者与陪同人员进入检查室前，去除身上所有金属物品，轮椅、担架、检查床、氧气瓶、监测设备等严禁进入检查间，吸氧受检者使用氧气袋，行动不便受检者使用无磁轮椅或无磁检查床。护士严禁携带铅罐、金属注射器防护套等物品进入检查间。

二、PET/MR 成像数据采集

1. 一体化 PET/MR 成像扫描线圈及体位

采用一体化 PET/MR 成像同步采集 PET 和 MR 图像，使用头颈联合线圈，受检者戴好耳塞；受检者仰卧位，头先进，双手放置身体两侧，身体长轴与检查床长轴平行，肩部紧贴线圈，头部左右居中不能旋转，用三角垫固定；因儿童头颅小，必要时可用软垫垫高枕后，尽可能使头颅中心与线圈中心一致，受检者下颌内收；定位中心对准受检者眉间或鼻根部，激光灯经过眼睛时须闭眼。操作人员指导受检者出现不适时使用报警装置。扫描范围包括全脑，自枕骨大孔至颅顶部。具体扫描流程见图 1-3-1。

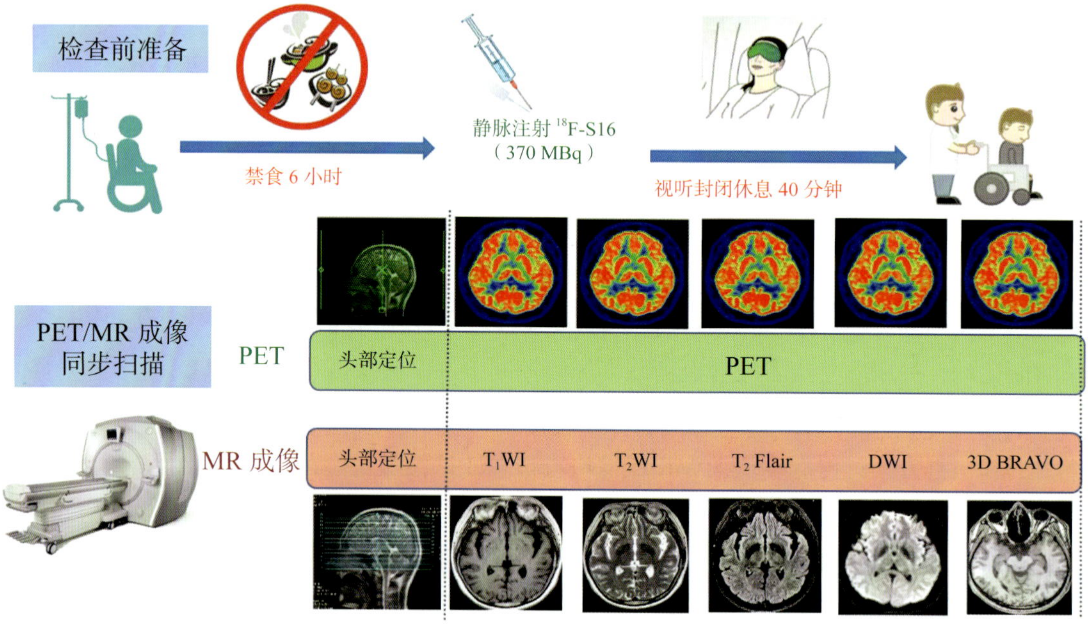

图 1-3-1 一体化 PET/MR 成像扫描流程示意

2. PET 扫描参数

脑部 PET 扫描包括 1 个床位，扫描范围为全脑；床位中心线与颅脑中心位置一致；采集方式分为静态采集、动态采集（床旁弹丸注射放射性示踪剂）；扫描方式为容积扫描，覆盖全脑；动态扫描时间从床旁注射放射示踪剂后开始，一直到药物代谢平稳结束，一般为 60 分钟，根据不同示踪剂特性选择制订扫描时间；静态扫描时间通常为 8 ~ 10 分钟或与 MR 成像扫描同步；扫描参数设定（以一体化 Signa TOF PET/MR 为例）：使用 TOF 和点扩散函数（point spread function，PSF）技术，层厚 2.78 mm，视野（field of view，FOV）= 35 cm，迭代次数 8，有效子集 32，矩阵 192 × 192，半高宽度 3 mm，采用基于 MR 成像的 Dixon 序列进行衰减校正。动态扫描选择 list mode 模式按时间顺序切割进行图像重建。

3. MR 成像扫描参数

（1）常规扫描序列　扫描范围包括全脑，自枕骨大孔扫描至颅顶部；常规扫描方位包括横轴位、矢状位，必要时扫描冠状位。横轴位扫描平行于前-后联合连线，矢状位扫描平行于大脑纵裂，冠状位扫描以矢状位和横轴位作为参考定位，在横轴位与大脑纵裂垂直，在矢状位上与脑干平行，扫描范围根据病变大小而定。平扫序列包括：横轴位 T_2 加权成像序列（T_2 weighted imaging，T_2WI）、T_1 加权成像序列（T_1 weighted imaging，T_1WI）、液体衰减反转恢复序列（fluid attenuated inversion recovery，FLAIR）、扩散加权成像（diffusion weighted imaging，DWI）、矢状位 T_2WI 或 T_1WI、冠状位 T_2WI 或 T_1WI，根据病变情况，必要时扫描 T_1WI 脂肪抑制序列，扫描参数如下（以一体化 Signa TOF PET/MR 为例）。

1）T_2WI：横轴位扫描，TR=5758 ms，TE=120 ms，FOV=23 cm，矩阵 256 × 256，信号激励次数（number of excitations，NEX）=1，层厚 5.0 mm，间距 1.0 mm，扫描时间为 1 分 9 秒。扫描范围覆盖从颅底至颅顶的全部脑组织。

2）T_1WI：横轴位扫描，TR=2529 ms，TE=11 ms，FOV=23 cm，矩阵 256 × 256，NEX=2，层厚 5.0 mm，间距 1.0 mm，扫描时间为 2 分 47 秒。扫描范围覆盖从颅底至颅顶的全部脑组织。

3）FLAIR：横轴位扫描，TR=7000 ms，TE=155 ms，FOV=23 cm，矩阵 256 × 256，NEX=1，层厚 5.0 mm，间距 1.0 mm，扫描时间为 1 分 52 秒。扫描范围覆盖从颅底至颅顶的全部脑组织。

4）DWI：横轴位扫描，TR=2500 ms，TE=79.9 ms，FOV=23 cm，矩阵 160 × 160，扩散敏感系数（b 值）为 0 s/mm^2、1000 s/mm^2，NEX=2，层厚 5.0 mm，间距 1.0 mm，扫描时间为 1 分 9 秒。扫描范围覆盖从颅底至颅顶的全部脑组织。

（2）特殊扫描序列　根据病变情况选择以下特殊扫描序列。

1）三维容积 T_1 加权结构像（three dimensional volume T_1 weighted imaging，3D-T_1WI）：矢状位扫描，TR=7.9 ms，TE=3.2 ms，FOV=25.6，矩阵 256×256，NEX=1，层厚 1.0 mm，层间隔 0 mm，像素体积 =1.00 mm×1.00 mm×1.00 mm，扫描时间为 3 分 48 秒，扫描范围覆盖从颅底至颅顶的全部脑组织。

2）三维时间飞跃法血管成像（three dimensional time of flight magnetic resonance angiography，3D TOF MRA）：横轴位扫描，TR=4 ms，TE=17.2 ms，FOV=22 cm，矩阵 368×211，NEX=1，层厚 1.2 mm，间距 0 mm，像素体积 =0.85 mm×0.6 mm×1.2 mm，扫描时间为 2 分钟。扫描范围覆盖从颅底至颅顶的全部脑组织。扫描范围以 Willis 环为中心，自胼胝体顶至枕大孔，或者包含靶血管区域，无间距扫描，三维块 3 ~ 4 个重叠 20% ~ 30% 衔接扫描，预饱和带设置在扫描区域上方（颅顶），选择流动补偿、磁化传递、脂肪抑制和层面内插技术。

3）血氧水平依赖功能磁共振成像（blood oxygen level dependent functional magnetic resonance imaging，BOLD-fMRI）：采用平面回波成像（echo planar imaging，EPI）序列，横轴位扫描，扫描范围自颅底至颅顶部，扫描最上面一层应包括全大脑灰质结构，TR=2000 ms，TE =30 ms，FOV=22.4 cm，矩阵 64×64，NEX=1，层厚 3.5 mm，间距 0.7 mm，像素体积 =3.5 mm×3.5 mm×3.5 mm，扫描时间为 10 分 53 秒，时间点≥ 200。BOLD-fMRI 是通过脑血管内去氧血红蛋白含量的变化反映局部脑组织功能活动的成像技术，去氧血红蛋白为顺磁性物质，即局部脑区活动时，造成去氧血红蛋白下降，使得功能 MR 成像表现为 T_2* 信号增高。BOLD 信号并不是直接反映神经活动生理状态，而是由神经活动引起的周围血管、血流代谢等次级生理反应的综合效应。

4）扩散张量成像（diffusion tensor imaging，DTI）：采用 EPI 序列，横轴位扫描，TR=8461 ms，TE=75.1 ms，FOV=22.4 cm，矩阵 64×64，NEX=1，层厚 3.5 mm，间距 0 mm，像素体积 =3.5 mm×3.5 mm×3.5 mm，扫描时间为 9 分 56 秒，频率编码为左右方向，b 值一般使用 0 s/mm^2 和 1000 s/mm^2，扩散敏感梯度方向数≥ 30，扫描范围自颅底至颅顶部。DTI 是在 DWI 基础上发展起来的一种无创性结构成像方法，利用水分子在中枢神经系统中各向异性扩散的特点，在分子水平获取微观结构改变信息，间接推断出病理生理改变。DTI 可获得组织的扩散特征，其主要参数有平均扩散率（mean diffusion，MD）和各向异性分数（fractional anisotropy，FA）等。FA 值即扩散的各向异性与整个扩散的比值，其数值为 0 ~ 1，1 表示扩散运动的最大各向异性，0 表示最小各向异性（即最大各向同性）。FA 提供扩散方向信息，反映脑白质纤维束内部细胞排列及结构完整性。任何改变组织完整性和神经纤维排列方向的病理过程均会引起限制水分子运动屏障的改变，进而使 MD 和

FA 发生改变。

5）磁敏感加权成像（susceptibility weighted imaging，SWI）：横轴位扫描轴向采集，TR= 0.8 ms，TE=20 ms，FOV=23 cm，矩阵 448 × 195，NEX=1，层厚 2.0 mm，无间距，像素体积 =1.03 mm × 0.5 mm × 2 mm，扫描时间为 4 分 21 秒，频率编码为左右方向，相位编码为前后方向，重建图像包括相位图和幅值图。SWI 主要显示脑内小静脉及出血，甚至是微出血，在诊断脑外伤、脑肿瘤、脑血管畸形、脑血管病及某些神经变性病等方面具有较高的价值。3D SWI 序列采用斜轴位扫描，扫描范围覆盖大脑，矢状位上调整角度避开颅底结构，减少颅底磁敏感伪影的影响。

6）动脉自旋标记（arterial spin labeling，ASL）：必须在增强扫描前完成，否则受对比剂影响无法进行脑血流定量分析，标记后延迟（post labeling delay，PLD）时间根据脑血流快慢选择，血流速度快使用短 PLD 时间（1 ~ 1.5 s），血流速度慢使用较长 PLD 时间（1.5 ~ 2.5 s）。一般参数如下：横轴位扫描，TR=5500 ms，TE=13.78 ms，FOV=22.4 cm，矩阵 64 × 64，NEX=1，层厚 6.0 mm，间距 0 mm，像素体积 =3.5 mm × 3.5 mm × 6 mm，扫描时间为 3 分 44 秒，扫描范围自颅底至颅顶部。ASL 是利用反转恢复脉冲序列在成像平面的近端标记动脉血中的水质子，产生血流依赖的图像对比。

7）灌注加权成像（perfusion-weighted imaging，PWI）：采用 EPI，横轴位扫描，频率编码为左右方向，TR=1600 ms，TE=35 ms，FOV=23 cm，矩阵 128 × 128，NEX=1，层厚 5.0 mm，间距 1.0 mm，像素体积 =1.8 mm × 1.8 mm × 5 mm，共扫描 40 ~ 50 次，对比剂注射速度一般＞ 3 ~ 3.5 mL/s，扫描时间为 1 分 41 秒，扫描范围自颅底至颅顶部。参数包括脑血流量（cerebral blood flow，CBF）、脑血容量（cerebral blood volume，CBV）、平均通过时间（mean transit time，MTT）和达峰时间（time to peak，TTP）。

8）氢质子波谱成像（proton magnetic resonance spectroscopy，^{1}H-MRS）：一般不与 PET 同步扫描，为保证局部磁场均匀，定位要避开颅骨、气体、脂肪、大血管等组织，单体素波谱预扫描水峰压制率＞ 99%，半高线宽＜ 7，多体素波谱预扫描水峰压制率＞ 96%，半高线宽＜ 10。扫描参数：轴向采集，频率编码为左右方向，TR=1500 ms，TE=144 ms，FOV=16 cm，矩阵 14 × 14，NEX=2，层厚 15 mm，像素体积 =10 mm × 10 mm × 15 mm，扫描时间为 4 分 28 秒。磁共振波谱（magnetic resonance spectroscopy，MRS）借助不同物质的化学位移，显示了不同生物组织的不同分子及其浓度。MRS 扫描需要选择病灶的中心层面放置 ROI，所以不能与 PET 等中心同步扫描。ROI 的大小要包括病灶及其周围或对侧正常脑实质，有利于病变组织与正常脑组织对比。为保证局部磁场均匀，如果 ROI 周围有颅骨、气体、脂肪等组织干扰，需添加切线位饱和带。MRS 利用 MR 现象和化学位移作用进行特定原子核及其化合物的定量分析，是活体无创伤评价组织代谢的有效技术。^{1}H-MRS 检测的主要代谢产物有：N- 乙酰天［门］冬氨酸（N-acetyl-aspartate，NAA）、胆碱（choline，Cho）、肌酸 / 磷酸肌酸（creatine/phosphocreatine，Cr）、乳酸（lactate，Lac）等。其中NAA 仅存在于神经元内，被认为是神经元的标志物；Cho 主要参与细胞膜磷脂和乙酰胆碱的合成；Cr 是能量代谢物质，含量相对稳定，常被作为参考值对其他代谢物含量进行标准化；Lac 是无氧糖酵解的产物，是早期显示脑缺血的敏感指标。

（3）不同颅脑疾病的特殊扫描序列　①脑血管病：SWI（显示脑内微小出血灶）、PWI 或 ASL（评价全脑血流灌注受损情况）、MRA（显示颅内动脉病变）；②颅内占位：增强 3D-T_1WI（更好显示脑转移瘤）、^{1}H-MRS（有助于鉴别肿瘤良、恶性）；③癫痫：垂直海马的斜冠状位 FLAIR（显示海马异常信号）；④阿尔茨海默病（Alzheimer disease，AD）：垂直海马的斜冠状位 T_1WI（显示海马结构萎缩情况）；⑤帕金森病（Parkinson disease，PD）：横轴位 SWI（显示红核黑质异常）。

（4）脑结构和功能研究扫描序列　3D-T_1WI 结构像（进行准确解剖结构分割和脑功能成像的配准）、DTI（评价脑白质隐匿性改变和白质纤维束异常）、BOLD-fMRI（任务态及静息态，研究脑区激活和脑功能连接情况）。

（崔碧霄　卢　洁）

参考文献

[1] SAEED U，COMPAGNONE J，AVIV R I，et al. Imaging biomarkers in Parkinson’s disease and Parkinsonian syndromes：current and emerging concepts. Transl Neurodegener，2017（6）：8.

[2] CATTANEO P W，DE GERONE M，GATTI F，et al. Development of high precision timing counter based on plastic scintillator with SiPM readout. Ieee T Nucl Sci，2014，61（5）：2657–2666.

[3] PÁEZ D，ORELLANA P，GUTIÉRREZ C，et al.Current status of nuclear medicine practice in Latin America and the Caribbean. J Nucl Med，2015，56（10）：1629–1634.

[4] MILLER-THOMAS M M，BENZINGER T L. Neurologic applications of PET/MR imaging. Magn Reson Imaging Clin N Am，2017，25（2）：297–313.

[5] FREITAG M T，FENCHEL M，BÄUMER P，et al.Simultaneous carotid PET/MR：feasi-

bility and improvement of magnetic resonance-based attenuation correction. Int J Cardiovasc Imaging, 2016, 32（1）: 61–71.
[6] LIU F, JANG H, KIJOWSKI R, et al. Deep learning MR Imaging-based attenuation correction for PET/MR imaging. Radiology, 2018, 286（2）: 676–684.
[7] DELSO G, KEMP B, KAUSHIK S, et al. Improving PET/MR brain quantitation with template-enhanced ZTE. Neuroimage, 2018, 181 : 403–413
[8] OKAZAWA H, TSUJIKAWA T, HIGASHINO Y, et al. No significant difference found in PET/MRI CBF values reconstructed with CT-atlas-based and ZTE MR attenuation correction. EJNMMI Res, 2019, 9（1）: 26.
[9] MEHRANIAN A, ZAIDI H. Joint estimation of activity and attenuation in TOF-PET/MR using constrained Gaussian mixture models. IEEE Trans Med Imaging, 2015, 34（9）: 1808–1821.
[10] SAILER A M H, GRUTTERS J P, WILDBERGER J E, et al. Cost-effectiveness of CTA, MRA and DSA in patients with non-traumatic subarachnoid haemorrhage. Insights Imaging, 2013, 4（4）: 499–507.
[11] CASTILLO M. History and evolution of brain tumor imaging: insights through radiology. Radiology, 2014, 273（2 Suppl）: S111–125.
[12] BOGNER W, HANGEL G, ESMAEILI M, et al. 1D-spectral editing and 2D multispectral in vivo（1）H-MRS and（1）H-MRSI-Methods and applications. Anal Biochem, 2017, 529 : 48–64.
[13] MERLO PICH E, JEROMIN A, FRISONI G B, et al.Imaging as a biomarker in drug discovery for Alzheimer’s disease: is MRI a suitable technology？ Alzheimers Res Ther. 2014, 6（4）: 51–58.

第二章

PET 成像在脑科学的临床应用

近年来，随着核医学显像设备的发展及新型显像剂的研制，PET 成像在脑科学研究领域的应用快速增长，从分子水平展示活体脑内生理、病理变化，可为中枢神经系统疾病诊治提供有重要价值的信息。本章主要阐述 PET 成像原理、PET 脑成像处理方法及其在脑疾病的应用。

第一节　PET 成像原理

一、PET 成像物理原理

PET 成像通过检测正电子核素标记的示踪剂在体内分布进行成像，当含有放射性核素的示踪剂注入受检者体内后，放射性核素随示踪剂浓聚于受检靶器官并发射正电子。正电子在体内 1 ~ 3 mm 射程距离内就会与体内物质发生湮灭辐射，产生一对运动方向互成 180°、能量为 511 keV 的 γ 光子。在光子对飞行方向上放置一对探测器，即可同时接收到这两个光子。其中，接收到光子的两个探测器单元之间的连线称为符合线，代表湮灭事件必定在这条直线上。通过环绕 360° 排列多组探测器，可得到多对探测器连线上的一维信息，将这些信号向中心点反投影并进行数学处理，从而得到示踪剂分布断层图像。

在湮灭辐射过程中，正电子放射性核素通常为富质子的核素，它们衰变时会发射正电子。原子核中的质子释放正电子和中微子并衰变为中子：

$$P \longrightarrow n + \beta^{+} + \upsilon$$

式中 P 为质了，n 为中了，β^{+} 为正电了，υ 为中微了。正电了的质量与电子相等，电量与电子的电量相同，只是符号相反。通常正电子（β^{+}）衰变都发生于人工放射性核素中。

对于 PET 成像剂的制备，需要在回旋加速器设施中通过质子束轰击目标产生放射性同位素。目前最常用的 PET 放射性核素是 ^{18}F，其半衰期大约为 110 分钟；相比之下，其他 PET 放射性核素 ^{11}C、^{13}N 和 ^{15}O 的半衰期较短（分别为 20 分钟、10 分钟和 2 分钟）。在脑影像检查中常用的放射性核素有 ^{11}C、^{18}F 和 ^{15}O。常用的发射正电子放射性核素的物理特性如表 2-1-1 所示。

表 2-1-1　常用发射正电子的放射性核素物理特性

放射性核素	半衰期（分钟）	最大正电子能量（MeV）	最大射程（mm）	平均射程（mm）
^{11}C	20.3	0.96	5.0	0.28
^{13}N	10.0	1.19	5.4	0.60
^{15}O	2.0	1.70	8.2	1.10
^{18}F	109.8	0.64	2.4	0.22
^{68}Ga	67.8	1.89	9.1	1.35
^{82}Rb	1.3	3.35	15.6	2.60

二、PET 扫描系统

PET 扫描系统主要作用是记录光子湮灭事例，由机架、扫描床、电子柜、操作工作站、分析工作站及打印设备等组成。

1. 机架

机架是 PET 扫描仪的最大部件，由探测器环、棒源、射线屏蔽装置、事件探测系统及符合线路等组成。

（1）探测器　探测器是 PET 成像过程中最重要的关键组件，其作用是阻止入射的 γ 光子并吸收其能量，产生可以被后继电路处理的电信号，记录电信号携带 γ 光子在探测器中沉积的能量、与晶体交互时间和位置等信息。PET 探测器由晶体、PMT 和相关电子线路组成，其中晶体和 PMT 是探测器的核心部件，它们的排列方式决定了探测器的结构。探测器的质量决定了 PET 成像的性能优劣，对其空间分辨率、时间分辨率和灵敏性等核心性能指标具有决定性的作用。

PET 探测器一般采用高密度晶体（如 BGO、LSO 或 LYSO 等），这些晶体被切割成体积很小的方块。一个晶体方块和与其相连的 PMT 组成一个探测器组块。最经典的排列方式是 4×64 组合，即每个探测器组块由 4 个 PMT 和 64 个微小晶体将多个探测器组块紧密排列组合成环状，若干个探测器环再排列成一个圆筒。*X-Y* 平面为 PET 的横断面，与探测环平面平行。*Z* 轴是 PET 的长轴，与探测环平面垂直。

PET 成像系统中所用探测器根据晶体材料的不同主要包含闪烁体探测器和半导体探测器两大类。其中，闪烁体探测器是 PET 成像系统探测器的主流选择，但半导体探测器以其卓越的能量分辨率和直接进行光电转换的探测特性逐渐在小动物 PET 成像系统中得到应用。

（2）闪烁体探测器　闪烁体探测器是利用辐射在某些物质中产生的闪光来探测电离辐射的探测器，主要由闪烁体、光导、PMT 等组成。

1）闪烁体：闪烁体是闪烁体探测器的核心组成部分，其特性直接决定了探测器的能量、时间和位置定位等性能。早期 PET 系统使用的闪烁体为碘化钠［NaI（Tl）］。碘化钠具有较高的光产额，其空间分辨率性能较好，但阻断性能差，发光衰减时间长且易潮解。随着晶体制造工艺的发展，闪烁晶体逐渐更新换代。锗酸铋（bismuth germanium oxide，BGO）晶体的衰变常数大，光产量低，能量分辨率差，但密度大，阻断能力强，灵敏度高，可用于实现 2D PET 成像。硅酸镥及硅酸钇镥晶体因其响应速度快、光产额高及高密度性能的优点，已成为当前 PET 成像系统闪烁晶体的首选。

新型的卤化物型闪烁晶体（如 LaBr3：Ce、CeBr3 和 Lul3：Ce）集高光产额、快衰减、高能量分辨率等多种优异性质于一身，是迄今最适合 TOF PET 成像系统的闪烁晶体。但是，这些卤化物晶体原料制备难、成本高，还未得到广泛应用。此外，铈离子掺杂的钆镓铝石榴石［Gd_3（Ga，Al）$_5O_{12}$：Ce，GAGG：Ce］是一种多组分石榴石闪烁晶体，具有优良的光输出特性、良好的能量分辨率，无潮解和自辐射问题，与其他的闪烁晶体相比，其综合性能优异。表2-1-2为PET成像系统中应用的几种主要的闪烁晶体及其技术性能指标。

表 2-1-2　主要闪烁晶体的技术性能指标

闪烁体	密度（g/cm^3）	光产额（光子 / MeV）	衰变时间（ns）	发光中心波长（nm）	能量分辨率（%）
NaI：Tl	3.7	41 000	230	415	9.0（140 keV）
CsI：Tl	4.5	66 000	800	550	14.0（140 keV）
BGO	7.1	9000	300	480	12.0（511 keV）
LSO：Ce	7.4	30 000	40	420	9.1（511 keV）
LYSO：Ce	7.1	32 000	45	420	7.1（511 keV）
$LaBr_3$	5.3	63 000	16	358	3.3（511 keV）
LuAP	8.3	10 000	18	365	11.4（511 keV）
GSO	6.7	12 500	60	440	7.9（511 keV）
GAGG：Ce	6.6	56 000	90	520	4.9（662 keV）

2）光导：光导主要有硅油和有机玻璃两种，填充于晶体闪烁探测器与光电倍增管之间，减少空气对光子的全反射，提高光子进入 PMT 的效率。

3）光电倍增管：PMT 是将微弱光信号转换成电信号的真空电子器件。PMT 能测量波长 200 ~ 1200 nm 的极微弱辐射功率。

（3）半导体探测器　半导体探测器以半导体材料为探测介质，其功能是将射线能量转换成电信号。相对于传统闪烁体探测器，半导体探测器跨越了多个能量转换过程，噪声信号低、能量分辨率高且器件结构紧凑。半导体探测器的探测原理是基于晶体内部产生电子空穴对，在探测器的两端加上电场，电子和空穴会在电场作用下分别向阳极和阴极漂移，形成电荷信号输出，完成从射线转换为电信号的过程，从而实现对射线的探测。

早期半导体探测器材料主要是硅（Si）和锗（Ge），但 Si 和 Ge 的禁带宽度较窄，早期探测器需要在液氮温度条件下工作来抑制探测器本身的热噪声。此外，Si 和 Ge 的有效原子序数较小，使其在探测 γ 或 X 射线时效率过低。近年来，碲化镉（CdTe）和碲锌镉（CZT）等化合物半导体逐渐被发现并应用于半导体探测器中。与基于硅和锗的半导体探测器相比，它们具有更高的禁带宽度，因而可以在室温条件下工作。另外，CdTe 和 CZT 探测器具有更高的能量分辨率、空间分辨率，以及更小的探测器模块尺寸。因此，半导体探测器被认为是闪烁体探测器的替代产品。

1）棒源：棒源是将 ^{68} 锗（^{68}Ge）或 ^{137} 铯（^{137}Cs）均匀地封装在中空的小棒内。根据设备不同可有 1 ~ 3 种活度不同的棒源，用来进行透射扫描、空白扫描，以及质量控制。

2）隔板：隔板包括两部分，一部分为探测器环两边的厚铅板，作用是屏蔽探测射线；另一部分为厚度 1 mm 的环状钨板，位于探测器环与环之间，作用是屏蔽其他环视野入射的光子对，与准直器的作用相似。

3）事件符合探测系统和符合线路：事件探测系统的作用是采集探测器传来的电子信号，通过辨别其能量是否为 511 keV 进而确定是否为有效的 γ 光子信号，最后将有效的 γ 光子信号位置传出。符合线路的作用是接受来自符合探测系统的光子事件信号，每个探测器接收到 γ 光子后都会产生一个定时脉冲，这些定时脉冲分别输入符合线路进行符合甄别，挑选真符合事件。

通常情况下，符合线路会设置很小的时间窗（$\leqslant$ 15 ns）。同时落入时间窗的定时脉冲被认为是同一个正电子湮灭事件中产生的 γ 光子对，从而被符合电路记录。以这些位置和时间信息为依据，可重建 3D PET 图像。此外，湮灭 γ 光子对只有在两个互成 180° 的探测器的视野立体角内才能被探测。这种利用两个探测器输出脉冲的符合来确定闪烁事件位置的方法被称为电子准直。电子准直是 PET 成像的一大特点，它省去了沉重的铅制准直器，改进了点响应函数的灵敏性和均匀性，避免了铅制准直器对分辨率和均匀性的不利影响，极大地提高了探测灵敏度。

虽然符合线路可以探测同时发生的闪烁事件，但在实际情况下，两个探测器的触发总有一定时间差异，这种时间差异被称为分辨时间。由于符合线路存在分辨时间，在分辨时间内进入两个探测器的不同位置的 γ 光子也会被记录下来。这种不是由湮灭作用产生的符合称为随机符合。此外，γ 光子在飞行过程中还会随机产生康普顿散射，散射电子也可能与 γ 光子发生符合探测，这种符合称为散射符合。

随机符合和散射符合都与噪声一样，会降低图像分辨率和对比度，影响图像质量。当符合计数率增加到一定程度时，随机符合和散射符合计数率以平方级数增加。活性度增高到一定程度时，图像质量反而严重下降。因此，PET 扫描不能仅通过增加示踪剂活度来提高图像质量。

2. 扫描床

扫描床是承载检查对象，进行 PET 成像的部分，可根据检查需要将检查部位送入扫描视野。

3. 电子柜

电子柜主要由中央处理器，输入系统、输出系统及内外存储系统等组成，其主要作用是进行图像重建，并对图像数据进行处理及储存。

4. 图像分析工作站

工作站主要由电子计算机和软件系统组成，它的作用包括重建图像、显示和储存等。

5. 打印设备

打印设备主要由打印机、激光照相机等图像输出系统组成，主要作用为输出图片或文字等资料。

三、PET 图像采集

PET 图像采集包括发射扫描和透射扫描两种方式。发射扫描方式又分为 2D 采集、3D 采集、静态采集、动态采集、门控采集、局部采集和全身采集等。

1. 发射扫描

进入人体内的正电子核素，衰变时发射 1 个正电子，正电子在组织内运行很短距离，动能消失后即与 1 个负电子发生湮灭辐射，产生 2 个方向相反、能量均为 511 keV 的 2 个 γ 光子。PET 成像系统对这些光子对进行采集，确定示踪剂位置及数量的过程，叫作发射扫描。

（1）2D 采集和 3D 采集　2D 采集是在探测器环与探测器环之间有隔板存在的条件下进行的采集方式。2D 采集时，隔板将来自其他环的光子屏蔽掉，只能探测到同环之间的光子对信号。3D 采集是在撤除隔板的条件下进行的一种快速立体采集方式，探头能探测到来自同环之间的光子对信号，使探测范围扩大为整个轴向视野。3D 采集探测到的光子对信号强度达到 2D 采集的 8 ~ 12 倍，因此灵敏性大大高于 2D 采集。但 3D 采集的散射符合及随机符合量也明显增多，信噪比低，需要进行散射校正和随机符合校正。目前 3D 采集在临床广泛应用。2D 采集和 3D 采集示意如图 2-1-1。

（2）静态采集和动态采集　静态采集是临床最常用的 PET 显像方式。静态采集指显像剂进入人体后等待一定的时间，当显像剂在体内达到平衡后再进行采集的一种显像方式；动态采集是在注射显像剂的同时进行的一种连续、动态的数据采集方法，进而获得连续、动态的图像序列，观察显像剂在体内的空间变化，研究显像剂在体内的动态变化过程。

（3）门控采集　门控采集包括心脏门控采集和呼吸门控采集。由于心脏和呼吸运动具有周期性的特点，利用门控方法采集与心动、呼吸周期同步的信息，以消除心脏及呼吸运动的影响。

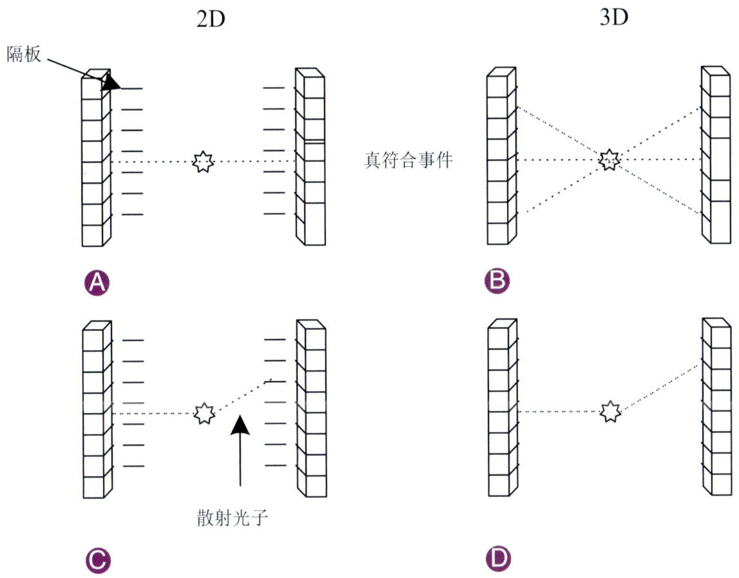

图 2-1-1　PET 2D 和 3D 采集示意

（4）局部采集和全身采集　局部采集多用于某些脏器（如脑、心脏等）或身体某些部位的成像；全身采集主要用于恶性肿瘤的诊断和评估。

2. 透射扫描

透射扫描是利用棒源围绕身体旋转，采集放射源从体外透射人体后所剩射线的扫描过程。由于透射扫描和空白扫描的结果相结合可以计算得到组织衰减系数，因此，透射扫描可对发射扫描数据进行衰减校正。

四、PET 图像重建

在 PET 图像重建过程中，原始数据是患者发射的辐射一维投影（一组平行线积分或射线和集）。要将这些数据转换为实际可用的形式，必须对其进行数学转换（或重新格式化）并重建为一组横向图像。图像重建方法主要包括解析法、迭代法和深度学习方法。

1. 解析法

解析法是以中心切片定理为基础的反投影方法，常用方法为滤波反投影法（filtered back projection，FBP）。PET 数据采集完成后，探测器间符合投影线上的计数值和沿这条投影线的放射性活度的积分量成正比，这些线性积分值称为投影。根据这些投影数据，可以完成各断层面的图像重建。

FBP 重建是对某一投影角度下的投影数据与滤波器进行卷积，获得修正后的投影数据，按其投影方向的反向，对修正后投影数据做反投影重建出图像。为了提高运算速度，

FBP 总是把原始投影数据转换到频率域中进行处理。频率域中的卷积运算只是简单的相乘，大大提高了重建的速度，因此，FBP 处理时总是采用傅里叶变换把图像从空域变换到频域。重建完成后，又用反傅里叶变换把图像从频域回变到便于读图的空域中。FBP 技术主要步骤为：① 傅里叶变换：将原始数据通过傅里叶变换转换成频域函数；② 滤波：用斜坡滤波函数进行预滤波；③ 反投影运算：用反向投影技术重建图像；④ 二次滤波：根据需要选择合适的滤波函数和滤波参数，对重建的图像滤波，消除星状伪影高频噪声；⑤ 反傅里叶变换：将频域图像转换回空域，便于显示和读图。

2. 迭代法

迭代重建是以收敛为基本特征的算法处理，主要通过多次迭代算法比较，使重建数据与实际图像数据一致，因此，迭代重建的运算量相对较大。但随着微型计算机运算速度的提高，这项重建技术获得越来越普遍的应用。迭代重建的原理很简单：在重建开始时任意给出一组初始横断面估计数据，通常设定一个像素为全 1 的数据矩阵，矩阵大小与原始采集矩阵一致。由初始估计数据进行模拟投影数据计算，将计算所得的投影数据与原始投影数据比较，获得各个像素的修正量。以此为依据，对初始图像数据矩阵值进行调整。调整后的图像按上面步骤重复进行，经过多次循环迭代，直至达到预定精度。迭代重建的流程如图 2–1–2。

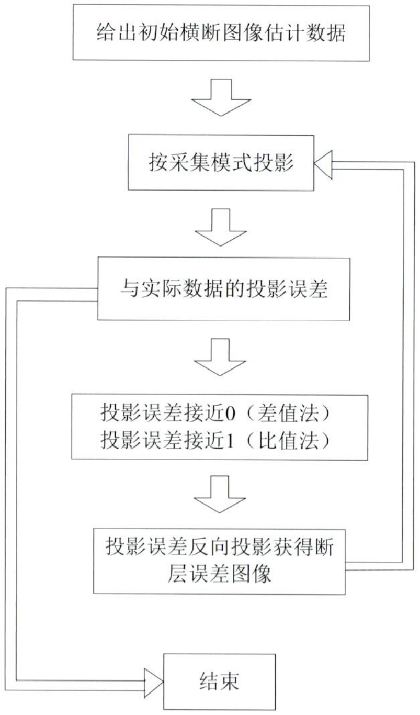

图 2–1–2　迭代法断层重建流程

迭代重建法最大的优点是能够在重建过程中引入各种物理因素及统计模型，实现高分辨率成像。目前，较为经典的方法是统计迭代法，它将重建归结为寻找在某种准则下放射性活度的分布情况。迭代重建有许多种算法和数学模型，常见的有最大似然法、共轭梯度法等。迭代法收敛慢、计算量大，且随着迭代次数的增加图像会趋于“老化”或出现高频伪影等问题，针对这些情况，可在算法中引入超松弛因子的快速迭代有序子集最大期望法或引入停步规则、进行多目标优化、加入平滑约束条件等（消除高频伪影）。目前，迭代方法的优化是 PET 图像重建研究方向的主流，因此，出现了较为多元化的发展。

3. 深度学习算法

尽管 PET 探测器的发展已经取得了令人瞩目的进展，但大多数探测器仍然使用简单的信号处理方法从探测器信号中提取时间和位置信息。在定量图像重建中，深度学习可被用来估计各种校正因子，包括散射事件、衰减图像及重建图像中的统计噪声。目前，大多数基于深度学习的 PET 图像重建都集中在惩罚似然重建框架上，其中未知的 PET 图像被估计为

$$\hat{x} = \arg\max_{x>0} L(y|x) - \beta U(x)$$

式中 $L(y|x)$ 是对数似然函数，$\beta U(x)$ 是惩罚函数，β 是超参数。

一般情况下，深度学习算法，例如神经网络可以在惩罚函数 $\beta U(x)$ 内使用，也可以完全替换它。由于 $L(y|x)$ 的附加约束，重建方法对训练和测试数据之间的不匹配具有更强的鲁棒性。此外，也可使用预先训练的网络来表示 PET 图像并执行约束最大似然估计

$$\hat{x} = \arg\max_{x} L(y|x), \quad \text{s.t.} x=f(\alpha)$$

公式中 $f(\alpha)$ 表示预先训练的网络，α 是任意输入。此方法是使用核方法线性表示的扩展。与核方法相比，深层神经网络具有更强的表示能力，能够充分利用训练数据中的主体间先验信息，并且在图像重建过程中，固定网络参数，更新网络输入。该方法可加入自注意力生成式对抗网络结构，并增加对网络输入的附加约束来稳定重建过程。

为了避免对具有大量训练图像的网络进行预训练，有研究者应用深度图像先验框架进行 PET 图像重建。其过程为通过对 PET 图像进行神经网络表示，将图像重建过程转化为网络训练过程。训练标签为 PET 正弦图，训练目标函数为正弦图数据的对数似然函数。网络在图像重建过程中从零开始训练，而不使用任何其他训练图像。这种无监督学习框架被扩展到直接参数 PET 图像重建过程。

基于深度学习的算法还有很多，如稀疏表示和字典学习惩罚图像重建，但目前深度学习算法在 PET 图像重建中的应用仍需进一步研究。

五、数据校正

引起 PET 成像误差的因素有很多，如探测器灵敏性不一致、正电子类药物强度的快速衰变散射和人体吸收衰减的影响、高计数率造成的偶然符合、死时间损失等，如果不加以校正，这些因素就会严重影响 PET 成像质量，所以通常需要对 PET 数据进行校正以达到提高影像质量和消除图像伪影的目的。目前数据校正主要包括探测器归一化、衰减校正、散射校正、随机符合校正和死时间校正。

1. 探测器归一化

探测器归一化也称为探测器灵敏度校正。对 PET 数据进行图像重建时，遵循的基本假设是符合投影线灵敏度一致。但由于探测器参数的差异，探测器的实际灵敏度并不一致。符合投影线与探测器表面夹角不同，也会造成灵敏度的差异且探测器的灵敏度与探头几何尺寸、几何形状有关。对这些造成探测灵敏度差异的因素，进行校正的过程称为探测器归一化。对每一条符合投影线来说，都应有一个归一化因子。归一化因子定义为：

$$NOPM_i = \frac{\sum_{i=1}^{M} D_i M}{D_i}$$

式中 D_i(i =1, ……, M) 是利用均匀分布的放射源测量得到的每个探测器的计数响应，M 是 PET 探测器总数。这些归一化因子以文件方式存于计算机，在对受试者进行 PET 测量时，将测量值乘以相应归一化因子就可实现探测器效率校正。

2. 放射性核素衰变校正

放射性核素都是短半衰期药物。随着采集的进行，注入人体内的放射性核素会自然衰变。为了使采集开始和结束所得数据不受衰变影响，必须进行衰变校正。这项校正可根据衰变公式计算，衰变校正系数为：

$$I = \exp(t * In2 / T)$$

式中 t 为采集开始后的某一时刻；T 为所用放射性核素的半衰期。

3. 组织衰减校正

光子经过人体组织时会被人体组织吸收，这种吸收称为射线的组织衰减。组织衰减的存在会使采集到的图像失真，为了防止图像的畸变和伪影的发生，需要对衰减进行校正。最简单的衰减校正是假设人体组织密度是均匀的，校正公式如下：

$$I_0 / I = \exp(\mu, x)$$

式中 I_0 为衰减前的放射性活度；I 为衰减后的放射性活度；μ 为组织衰减系数；x 为射线衰减的距离。

值得注意的是，人体各组织的密度存在较大的差异，以上校正方法与实际情况有很大差距。为了更准确地对衰减进行校正，一般采用柱状穿透源或旋转的棒状穿透源照射视野内的被测对象，获得各方向的穿透投影线数据，并计算出视野内各位置的组织衰变系数。

以上两种穿透源各有优缺点：环状穿透源采集效率较高、节省时间，但是它不能使用高活性度源，因此统计特性较差；棒形穿透源必须经过旋转才能完成采集，因此，采集时间较长，但是它随机符合和散射符合均较小，并且可以用高活性度源进行穿透采集，弥补了时间长的缺点，可以获得较好的统计特性。针对散射带来的采集误差，通常采用“穿透源窗”技术使其减至最小。“穿透源窗”确认经过穿透源的符合投影线，能有效地抑制非真符合事件。目前，PET/CT一体机均采用X线扫描进行穿透采集，从而提高衰减校正的准确性。

4. 随机符合校正

PET定量分析时必须把非真符合计数去除，常见的方法是从每条符合投影线的数据中计算出随机符合计数并减去。每条投影线的随机符合率为：

$$R = 2\tau R_1 R_2$$

式中 τ 为符合分辨时间；R_1 和 R_2 分别为投影线所对应探测器的单个计数率。由于 τ 是已知的，R_1 和 R_2 是可测量的，因此，可以计算得出随机符合率。

因为单探测器计数率通常都比符合计数率高很多，所以这种方法测得的随机符合率统计误差较小。另一种更常用的方法是“延迟窗”测量法。因为真符合事件只在时间窗内完成，而随机符合则随机分布在任何时间段上，因此，只要把单探测器的符合时间延长至符合时间窗之外，在“延迟窗”内获得的符合计数即可被认定是随机符合计数。“延迟窗”与符合时间窗的死时间特性相同，避免了死时间不同带来的测量误差，但是“延迟窗”内符合计数率较低，存在一定统计误差。

5. 散射校正

2D模式下PET扫描由于环间隔片屏蔽了绝大部分散射线，散射符合率可忽略不计。但3D模式下PET扫描不存在环间隔片，散射符合灵敏度增高，散射符合计数率变得非常大，必须进行散射校正。

对闪烁体探测器而言，γ光子的探测是通过高能光子在闪烁体中的能量转换产生可见光。射入闪烁体中的γ光子，通过光电吸收和康普顿散射两种主要方式完成能量转换，产生能量电子。能量电子在闪烁体内行进过程中交出自身能量，对周围电子激发。这些处于激发态的电子回到稳定基态时，释放能量生成可见光。光电吸收和康普顿散射产生不同能量分布的光电子。光电吸收时γ光子的能量完全交给光电子，因此，光电子能量集中在较高、较窄的能谱段上，呈现一个狭窄的能峰。

康普顿散射产生的光电子能量，随散射角的变化而在较低能谱段上形成分布。如果探测器有很好的能量分辨率，就可采用“双能窗”或“多能窗”的方式把散射符合与真符合分开，从而除去大部分散射符合计数。“双能窗”校正法的能量窗分别为“主能窗”和“康普顿能窗”，此方法简单实用，但无法区分康普顿符合与真符合交叉部分的区段；“多能窗”校正法可以获得不同能量谱段多点康普顿符合和真符合计数率值，区分两种符合计数的分布函数，从而有效地进行对散射符合的校正。其他一些有效的散射校正方法包括蒙特卡罗校正法、卷积相消校正法、模型计算校正法等。

6. 死时间校正

系统的死时间是指系统处理每个事件所需的时间，它取决于探测器与电子学的时间特性，以及数据处理器的速度、随机缓存器的性能等诸多因素。死时间损失指如果在后一个湮灭事件发生之前来不及处理完前一个事件，这两个事件就会丢失。系统死时间会造成符合计数的丢失，这种丢失会随计数率的增高变得越来越严重，从而影响定量分析的准确性，因此，必须对采集数据进行死时间校正。有效的校正方法之一是把不同计数率条件下的死时间计数损失进行模型化测试，通过反复试验测算，获得校正模型的参数。死时间校正可以弥补死时间造成的计数损失，还能有效地减少因高计数率脉冲堆积带来的定位误差，特别是 3D 模式 PET 扫描下的定位误差。

六、PET 扫描系统的性能评价

评价 PET 扫描系统性能的参数指标主要被用来描述探测器的性能。在这些指标中比较重要的指标包括能量分辨率、空间分辨率、时间分辨率、噪声等效计数率、灵敏度和最大计数率。

1. 能量分辨率

任何 PET 探测器的能量分辨率都是一项非常重要的指标，它的好坏直接影响探测器的其他性能。它的物理定义是探测器对射线能量甄别的能力。用某一射线的能量分布曲线的半高宽与该曲线峰位的百分比值来表示：

$$E_{\mathrm{Res}} = (E_{FWHM} / E_P) \times 100\%$$

式中 E_{Res} 为能量分辨率；E_{FWHM} 为能量分布半高宽；E_P 为能量分布峰位值。

能量分辨率的好坏会影响空间分辨、噪声等效计数率等指标，降低散射符合甄别的能力，从而会影响图像质量，并使 PET 定量分析的精度变差。

2. 空间分辨率

空间分辨率是临床最关心的指标之一，因为分辨率的好坏直接影响图像对病变检出的能力。空间分辨率的物理定义是探测器在 X、Y、Z 三个方向能分辨最小物体的能力。它是以点源图像在 *X*、*Y*、*Z* 三个方向空间分布函数曲线的半峰全宽（full width at half maxima，FWHM）表示，单位是毫米（mm）。在 *X-Y* 平面（横断面）上，视野中心的空间分辨最好，靠近边缘则逐渐变坏，这是因为光子到达边缘位置时，其中一个光子穿透距离增加而另一个减少，这样的不对称性会造成空间分辨能力降低。受正电子最大飞行距离的限制和光子对存在反向飞行的偏差角，使得 PET 图像的空间分辨存在 2 mm 左右的物理极限。达到物理极限前，探测器的固有分辨取决于晶体把高能 511 keV 光子转化为低能光子的转换效率、单个探测模块的尺寸，以及光电倍增管与晶体的耦合质量。

3. 时间分辨率

PET 成像的时间分辨率好坏取决于探测器对 γ 光子对响应时间的长短，通常这一时间响应满足高斯分布。时间响应曲线的 FWHM 就是时间分辨，单位是纳秒（ns）。它的物理意义是：正电子探测器可计数的一对 γ 光子之间最短时间间隔。PET 成像过程根据时间分辨来设定符合窗，符合窗过宽会使系统的随机计数增加，符合窗过窄会使真符合计数漏记。一般符合窗选取为 2 倍时间响应曲线的 FWHM。

4. 噪声等效计数率

PET 成像系统的符合计数中总是包含真符合计数、散射计数和随机计数，如果把除了真符合计数之外的计数都归为噪声，则可用噪声等效计数率作为衡量信噪比的标准。它的物理定义是：对于各次符合采集数据，与无散射和随机符合具有相同信噪比时的真符合计数率。噪声等值信号脉冲率（noise equivalent count rate，NECR）值越高，采集到的数据信噪比越高，PET 图像的对比度越好，成像质量就越高。测量表明 NECR 随辐射强度的增强而趋于饱和。辐射强度由小到大逐渐增加，开始时真符合计数率的增加高于散射和随机计数率。但由于散射和随机计数率的增加与总计数率的平方成正比，所以随着辐射强度的进一步增加，散射和随机计数率的增加将高于真符合计数率的增加，从而导致采集数据的信噪比下降，图像质量变坏。因此，符合采集并非所用显像剂的放射性活度越高越好，只有在获得最高 NECR 时的活度才是最佳活度。

5. 系统灵敏性

系统灵敏性是衡量探测器在相同条件下获得计数多少的能力。它的物理定义是：单位时间内，在辐射剂量条件下获得的符合计数。灵敏度高的 PET 探测器获得一帧相同质量的符合图像所需的时间较短或所需的辐射剂量较小。

6. 最大计数率

最大计数率是指探测器在单位时间内能计量的最大计数值。探测器计量的计数率随辐射剂量的增加而增大。由于死时间的影响，当探测器达到较高的计数率时，探测器的时间响应将限制计数率的增加，从而出现漏记现象。此时计数率达到饱和，随着辐射强度的继续增加计数率不再增加，同时 NECR 会下降，一般为 3000 ~ 5000 kcps。

（蒋皆恢）

第二节 PET 数据后处理

PET 图像采集完毕，需对图像进行相关处理与分析，提取定量值，从而对疾病进行诊断。

一、图像预处理

PET 图像通常以医学数字成像和通信（digital imaging and communications in medicine，DICOM）格式作为原始图像存储，该格式能满足临床数据交换的需求，是部署最为广泛的医疗信息标准之一。在神经影像学研究中，为了数据处理的需要，通常将其转为神经影像信息学技术计划（neuroimaging informatics technology initiative，NIfTI）格式。NIfTI 格式是生成的数字医学影像数据格式，该格式制订的目的是增强各种神经影像数据处理软件的功能和处理数据的共享。标准 NIfTI 图像的扩展名是 .nii，包含了头文件及图像资料，也可使用独立的图像文件（.img）和头文件（.hdr）。由于 PET 图像存在个体差异等特点，一般对采集的 PET 图像进行分析前需首先进行预处理，常见的步骤包括头动校正、配准、部分容积效应、空间标准化和平滑，常见的预处理工具包括统计参数图（statistical parametric mapping，SPM）和 FMRIB 软件库（FMRIB software library，FSL）等。

1. 头动校正

因为采集过程中受试者头动所造成的伪影可能会对图像分析造成影响，所以图像预处理的第一步是对图像进行头动校正。目前最常见的头部运动校正方法是帧间校正，常用的技术为帧间差分法。

2. 配准

PET 图像和 MR 图像的配准是一个重要的预处理步骤。大多数配准研究使用标准化互信息（normalized mutual information，NMI）配准算法来执行共配准。该算法是基于一个代价函数，使两种图像的配准误差（如最小二乘法或互信息）最小化。代价函数通常根据数据之间的共享信息进行对齐（如皮层边界），使其在某种程度上依赖于所采集数据的强度分布和分辨率。少部分研究使用基于边界的配准（boundary based registration，BBR）算法，

该算法将 T_1 加权 MRI 与 PET 图像进行联合配准。由于配准步骤依赖于 PET 图像的时空分布而且对选择的代价函数非常敏感，因此，BBR 算法并不是捕获皮层折叠模式的最佳配准算法，尤其是在 PET 扫描仪分辨率受限的情况下。

3. 部分容积校正

部分容积效应（partial volume effect，PVE）是指在同一扫描层面中含有两种或者两种以上不同密度的物质时，所测值为这些物质信号值的平均，不能真实反映其中任何一种物质的信号值。PVE 会对 PET 图像精确度造成影响，因此，需要进行部分容积校正（partial volume correction，PVC）。本节主要介绍两种成熟的 PVC 算法：1992 年由 Muller-Gartner 等定义的体素方法（MG 法）及 1998 年 Rousset 等提出的基于脑感兴趣区（region of interest，ROI）的几何转移矩阵法。

（1）基于体素的部分容积校正　MG 法是一种三室 PVC 方法，它扩展了区分脑实质和周围脑脊液（cerebrospinal fluid，CSF）信号的两室法，是目前广泛使用的 PVC 方法。该方法假设所观察到的任何给定的灰质（gray matter，GM）体素中的 PET 信号是 GM 体素中真实示踪剂摄取信号的空间加权平均值，以及周围白质（white matter，WM）和 CSF 中的信号，其中空间加权由 PET 扫描仪的点扩展函数（point spread function，PSF）决定。提出的 PVC 算法包括纠正可能的信号溢出效应到 GM，以及信号溢出到周围组织：

$$C_{PVC-GM}=\frac{C_{obs}-C_{WM}(WM\oplus PSF)-C_{CSF}(CSF\oplus PSF)}{GM\oplus PSF}$$

其中 C_{obs} 是获得的 PET 扫描中观察到的 GM 信号；GM、WM 和 CSF 是各自的组织室，由扫描仪 PSF 得到；C_{WM} 和 C_{CSF} 是 WM 和 CSF 中的示踪活性脑脊液（假设在这些组织类别中是均匀的，即恒定的）。

（2）基于 ROI 的部分容积效应　基于 ROI 的 PVC 方法是试图恢复一组非重叠 ROI 内的平均示踪信号，这些区域代表不同的大脑结构和组织类型，通常在 MRI（或 CT）中作为先验信息进行分割。真实的示踪剂摄取被假定是均匀分布在每个 ROI 内，并且不同 ROI 之间的溢出效应通过 ROI 的二进制掩模与 PET 扫描 PSF 卷积估算到。

设给定 ROI“A”，估计其信号与相邻 ROI“B”中测量信号的相对影响，ROI 的二进制掩模“A”与 PSF 卷积得到区域扩散函数（region spread function，RSF），并计算 ROI“B”体素的概率加权和。然后，每个体素除以 ROI“B”中体素的总数。元素 ω_{ij} 描述所有脑区对之间的估计溢出效应，构成几何转移矩阵（geometric transfer matrix，GTM）：

$$\omega_{ij}=\frac{1}{v_j}\int_{ROI_j}PSF_i(r)dr$$

ω_{ij} 表示 ROI 与体积 v_j 重叠的部分，r 是图像空间中的空间坐标。观测到的区域强度值（t_j）反映了由于不同强度分布区域之间的溢出效应而导致的真实区域示踪浓度（T_j）的变化。每个区域的真实示踪物浓度（T_j）可通过以下方法获得：

$$T_j = GTM^{-1} * t_j$$

GTM 方法被认为是 PET 图像 PVC 的参考数值方法。但 GTM 方法最大的缺陷在于只能够提供校正区域的放射性活度均值，不能够提供 PVC 校正后的图像。

4. 空间标准化

由于受试者大脑在解剖结构上的差异，需要对不同的大脑图像进行空间标准化处理，其转化为大小和朝向都相同的标准化图像，即将不同容积及形状的受试者大脑放置到一个标准空间里，用一个共同的坐标系去描述具体的位置。空间标准化结果的好坏直接取决于扫描图像和模板之间的匹配程度。常见的坐标系包括标准空间坐标 AFNI 的 TT 和 SPM 的 MNI，其中 TT 系统是经典的标准解剖系统，数据来自于实体解剖；MNI 空间是 Montreal Neurological Institute 根据一系列正常人脑的 MR 图像而建立的坐标系统，是基于大量的正常受试者的 MR 成像扫描得到的新的标准脑。

5. 平滑

对 PET 数据进行空间平滑可以在一定程度上提高信噪比，使数据更符合分布假设，从而增强统计分析的效力，满足高斯随机场理论的分析要求。但其缺点是会降低图像分辨率，丢失细节信息。对 PET 图像进行空间滤波时，经常使用高斯核（gaussian kernel）对图像进行卷积操作，该平滑核的尺寸（平滑范围）由 FWHM 决定且通常使用体素分辨率的 2 ~ 3 倍大小。

二、定量分析

PET 图像展示了示踪剂的浓度在组织中分布情况，若想得到有生理意义的参数，还需进一步对图像进行定量分析或半定量分析。

1. 绝对定量分析

使用动力学房室模型可精准对示踪剂在体内的分布进行绝对定量测量。该模型是以示踪剂在人或活体内的代谢过程为基础建立的动力学数学模型，包含 3 个因素：输入函数、输出函数和动力学参数。其中，输入函数是动脉血液中示踪剂浓度的时间活度曲线（time activity curve，TAC），通常由多次动脉血浆采样获取其离散时间序列的取值；输出函数示踪 ROI 的时间活度曲线，可通过 PET 动态扫描得到其离散值，动力学参数是反映示踪剂代谢的各种速率常数，反映示踪剂代谢的生理过程。根据示踪剂代谢的房室模型，采用合适的数学算法，利用输入函数和输出函数的测量值，使用计算机配合相关计算软件，可计算出数学模型的各个动力学参数，使用这些参数便可得到具有生理意义的定量指标。

以 ^{18}F-FDG 为例，采用基于三室的动力学房室模型对组织的葡萄糖代谢率进行定量分析。葡萄糖是人体重要的能量底物，组织、器官的葡萄糖代谢情况在一定程度上可反映其功能状态。FDG 为葡萄糖类似物，能自由通过毛细血管壁进入组织间液，经葡萄糖转运蛋白进入细胞，在酶的作用下转化为磷酸化的 FDG。根据 FDG 代谢的三室动力学模型（图 2-2-1），FDG 在脑组织内的代谢转运可以用下式表示：

$$\frac{dC_E(t)}{dt}=K_1C_P(t)-(K_2+K_3)C_E(t)+K_4C_M(t)$$

$$\frac{dC_E(t)}{dt}=K_3C_P(t)-K_4C_M(t)$$

式中 C_p 为动脉血浆中 FDG 浓度，C_E 为组织中未磷酸化 FDG 浓度，C_M 为组织中已磷酸化 FDG 浓度，其中 K_1 表示由血液穿过血脑屏障进入脑组织的速率，K_2 表示 FDG 由脑组织返回血液中的速率，K_3 表示脑组织中的 FDG 在已糖激酶的催化下被磷酸化成为磷酸化 FDG 的速率，K_4 代表磷酸化 FDG 在磷酸激酶催化下重新变成 FDG 的速率。参数 K_1、K_2、K_3、K_4 等为个体速率常数或微参量，其量纲为时间量纲的倒数。

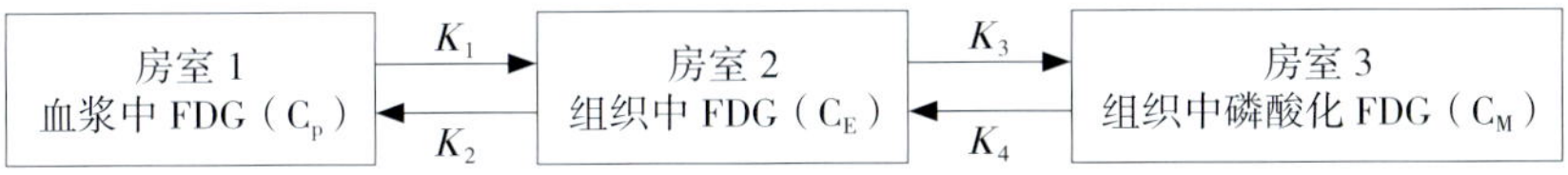

图 2-2-1　基于 ^{18}F-FDG 的三室动力学方式模型

在该模型中，以动脉血浆内 FDG 浓度（C_p）的时间变化函数 C_p（t）为输入函数，由于放射性元素的衰变性质与其化学环境无关，FDG 和已磷酸化的 FDG 在测量时的放射性没有区别，无法测得单独的 FDG 浓度 C_E（t）和 C_M（t），只能测得组织的总放射性浓度 C_i（t），即：

$$C_i(t)=C_E(t)+C_M(t)$$

因此，输出函数是组织的总放射性浓度 C_i（t），在具体的图像定量分析中，可以定量分析单个体素的时间活度曲线，也可以是某个 ROI 的时间活度曲线（所含体素的时间活度曲线的算数平均值）。

利用 PET 动态采集序列影像可获得局部组织中 FDG 浓度变化的数据 C_i（t），多点采集动脉血，经离心后可获得血浆中的 FDG 变化的数据 C_p（t），将获得的组织及血浆 FDG 变化的时间活度曲线代入下方公式：

$$C_i(t)=\frac{K_1}{a_2-a_1}[(K_3+K_4-a_1)e^{-\alpha_1 t}+(a_2-K_3-K_4)e^{-\alpha_2 t}]\otimes C_p(t)$$

式中的 ⊗ 表示卷积运算，α_1 和 α_2 可由以下公式计算：

$$\alpha_1=\sqrt{K_2+K_3+K_4-[(K_2+K_3+K_4)^2-4\times K_2\times K_4]^{1/2}}$$

$$\alpha_2=\sqrt{K_2+K_3+K_4-[(K_2+K_3+K_4)^2-4\times K_2\times K_4]^{1/2}}$$

用非线性最小二乘法或广义线性最小二乘法可拟合各项速率常数。当体内葡萄糖代谢处于稳定状态时，假定没有糖原的合成与分解，由于已糖激酶是葡萄糖酵解的唯一限速步骤，则葡萄糖的磷酸化速率等于葡萄糖代谢率。因此，将上述拟合的速率常速带入下方公式即可计算目标组织的葡萄糖代谢率：

$$R=\frac{C_p}{LC}\times\frac{K_1K_3}{K_2+K_3}$$

式中 R 表示目标组织的葡萄糖代谢率，C_p 为血浆中的葡萄糖浓度，LC 为集总参数，用以校正 FDG 与葡萄糖在转运和磷酸化时的差异，可由下方公式得出：

$$LC=\frac{K_1^*/(K_2^*+K_3^*)\times V_m^*K_m}{K_1/(K_2+K_3)\times V_mK_m^*}$$

式中 V_m^*、V_m 分别为 FDG 与葡萄糖磷酸化的最大速率，K_m^* 和 K_m 分别为 FDG 与葡萄糖磷酸化的米氏常数。

基于动力学房室模型的绝对定量方法是 PET 定量领域的金标准，可准确测量组织内的示踪剂摄取值。上述复杂的动力学模型可使用 PMOD 图像定量分析软件的 PKIN 工具进行定量信息的计算。虽然该方法结果准确，但每位受试者均需动态采集，操作复杂费时，尤其是在注药后短时间内多次采血不便于临床常规应用。因此，如何减少抽血次数并获得输入和输出函数的新方法是当前 PET 定量分析研究的热点问题。

2. 半定量分析

因绝对定量分析方法在临床上有局限性，所以临床经常使用半定量分析方法。半定量分析是指用脑局部 ROI 与某一特定区域做放射计数比值，用半定量分析可以帮助发现视觉不易确定的异常区域，提高诊断的灵敏度，为临床的诊断、治疗和疗效评估提供有效的信息，且可为不同的患者提供可比的依据。常用的半定量分析方法有标准摄取值（standardized uptake value，SUV）和标准摄取值比率（standardized uptake value ratio，SUVR）。

SUV 是图像自身呈现的放射性浓度与注入的全身放射性浓度的比值。但局部组织摄取的示踪剂的绝对量不仅取决于其组织自身的放射性浓度，还受到注入人或活体内示踪剂的活度和个体体重的影响，因此，采用后两者对组织内的示踪剂的绝对摄取量进行标准化，即可得到目标组织的 SUV：

$$SUV = 目标组织的放射性浓度（kBq/mL）/ 注射剂量（MBq）/ 体重（kg）$$

SUV 计算方法较为简便，无须多次动脉取血，因此，采用目标组织的 SUV 描述示踪剂摄取情况被广泛应用于临床。但 SUV 稳定性易受到个体体重、血糖浓度、显像时间、不同示踪剂的血循环清除率等因素的干扰，应用时要多考量。

利用 ROI 技术计算靶组织与非靶组织的放射性浓度比值也是 PET 常用的半定量分析方法。该方法采用自身正常组织的示踪剂摄取量对靶组织的摄取进行标准化，可在一定程度上放映靶组织的示踪剂摄取情况。标准摄取值比率 SUVR 是该方法最常用的定量指标，即：

$$SUVR = 目标组织的摄取量/非靶组织的摄取量$$

SUVR 使用简便，可直接从图像自身得到相应组织的摄取参数，受到广泛关注。但是非靶组织或参考脑区的选择对 SUVR 结果的计算具有较大的影响，选取部位不同，可使得 SUVR 差异较大，从而影响稳定性。因此，稳定的、不受示踪剂靶向结合的参考脑区是 SUVR 分析方法中的关键所在。

在 PET 脑图像的定量分析中，直接测量目标组织摄取值的绝对定量分析方法较为准确，但需多次动脉血液采集以获取动脉输入函数，虽有多种简化采血方法可供选择，但临床应用仍面临较大困难。其他半定量分析方法虽可测量目标组织相对摄取值，但影响因素较多，在实际应用中应权衡利弊。

三、统计参数图分析

统计参数图（statistical parametric mapping，SPM）是国际上脑功能影像学研究的公认方法，是体素水平的图像统计分析方法。SPM 作为一种对图像信息分析的方法，与传统的 ROI 分析方法相比，其主要优点是重复性好，客观性强，体素比较差异与区域定位明确，不受分析者主观影响。ROI 方法不能精准区分一组图像之间的局灶变化，而 SPM 可以很容易区分开。SPM 可控制各自混杂因素，可以对同一患者的不同状态及不同时间图像、不同患者的图像进行统计分析，并做出统计推断。

在对不同采集次数及不同组别的受试者 PET 图像进行比较时，SPM 可使用线性或非线性变换将 PET 图像配准到相同空间，以保证在同一参考空间下进行统计检验，通过空间归一化和标准化处理，减少了个体间差异的影响，使结果更具有可比性。对于同一受试者多次采集过程中头动产生的不一致，SPM 可通过基于容积融合的 Realign 校正模块对多次 PET 图像进行移动、位置校正，达到同一受试者多次 PET 检查头位一致。SPM 方法可将整个三维图像中所有体素作为分析对象，获得每个体素点所包含的信息大小，然后对每个像素的数值大小进行统计检验，将统计意义上的像素提取出来后得到统计参数图。有统计学意义的相关脑区可以融合到标准 MR 空间中，精确地以地形图方式展示显著性区域及得到这些区域的统计参数。此外，SPM 可以精确配准每个体素对应的解剖学位置，根据 Talairach 图谱确定统计有意义的坐标和功能脑区。

四、其他图像分析方法

1. 空间协方差分析

在 PET 图像处理中，基于定量分析和统计参数图分析可简便地对不同组别 PET 图像进行分析，并得到相应的统计差异。上述方法在差异较为明显的两组 PET 图像中具有较好的统计结果，但难以揭示微小差异。为了解决以上问题，多变量分析方法被应用到 PET 图像分析中。主成分分析（principal component analysis，PCA）、独立成分分析（independent component analysis，ICA）、监督学习等数据驱动的多变量分析方法可以揭示代谢模式和异常。如基于主成分分析的空间协方差方法被应用于计算静息态下 PET 脑代谢图像，从而揭示大脑区域功能之间的异常协方差关系。

缩放子轮廓模型（scaled subprofile model，SSM）是一种基于主成分分析的空间协方差方法，该方法可以识别患者与正常受试组脑 PET 图像的代谢异常，并推导出可用于疾病早期诊断的脑区地形图。基于 PET 图像的空间协方差分析方法可计算出个体受试者表达得分，这些表达得分可作为影像标志物来区分正常组和疾病组，并提供与疾病严重程度相关的度量。本节将以空间协方差分析为代表，介绍多变量分析方法在 PET 图像中的应用。

对于预处理完成的 PET 图像，低值体素、与噪声有关的伪影，以及与大脑活动的无关区域（如白质和脑室）应该通过适当的方法移除。此处采用 mask 掩膜的方法将位于 mask 内的区域确定为 ROI，仅 ROI 内的体素用于后续分析。mask 的制作需设定一个百分比阈值 $T_{percentage}$，依据百分比阈值确定出每个样本的体素阈值 T_{voxel}，T_{voxel} 等于该样本体素最大值 Max_{voxel} 与 $T_{percentage}$ 的乘积，该样本的体素值大于 T_{voxel} 的区域即为该样本 mask 区域。

$$mask=\begin{cases}1,\ (voxel\geqslant T_{voxel})\\0,\ (voxel<T_{voxel})\end{cases}$$

将每个受试者的 mask 对应相乘得到共同的 mask，共同 mask 的非零区域为最终确定的 PET 感兴趣区域，最后将共同的 mask 与每个受试者的 PET 图像相乘，得到每个受试者位于 mask 范围内的体素，用于后续分析。

对每个受试者的 PET 图像，将 mask 掩膜内的体素值按照连续的空间位置有序地排列成行向量，将正常对照组和患者组的行向量组合成数据矩阵 D，该矩阵的前半部分排列正常对照组的行向量，后半部分排列患者组的行向量，反之亦然。该数据矩阵 D 的每一行表示一个受试者所有位于 mask 掩膜内的体素值，每一列表示对应相应空间位置的体素值。

由于疾病的影响可能会导致异常值与正常值有微小的偏差，而这些微小偏差可能无法单独使用比例缩放来辨别。患者的平均体素值可能会模糊微小的潜在偏差，因此，我们可以通过对数据的对数变换，行去中心化，从而有效地消除样本平均值这一全局尺度因子的影响，突出潜在的差异。处理步骤：对数据矩阵 D 进行对数变换（logD），再对 logD 进行行去中心化和列去中心化，这样的全局标准化能有效地移除全局尺度因子影响，便于提取数据中的真实结构。行去中心化通过对每行元素减去该行平均值（或称为该样本体素均值）实现。对行去中心化后的矩阵跨列求平均，得到训练集平均体素分布向量（group mean profile，GMP），GMP 为行向量。列去中心化通过对行去中心化后的矩阵的每一行减去 GMP 实现。行去中心化和列去中心化后得到的个体残差矩阵（subject residual profile，SRP）大小仍为原始的数据矩阵大小，该矩阵表示训练集的差异图像，每个元素表示相对于各自样本均值和训练集体素均值的偏差。GMP 也将用于后续新入组受试者数据的列去中心化，保证新入组受试者预处理后也处于相同的参考空间中：

$$SRP_{SV} = \log D_{SV} - mean_s - GMP_v$$

式子的 s 和 v 分别表示数据矩阵的行和列。

对于全局标准化后得到的 SRP 可构建样本与样本间的协方差矩阵 S_{sub}，S_{sub} 中第 i 行和第 j 列的值 S_{ij} 等于 SRP 第 i 个样本和第 j 个样本的所有体素相乘后求和得到的值，反之亦然。该协方差矩阵是对称矩阵，大小为受试者的数目，即：

$$S_{ij} = \sum_{voxel} SRP_{ij} \times SRP_{ji}$$

也可表示为：

$$S_{sub} = SRP \cdot SRP^T$$

使用奇异值分解（singular value decomposition，SVD）的方法对协方差矩阵进行分解，可得到特征值 λ_k，k=1，2，…，M 和特征向量 e_k，k=1，2，…，M（M 表示受试者的数目）。e_k 中的每个元素对应每个样本的缩放因子。

$$S_{sub} e_k = \lambda_k e_k$$

对上式左右两边同时左乘 SRP^T 可得到

$$SRP^T S_{sub} e_k = SRP^T \lambda_k e_k = \lambda_k SRP^T e_k$$

将 $S_{sub} = SPR \cdot SPR^T$ 带入上式可得到

$$(SRP^T \cdot SRP)\, SRP^T e_k = \lambda_k SRP^T e_k$$

其中，$SRP^T \cdot SRP$ 是体素与体素的协方差矩阵，由上方公式可以看出，$SRP^T e_k$ 是

$SRP^T \cdot SRP$ 的特征向量，λ_k 也是 $SRP^T \cdot SRP$ 的特征值，将该式进行简写可以得到：

$$S_{voxel} GIS_k = \lambda_k GIS_k$$

其中 $S_{voxel}=SRP^T \cdot SRP$，$GIS_k=SRP^T e_k$，将特征值按照方差大小由大到小进行排序，并计算每个特征值对应的贡献度 vaf_k，贡献度越大，表明该特征值对应的特征向量重要性越高。

$$vaf_k = \lambda_k / (\lambda_1+\lambda_2+\cdots+\lambda_M)$$

e_k 中的每个元素对应每个样本的缩放因子，通过与 e_k 对应的 λ_k 值的平方根对矢量进行加权，得到每个样本得分矢量 $score_k$，$score_k$ 中的每一元素表示每个样本相对于模式矢量 GIS_k 的表达得分，即：

$$score_k = \sqrt{\lambda_k} \cdot e_k$$

由于 GIS_k 矢量具有正交性，可以评估 GIS_k 矢量的任何线性组合推导的样本得分，一个样本得分由差异矩阵 SRP 中该样本对应的行向量和 GIS_k 矢量的内积得到：

$$score_{ks} = SRP_s^T GIS_k$$

该式同样适用于前瞻性实验验证，即可以通过使用上方公式计算新入组受试者数据的样本得分。在计算样本得分时，差异矩阵 SRP 使用 $S_{sub} = SRP \cdot SRP^T$ 计算得出，对新入组受试者数据列去中心化时可以减去由前面训练集样本计算得出的 GMP 图像（被认为是一个实际上不变的群体特征），或重新使用另一批患者组和对照群体计算新的 GMP 图像作为参考，对新入组受试者数据列去中心化时重新校准其值。PCA 分析之后，能推导出与疾病相关的空间协方差模式的 GIS 矢量。对 GIS 矢量进行归一化，即减去其均值后除以其标准差。归一化的 GIS 矢量表示高于和低于平均体素权重的标准偏差的体素图，反映了局部脑功能代谢在组合的正常和患者数据集导出的对应分量平均值的偏差。

SSM 是一种可用于 PET 数据分析的简单、实用的空间协方差分析技术。其主要优势在于能够识别 PET 图像疾病组相对于正常控制组的差异来源并将其分解为空间正交分量。只用少数重要的主成分便可反映疾病的异常，大大减少了数据量，体现了 PCA 可用于数据压缩的特性。在某些神经退化性疾病中，由于疾病导致的与正常 PET 图像的差异往往很微小，且容易被更大的全局因素所掩盖。使用 SSM 这一空间协方差分析方法能有效地识别患者组和正常对照组之间的图像差异，其推导出来的一系列差异地形图可反应与疾病相关的空间协方差模式。该模式作为疾病的影像生物标记物，用于临床早期诊断和疗效评估。

2. 代谢脑网络分析

基于示踪剂特异性结合的 PET 成像现已成为临床上成熟的医学成像手段，通过衡量大脑代谢或神经受体、递质特异性结合的水平可对神经退化性疾病进行相应的度量。临床上常见的 PET 影像分析方法以视觉 / 量化分析为主，对特定区域的代谢或特异性结合水平进行评估（相对降低 / 增强）。这种局部量化的单变量分析方法，因其结果的可解释性和直接的推论框架在临床上得到了广泛应用，但是丢失了脑区之间的相互作用，忽视了许多有意义的代谢改变。代谢脑网络方法能够提取图像中的代谢相互联系，反映神经退化过程中的代谢功能改变，目前已被广泛应用于神经退化性疾病的早期诊断、风险预测、发病机制研究等。本节就代谢脑网络分析方法予以介绍。

脑网络分析方法的理论优势在于可通过分析脑区之间的网络特性来解决脑区关联性问题，并通过相关性和置换检验消除个体样本特征差异对统计分析的影响。因为 PET 成像的时间分辨率受限，基于 PET 图像的脑网络分析方法一般是基于组群构建。种子点分析方法最早提出的代谢脑网络分析技术，是基于体素水平的代谢连接进行估算：首先，对于需要构建代谢网络的受试人群，对采集的 PET 图像进行空间标准化等预处理操作后，使用定量分析或半定量分析对预处理后的 PET 图像进行摄取值标准化得出如 SUVR 等定量参数，以消除个体代谢水平差异所带来的影响；其次，使用 ROI 技术建立一个种子点区域，对组内受试者的 PET 图像，分别提取该感兴趣区域的摄取值组成种子点代谢序列 x_1，…，x_m，其中 m 为组内受试者的数目；再次，分别提取其他体素点处的代谢序列 y_1^k，y_2^k，…，y_m^k，其中 k 表示为第 k 个位置的体素点，使用广义线性模型或相关性分析模型计算种子区域与其他体素点间的代谢相关性；最后，依次对所有体素点进行上述操作，便可得到基于体素的代谢脑网络模型。使用种子点分析方法可以对 PET 图像中关键脑区与其他脑区之间的代谢关系进行衡量，分析疾病人群代谢关系的异常，发掘疾病的起病过程。

近年来，基于 ROI 的脑网络分析方法也在 PET 图像分析领域获得了广泛应用。该方法同样基于组群构建，计算流程分为脑网络节点构建和节点间代谢连接估算。首先，针对需要构建代谢网络的受试人群设定脑网络节点，如使用标准的脑结构图谱如解剖自动标记模板（anatomical automatic labeling, AAL）来划定 ROI，预设 ROI 作为代谢脑网络的节点 V，$V \subset v_1$，v_2，…，v_m；其次，根据预处理完成的 PET 图像提取代谢序列 y_1^k，y_2^k，…，y_m^k，其中 m 表示组群的倍数数目，k 表示为选定的节点编号；再次，使用皮尔逊相关或广义线性模型估算各节点之间的代谢相关性；最后，得到脑代谢网络的邻接矩阵。为降低因入组受试者引起的随机误差，可使用 bootstrap 方法对入组受试者进行重采样，按照上述方法依次计算多次重采样的邻接矩阵，使用每对脑区代谢连接值的中位值作为该节点稳定代谢连接，得到稳定的代谢脑网络邻接矩阵，生成该组群的代谢脑网络。

上述两种方法均是基于组群的脑代谢网络构建方法，基于个体的代谢脑网络构建方法可进一步揭示个体差异性，对精准化医疗具有重要的临床价值。基于 KL 散度（Kullback-Leibler divergence，KLD）估计的个体代谢连接组学方法可对 PET 图像进行个体脑网络的构建分析。与群组分析方法类似，该方法针对预处理后的 PET 图像先根据先验解剖模板预设 ROI 作为脑网络的节点 V，$V \subset v_1$，v_2，…，v_m，然后提取 ROI 内的摄取值，利用非参数核密度（non-parametric kernel density）估计方法来估算该 ROI 内的概率密度函数（probability density function，PDF），核密度估计的核宽度通过求解方程带宽估计来估算，其中使用的特征函数如下：

$$\varphi(t)=\frac{1}{n}\sum_{j=1}^{n}e^{itx_j}$$

其中的 x_j 代表每个 ROI 内的体素值序列，使用高斯函数作为阻尼函数来规避积分发散的问题

$$\psi(t)=e^{-\pi t^2}$$

接下来使用傅里叶变化函数来推导该 ROI 内的概率密度函数：

$$f(x)=\frac{1}{2\pi}\int_{-\infty}^{+\infty}\varphi(t)\psi(t)e^{-itx}dt=$$

$$\frac{1}{2\pi}\int_{-\infty}^{+\infty}\frac{1}{n}\sum_{j=1}^{n}e^{it(x_j-x)}\psi(ht)\,dt=\frac{1}{nh}\sum_{j=1}^{n}\frac{1}{2\pi}\int_{-\infty}^{+\infty}e^{i(ht)\frac{x_j-x}{h}}\psi(ht)\,dht=\frac{1}{nh}\sum_{j=1}^{n}K(\frac{x-x_j}{h})$$

公式中的 K 代表阻尼函数的傅里叶变换，然后使用对称 KL 散度方法来评估每对脑区之间的相似性：

$$D_{KL}(P|Q)=\int_X P(x)\log\frac{P(x)}{Q(x)}+Q(x)\log\frac{Q(x)}{P(x)}dx$$

公式中的 P（x）和 Q（x）分别代表任 2 个 ROI 的概率密度函数，最后使用下式来计算不同脑区之间的代谢相关性：

$$KL(P|Q)=e^{-D_{KL}(P|Q)}$$

最后，对所有脑区之间的代谢序列进行上述的 KL 相似性评估则可得出个体的代谢邻接矩阵，构建出代谢脑网络。

构建基于组群或个体水平的代谢脑网络后，可使用图论中的网络参数来评估异常的网络拓扑连接和网络紊乱，通常采用聚类系数、特征路径长度、小世界参数、局部效率、全局效率等网络参数刻画代谢脑网络性能。采用置换检验、后置检验等统计方法来验证脑网络统计学意义，通过变异参数、相似性参数等判定脑网络的稳定性等，通过对比疾病脑与正常脑的网络拓扑参数，发现脑疾病。

（蒋皆恢）

第三节　PET 成像在脑科学的研究应用

目前，PET 成像技术已经被广泛地应用于神经退行性疾病的早期诊断和治疗评估。本节将围绕痴呆、运动障碍及癫痫 3 种常见神经退行性疾病，介绍 PET 成像在这些疾病中的临床应用。

一、痴呆

痴呆症是一种综合征，主要指认知功能（即思考能力）的下降超出了正常衰老所预期的范围。它影响记忆、思维、方向、理解力、计算、学习能力、语言和判断力。认知功能的损害通常伴随着情绪控制，社交行为或动机的恶化。痴呆症有许多不同的临床表现。AD 是最常见的痴呆形式，其他主要形式包括血管性痴呆、路易体痴呆（dementia with lewy body，DLB）和额颞痴呆等。

AD 俗称老年性痴呆，据估计占痴呆病例的 60% ~ 80%。AD 的病理特征主要表现为：β- 淀粉样蛋白（β-amyloid，Aβ）异常沉积、Tau 蛋白聚集、神经变性。Aβ 沉积导致细胞外出现神经斑块；Tau 蛋白的高度磷酸化使得细胞内出现神经原纤维缠结（neurofibrillary tangles，NFTs）；神经变性可映射到 NFT 分布，并且在宏观上以脑萎缩为特征，在微观上以神经元和神经元过程的丧失为特征。

由于 AD 涉及多个病理过程和大脑的反应性变化，因此，存在不同中枢神经系统靶点供 PET 成像，表 2-3-1 是常见的 PET 靶点、各自的示踪剂及在 AD 症状中的典型发现。

表 2-3-1　PET 靶点、示踪剂及影像表现

靶点	PET 示踪剂	AD 的 PET 影像表现
神经元 / 突触活动（neuronal/synaptic activity）	^{18}F-FDG	MCI 期楔前 / 后扣带回皮质代谢减少，痴呆期双侧颞顶进一步减少
β 淀粉样斑块（β-amyloid plaques）	^{11}C-PIB、^{18}F-Florbetapir、^{18}F-Florbetaben、^{18}F-Flutemetamol	已处于症状前阶段的新皮质淀粉样斑块增加
Tau 聚集（tau aggregates）	^{11}C-PBB3、^{18}F-THK5117、^{18}F-AV1451	MCI 期 / 早期痴呆期近颞区 tau 蛋白增加，疾病后期新皮质处增加

续表

靶点	PET 示踪剂	AD 的 PET 影像表现
转运蛋白 18 kDa（TSPO）	^{11}C-R-PK11195	受神经变性影响的大脑区域早在 MCI 期出现小胶质细胞活化
胆碱能系统（cholinergic system）	^{11}C-PMP、2-^{18}F- A85380	受神经变性影响的大脑区域早在 MCI 期出现 α4β2-nAChR（烟碱乙酰胆碱受体）减少
多巴胺能系统（dopaminergic system）	^{18}F-FDOPA、^{11}C-raclopride	多巴胺合成无相关改变
血清素能系统（serotonergic system）	^{11}C-DASB、^{18}F-MPPF	SERT（血清素转运蛋白）减少

注：轻度认知障碍（mild cognitive impairment，MCI）。

1. ^{18}F-FDG PET

^{18}F-FDG PET 可用于反映 AD 患者的脑部局部代谢异常。^{18}F-FDG PET 是一种有效的检测 AD 患者脑功能变化、识别早期 AD 及将 AD 与其他痴呆症病因区分开的成像方法。

早期 AD 患者，通常颞顶叶联合皮质、后扣带皮质及楔前叶会出现葡萄糖代谢减低（图 2-3-1）。随着疾病的进展，代谢减低区域扩散到额叶皮质，而丘脑、初级感觉运动皮质、视觉皮质和小脑的代谢相对保持不变。

双侧颞顶叶低代谢是与 AD 相关的经典代谢异常表现，对于痴呆患者，^{18}F-FDG PET

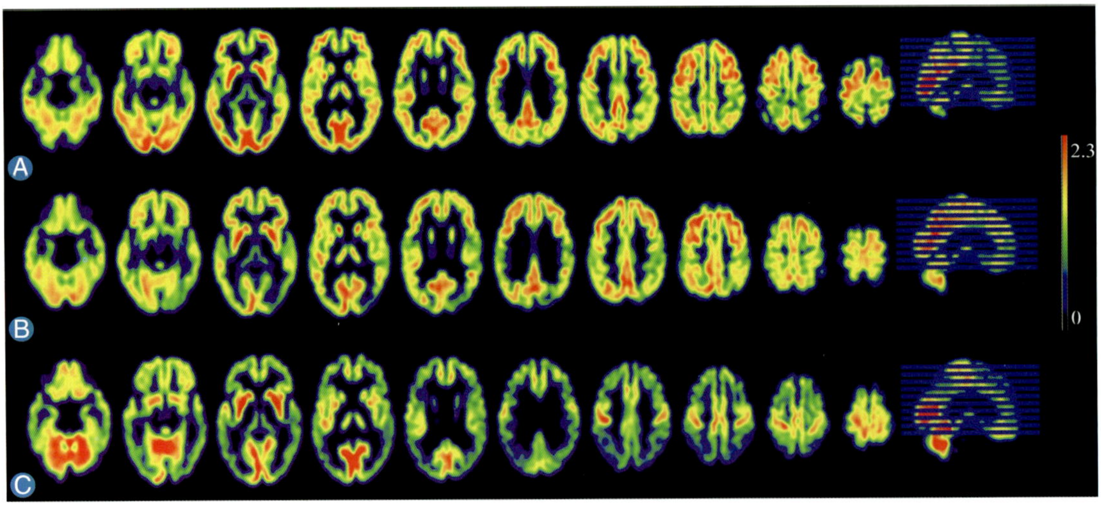

^{18}F-FDG PET 扫描是全脑作为参考区进行 SUVR（范围 0 ~ 2.3）。与 77 岁正常对照受试者（图 A）相比，77 岁轻度 AD 患者（图 B）与 60 岁重度 AD 患者（图 C）的颞顶区域均明显存在区域性代谢减低，重度 AD 患者（图 C）较轻度 AD 患者（图 B）更为明显

图 2-3-1　正常老年人和 AD 患者 ^{18}F-FDG PET 图像

扫描结果代谢方式不同于双侧颞顶低代谢则应被疑为AD以外的痴呆。Silverman等分析了146例接受痴呆评估的患者，其中97例患者经病理组织学证实为AD，PET观察到顶叶、颞叶和（或）额叶皮质的局灶性低代谢或者整体代谢低下。在MCI患者中，^{18}F-FDG PET在诊断和预测MCI向痴呆症的转化方面比其他成像方式更好。Del Sole等对16例MCI患者和14例AD患者的^{18}F-FDG PET图像进行了评估。结果显示，AD患者的代谢减低区域包括后扣带回（posterior cingulate cortex，PCC）、楔前叶、顶叶下小叶和颞中回，MCI患者仅在PCC中发现葡萄糖代谢减低；与MCI相比，AD患者PCC中葡萄糖代谢减低的区域更广，并延伸到楔前叶；此外，只有AD患者的侧顶叶皮质葡萄糖代谢减低。^{18}F-FDG PET在MCI患者评估中的另一个重要应用是其预测痴呆进展的能力。与正常人和稳定MCI患者相比，一年内发展为AD的MCI患者在颞顶、顶叶下、颞内侧和PCC皮质中观察到了脑葡萄糖代谢率降低的区域。随着病情的发展，这些区域的葡萄糖摄取量持续下降，并且新的代谢减低区域出现，包括外侧前额叶皮质。Anchisi等对67例MCI患者进行了评估，发现转化为AD的患者在下顶叶、PCC和内侧颞叶皮质出现了双侧低代谢，而MCI稳定的患者在背外侧额叶皮质有低代谢。此外，许多基于FDG PET图像的研究已经被用来帮助临床医师区分不同类型的痴呆症。Gilman等评估了25例AD患者、20例DLB患者和19例健康对照（normal control，NC）组的^{18}F-FDG PET图像后发现，与AD患者相比，DLB患者视觉皮层（Brodmann模板17、18和19号区）的脑葡萄糖代谢率显著降低，此外，还发现两组间PCC、上顶叶、外侧颞叶和前额叶区域的葡萄糖代谢无显著差异。

SPM分析也已用于评估神经退行性疾病中脑代谢变化，从而探索出与认知能力下降有关的特定地形图模式。有学者对67例被诊断为遗忘型轻度认知障碍（amnestic mild cognitive impairmen，aMCI）的患者开展研究，定期对48例受试者进行至少1年的随访，并评估其进展为痴呆的程度，研究使用SPM对PET图像进行逐像素统计参数映射，结果发现14例在一年内转变为AD的aMCI受试者在下顶叶、扣带回和颞内侧皮质出现双侧低代谢。

空间协方差分析方法也被成功地应用于^{18}F-FDG PET图像分析以检测痴呆症。Habeck等在^{18}F-FDG PET图像上应用SSM/PCA方法对AD进行识别并提出阿尔茨海默病代谢模式的概念。该研究采用SSM确定早期痴呆症和年龄的网络相关性，捕获这些图像中组内变异的主要来源，并使用PCA产生一系列主要成分，利用Akaike信息准则进行拟合优度估算确定最佳PC数量（该数量应作为线性回归的预测变量）。结果发现相对于NC组，AD组在额叶区域的代谢增加，在颞叶、顶叶和前额叶区域发现低代谢。Li等使用稀疏逆协方差估计的方法来从PET图像中识别功能性大脑连接网络，实验发现与NC组相比，AD显示颞叶内区域间功能连通性的减少，尤其是在海马周围区域；额叶内及顶叶和枕叶之间的连通性增加。此外，与NC相比，AD显示的叶间连通性比叶内连通性弱，而半球之间的连通性也较弱。

^{18}F-FDG PET 图像也可以用于测量神经元葡萄糖代谢变化的功能连通性，从而反映局部脑活动。有研究通过比较 ^{18}F-FDG 摄取和血氧水平依赖信号的波动，报道了局部代谢活动与功能连接之间的密切联系，表明 ^{18}F-FDG PET 对于大脑中的功能连接分析是可行且可靠的。基于图论的脑网络分析因此被用于研究 AD 连通性模式及其潜在的拓扑特性。研究表明 AD 患者在大规模脑网络中表现出异常的隔离连接模式且系统完整性被破坏。2013 年 Sanabria 等基于葡萄糖代谢率信息来实际表征复杂脑网络，实验通过全局和局部网络属性（全局和局部效率，聚类指数等）发现：与 NC 患者相比，AD 患者和 MCI 患者显示出异常的模式，MCI 网络的属性位于 NC 患者和 AD 患者的中间位置，证实了 MCI 是从正常衰老到 AD 的过渡阶段。Wang 等提出一种个体代谢连接体方法，利用 KL 表征预测个体从 MCI 转换为 AD 的风险：该方法比较了 KL 矩阵与组级别矩阵之间的组内和组间相似性和差异，然后评估 KL 的网络稳定性和个体差异，结果发现 KL 方法比典型的组级别方法在顶叶和颞叶能捕获更多的病理连通性，同时具有更大的网络稳定性。

2. Aβ PET

虽然 AD 的病因尚未确定，但有证据表明 Aβ 在 AD 发病机制中起到重要作用。以淀粉样斑块形式聚集的 Aβ 纤维是由 AD 所致痴呆的神经病理学标志，更重要的是 Aβ 沉积被认为先于 AD 的临床认知症状，因此 Aβ 沉积异常被认为是 AD 潜在的临床前标志物。

近 10 年来，Aβ PET 成像探针得到了广泛的发展，最常见的 Aβ PET 放射性示踪剂包括：^{11}C-pittsburgh compound（PiB）、^{18}F-florbetapir（^{18}F-AV45；amyloid）、^{18}F-florbetaen（AV1）、^{18}F-flutemetamol 等。

研究表明，Aβ PET 成像显示出 AD 患者典型的 Aβ 区域性分布与尸检时 Aβ 沉积区域一致。Aβ 沉积首先出现在楔前叶、眶额皮层，以及颞下回和 PCC，随着时间的进展慢慢延展到前额叶皮层及外侧颞叶和顶叶皮层；而在感觉运动区、枕叶和内侧颞叶处沉积相对稀疏（图 2-3-2）。Aβ PET 扫描结果阴性表明 AD 导致认知障碍的可能性降低，但阳性扫描结果不能确定 AD。因此，Aβ PET 显像必须在临床疑似 AD 的情况下进行，其特异性相对较低。

Grundman 等对 229 例 AD 患者评估 Aβ PET 成像对诊断结果的影响，其中 54.6%（置信区间为 48.1% ~ 60.9%）患者的诊断发生变化，诊断置信度平均提高了 21.6%（置信区间为 18.3% ~ 24.8%）。Jack 等对 218 例患者进行了评估，结果发现 Aβ PET 阳性结果与进展为 AD 的概率增加具有显著相关性，风险比为 3.2（P=0.004）。相比之下，只有不到 10% 的 Aβ PET 阴性的 MCI 患者发展为 AD，而约 20% 的 Aβ PET 阴性受试者发展为其他类型的痴呆，如 DLB 或者额颞叶痴呆。

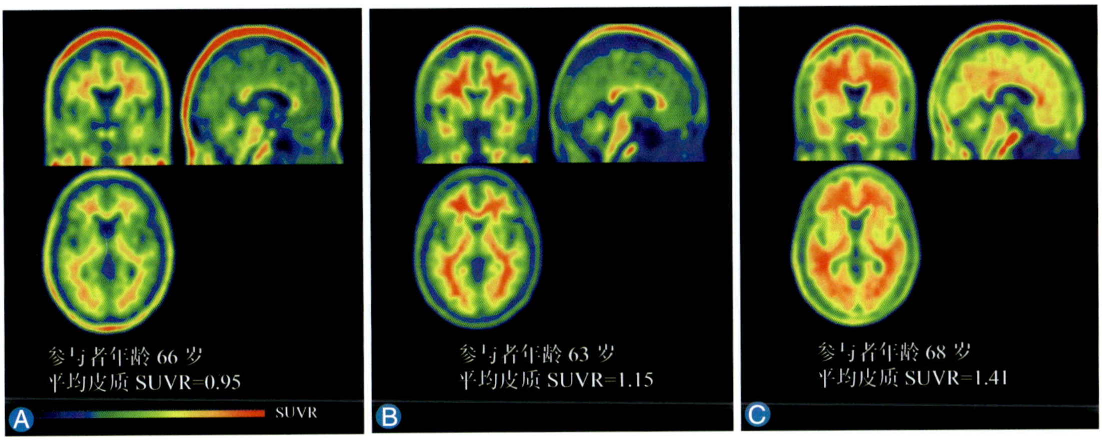

横线表示皮质与小脑信号分数之比（即 SUVR）的半自动定量分析范围。最大颜色（红色）对应 SUVR 约为 2.3

图 2-3-2 AD 患者的 ^{18}F-AV45 PET 图像

Kemppainen 等使用 ^{11}C-PiB 作为示踪剂研究了 17 例 AD 患者和 11 例对照受试者，使用 SPM 和 ROI 分析探究 ^{11}C-PiB 摄取的组差异；结果显示，额叶、顶叶和外侧颞叶皮层，以及后扣带和纹状体的摄取增加（$P < 0.001$）。基于体素的分析显示，AD 患者中 ^{11}C-PiB 摄取增加分布广泛，这些发现与先前在尸检记录的淀粉样蛋白病理分布一致。

目前也有研究将 SSM/PCA 应用到 ^{18}F-AV45 PET 上。Blazhenets 等分别基于 ^{18}F-AV45 PET 和 ^{18}F-FDG PET 图像，通过主成分分析构建与 MCI 转化成 AD 相关的模式表达得分；结果发现在独立验证数据集的基础上，^{18}F-FDG PET 模型产生的预测值明显高于 Aβ PET 模型，但是，两者均低于非成像模型。因此，^{18}F-FDG PET、Aβ PET 和非成像变量从 MCI 到 AD 转化中可成为互补预测因子。

虽然 Aβ 沉积是 AD 的重要病理特征之一，但许多认知正常的老年人 Aβ 斑块水平也随着年龄的增长而升高，这是它的局限点之一。另一个局限点在于 Aβ PET 阳性结果不仅在 AD 中可以看到，在其他疾病中也可以看到，如 DLB 或脑淀粉样血管病。因此，强调 Aβ PET 阳性并不能在 AD 和 Aβ 疾病之间建立鉴别诊断。此外，Aβ PET 在鉴别与 Aβ 无关的疾病（如额颞部痴呆综合征）或检测罕见形式的 AD（其中配体结合因 Aβ 的异常形式而大大减少）方面无法提供有用的信息。

3. tau PET

tau PET 成像目前仍处于人体测试或示踪剂特性优化的早期阶段，这些示踪剂与成对的高磷酸化 tau 聚集体的螺旋细丝具有不同的亲和力。由于 tau PET 结果与认知状态密切相关，因此，tau PET 被视为潜在的疾病进展替代标志物。多年来，量化 tau 源性病理学的金标准是死后组织的组织病理学分析或者通过腰椎穿刺从脑脊液中侵入性收集 t-tau 和

p-tau。与具有特异性 Aβ 的配体相比，使用体内 PET 放射性配体来测验人体 tau 病理学进展的研究较少。与 Aβ 不同，tau 是细胞内的，因此，潜在的配体需要能够穿过血脑屏障和神经元的质膜。与淀粉样病变相比，tau 聚集物在整个大脑中的浓度较低，因此，配体对 tau 的特异度要求更高；此外，tau 具有多种蛋白质构象和异构体，这可能对配体结合位点产生不利影响。目前常见的 tau PET 示踪剂有 ^{11}C-PBB3、^{18}F-AV1451，以及 THK 系列（包括 ^{18}F-THK5351、^{18}F-THK5317 等）。

^{11}C-PBB3 是与 ^{11}C-PiB 来自同一家族的示踪剂，其在评估 AD 和 MCI 方面表现出了巨大潜力。Maruyama 等验证了 ^{11}C-PBB3 在 AD 患者和动物中的用途，该研究在 3 例 AD 患者和 3 例 NC 受试者之间发现 AD 患者内侧颞叶区域，尤其是海马体的示踪剂积累量高于对照组。有研究表明，来自 THK 系列的放射性示踪剂与 ^{11}C-PBB3 的结合位点不同，前者成像的 tau 分布与脑萎缩、脑脊液 tau 和神经心理学功能密切相关；而后者对与 Aβ 沉积有空间关系的 tau 聚集体更具选择性。THK 系列中的 ^{18}F-THK5351 和 ^{18}F-THK5317 在临床实践中相较其他示踪剂特异度更高。^{18}F-THK5351 在颞部脑区的保留率较高；^{18}F-THK5317 在区分 AD 和 MCI 患者及健康对照者方面表现出良好的能力，其区域摄取模式包括颞叶、额叶、枕叶和顶叶皮质，以及楔前叶皮质。

^{18}F-AV1451 又被称为 ^{18}F-T807，与 ^{18}F-THK5317 相比在 AD 患者中具有更清晰的皮质摄取模式，并且显示出较低程度的非靶向结合，但相对于 ^{18}F-THK5351 小脑摄取效应更大。一项研究发现 ^{18}F-AV1451 在区分 AD 和 MCI 方面的分类准确率为 85.7%；该示踪剂在区分 AD 患者和 NC 受试者方面也表现出高度的敏感性和特异性。此外有证据表明，基于 ^{18}F-AV1451 测量的 tau 病理学表现与痴呆相关的认知功能障碍有关。Pontecorvo 等表明在一组混合的 Aβ 阳性受试者中，tau 配体结合的增加与整体认知能力下降相关。

二、运动障碍

运动障碍是指神经元异常导致运动功能衰退的一组神经系统（神经学）退化疾病，常见的运动障碍类型包括 PD、亨廷顿病、功能性运动障碍、进行性核上性麻痹（progressive supranuclear palsy，PSP）、迟发性运动障碍等，其中 PD 最为常见。PD 主要病理特征是黑质神经元丢失导致脑内多巴胺缺乏，使黑质纹状体多巴胺能通路受阻或路易小体形成。在临床上表现为运动症状和非运动症状两种，前者包括静止性震颤、肌强直、姿势步态障碍、运动迟缓等；后者包括焦虑抑郁、睡眠障碍、自主神经功能障碍、嗅觉障碍等。PET 成像可以识别早期运动障碍患者的脑部变化，为运动障碍的早期诊断提供重要帮助。

1. 多巴胺能显像

黑质多巴胺能系统突触前、囊泡及突触后膜的多巴胺能显像为 PD 诊断提供了丰富信息。6-^{18}F-氟-L-多巴（6-^{18}F-fluoro-L-dopa，^{18}F-DOPA）是一种突触前 PET 示踪剂，用于定量突触前多巴胺的密度，它能将 ^{18}F-dopa 转变为 ^{18}F-多巴胺的酶，可以间接反映多巴胺能的存储情况。大量研究表明 PD 患者壳核的尾部、前部及尾状核对 ^{18}F-dopa 的摄取依次减少，并且随着 PD 病情进展，^{18}F-dopa 的摄取进一步下降，并与患者运动功能的恶化程度相关。近年来研发的 PET 示踪剂 ^{18}F-FE-PE2I 也很好地显示 PD 患者纹状体黑质多巴胺的减少，且具有更短的捕获时程和更佳的动力学特点。

多巴胺神经突触囊泡单胺转运体 2 的功能是包裹和储存多巴胺进入突触囊泡，囊泡从突触前膜释放到突出间隙，采用示踪剂对其进行显示。VMAT2 是一种存储于单胺能神经元突触囊泡内的膜蛋白，VMAT2 活性可通过 ^{11}C-二氢丁苯那嗪（^{11}C-dihydrotetrabenazine，^{11}C-DTBZ）进行测量，该示踪剂显像能显示 PD 因纹状体变性而表现出的 VMAT2 减少。

^{11}C-雷氯比利（^{11}C-raclopride，RAC）是一种与纹状体突触后多巴胺 D_2 受体（D_2 受体家族包括 D_2、D_3、D_4）结合的 PET 示踪剂。在 PD 早期，患者纹状体内的 RAC 复合物数量增多，这是因为此时内源性多巴胺减少，占用的 D_2 受体减少，D_2 受体数量上调；而随着疾病进展或多巴胺类药物的使用，其 RAC 复合物数量会逐渐减少。

2. ^{18}F-FDG PET

PD 和其他非典型 PD 综合征患者的葡萄糖代谢存在差异，因此，可利用 ^{18}F-FDG PET 成像进行鉴别诊断。基于 ^{18}F-FDG PET 图像的 SPM 分析结果显示，PD 患者脑内豆状核和丘脑葡萄糖代谢相对完好，而双侧额叶前运动区（premot or cortex，PMC）及辅助运动区（supplementary motor area，SMA）呈低代谢。PD 患者脑内基底节葡萄糖代谢相对保留，但 PSP 患者的基底节葡萄糖代谢降低，此特点可用于鉴别 PD 和 PSP。

此外，研究者渐渐认识到 PD 患者脑内存在神经环路异常连接，因此，研究脑代谢网络可以更好地探究 PD 的病理机制。SSM/PCA 被应用到探索 PD 的疾病模式上。Eidelberg 等提出帕金森病相关脑代谢网络模式（parkinson disease related pattern，PDRP）已经在很多独立的样本中得到验证。PDRP 的疾病模式在苍白球、壳核、丘脑、小脑、脑桥、感觉运动皮质区代谢相对升高，而在后额叶、顶枕交界区代谢相对减低，这种变化与 PD 患者运动功能评估呈线性关系，可用于 PD 与非典型 PD 综合征的鉴别。Wu 等基于 ^{18}F-FDG PET 图像对中国 PD 患者的大脑糖代谢网络进行研究，发现 PD 患者相对于正常对照组在苍白球、脑桥和小脑的新陈代谢相对增加，与运动前和后顶叶枕区的减少有关，且在独立测试组中发现 PD 的模式表达得分显著高于正常人。另外，有研究表明 PDRP 和患者临床症状，以及病理生理特征具有显著的相关性，其模式表达得分与患者的疾病程度、少动强直症状的严重程度呈正相关，与后纹状体的突触前多巴胺能标志物呈负相关。

3. 分子病理显像

PD的主要病理改变除了上述所说的黑质多巴胺神经元减少之外，突触核蛋白、Aβ、tau蛋白也会出现沉积现象，用于标记上述蛋白的核素标记物已被渐渐应用于临床中。由于突触核蛋白沉积于神经细胞内，因此，虽然一些标记物如 ^{11}C 和 ^{18}F 标记的苯并恶唑复合物可与突触核蛋白结合，但并未具有特异性。

PD患者存在认知功能损害，往往需要与其他具有认知功能障碍的非典型PD综合征相鉴别。多项研究结果显示，Aβ沉积与PD认知功能损害的程度相关。有研究发现PD与PD痴呆患者的 ^{11}C-PIB摄取率未见显著差异，但如果将Aβ阳性与Aβ阴性患者进行比较发现，Aβ对PD患者的认知功能存在影响。由于Aβ沉积可能在认知损害前数年出现，因此，可将其作为预测PD患者认知障碍的工具。

tau PET成像在PD中的应用困难，这是由于tau聚集在细胞内且脑内tau异构体构象不同，此外tau成像的示踪剂需要满足高选择性、高亲脂性和药物高动力学等。过去几年，仅有少数研究利用tau成像来探究PD，例如，有研究利用 ^{18}F-AV1451标记tau成像观察黑质色素神经元，并发现PD患者中脑 ^{18}F-AV1451标记的阳性神经元明显减少。

三、癫痫

癫痫是一种中枢神经系统（神经病）疾病，表现为大脑活动异常，引起癫痫发作或一段时间的异常行为和感觉，甚至意识丧失。国际抗癫痫联盟将癫痫发作分为全身性发作和部分性发作，全身性癫痫发作影响整个大脑，部分性癫痫发作（partial seizures，PS）仅影响大脑的一部分。部分性癫痫发作是癫痫最常见的发作形式（约50%的癫痫患者），主要涉及颞叶、额叶、顶叶和枕叶，其中颞叶癫痫（temporal lobe epilepsy，TLE）是部分性癫痫发作最常见的形式。癫痫的致病原因很多，包括创伤性脑损伤、脑卒中（35岁以上人群癫痫的主要原因）、痴呆或其他血管病，以及遗传或神经系统疾病等。近年来，PET成像技术在癫痫诊断中应用广泛，各种PET成像都可用于癫痫研究，如葡萄糖、血清素和氧代谢、脑血流和受体结合的测量等。

1. ^{18}F-FDG PET

^{18}F-FDG PET是评价癫痫患者最成熟的功能成像方法，但是由于葡萄糖稳态摄取的持续时间较长，所以通常会导致扫描包含发作间期、发作期和发作后等的多种状态。

术前癫痫 ^{18}F-FDG PET扫描通常是在发作间期进行的，目的是检测代谢减低、代谢相对减低的局部区域，这些区域被认为反映了与致痫组织相关的大脑活动的局灶性功能紊乱。大量研究表明，即使MR成像正常，发作间期PET也可以划定癫痫发生区域。虽然发作间期PET是一种非常敏感的致痫灶偏侧定位技术，但由于低代谢区通常超出致痫区，故不能精确确定手术切缘。对临床疑似 TLE 的内科难治性患者的评估，^{18}F-FDG PET 优于其他方法。TLE 中 ^{18}F-FDG PET 的经典疾病模式（除近颞叶硬化症外无其他病变）显示内侧颞区、颞极区和颞外侧新皮质区的相对低代谢，^{18}F-FDG PET 检测 TLE 相对颞叶代谢减低的敏感度在 80% ~ 90%，即使在没有海马硬化的病例中，^{18}F-FDG PET 仍然能够可靠地偏侧化致痫颞叶。然而 ^{18}F-FDG PET 不能准确区分内侧和外侧 TLE，因为葡萄糖代谢降低可能延伸到异常颞叶的外侧。除了通过视觉评估，目前有很多研究利用 SPM 来对图像进行分析，Kim 等通过视觉评估和 SPM 评估对比性的研究了 ^{18}F-FDG PET 对 TLE 癫痫发作区域的敏感度，结果发现差异模式对癫痫发作区域局部敏感；此外研究还发现 SPM 分析的敏感度远高于视觉评估，且两者的敏感度在统计学上没有差异，因此 SPM 可能比视觉评估更具有敏感性，可用于诊断 TLE 的癫痫发生区。Shim 等则基于 ^{18}F-FDG PET 图分析研究 TLE 患者代谢的脑网络变化，发现患有海马硬化的 TLE 患者代谢网络发生的改变比没有海马硬化的患者及 NC 受试者更为严重。

癫痫发作期 ^{18}F-FDG PET 研究非常有限。有研究对癫痫持续状态（status epilepticus，SE）或诱发 / 激发癫痫的患者进行发作期 ^{18}F-FDG PET 扫描，发现当临床特征和 MRI 对 SE 的起源不一致时，^{18}F-FDG PET 有助于确定患者的诊断。此外有研究发现在一例怀疑为持续性非惊厥性额叶 SE 的患者中，发作期 ^{18}F-FDG PET 显示左眼眶前额区代谢增高，奥卡西平（oxcarbazepine）治疗 5 天后，^{18}F-FDG PET 显示该患者的高代谢灶已消退。

癫痫发作后不同时间段进行的术后 ^{18}F-FDG PET 研究表明，高代谢或低代谢取决于癫痫发作后的 ^{18}F-FDG 注射时间。研究表示，最严重的区域性低代谢发生在癫痫发作后 48 小时以上，最不严重的区域性低代谢发生在癫痫发作后 24 ~ 48 小时，在最初的 24 小时内，新陈代谢处于中间状态，因此，部分性癫痫发作后可能需要超过 24 小时才能恢复到基线状态。

2. 神经受体成像

癫痫涉及各种神经递质（GABA、谷氨酸盐、阿片类、5-HT$_1$A- 羟色胺、多巴胺、乙酰胆碱和腺苷）和受体亚型。癫痫患者存在异常高水平的兴奋性神经递质或异常低水平的抑制性神经递质。PET 神经受体成像研究有助于了解神经递质在癫痫发生中的作用，确定癫痫灶并研究新的治疗方法。PET 神经受体成像研究表明，癫痫发作区域的 ^{11}C-flumazenil（GABA$_A$-cBDZ）和 ^{18}F-MPPF（5-HT$_1$A- 羟色胺）减少，^{11}C-carfentanil（μ 阿片）和 ^{11}C-MeNTI（δ 阿片）结合增加。据报道，^{11}C-flumazenil 在鉴定癫痫病灶方面比 ^{18}F-FDG PET 更敏感。与 ^{18}F-FDG PET 图像代谢减弱区域相比，GABA$_A$-cBDZ 和阿片类受体图像上的异常区域通常更小。研究表明，^{11}C-α- 甲基 -L- 色氨酸 PET（用于研究 5- 羟色胺的合成）可以检测皮质发育畸形内的癫痫病灶，并有助于区分结节性硬化症患者的致痫性结节与非致痫性结节。据报道，$^{15}O\text{-}H_2O$ PET 在检测癫痫灶方面与 ^{18}F-FDG PET 具有相似的敏感性。表 2-3-2 是 PET 示踪剂在癫痫患者受体显像中的应用。

表 2-3-2 癫痫患者发作灶区 PET 影像表现

PET 研究	影像表现
发作间期 ^{18}F-FDG	代谢通常下降
发作期 ^{18}F-FDG	代谢有增加有降低（模式较复杂）
发作后 ^{18}F-FDG	复杂模式，代谢增加或降低
$GABA_A$-cBZR 受体	结合降低
阿片类受体	μ 和 δ 受体结合增加
5- 羟色胺受体	结合降低
多巴胺受体	结合降低
^{11}C-α- 甲基 -L- 色氨酸 PET	结合增加
发作间期 $^{15}O\text{-}H_2O$	通常灌注减少
发作期 $^{15}O\text{-}H_2O$	灌注增加

针对 GA-BAA-central 苯二氮䓬受体（$GABA_A$-cBZR）复合物的 ^{11}C- flumazenil（FMZ）PET 研究表明，部分癫痫患者的示踪剂在癫痫灶中的结合减少。FMZ-PET 在检出 TLE 和 TLE 外癫痫发作的皮质发作区域中比 ^{18}F-FDG PET 更灵敏和准确。在 TLE 患者中，颞叶内侧结构显示 FMZ 结合减少，而 FMZ 结合的减少仅限于海马硬化区域，在颞新皮层或新皮层其他地方未发现异常。

阿片受体 PET 研究支持阿片肽受体的可用性与癫痫发作之间的关系。发作间期用 ^{11}C-carfentanil（CFN）和 ^{11}C-N1'-MeNTI 进行的 PET 研究，发现与病灶同侧颞叶皮质的 μ 和 δ 受体结合增加。阿片受体结合增加的区域小于 ^{18}F-FDG 摄取减少的区域；μ 受体结合增加仅限于颞下皮质中部，而 δ 受体结合增加则在颞中下部皮质和中上颞皮质前部。

基于 $5\text{-}HT_1A$ 受体拮抗剂（^{18}F-FCWAY、^{11}C-WAY100635 和 ^{18}F-MPPF）进行的 PET 研究表明致痫性颞叶的 $5\text{-}HT_1A$ 受体结合减少。除了颞中叶的结合减少外，其余颞区及其他皮质和边缘区也受到影响。多巴胺受体拮抗剂 ^{18}F-fallypride 的 PET 显示，TLE 患者致痫性颞叶极部和外侧的 D_2 和 D_3 受体结合减少。青少年肌阵挛性癫痫患者的 D_2 和 D_3 受体结合减少，仅限于双侧后壳核，这表明多巴胺能系统发生了特殊变化。

3. 其他 PET 成像

^{11}C-α- 甲基 -L- 色氨酸（^{11}C-α-methyl-L-tryptophan，AMT）是一种放射性标记的色氨酸类似物，用于研究大脑中 5- 羟色胺（5-HT）的合成。癫痫发作间期的 PET 研究表明，TLE、皮质发育不良、隐源性部分性癫痫、结节性硬化综合征和皮质发育畸形患者的致痫

区对 AMT 的摄取增加。大多数结节性硬化综合征患者有癫痫发作，AMT PET 有助于区分结节性硬化综合征患者的致痫性和非致痫性结节。AMT PET 可检测皮质发育畸形内的致痫灶。儿童皮质 AMT 摄取局灶性增加比相应的 ^{18}F-FDG PET 代谢减低更敏感，对癫痫发作的分叶更具有特异性，而且通常与致痫性皮质发育畸形有关。在伴有或不伴有皮质发育畸形的难治性新皮质癫痫患儿中，AMT PET 检测癫痫发作特异度在病变组（97%）和非病变组（100%）中同样高，而病变组的敏感度高于非病变组（47% *vs*. 29%）。

^{15}O-H_2O 是一种惰性、可扩散的流量示踪剂。^{15}O-H_2O PET 可用于术前患有复杂部分性癫痫发作患者的语言优势半球识别和癫痫灶侧偏性分析。双侧 TLE 患者发作间期 ^{15}O-H_2O PET 显示，与整个大脑相比，颞叶相对灌注不足。

（蒋皆恢）

参考文献

[1] WU P，WANG J，PENG S，et al. Metabolic brain network in the Chinese patients with Parkinson’s disease based on ^{18}F-FDG PET imaging. Parkinsonism and Related Disorders，2013，19（6）：622–627.

[2] LEE D S，KANG H，KIM H，et al. Metabolic connectivity by interregional correlation analysis using statistical parametric mapping（SPM）and FDG brain PET；methodological development and patterns of metabolic connectivity in adults. Eur J Nucl Med Mol Imaging，2008，35（9）：1681–1691.

[3] TITOV D，DIEHL-SCHMID J，SHI K，et al. Metabolic connectivity for differential diagnosis of dementing disorders. J Cereb Blood Flow Metab，2017，37（1）：252–262.

[4] WANG M，JIANG J，YAN Z，et al. Individual brain metabolic connectome indicator based on kullback-leibler divergence similarity estimation predicts progression from mild cognitive impairment to Alzheimer’s dementia. Eur J Nucl Med Mol Imaging，2020，47（12）：2753–2764.

[5] SILVERMAN D H，SMALL G W，CHANG C Y，et al. Positron emission tomography in evaluation of dementia：regional brain metabolism and long-term outcome. JAMA，2001，286（17）：2120–2127.

[6] DEL SOLE A, CLERICI F, CHITI A, et al. Individual cerebral metabolic deficits in Alzheimer's disease and amnestic mild cognitive impairment: an FDG PET study. Eur J Nucl Med Mol Imaging, 2008, 35 (7): 1357–1366.

[7] ANCHISI D, BORRONI B, FRANCESCHI M, et al. Heterogeneity of brain glucose metabolism in mild cognitive impairment and clinical progression to Alzheimer disease. Arch Neurol, 2005, 62 (11): 1728–1733.

[8] GILMAN S, KOEPPE R A, LITTLE R, et al. Differentiation of Alzheimer's disease from dementia with Lewy bodies utilizing positron emission tomography with [^{18}F]fluorodeoxyglucose and neuropsychological testing. Exp Neurol, 2005, 191 (Suppl 1): S95–S103.

[9] HABECK C, FOSTER N L, PERNECZKY R, et al. Multivariate and univariate neuroimaging biomarkers of Alzheimer's disease. Neuroimage, 2008, 40 (4): 1503–1515.

[10] LI Y, LIU J, HUANG J, et al. Learning brain connectivity sub-networks by group-constrained sparse inverse covariance estimation for Alzheimer's disease classification. Front Neuroinform, 2018 (12): 58.

[11] SANABRIA-DIAZ G, MARTÍNEZ-MONTES E, MELIE-GARCIA L. Glucose metabolism during resting state reveals abnormal brain networks organization in the Alzheimer's disease and mild cognitive impairment. Plos One, 2013, 8 (7): e68860. DOI: 10.1371/journal.pone.0068860.

[12] GRUNDMAN M, PONTECORVO M J, SALLOWAY S P, et al. Potential impact of amyloid imaging on diagnosis and intended management in patients with progressive cognitive decline. Alzheimer Dis Assoc Disord, 2013, 27 (1): 4–15.

[13] PETERSEN R C. Mild cognitive impairment: transition between aging and Alzheimer's disease. Neurologia, 2000, 15 (3): 93–101.

[14] JACK C R, LOWE V J, SENJEM M L, et al. ^{11}C PiB and structural MRI provide complementary information in imaging of Alzheimer's disease and amnestic mild cognitive impairment. Brain, 2008, 131 (3): 665–680.

[15] KEMPPAINEN N M, AALTO S, WILSON I A, et al. Voxel-based analysis of PET amyloid ligand [^{11}C]PIB uptake in Alzheimer disease. Neurology, 2006, 67 (9): 1575–1580.

[16] BLAZHENETS G, MA Y, SÖRENSEN A, et al. Predictive value of ^{18}F-Florbetapir and ^{18}F-FDG PET for conversion from mild cognitive impairment to Alzheimer dementia. J Nucl Med, 2020, 61 (4): 597–603.

[17] MARUYAMA M, SHIMADA H, SUHARA T, et al. Imaging of tau pathology in a tauopathy mouse model and in Alzheimer patients compared to normal controls. Neuron, 2013, 79 (6): 1094–1108.

[18] PASSAMONTI L, VÁZQUEZ RODRÍGUEZ P, HONG Y T, et al. ^{18}F-AV-1451 positron emission tomography in Alzheimer' s disease and progressive supranuclear palsy. Brain, 2017, 140 (3): 781–791.

[19] PONTECORVO M J, DEVOUS M D, NAVITSKY M, et al. Relationships between flortaucipir PET tau binding and amyloid burden, clinical diagnosis, age and cognition. Brain, 2017, 140 (3): 748–763.

[20] EIDELBERG D, MOELLER J R, DHAWAN V, et al. The metabolic topography of parkinsonism. J Cereb Blood Flow Metab, 1994, 14 (5): 783–801.

[21] HOLTBERND F, MA Y, PENG S, et al. Dopaminergic correlates of metabolic network activity in Parkinson' s disease. Hum Brain Mapp, 2015, 36 (9): 3575–3585.

[22] HANSEN A K, KNUDSEN K, LILLETHORUP T P, et al. In vivo imaging of neuromelanin in Parkinson' s disease using ^{18}F-AV-1451 PET. Brain, 2016, 139 (7): 2039–2049.

[23] KIM Y K, LEE D S, LEE S K, et al. (18) F-FDG PET in localization of frontal lobe epilepsy: comparison of visual and SPM analysis. J Nucl Med, 2002, 43 (9): 1167-1174.

[24] SHIM H K, LEE H J, KIM S E, et al. Alterations in the metabolic networks of temporal lobe epilepsy patients: a graph theoretical analysis using FDG-PET. Neuroimage Clin, 2020 (27): 102349.

[25] STAYMAN A, ABOU-KHALIL B. FDG-PET in the diagnosis of complex partial status epilepticus originating from the frontal lobe. Epilepsy Behav, 2011, 20 (4): 721–724.

[26] LEIDERMAN D B, ALBERT P, BALISH M, et al. The dynamics of metabolic change following seizures as measured by positron emission tomography with fludeoxyglucose F-18. Arch Neurol, 1994, 51 (9): 932–936.

[27] WAKAMOTO H, CHUGANI D C, JUHÁSZ C, et al. Alpha-methyl-l-tryptophan positron emission tomography in epilepsy with cortical developmental malformations. Pediatr Neurol, 2008, 39 (3): 181–188.

第三章

磁共振功能成像在脑科学的临床应用

第一节　BOLD 成像原理

一、磁共振功能成像概述

人脑拥有 1000 亿个神经元和 100 万亿个神经突触，是目前最为复杂的系统。近年来，随着其他学科和技术的飞速发展，出现了许多新概念、新技术和新方法，也使脑科学的研究取得了较大的进展。当代脑科学的研究主要有两个方面：一方面是对脑研究由宏观深入到微观，在细胞与分子水平把功能与结构研究结合起来，研究神经元、突触及神经网络的活动规律；另一方面是不再仅仅关注感觉与运动等一般生理功能的控制，而把复杂的、高级的精神意识纳入了科学研究的轨道，探索大脑与行为、大脑与思维的关系。总之，要在局部深入了解的基础上解决脑的整体功能问题。脑功能研究方法很多，就脑功能成像技术而言，可以分为三大类：①测量脑内化合物的方法：单光子发射计算机断层显像技术（single photo emission computerized tomography，SPECT）、PET 和 MRS；②测量局部代谢和血氧变化的技术：当神经元活动增加时，局部的血流、氧代谢、糖代谢会产生相应的变化，因此，通过测量局部血流和代谢等神经元活动的次级反应可以了解该部位的神经元活动情况，测量神经元活动的次级反应的主要方法包括 PET、fMRI 和光学成像技术，这类技术在认知科学的研究中应用最为广泛，主要用于功能定位和脑局部反应特征的研究；③测量脑内神经元活动的技术：目前直接用于测量人脑神经元活动的技术主要有脑电图、脑磁图（magnetoencephalography，MEG），以及以上述两种技术为基础发展起来的事件相关电位技术（event-related potential，ERP）。

常规 MRI 包含 T_1 加权成像和 T_2 加权成像。T_1 加权成像通过大脑组织的不同纵向弛豫时间显示其精细的解剖结构，T_2 加权成像通过突出横向弛豫差异，显示正常组织和病灶之间的微小差异，可用于检测水肿、脑白质疏松等异常。近年来，fMRI 已广泛用于观察外界刺激引起的大脑皮层功能活动。BOLD-fMRI 可以显示从运动、感觉皮层中枢到心理、认知活动的脑皮层中枢的形态和位置，成为活体研究人脑高级认知功能活动的重要技术手段，并以其无创无辐射、图像分辨率高、易于结合常规 MR 解剖图像、患者和志愿者易于接受检查等特点，成为当前认知神经科学和心理学最活跃的研究领域。除此之外，多模态磁共振成像研究也更多地引起研究者的关注，如 SWI、DTI 及 fMRI 技术。SWI 图像对微出血高度灵敏，DTI 图像可用于追踪大脑白质纤维束走向，并勾画其微结构，fMRI 可用于计算基于体素的大脑内源性连接网络。理论上，以反映器官功能状态为成像目标的 MR 成像技术都应称为 fMRI。目前，临床上已较为普遍使用的 fMRI 技术有：PWI、DWI、MRS 及 BOLD。广义上的 fMRI 方法应包括 3 类：脑血流测定技术，如注射造影剂、PWI 和血氧水平依赖成像；脑代谢测定技术，如 ^{1}H 和 ^{31}P 的位移成像；神经纤维示踪技术，如扩散张量和磁化转移成像。从时空分辨率、无侵入性和实用性等方面考虑，目前应用最广泛的是基于 BOLD 效应的 fMRI，也就是通常人们所了解的 fMRI。

二、BOLD-fMRI 成像原理

BOLD-fMRI 是目前最常用的 fMRI 技术。该技术的核心理念是 1990 年由 Seiji Ogawa 与其同事提出的，他们经过实验证实了活体内血氧的变化可以通过 MRI 检测出来。fMRI 信号通常也被称作 BOLD 信号，主要是因为图像是依赖于血流量改变诱发脑区含氧水平发生变化而产生的。Ogawa 等证实了血红蛋白在氧化和还原两种形式下具有不同的磁场特性，这两种特性均可以用 MR 图像呈现出来。它是一种依赖血氧水平间接测量神经元活动的脑功能成像技术，是基于血 BOLD 所应用的 T_2* 加权像，具有检测顺磁性的脱氧血红蛋白和逆磁性的氧合血红蛋白的能力。传统的成像技术，如 CT 等只能显示创伤性脑损伤患者的大脑结构形态变化，不能反映患者的脑功能损伤。而 BOLD-fMRI 是一种动态成像技术，能够间接测量大脑的代谢水平，并反映神经生理过程中时间依赖的大脑皮层信号的相关性，为探究大脑功能网络的变迁提供技术支持。早期 fMRI 是利用神经元活动时血流增强，通过注射顺磁性造影剂来实现的。随着成像技术的发展，BOLD-fMRI 不仅保留了传统 MR 成像高时间-空间分辨率的特点，而且可以采集到基于血氧水平的生理学信号。该技术具有很好的临床应用价值及潜力，现已广泛应用于神经心理学研究中，如探索人类语言、思维、感官知觉等作用机制，除此之外还应用于心理学、康复医学、认知科学，以及临床神经学等领域，可作为一种潜在的神经影像学标志物。

当大脑神经元受到外部刺激后，会产生局域电信号并消耗大量氧气，使毛细血管内的氧合血红蛋白浓度下降，脱氧血红蛋白浓度上升，从而使得脱氧血红蛋白与氧合血红蛋白浓度的比值上升。为了使神经元回到原始的极化状态需要葡萄糖提供能量维持离子泵的主动运输，血液以灌注的方法快速增加，并伴随神经组织周围的脱氧血红蛋白与氧合血红蛋白的浓度比下降。氧合血红蛋白及脱氧血红蛋白的磁敏感性研究发现：当动脉血液中的氧合血红蛋白携带氧至局部脑组织时，局部脑组织磁敏感性下降，在 MR 成像上表现为局部呈现高信号；而当脑组织摄氧后，氧合血红蛋白转变为脱氧血红蛋白，局部脑组织磁敏感性增大，在 MR 成像上表现为局部低信号。已经证实氧合血红蛋白具有逆磁性，而脱氧血红蛋白具有顺磁性（图 3-1-1）。

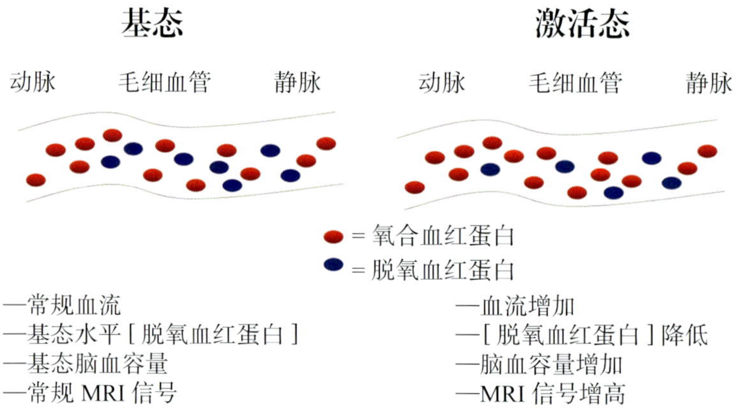

神经元在活动时，其附近的血流会加速以补充消耗掉的氧气，因而会引发血流动力学的改变。当血氧过补偿时，含氧血红蛋白水平升高，顺磁性脱氧血红蛋白水平降低，形成局部梯度磁场，BOLD 信号随之加强

图 3-1-1 BOLD 原理

脱氧血红蛋白是一种强有力的顺磁性物质，可以在血管周围局部产生微小的梯度场，造成局部磁场不均匀，使质子快速去相位，因此具有缩短 T_2 的作用。相反，氧合血红蛋白则是抗磁性物质，与脑组织相似。生理学认为当人体受到外界刺激时，大脑开始功能性活动，局部脑血流速度、血流量及脑组织耗氧量均会增加。基于此，Fox 发现脑功能活动时的耗氧量远远小于因脑血流速度增快及血流量增大而产生的氧含量的增量。这就解释了在脑组织局部的毛细血管及小静脉中，氧合血红蛋白浓度明显高于其周围组织的原因。在人体执行特定行为时，相应的脑皮质功能区局部血流量将增加，此时组织微循环内血流量增加的程度超过耗氧量，结果造成脱氧血红蛋白 / 氧合血红蛋白的相对浓度降低，其浓度比的变化引起血液磁性的改变，相应地局部磁化率呈现先短暂变大后减小的趋势，磁化率引起的散相先短暂增加后减少，因此采集到信号先降低后增大。脱氧血红蛋白浓度减少使磁场不均匀程度变小，同静息状态相比，T_2 或 T_2* 相对延长，在 T_2WI 或 T_2*WI 上信号相对升高，在 BOLD 成像中表现为局部信号升高，称为激活。

血氧浓度的改变导致 T_2* 弛豫时间发生变化是 BOLD-fMRI 成像的基础，通过对比任务状态与非任务状态，就能推断出相应的大脑活动区域。BOLD-fMRI 通过连续采集一系列的大脑图像并对其进行统计分析，从而体现其中的差异。BOLD-fMRI 扫描系统应用的 T_2 加权像具有检测顺磁性脱氧血红蛋白、逆磁性氧合血红蛋白的能力，即应用 BOLD 方法可以发现氧合血红蛋白与脱氧血红蛋白不同的磁敏感性。脱氧血红蛋白分子具有导致质子快速失相位的磁敏感性，因此，与氧合血红蛋白相比，脱氧血红蛋白在 T_2 加权像上对应低强度信号，而氧合血红蛋白对应高强度信号。也就是说，如果某一个区域含有较多氧合血红蛋白，那么与周围氧合血红蛋白含量较少的区域相比，该区域在 T_2* 加权像上就会显示出较高的信号强度。在 MRI 图像上，该现象则表现为有较多动脉血液流入的脑区，会呈现较高信号，且这些高信号被认为与脑功能活动有关。

概括地讲，BOLD-fMRI 具有一定的相对性，它必须通过对两种不同的任务状态进行比较，才能创建出一幅有意义的图像。因为图像的获取非常迅速（如一个 15 帧序列的脑切层图像 3 秒钟即可获得），所以研究中可以得到足够的图像并通过对个体数据进行统计分析测量，即可获得两种状态下的差异。理想情况下，个体的两种状态仅在一个方面存在差异，即除了研究关注的方面，其余导致状态差异的因素均可受到控制。

在 fMRI 技术领域中一个重要的概念就是 BOLD-fMRI 范式。该范式表现为：若干基线状态与若干任务状态相互交替出现。需要把整个任务状态内产生的图像与基线状态的图像进行比较（状态扫描开始后 3 ~ 6 秒内产生的图像由于在血流动力学的反应中具有延迟，所以一般被丢弃）。近年来，BOLD-fMRI 技术被广泛应用于如语言、视觉、听觉、痛觉、运动等高级认知功能的研究，并取得了很多成果。例如，在语言和音乐刺激听觉通道的情况下对脑功能活动进行研究，发现两侧大脑不同区域被激活；当进行语言刺激时，发现颞叶上回和颞叶下回均被激活；而进行音乐刺激时仅颞上回被激活，这就说明了颞叶上回关联于音乐信号处理，而颞叶下回则关联于语义理解。各种研究还指出 BOLD-fMRI 技术的某些缺陷，如 BOLD-fMRI 技术对运动非常敏感，因此其应用对象仅限于不会造成头动的任务；又如 BOLD-fMRI 在大脑的某些部位（如鼻窦）由于与空气临界处比较接近很容易受到伪影的影响，所以在观察一些颅底部的重要脑区如眶额、内颞皮质时就会产生问题。虽然 BOLD-fMRI 具有较高空间分辨率（1 ~ 3 mm^3）的优点，但是它的时间分辨率相对有限，主要是由于血流动力学响应的延迟，当神经活动过后的 4 ~ 5 秒才能达到峰值。

综上所述，大脑受到刺激后，局部脑组织产生兴奋，动脉血（含氧血红蛋白）流入兴奋脑区，脑区局部氧含量增加，造成了局部逆磁性物质的增加；与此同时，周围组织因没有神经活动，氧含量不发生变化，局部主要为顺磁性物质。结合上述两种信号对比，通过图像进行后期处理，即可确定大脑活动区域的部位与范围，这就是 fMRI-BOLD 的基本工作原理。

三、BOLD-fMRI 应用

大脑是生物体内结构和功能最复杂的组织，是人体内外环境信息获得、存储、处理、加工和整合的中枢。大脑认知和行为取决于多时空尺度上的信息整合，对大脑认知功能的研究一定要建立在连接和网络的基础上。目前，fMRI 在由疾病引起的认知损伤研究中存在两种不同的研究范式：静息态 fMRI（RS-fMRI）和任务态 fMRI。任务态 fMRI 又分为主动任务态 fMRI 研究和被动任务态 fMRI 研究，前者在采集功能磁共振数据的同时，受试者需完成指定任务，如认知功能相关任务或肢体运动；后者则给予受试者一定的外部刺激，如视觉刺激、听觉刺激或感官刺激等，以观察受试者在不同的任务状态下，大脑神经元响应刺激导致的相应脑区活动增强。RS-fMRI 的采集过程简单，患者在无特定认知任务或心理活动的情况下，保持清醒的状态闭眼（或睁眼）平躺接受几分钟到十几分钟的扫描。而任务态 fMRI 需要患者完成较为复杂的认知任务，对于出现认知损伤的患者而言，可以更为精准地解释导致损伤的结构基础及功能性变化。

1992 年，Kenneth 及其同事在 1.5 T 的磁场强度下使用梯度回波平面回波成像（gradient echo-echo planar imaging，GRE-EPI）序列研究视觉皮层中的激活。1995 年，Biswal 等发现大脑双侧运动皮层自发神经活动的相关性，他们认为这种在不同脑区之间低频涨落信号的相关性，即在较远空间尺度上信号的时域相关性，说明了广泛分散分布的神经元网络存在可量化的内在及外在连接，也反映了在没有外部刺激的情况下神经元的交互作用。1998 年，McKeown 等首次将 ICA 技术引入 BOLD 数据分析中，随后几个常见的大脑功能网络，如默认网络（default mode network，DMN）（任务负激活网络，负责包括自省等内在信息的处理）、执行网络（任务正激活网络，负责包括任务执行、刺激响应等外界信息处理）、额顶控制网络、视觉网络、听觉网络、感觉运动网络等被分离出来，且这些网络在个体间存在良好的稳定性。BOLD 图像为阐明轻度创伤性脑损伤（mild traumatic brain injury，mTBI）患者脑外伤后遗症及神经精神异常的潜在病埋学研究提供了巨大的支持。研究表明 mTBI 患者 DMN 的功能连接度显著降低。研究发现 DMN 的失连接与患者的意识恢复存在显著的负相关，意识恢复患者在后扣带皮层及内侧前额叶之间的功能连接显著高于意识未恢复的患者，这对利用 DMN 的功能连接预测患者意识恢复状况具有深远的意义。有学者设计了工作记忆范式用于研究认知负荷和大脑功能激活之间的复杂关系，发现 mTBI 患者在中等任务负荷下右背外侧前额叶皮层和顶叶皮层功能连接增强，而在低等或高等任务负荷下激活降低，表明大脑网络具有潜在的补偿性激活。

BOLD-fMRI 技术为大脑功能网络的研究提供了良好的基础，但也具有一定的局限性，RS-fMRI 图像易受头动、扫描基线等因素的影响，同时还会受呼吸、心跳、眼动等生理噪声的干扰。大部分对脑功能网络的研究均采用带通滤波器，选用 0.01 ~ 0.1 Hz 的低频信号以消除生理信号对结果的影响。除此之外，Logothetis 等对比了猴子视觉皮层的颅内脑电信号和相应功能磁共振信号，发现 BOLD 信号与局部场电信号之间的同步性与相似性，由此说明 BOLD-fMRI 信号可直接反应外部刺激引起的颅内神经元响应。同时，BOLD-fMRI 在临床诊断、监控及治疗过程中发挥着极其重要的作用。可将其用于 mTBI 机制的基础研究，也可深入探究其他疾病，如抑郁、创伤后应激障碍症、老年痴呆、成瘾等的神经生理学特征，作为患者康复治疗及药物干预的辅助工具及一种潜在的影像学生物标记物，可用于预测患者预后认知水平。

（熊　峰　潘怡臻　白丽君）

第二节　BOLD 数据的后处理

脑 fMRI 主要探测某些脑生理信号（如脑血氧含量、脑血流及脑葡萄糖代谢率等）与任务相关的数据序列，图像的空间最小单元为体素。为了保证足够的空间及时间分辨率，脑功能成像实验数据量非常庞大，数据处理方法也很复杂，大致可分为两种方法：ROI 分析法和基于体素的分析法。ROI 分析法通过人工定位，找出感兴趣的区域，对这些区域的数据做统计分析，从中得到这些区域的脑功能信息。这种方法直接便捷，对于只关心特定区域脑功能的实验非常有效。但由于人工方法带有偶然性，并且很难用计算机去定位，对于寻找与任务有关脑激活区的实验就不适用，这时需要采用基于体素的分析法。基于体素的分析法是以脑功能成像图像的体素为基本单位，对体素数据做统计分析，得到某个显著性水平下的脑激活图，并以此为基础给出某些（或全部）激活区的生理信号时间变化或任务相关曲线。由于是体素分析，不存在人为因素，并可由计算机自动处理，这种方法已被普遍采用。

一个典型的 fMRI 大脑功能研究应该包括 5 个步骤：提出假设设计实验，做实验获取原始数据，对数据进行一定的预处理，分析数据并根据结果进行推断（图 3-2-1）。

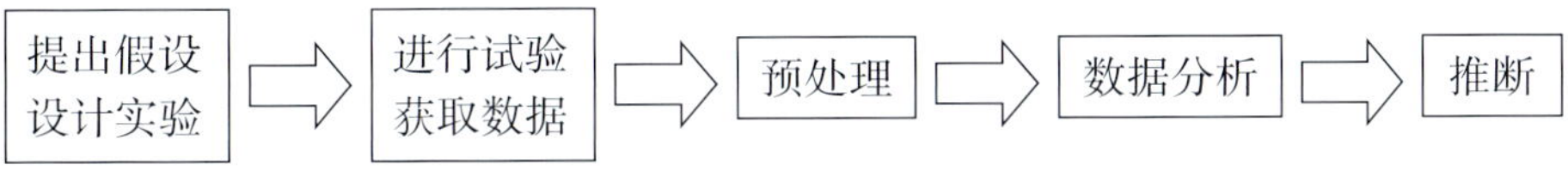

图 3-2-1　大脑功能研究的一般流程

一、BOLD-fMRI 数据的预处理

由于 fMRI 只是一种间接测量大脑功能活动的方法，其信号微弱，而且受扫描过程中各种各样噪声的影响，非常有必要在分析数据之前对数据做一定的预处理。在整个实验的

数据获取中，主要的噪声信息来源有：①物理头动；②图像内层间扫描时间差别；③外在磁场的不均匀性等。最重要的是信号变化量只有 0.5% ~ 2%，再加上各种噪声导致 fMRI 序列图像的信噪比较低。这就有必要在对数据进行分析统计前对图像进行预处理。功能磁共振的预处理包括以下步骤。

1. 剔除前 10 个时间点图像

为保证长时扫描功能磁共振数据稳定性，需将每个受试者前 5 ~ 10 个时间点图像剔除。

2. 层间校正

fMRI 数据采集过程中，通常会在一个重复时间（repetition time，RT）内采取隔行扫描或逐层扫描的方式获得一个完整的大脑图像。由于扫描方式不同，TR 中的每一层图像获取的时间不同，从而产生时间相位差。层间校正（slice timing correction，STC）即通过数学插值等方法对层时间进行处理，使得每一层图像的采集时间一致。

3. 头动位移校正

fMRI 数据采集时间较长（通常在 30 分钟以上），虽然在采集过程中受试者被叮嘱保持静止不动，且磁共振扫描机器配备了头部固定装置，但不可避免地会出现微小的头动，并以伪影的形式表现在 fMRI 图像上，降低图像质量，影响后续分析的准确性。因此，在 fMRI 数据处理过程中，首先要解决运动伪影的影响。头动位移校正（motion correction，MC）时将大脑的位移看成是刚体运动，即平移变换和旋转变换的组合，通过刚体变换，计算沿 x、y、z 三个方向的平移参数和绕 x、y、z 轴向旋转参数，并重组图像。

4. 配准

由于个体差异性，每个受试者大脑的大小形状各不相同。为了使所有受试者的大脑图像中的同一个体素所代表的大脑解剖结构一致，所代表的信号能够准确表达其生理意义，我们将所有受试者的功能磁共振图像配准到蒙特利尔神经学研究所制订的 MNI152 模板上。本研究采用线性和非线性配准两种方式。首先，将 fMRI 数据配准至个体空间，即 3D T_1 数据上。其次，将个体 T_1 数据配准至 MNI152 标准空间。根据以上两步配准过程得到功能数据到标准空间的映射关系，将 fMRI 数据配准至标准空间。

5. 分割

将去除颅骨、筋膜等组织的 3D T_1 数据基于概率分割为灰质、白质和脑脊液三个组织概率成分，并选定阈值，将组织概率＞ 80% 的灰质、白质和脑脊液提取出来，生成相应的掩模。

6. 滤波

为了去除呼吸、心跳等生理因素的影响，一般研究采用 0.01 ~ 0.1 Hz 的频域带通滤波器对 fMRI 数据进行处理。

7. 协变量回归

为去除其他因素（如头动位移、白质、全脑信号等）对 fMRI 信号的影响，采用线性回归的方式。去除 3 个平移位移信号、3 个旋转位移信号、白质信号、脑脊液信号、全脑信号及以上 9 个参数的一阶衍生变量在内的 18 个协变量的影响。并将生成的残差数据再一次配准到皮层重建后的个体空间及标准空间。

8. 空间平滑

采用合适的半高全宽（full width at half maximum，FWHM）的高斯核函数对 fMRI 数据进行空间平滑，以减少随机噪声对图像质量的影响，提高图像信噪比。

fMRI 数据预处理中间步骤的结果见图 3–2–2。

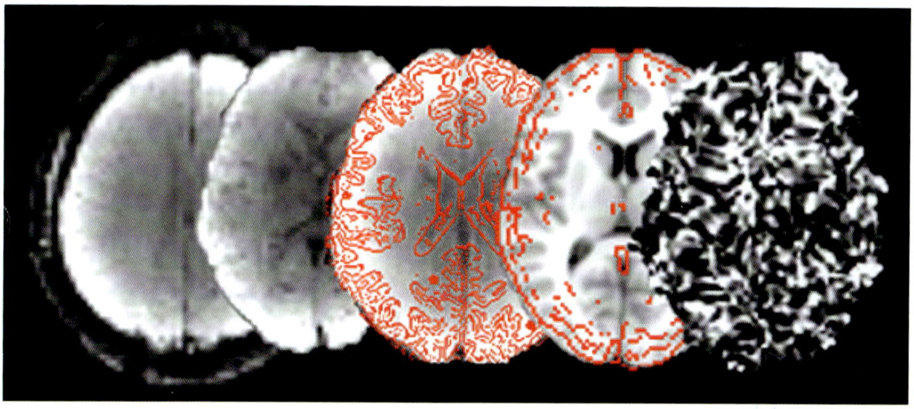

从左到右依次为 BOLD 原始图像、去除颅骨后的 BOLD 图像、配准至个体结构图像上的 BOLD 图像、配准到 MNI152 标准空间的 BOLD 图像及经过平滑处理后的 BOLD 图像

图 3–2–2 功能磁共振预处理

除了按照标准的预处理流程来确保 fMRI 数据准确且真实的反映大脑代谢水平，还需要采用严格的质量控制剔除受到头动或随机噪声影响较大的受试者。采用平均头动参数和时域信噪比（temporal signal noise ratio，tSNR）作为指控指标，剔除头动参数 $>$ 1 mm（或旋转头动 $>$ 1°）、tSNR $<$ 80 的受试者。

平均头动参数用于衡量受试者运动位移的大小，定义为受试者每一幅图像相比于前一幅图像的相对位移绝对值的平均值：

$$m = \frac{1}{N-1}\sum_{i-2}^{N}\sqrt{(x_i - x_{i-1})^2 + (y_i - y_{i-1})^2 + (z_i - z_{i-1})^2}$$

式中，m 为平均头动参数，N 为 fMRI 扫描时间点，x_i、y_i 和 z_i 为第 i 个时间点图像的位置，x_{i-1}、y_{i-1} 和 z_{i-1} 为 第 i–1 个时间点图像的位置。

tSNR 是指随时间变化的图像均值与标准差之比，可以用于衡量图像的稳定性：

$$tSNR=\frac{\mu}{\sigma}=\frac{\mu}{\sqrt{\frac{1}{N}\sum_{i-1}^{N}(\mu_i-\mu)^2}}$$

式中，N 为 fMRI 数据扫描时间点，μ_i 为单幅图像信号强度的平均值（仅计算大脑的信号均值，不包含背景、头骨及脑膜等部位的信号值），μ 为所有时间点图像的均值，σ 为 μ_i 的标准差。

二、BOLD-fMRI 数据的统计分析

脑功能成像技术主要探测某些脑生理信号在脑中空间分布的时间或与任务相关的数据序列，数据分析的任务就是分析使用 fMRI 纪录的大脑活动和受试者或患者在扫描期间执行的任务或接受的刺激之间的相关性或其他性质。而关于大脑活动的信息编码于时间序列上大量图像的灰度值中，使研究人员无法直接或方便地获知大脑的活动信息，这就要求对数据进行处理分析，挖掘有用信息获得领域内熟知的大脑活动图像。

功能统计处理就是在数据预处理之后，采用适当的算法把真正代表激活的体素提取出来。最初的 fMRI 研究，数据分析仅采用图像相减的简单方法来演示任务依赖的脑区域。这是基于心理学的 pure insertion 假说的认知相减原理，用任务状态的图像减去控制状态的图像，差值图像高的灰度值反应的就是任务产生的有效活动区。这种方法对判别活动和非活动体素的阈值设置太过草率，并且对运动相关的效应及其他未知原因干扰特别敏感。现在一般使用参数估计法和非参数估计法。

近十几年来，fMRI 技术在认知神经科学及临床神经科学等领域的应用已经取得了巨大的成就。fMRI 信号的数据分析主要集中在两个方面：脑功能区定位和脑区连接分析。

脑功能区定位也称为激活区检测，目的是根据某些算法，找到与外在刺激任务有关的激活脑区，有时会进一步对激活区内部时间序列曲线的变化情况进行定量分析，以研究各激活脑区活动期间的信号变化情况。脑区的激活区检测算法大体上可分为两类：模型驱动的算法和数据驱动的算法。在模型驱动的算法中，通常将脑区看作一个线性不变系统，然后利用刺激序列的先验知识来检测激活脑区，比如相关分析、一般线性模型和反卷积模型等。数据驱动的算法则是完全基于数据本身的信息，并不考虑刺激序列的先验知识，常用方法有主成分分析、ICA 等。从数据所包含的信息量来看，数据驱动的算法比模型驱动的算法利用了更多的信息。而模型驱动的算法在理论框架上看起来更完美，但在实际情况中，某些复杂的刺激序列和某些脑区（特别是从事高级脑活动的脑区）的神经元活动并不是完全与刺激序列相对应，因此，很难服从线性系统的假设和利用先验的刺激序列。

根据不同的研究目的，脑区连接分析可以从几个方面来讨论：从研究脑区来划分，脑区连接分析可以划分为脑区间的连接和脑区内的连接，脑区间的连接主要针对不同脑区之间关系的研究，脑区内的连接主要指在不同情况下度量脑区的活动情况；从如何衡量脑区之间的关系来分，脑区连接可以分为功能连接和有效连接（这两种连接的定义及区别将在下文中详细叙述）；从是否存在外在的刺激任务划分，脑区连接可以分为任务状态下的功能连接和静息状态下的功能连接。

人类大脑是一个约由 1012 个神经元组成的极其复杂的信息处理系统。根据细胞结构学研究，人们把大脑分成约 50 多个有明显功能的区域。人脑通过多个脑区的协调工作来对信息进行加工、融合完成高级功能，这些不同的皮层功能区是通过神经纤维网络连接起来的。脑区间的连接随着外界条件的变化会表现出不同的特点，比较典型的例子是学习对脑区间连接的影响，疾病引起某些连接的增强或减弱等。脑半球之间的连接异常，如胼胝体发育不全，导致"失连接综合征"，又可引发运动、视觉、听觉及更高的认知功能如语义功能损害，此外有研究发现，精神分裂症患者在静息状态下，前额叶皮质（prefrontal cortex，PFC）与扣带回连接存在异常。因此，测量人类大脑皮层之间的连接度，在理解正常和疾病状态下的大脑功能中具有极其重要的作用。

1. 基于广义线性模型

基于广义线性模型（generalized linear models，GLM）在 fMRI 领域中的应用源于 Friston 在 1994 年至 1995 年的工作。Friston 引入 GLM 的框架并对其进行了不断完善，使得 GLM 日趋成熟，并由此形成了 SPM，而 GLM 是整个软件算法的核心。GLM 是一种基于体素的模型，将位于某一个体素的观测数据表达成若干个解释变量的线性组合，之后创建出一种统计参数的映射。这种映射反映的是统计的显著性及特殊的区域响应，可以将所有感兴趣和非感兴趣的因素都包含于设计矩阵，如果能够充分考虑时间序列间的时间空间自相关，可以用于 fMRI 数据的分析。一般 GLM 主要解决两个问题：一是未知参数的估计；二是关于未知参数的假设检验。根据研究侧重点，一般线性模型可以分为线性回归模型、方差分析模型和协方差分析模型。线性回归侧重于未知参数的估计，方差分析侧重于未知参数的假设检验，而协方差分析是将上述两者结合起来的一种方法。

在使用 GLM 时，记 X（N*T 的矩阵）为 fMRI 的数据矩阵，其中 N 为体素的数目，T 是时间序列的长度，$X_n(t)$ 则表示体素 n 在时刻 t 的信号，可对该模型做如下假设：①因刺激而引起的系统响应是线性时不变的；②每个体素的血流动力学响应函数都是一致的；③噪声 ε_n 是一个独立同分布变量，服从方差为 σ^2 期望为 0 的正态分布，记作 $\varepsilon_n \sim N(0, \sigma^2)$。基本的信号模型如下：

$$X_n(t)=b_0+\sum_{m=1}^{M}b_m(n)h*P_m(t)+\varepsilon_n(t)$$

其中，P_m（t）表示刺激函数的时间序列，h 为血流动力学函数，b_m（n）表示刺激响应的幅值，ε_n（t）是噪声。在本文的余下部分，假设信号已经中心化，即 $b_0=0$。

记 gm（t）=h*P_m（t），m=1，2，……M，我们可得到如下表达式：

$$X=G\beta+\varepsilon$$

其中，G={gm（t）} 是设计矩阵，G 包括的是关于实验条件的解释变量，当且仅当设计矩阵是满秩时，β 的最小方差估计由下式唯一给定：

$$\hat{\beta}=(G^TG)^{-1}G^TX$$

根据高斯-马尔可夫定理，当误差服从正态分布时，最小方差估计也是最大似然估计，同时也是最优无偏估计。也就是说，在所有的无偏估计中，最小方差估计的方差是最小的。

剩余变量方差可由下式进行估计：

$$\hat{\sigma}^2=\frac{\varepsilon^T\varepsilon}{T-p}\sim\hat{\sigma}^2=\frac{\chi^2_{T-p}}{T-p}$$

其中，p=rank（G）。最小方差的估计服从正态分布 $\hat{\beta}\sim N(\beta,\sigma^2(G^TG)^{-1})$，那么对于含有 L 个权重的列向量 c，有如下关系成立：

$$c^T\hat{\beta}\sim N(c^T\beta,\sigma^2c^T(G^tG)^{-1}c)$$

则 $C^T\hat{\beta}$ 可用下式进行估计

$$\frac{c^T\beta-\hat{c}^T\beta}{\sqrt{\hat{\sigma}^2c^T(G^TG)^{-1}c}}\sim t_{T-p}$$

其中 t_{T-p} 是以自由度为 T-p 的 Y 分布。在 SPM 中，所有待检验的假设都是以 $C^T\beta=0$ 形式表达的，并且所有基于 T 分布的检验都是单边的。

假设模型中的参数向量用 β 表示，同时具有如下形式 $\beta T=[\beta^T{}_1\mid\beta^T{}_2]^T$，待检验的假设是 H：β=0。若对于相应的设计矩阵 G，G=[G_1，G_2]，那么整个模型可用如下形式加以表述：

$$X=[G_1\vdots G_2]\begin{bmatrix}\beta_1\\\cdots\\\beta_2\end{bmatrix}+\varepsilon$$

当假设 H 为真时，模型就简化为：X= $G_2\beta_2+\varepsilon$。假设原始模型及简化模型的剩余误差分别为 g（β）和 g（β_2），则在已知 β_2 时，由 β_1 所引起的误差可以表示为 s（$\beta_1\mid\beta_2$）

$=s(\beta_2)-s(\beta)$。假设 H 为真时，那么 $s(\beta)$ 和 $s(\beta_1|\beta_2)$ 就是独立的，并且 $s(\beta_1|\beta_2)\sim\sigma^2\chi^2p$，其中自由度 p 是 rank（G）– rank（G_2），可用下式检验假设：

$$F=\frac{[s(\beta_2)-s(\beta)]/(p-p_2)}{s(\beta)/(T-p)}\sim F_{P-P_2,\ T-P}$$

其中 p=rank（G），p_2=rank（G_2），且 T 是扫描的序列总数。

SPM 对 MRI 的统计分析使用大量单变量逼近的方法（基于 GLM）。它分为以下几步：① Modelling 指定 GLM 设计矩阵，fMRI 数据文件和滤波；②使用典型或贝叶斯逼近估计 GLM 参数；③ Inference 为了绘制统计图使用对比向量审查结果。

一般线性模型和高斯随机场理论，通过统计参数图像对空间延展的数据做统计分析和推断。一般线性模型用于参数估计，这些参数用来刻画空间连续数据的性质；高斯随机场用于解决统计推断中的多重比较问题，SPM 解释为空间延展的统计过程主要指高斯场的随机性。最早确立的一类统计参数图，例如方差分析、相关系数法和 t 检验法，都基于线性模型，从某种意义上来说，这也是一般线性模型的特例，唯一的差别是实验设计中设计矩阵的不同。

在建立模型的时候，我们要考虑实验设计是事件相关的还是时间点相关的。两者唯一的区别是输入和刺激函数的持续时间。它们是通过卷积一个 $\delta_{(t)}$ 函数或是方波函数，表示一系列事件或一系列时间点。把输入参数与血流动力学相卷积，一般使用一阶卷积，或广义卷积（二阶导）。通过血流动力学模型或动力因果模型用于相同输入。

时间相关的设计可能是随机的也可能是确定的。随机的设计包括在一个连续时间内 trial 类型之一的时间从一个特定的概率发生。这个概率可以是固定的也可以是与时间相关的。当每个 trial 类型的概率都一样时，最有效的设计就获得了。在随机设计中的评判标准不论是否包含零事件。如果你想评估特定时间类型引起的反映（不是不同反映）就必须包含一个零事件。

fMRI 数据经过处理和分析，以直观的形式表现出来，以方便结果观察和引用。在统计推断后，根据 t 值及相应的阈值，将小于阈值的体素的 t 值置为 0，大于阈值的体素的数值 t 值保留，将得到与此阈值相对应置信度下的脑功能激活图，由于它是对模型的参数做统计分析而得到的，并且是加了阈效应的关于 t 的图像，所以被称为统计参数图。可根据选用的 t 值记为 SPM{t}。同时，由于在给出 t 值后仍需要相应的自由度才能给出置信度，SPM 还提供了与 t 值及它们相应的自由度所对应置信度的 {0，1} 正态分布的参数值 z，这样也得到关于 z 值的图像，记为 SPM{z}。脑功能激活图可以叠加到脑结构图（T_1 加权 MRI 图或 CT 图）上，这个融合图像能清楚地看出哪些脑区参与了所要研究的功能。此外，根据这些激活图，SPM 还可以输出脑血流等生理信号的响应曲线及不同状态的响应特性等。

除了解剖像与映射参数图叠加外，还可采用大脑皮层重建，提供大脑皮层表面的解剖结构和几何特性，依此对反应的功能区进行皮层定位。对标准 T_1 解剖像进行灰白质及脑脊液成分分隔，行皮层解剖重建。fMRI 的视网膜脑图技术，把枕叶的脑沟脑回结构展开，在平面图像上进行评估。其中包含多种重建方法，如基于体素方法、2D 轮廓重建方法等，重要的是保持皮层的解剖拓扑结构。

现在普遍采用 Brodmann 分区对脑功能区定位，由于脑皮层结构的特异性，除了初级运动及感觉皮层区域较恒定外，其他功能区与解剖关系之间变异普遍存在，除非对神经解剖及 Talairach 系统 和 Tournoux 系统很熟悉，一般都难以在肉眼下对反应区进行功能定位。如前所述，把个体脑图归一化标准脑结构之后，就可以方便地对反应区坐标点按 Brodmann 分区进行确认，也有专业的软件自动处理。

除 SPM 外，还可以用别的程序，比如 MRIcro，来呈现和处理 fMRI 数据。这一步解决了两个关键的问题：第一，显示了明显激活的区域；第二，给出了激活区域的坐标，使我们能够找出这些激活区的精确解剖部位。在这里，可以通过不同的手段来控制某一个像素或某一簇像素的激活。这些激活依赖于所选择的显著性水平阈值，阈值不同，给出的激活就不同。通过调节置信度，也可以控制激活区域，在 fMRI 数据中，如果大脑的边缘区域有许多兴奋点，那么其中有一部分就有可能是运动伪影。得到激活区域的精确坐标以后，通过 MNI 脑图谱和 Talairach 图谱之间的关系，用一种非线性的变换，把 MNI 的坐标转换成 Talairach 坐标，这样就可以查出每个激活区的解剖位置。

对大多数的成像技术（如 fMRI、PET、EEG 等）所得的数据，我们都会遇到一个问题，就是不知道应该用什么统计模型来处理分析。这是因为我们不知道所采集数据的分布形式，再加上这些技术的空间分辨率不够高，使得每个体素都包含了周围组织的信息，数据预处理过程中的配准，又使得每个体素和周围的体素产生了更大的关联。基于上述原因，我们不能用普通的统计分布模型（比如泊松分布、高斯分布等）来处理这些数据，所以我们引进了 GLM 模型。

GLM 模型分析方法采用大量一元统计方法，而非多元方法，主要是因为：①多元方法无法做区域特定效应推断；②多元方法要求观察次数（即扫描次数）大于响应变量数（即体素数），这一点难以做到。

参数方法需要对数据的分布做事先假设，一些非参数的方法可以避开这个问题。但是非参数方法不如参数方法有说服力，不过可以将其用于评价参数方法的假设。还有一类方法，即 bayesian 方法，传统的方法首先假设要检验的某个效应不存在，即为零，而 bayesian 采用后验概率图（posterior probability maps，PPMs）进行效应的推断，可以避免传统统计方法中的统计推断问题，所以这类方法还是很有潜力的。

2. 反卷积模型

在反卷积模型中，假设整个系统是线性时不变系统。那么对于线性时不变系统的一个任意输入，其对应的输出可由脉冲响应函数确定。脉冲函数 $\delta(t)$(Dirac 函数)由下式表示：

$$\delta(t)=\begin{cases}+\infty, & t=0\\ 0, & t\neq 0\end{cases}$$

其中，曲线下面积可表示为

$$\int_{-\varepsilon}^{+\varepsilon}\delta(\tau)\,d\tau=1,\quad \forall\varepsilon>0$$

记 f（t）为：

$$f(t)=\int_{-\infty}^{+\infty}f(\tau)\,\delta(t-\tau)\,d\tau$$

其离散形式

$$f(t)=\lim_{\Delta t\to 0}\sum_{-\infty}^{+\infty}f(n\Delta t)\,\delta(t-n\Delta t)\,\Delta t$$

对于脉冲函数，记 h（t）为脉冲函数

$$h(t)=T[\delta(t)]$$

那么，对于任意输入 f（t），假设 y（t）是其相应的输出：

$$y(t)=T[f(t)]$$

由于系统的线性性质，上式可以转化为

$$y(t)=\lim_{\Delta t\to 0}\sum_{-\infty}^{+\infty}f(n\Delta t)\,T[\delta(t-n\Delta t)]\,\Delta t$$

同时，由于系统的时不变性质，可以得到下式：

$$y(t)=\lim_{\Delta t\to 0}\sum_{-\infty}^{+\infty}f(n\Delta t)\,h(t-n\Delta t)\,\Delta t$$

其相应的积分形式如下：

$$y(t)=\int_{-\infty}^{+\infty}f(\tau)\,h(t-\tau)\,d\tau$$

根据卷积积分的概念，有下式成立：

$$\int_{-\infty}^{+\infty}f(\tau)\,h(t-\tau)\,d\tau\equiv f(t)\otimes h(t)$$

事实上，所有实际的物理系统都是有因果的，也就是说系统在 t_0 时刻的输出只是与 $t\leqslant t_0$ 时刻的系统输入有关系，同时对于所有 $t<0$ 时刻的输入均为 0，则有下式成立：

$$y(t)=\int_{0}^{t}f(\tau)\,h(t-\tau)\,d\tau$$

其离散形式如下所示：

$$y(n\Delta t)=\sum_{m=0}^{n}f(m\Delta t)\,h(n\Delta t-m\Delta t)\,\Delta t$$

其数值解为：

$$y_n=\sum_{m=0}^{p}f_{n-m}h_m,n\geqslant p$$

显然，对于所有的实际系统，观测值中肯定包含一定的噪声，记 Zn 是真实的观测信号，那么

$$Z_n=\sum_{m=0}^{p}f_{n-m}h_m+\varepsilon_n,n\geqslant p$$

对于 fMRI 数据，有如下的等式：

$$Z=X\beta+\varepsilon$$

其中，

$$Z=\begin{bmatrix}Z_p\\Z_{p+1}\\\vdots\\Z_{N-1}\end{bmatrix},\quad X=\begin{bmatrix}1 & p & f_p & \cdots & f_0\\1 & p+1 & f_{p+1} & \cdots & f_1\\\vdots & \vdots & \vdots & \vdots & \vdots\\1 & N-1 & f_{N-1} & \cdots & f_{N-p-1}\end{bmatrix},\quad \beta=\begin{bmatrix}\beta_0\\\beta_1\\h_0\\\vdots\\h_p\end{bmatrix},\quad \varepsilon=\begin{bmatrix}\varepsilon_p\\\varepsilon_{p+1}\\\vdots\\h_p\end{bmatrix}$$

β 的最小均方差估计为：

$$\hat{\beta}=(X^TX)^{-1}X^TZ$$

现在，可以使用各种统计检测方法（如 t-test、F-test 等）对假设进行检验，然后根据一个给定的阈值确定大脑的激活区。

3. 功能连接

（1）功能连接的基本定义　在传统的基于任务的 fMRI 脑功能研究中，通常将静息状态作为基线，而我们很少关注静息状态的相应的脑功能活动。人脑静息状态下左右半脑初级运动皮质（M1）BOLD 信号的低频成分（f < 0.1 Hz，称为“低频振荡”）之间存在显著的相关性。

人脑需要通过多个脑区的协同工作，对信息进行加工，相互耦合完成其高级功能。脑功能连接的概念最早出现在电生理研究中。20 世纪 90 年代初期，英国 Welcome 实验室的 Friston 等将其扩展到功能影像领域，并将其分为功能连接和有效连接。功能连接度量脑区间是否存在连接关系，常用的算法有相关分析、主成分分析等；而有效连接度量脑区间的关系如何进行传播，常用的算法有结构方程模型、动态因果模型等。一般来说，前者度量

的是不同脑区之间是否存在功能联系，而不考虑相互作用的方向性，而后者考虑脑区间相互作用的方向性，即脑区间信息是如何传递的问题。2004 年 Sporns 进一步给出了功能连接更精确的定义：“在解剖连接限定的范围内，神经元或神经元团的非线性动态活动引起的统计依赖模式”。通过 Sponms 的定义，能发现功能连接所具有的 4 个特性：①以解剖连接作为物质基础；②相对于解剖连接的稳定性，它是动态的；③是一种依赖模式，体现的是一种相互关系；④它的存在与否具有统计意义。

所以功能连接度量的是脑区间是否存在连接关系及连接关系的强弱，是不依赖于模型的。研究者根据需要确定模型中的 ROI，之后综合考虑神经解剖、神经生理及功能影像学数据的约束来建立模型。

绝大多数的功能连接分析（任务 / 静息），都采用相关分析方法来度量脑区之间的功能连接。通常步骤是选取某一 ROI 作为种子点，得到这个脑区的 BOLD 响应时间序列：r（i），i=1，2，……，n，其中 n 为时间序列长度。然后采用相关的方式，计算该种子区与全脑其他体素时间序列的相关性。

目前流行的功能连接分析方法主要有以下 2 种。一是选择一个与研究问题密切相关的核团，用这个核团的平均时间序列作为参考序列，然后用这个参考序列与全脑其他的核团的对应时间序列做相关分析，定义一个阈值，认为大于这个阈值的相关核团就与参考核团在功能上存在相关性，因此这些核团就构成了一个脑网络来执行相应的功能，这种方法就是种子点相关分析方法；另一种功能连接度分析方法不需要事先选定参考核团，大多采用 PCA、ICA 等多元分析方法。

功能连接分析对神经科学具有重要的意义，目前基于 fMRI 的功能连接分析已经广泛应用于人脑感觉、认知、情感机制，以及功能网络组织结构的研究中。功能连接分析对于神经和精神疾病的病理研究也具有重要的价值。目前，功能连接分析已经被大量应用到诸如精神分裂症、抑郁症、孤独症和创伤后应激障碍等疾病的病理研究中，期望能够找到疾病的病因和发病机制。

基于 fMRI 的功能连接分析已经受到越来越多的神经科学工作者的关注。由于人脑的复杂性及 MRI 设备固有的时间空间分辨率的限制，脑区功能连接网络的研究还有很大的发展空间。

（2）功能连接分析的一般步骤　目前，时域下的种子点相关性是应用最为广泛的度量脑区之间是否存在相互依赖关系的一个重要指标之一。功能连接度分析的一般步骤是首先选取某一 ROI 作为种子点，得到这个脑区的 BOLD 响应时间序列 x（i），i=1，2，……，n，其中 n 为时间序列长度，然后采用相关的方式，计算该种子区体素平均时间序列与全脑其他体素时间序列 y（i），i=1，2，……，n 的相关性。具体步骤如下。

1）数据预处理：常见的预处理步骤有切片扫描时间对齐、图像序列对齐、联合配准、标准化（或称均一化）、空间平滑滤波和时间平滑滤波等。

2）ROI 选取：在功能连接分析中，种子点的选择十分重要，一般根据解剖知识或激活区来选取，也可根据某个强先验假设的实验，在得到大脑激活区的基础上，提取感兴趣的种子点。首先，对每个受试者的 fMRI 数据进行标准的一般线性模型分析，得到每个受试者的激活图；其次，进行受试组内激活图之间的随机效应分析，以确定组内的显著激活区；再次，得到 t 值最大的体素，选择该体素和其周围若干体素一起组成了组的 ROI；最后，将组的 ROI 作为掩膜，在每个受试者的 t 图上的 MASK 内确定最大的 t 值体素，作为该受试者的峰值体素，根据 ROI 大小的需要，选择该峰值体素周围若干体素组成该受试者的 ROI。

3）相关性分析：对于每个受试者，用 ROI 内的参考时间序列与全脑其他体素做相关性分析，相关性计算公式如下：

$$r=\frac{\sum_{i=1}^{n}(x_i-\bar{x})(y_i-\bar{y})}{\sqrt{\sum_{i=1}^{n}(x_i-\bar{x})^2}\sqrt{\sum_{i=1}^{n}(y_i-\bar{y})^2}}$$

其中，x_i 为参照时间序列，y_i 为给定的时间序列。$\bar{x}$ 和 $\bar{y}$ 分别为参考时间序列和当前时间序列的均值，我们设定一个阈值，如果计算出的 r 值超过该阈值，则认为这两个核团存在功能连接，如果 r 值低于该阈值，则认为这两个核团没有功能连接。

$$F=\frac{1}{2}ln\frac{1+r}{1-r}$$

我们知道，fMRI 时间序列包含时间和空间相关信息。由于图像采集方法是内源和空间相关性的原因，我们期望相关系数的分布具有一定特点。在相关分析中，这个分布可能因所选择的 ROI 不同而有异，也可能与不同的空间采样频率及不同的心肌耦合、呼吸，或其他的生理原因相关。为使分布正态化，我们对上述相关性公式计算出的相关系数 r，通过 fisher 变换公式标准化为近似的正态分布，这些正态分布再通过 Lowe 提出的方法转换为标准正态分布。由于各个时间点之间的数据是不独立的，所以再通过 Bartlett 定理对自由度进行校正。然后对每个受试者的相关图进行随机效应分析（单点 t 检验），得到组意义下的与种子点显著相关的体素。

4. ICA 方法

ICA 方法是在 20 世纪 90 年代后期发展起来的一种信号处理领域中的新方法。顾名思义，该方法需要把信号分解成若干个互相独立的成分。如果信号本来就是由若干独立信源混合而成的，那么理想的状况就是这些信源恰好能够被分解开。从原理上说，仅靠单一通道观察不可能实现这样的分解，必须借助于一组能把这些信源按不同混合比例组合起来的多通道进行同步观察。换句话说，ICA 方法是一种多通道信号处理方法。但是把一组观察信号分解成若干独立成分，分解结果肯定不是唯一的，因此分解时要施加一些约束条件，使答案接近于所期望的结果。

ICA 方法的发展与盲信源分离（blind source separation，BSS）密切相关。BSS 的含义如图 3–2–3 所示。它仅根据多通道系统的输出数据 X 来判断其输入函数 S 和系统传递函数 H。所谓“盲”是指在原理上它不要求 S 和 H 具有先验知识，而实际上任务的解答显然不唯一。因此，一般至少需要假设多通道输入 S 中各分量互相独立、零均值且方差为 1。不难看出，BSS 问题的提法和 ICA 方法十分接近，只是前者的研究范畴更宽，处理手段也更多些。

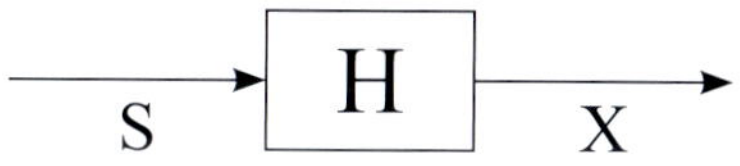

根据多通道系统输出数据 X 来判断其输入函数 S 和系统传递函数 H

图 3–2–3 盲信号分解简释

由于 ICA 方法可在不需要任何有关时间序列的先验模型假设下，有效地探测出一些其他方法不能得到的及人们未曾预料到的激活区域，因此是一种很有发展前途的新型 fMRI 数据处理方法。

由于采用传统的模型假设相关分析等方法，只能找出那些与人们所关心的刺激形式模型相符合的激活区域，而对所剩的其他区域则都不关心，所以模型驱动方法最明显的问题就在于无法得出与模型不太相关的一些信号，如瞬时任务相关、准周期相关或突然头动等，由于这些在模型假设中均被认为是噪声，因此，在最后结果中根本体现不出来。

从与典型的模型驱动的方法相关分析的比较中也可以看出，ICA 方法不但能够找出那些持续任务相关的脑区，如得出了一些包括了相关分析方法结果的、稍大些的区域（左侧顶叶枕叶交会区域和布莱德曼 18 区、19 区），而且探测出了一些与其他任务相关的激活区域（PFC 和颞叶皮层）。

5. 图论分析方法

自然界很多系统都是由高度相互作用的动力学系统构成的，获得系统的全局特性的一个方法就是将这些系统用网络的模型进行分析，将动力学的子系统作为节点，子系统之间的相互作用用边表示。图论模型是对系统的近似刻画，它与传统方法不同，网络模型忽略了子系统本身的结构及子系统本身进行的动力学过程；更多的关心子系统间的相互作用及有无相互作用，而忽略相互作用随时间、空间变化，以及其他细节。

近十年来，现代网络理论中最令人惊讶的发现是网络拓扑的普遍性：许多真实的网络系统，从细胞到因特网，都收敛于类似的结构，而与它们的年龄、方式和规模等没有关系。正是这种普遍性容许来自不同学科的研究者以一种共同的范式研究网络理论。对网络系统类似的拓扑特性这一关键的科学兴趣，从蛋白质分子相互作用到社会网络，从组成万维网相互联系的文件链接网络到背后的互联网硬件，都已经毫无疑问的确立了。这个根据不但来自于好的结构图和数据库，而且来自经验数据和能够预测网络结构模型分析之间的一致性。

很多研究一致认为大脑皮层是由局部功能特异性的神经群组成，这些脑区的神经群在不同的认知活动下动态地相互作用并且形成不同的回路。大脑功能在广泛分布的局域功能特殊化和脑区间的相互作用之间，即功能分析和整合之间，达到了很好的平衡。神经解剖学和电生理实验也得到了大量大脑在大尺度上的皮层间通道数据，但是对于大脑网络的整体特性的量化和度量还是很初步的，这要求我们使用新的计算方法来分析和研究大量的大脑连接信息，复杂网络就是一个很好的方法。我们将大脑在认识任务中的活动看作是大脑不同脑区相互作用的结果，将大脑各个不同脑区看成是复杂网络中的节点，各个脑区之间的相互关系和功能相关，看作网络上的边，将大脑按照复杂网络的模型进行了描述，构建了在不同认知任务中的大脑功能网络。

神经网络具有小世界特性，应用复杂网络的量化方法对 C.elegans 的神经网络进行了研究，每个神经元为网络中的一个节点，突出连接作为网络的边，建立有向网络，研究发现此网络的拓扑结构既不是随机网络也不是规则网络，而是一个小世界网络。将整个大脑按照脑区结构分割成 90 个 ROI（每个半球 45 个，覆盖整个大脑皮层），通过计算静息态下的任意两个脑区 BOLD 信号之间的相关程度，构建大脑功能网络，并分析网络集聚系数和平均最短路径得到结论：大脑功能网络在静息态下具有小世界特性。通过聚类的分析，发现大脑功能网络内还存在子网络，子网络与子网络之间存在着长距离的功能连接。

6. 基于变点理论的 fMRI 时间序列状态分析算法

目前的 fMRI 相关研究大多应用体素 GLM 的分析方法。该模型适合用于检测某个体素的时间序列变化能否用一组对应于相应生理刺激条件的回归量来解释。该方法的应用前提是 fMRI 时间序列信号变化需要完全符合实验设计的先验条件。然而，针刺机制研究等的神经激活信号的时域变化并无准确先验。这就需要新的统计模型来深入分析 fMRI 时间序列的状态改变，尤其是开始时间、信号时域变化形态及结束时间均未知的生理变化状态。该统计模型应更好的基于数据，并且能够对状态改变的时刻和持续时间进行估计。

本章应用已发表研究中提出的基于变点理论的时间序列状态分析算法。该方法源于经典的质量控制理论（算法框架如图 3-2-4 所示），适用于对动力学函数未知的生理、心理加工过程神经响应机制的考察，在脑功能成像领域拥有广阔的应用前景。该算法可用于分析 fMRI 时间序列、检测其状态变化、估计其变化发生时间与持续时间位置。如同其他数据驱动的数据分析方法，基于变点理论的时间序列状态分析算法需要用已有数据构建统计模型。该方法为半模型驱动，兼顾了模型驱动算法及数据驱动算法的优势。分析前需要对所分析的 fMRI 时间序列确定无激活的基线阶段对应的时间段进行指定，此后的分析会根据此基线阶段的数据构建噪声模型。噪声模型将用于判断后面时间段的 fMRI 时间序列有无偏离基线状态，即状态发生改变。如图 3-2-4 所示，基于变点理论的时间序列分析算法将所分析的时间序列中数据所处状态分为基线状态和变化状态。依据基线状态的数据特征得到变化状态在时间序列中对应的时间段，并进一步对状态变化的启动时间及持续时间进行估计，最终完成对 fMRI 时间序列的时间模式特征提取。

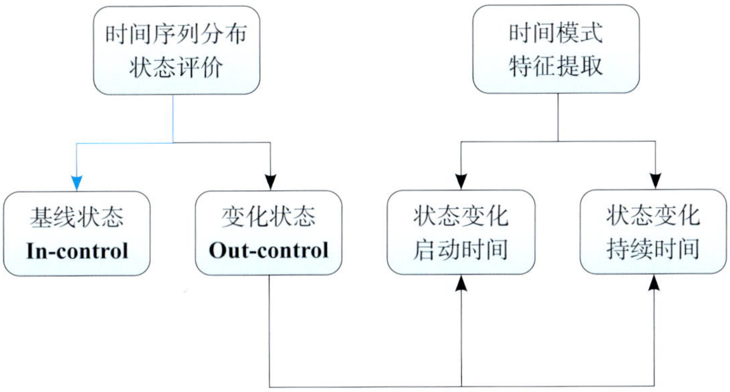

图 3-2-4　基于变点理论的时间序列分析算法原理

7. 多体素模式分析算法

认知神经科学中富有挑战性的一项内容就是大脑认知活动是如何反映在大脑神经激活模式上。近来，研究人员转向用复杂的模式识别算法来分析功能磁共振数据的多体素分布模式，目的是对某一具体时刻受试者大脑中的信息进行解码。而多体素模式分析算法恰恰为实现这样的分析目的提供了新途径。

多体素模式分析算法即为基于模式分类算法的一种数据驱动的 fMRI 数据分析方法，它将 fMRI 的研究进一步建立在分析激活模式的层次，而不仅仅是局限在体素级。多体素模式分析方法更加关注如何通过整合多体素的信息来提高该数据研究方法提取激活区的能力。值得注意的是，为了避免引起信号缺失，该算法的 fMRI 数据的预处理步骤中通常不包括体素信号的空间平滑。虽然这样的空间平滑可以有效地减少噪声，但是它可能也减少了两种有意义的激活信号：一是本身含有关于判断特定的刺激条件是否存在的信息但激活强度比较弱的信号；二是空间平滑会模糊空间模式的一些细微纹理特征，从而可能减少了可以区分不同刺激条件下激活模式有意义的信息。

分类器的选择也是应用多体素模式分析算法的一个重要方面。机器学习方面的基础理论为多体素模式分析提供了种类数量庞大的分类算法。多数多体素模式分析的应用都采用了线性分类机，比如神经网络、线性判别分析、线性支持向量机等。这些分类算法都计算了体素灰度值的加权平均值，然后将此加权平均值输入一个判别方程中，它会根据一个有效的阈值来确定属于哪个特定的类别。也有一些研究采用非线性训练机。虽然在分类的判决模型上，非线性训练机比线性训练机要强大，但是多体素模式分析方面的研究并没有明确得到非线性比线性训练集更适用的结论。此外，有研究表明，由非线性分类机得到的精确结果要比由线性向量得到的更难理解。

三、BOLD 数据处理的相关软件

1. SPM

目前逐体素分析方法的常用分析软件是 SPM。该软件是由英国伦敦大学的 Friston 等在通用数学软件包矩阵实验室（matrix laboratory，MATLAB）基础上开发的软件系统，其统计功能非常强大，设计这个软件包的初衷是采用统计方法来处理 fMRI、PET 和 SPECT 数据。SPM 的数据处理分析过程主要分为两大部分：预处理过程和统计分析过程。这是一个免费和开源的软件包，在 MATLAB 软件平台上运行。SPM 软件包专为脑成像数据序列的分析而设计。下载 SPM 需要配置在 MATLAB 中运行。序列可以是来自不同群组的一系列图像，或来自同一个主题的时间序列。当前版本专为分析 fMRI、PET、SPECT、EEG 和 MEG 而设计。

SPM 具有矫正、平滑、配准、分割等预处理功能，以及脑图像统计和可视化等功能。脑功能成像实验需要多个受试者和多次测量，那怎样才能将实验数据融合到一起进行处理分析呢？首先需要完成脑空间上的统一，也就是多个受试者和多次测量所得图像的同一个像素应对应相同的脑空间位置；同时为了提高数据的信噪比及消除不同受试者脑结构的细微差别，在对数据做统计分析前需要做预处理。数据的预处理包括：头动校正、不同成像方法间的图像融合、不同受试者间图像同一化，以及为提高数据的信噪比和消除不同受试者脑结构细微差别而进行空间平滑（图 3-2-5）。

（1）头动校正　进行 fMRI 实验研究时，需要受试者认真配合，尤其要保持其身体特别是头部静止不动。在头部剧烈晃动下测得的实验数据必须舍弃；由于脑功能成像实验持续时间长，受试者的呼吸、血流脉动等生理因素造成的头部运动在所难免，为了避免引起结果偏差，可以通过旋转、平移等方法进行有效的校正。

考虑到是同一受试者，校正过程可以采用刚性变换。假设某个体素原始坐标（x、y、z），其校正后坐标为（x'、y'、z'），旋转角度为（ψ、φ、θ），在 x、y、z 轴的平移分别

为 Δx、Δy、Δz，该体素原始坐标与校正后的坐标关系：

$$\begin{bmatrix} x' \\ y' \\ z' \\ 1 \end{bmatrix} = \begin{bmatrix} r_{11} & r_{12} & r_{13} & S_1 \\ r_{21} & r_{22} & r_{23} & S_2 \\ r_{31} & r_{32} & r_{33} & S_3 \\ 0 & 0 & 0 & 1 \end{bmatrix} \begin{bmatrix} x \\ y \\ z \\ 1 \end{bmatrix} = \begin{bmatrix} 1 & 0 & 0 & t_{x1} \\ 0 & \cos\Psi & -\sin\Psi & t_{x2} \\ 0 & \sin\Psi & \cos\Psi & t_{x3} \\ 0 & 0 & 0 & 1 \end{bmatrix} \begin{bmatrix} \cos\Phi & 0 & \sin\Phi & t_{y1} \\ 0 & 1 & 0 & t_{y2} \\ -\sin\Phi & 0 & \cos\Phi & t_{y3} \\ 0 & 0 & 0 & 1 \end{bmatrix}$$

$$\begin{bmatrix} \cos\Theta & -\sin\Theta & 0 & t_{z1} \\ \sin\Theta & \cos\Theta & 0 & t_{z2} \\ 0 & 0 & 1 & t_{z3} \\ 0 & 0 & 0 & 1 \end{bmatrix} \begin{bmatrix} x \\ y \\ z \\ 1 \end{bmatrix} =$$

$$\begin{bmatrix} \cos\Phi\cos\Theta & -\cos\Phi\sin\Theta & \sin\Phi & S_1 \\ \sin\Psi\sin\Phi\cos\Psi+\cos\Psi\sin\Theta & -\sin\Psi\sin\Phi\sin\Theta+\cos\Psi\cos\Theta & -\sin\Psi\cos\Phi & S_2 \\ -\cos\Psi\sin\Phi\cos\Theta+\sin\Psi\sin\Theta & \cos\Psi\sin\Phi\sin\Theta+\sin\Psi\cos\Theta & \cos\Psi\cos\Phi & S_3 \\ 0 & 0 & 0 & 1 \end{bmatrix} \begin{bmatrix} x \\ y \\ z \\ 1 \end{bmatrix}$$

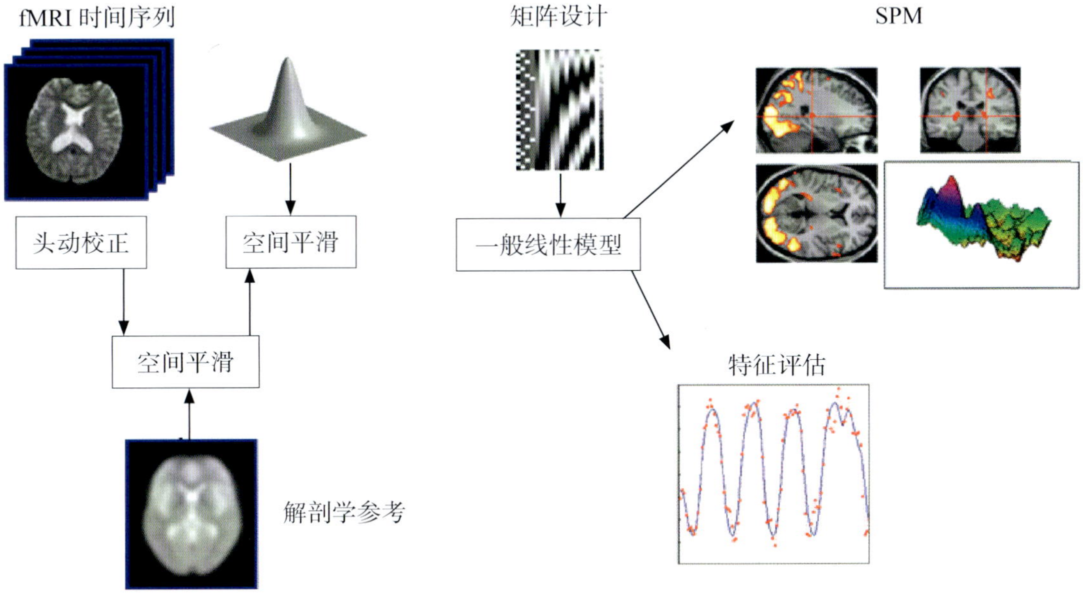

图 3-2-5　SPM 处理 fMRI 数据的一般流程

求出上述参数就可以实现对脑功能数据空间位置的校正。求取这些参数的途径有很多，目前比较好的方法为最小化差分图像灰度值的绝对值法和自动图像配准法。本文选用的 SPM 软件主要采用后一种方法。

自动图像配准方法依据的假设为：采用同一个成像技术所获得的第二张图像，如果它们完全重合，则它们相应像素灰度值的比在任何像素上都为等值 r，也就是说，若第一张图像的像素 i 的灰度值为 ai，第二张图像相应像素 i 的灰度值为 bi，那么当两张图像完全重合时，灰度值的比 $r_i=a_i/b_i$ 在任何像素都应该一致。因此，利用自动图像配准法首先需要计算两张图像所有对应像素的灰度值比，在该比值方差最小时所求得的参数为最佳参数。

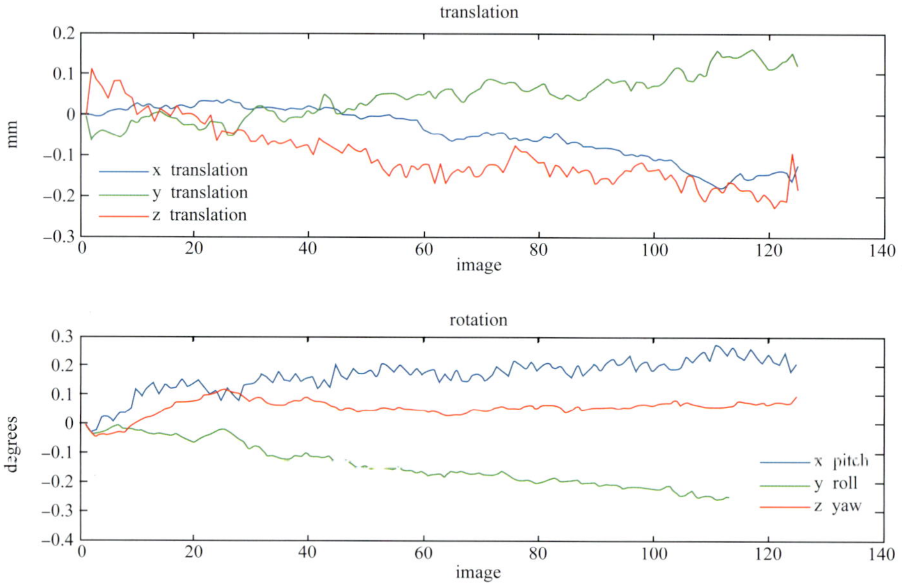

translation 表示受试者头部在 X、Y、Z 三个方向的平动，分别用红、绿、蓝三种颜色表示。rotation 表示受试者头部在实验过程中绕 X、Y、Z 三个轴的转动。横坐标代表这个序列所采集的所有图像，纵坐标表示偏移量和偏转角度，分别以毫米和度为单位

图 3-2-6　刚体运动参数

（2）图像配准　由于受试者间脑结构存在差异，在对不同受试者采用同一种成像方法得到的图像进行空间统一时，刚性变换不再适用，就需要用带有整体形变的仿射变换和局部非线性变换将它们同一化到标准大脑模版上。SPM 软件中采用了 Talairach 和 Tournoux 所定义的脑图谱空间变换的基础。

图像标准化首先进行的是带有整体形变的仿射变换，SPM 软件中具体采用的是前述方法，然后通过非线性变换来消除局部细微差异。非线性变换的约束条件要求形变函数是光滑的，SPM 分析选择了预先定义的光滑基本空间函数的线性组合，比如低空间频率的三

维离散余弦函数变换来确保该条件的满足。其具体算法为：在已经采用12参数的仿射变换将原始图像同模板图像外形配准以后，利用局部非线性决定图像和模板间的参数。采用一组周期为低频的基本函数的线性组合来表达非线性，从坐标 x_i 到坐标 y_i 的空间变换为：

$$y_{1i}=x_{1i}+u_{1i}=x_{1i}+\sum_j q_{j1}d_j(x_i)$$

$$y_{2i}=x_{2i}+u_{2i}=x_{2i}+\sum_j q_{j2}d_j(x_i)$$

$$y_{3i}=x_{3i}+u_{3i}=x_{3i}+\sum_j q_{j3}d_j(x_i)$$

[q_{jk} 表示第k维的第j个系数，$d_j(x)$ 表示在位置x处第j个偏差函数]

（3）空间平滑　空间平滑就是将数据在空间上用一个光滑的函数（通常是Gauss函数）去卷积，这个光滑的函数被称为卷积核函数。作用为：①提高信噪比，脑功能成像探测到的神经生理信号来源于数毫米尺度内脑血流等的改变，图像重建中对应着低空间频率部分，而噪声对应高频成分，空间平滑后，噪声将得到很大抑制；②符合Gauss随机场的要求，这对用Gauss随机场理论来做统计推断是很重要的，这个理论的条件为相关函数是二次可微的，以及空间相关是稳定的，空间平滑后，也即与Gauss函数卷积后，数据将大致能满足Gauss随机场的这两个条件；③消除不同受试者脑结构之间的细微差别，如前所述，图像标准化将不同受试者的脑图统一到标准脑后仍存在结构上的细微差异，对于需要用不同受试者平均结果的研究来说，这种差异可能会严重影响结果，空间平滑后这种差异将被模糊化。

对脑功能图像进行平滑处理通常采用低通的高斯滤波器，其二维高斯分布函数为：

$$G(r)=\frac{1}{2\pi\sigma^2}e^{-\frac{r^2}{2\sigma^2}}$$

这里，r为自中心原点的半径，σ为标准差。通过高斯滤波器进行图像的平滑处理可以消除一切小于σ的图像结构。

2. FSL

在FSL上预处理fMRI数据。FSL是牛津大学开发的可用于综合分析fMRI数据、T_1 结构数据和DTI数据的工具库，主要包括数据预处理、基于ICA及基于模型的任务态fMRI数据分析等功能。它运行在Apple和PC上（Linux和Windows通过虚拟机），并且安装非常简单。大多数工具既可以作为命令运行，也可以作为GUI（“点击式”图形用户界面）运行。

FSL提供的工具有：

（1）功能MRI　FEAT、MELODIC、FABBER、BASIL、VERBENA。

（2）结构 MRI　BET、FAST、FIRST、FLIRT&FNIRT、FSLVBM、SIENA&SIENAX、fsl_anat。

（3）扩散 MRI　FDT、TBSS、EDDY、TOPUP。

（4）GLM / Stats　GLM general advice、Randomise、Cluster、FDR、Dual Regression、Mm、FLOBS。

（5）其他　FSLView、Fslutils、Atlases、Atlasquery、SUSAN、FUGUE、MCFLIRT、Miscvis、POSSUM、BayCEST。

其中常用的软件 FSL-BET 用于头骨剥离和脑表层提取，FSL-FAST 用于脑组织分割等。

3. DPABI/DPARSF

脑成像数据分析平台 [data processing & analysis for（resting-state）brain imaging，DPABI] 计算平台是心理所磁共振成像研究中心发布的国际人脑数据共享计划（the human brain data sharing initiative，HBDSI）中静息态脑图谱项目（The R-fMRI Maps Project，由严超赣研究组领衔）的关键组成部分。静息态脑图谱项目旨在建立包含广泛个体差异的人群（包括正常人及各种神经心理疾病患者）的脑自发活动图谱大数据，增进人们对正常人脑工作机制及不同神经心理疾病谱系脑功能异常机制的理解。该项目将采用 DPABI 计算平台，对公开的和用户自有的 RS-fMRI 数据按照标准流程进行处理，将处理后的脑图谱数据指标与全世界相关科学领域的研究者共享，不断积累脑自发活动图谱大数据。

DPABI 计算平台整合了 RS-fMRI 一体化数据处理工具静息态功能磁共振流水线式数据处理软件（data processing assistant for resting-state fMRI，DPARSF），融入了头动控制、噪声去除、数据标准化等方面的最新研究进展。它强调了重测信度和质量控制在脑影像数据处理中的影响，并提供了相应的计算模块；也为动物数据（如大鼠和非人类灵长类动物）的 RS-fMRI 数据提供了用户友好的流水线数据处理工具。此外，该平台包括任务数据的预处理、结构形态学分析、统计分析和结果呈现等模块，将减少数据处理的手工操作，缩短处理时间，降低技术难度，减小出错概率，并且使得结果在不同研究之间具有更高的可比性。

4. 脑功能成像分析软件

脑功能成像分析软件（analysis of functional neuroimages，AFNI）是由美国 Wisconsin 医学院生物物理研究所开发研制的，其主要开发者为 Cox 博士。

AFNI 是一个交互式的脑功能成像数据分析软件，它可以将低分辨率的脑功能成像的实验结果叠加在具有较高分辨率的结构脑图像上进行三维显示；可以通过选择一些特定的特征点，将实验数据转换到立体定位坐标；也可以同时在屏幕上显示 3 个正交的平面图像，显示的图像可以在各种功能和解剖数据之间互相转换；其附加的程序包可以对三维图像数据集进行操作和融合。

AFNI1.0 版本在 1995 年正式发布，1997 年 2 月发展到 AFNI2.01 版，并将于近期推出新的版本。现在世界上有超过 100 个单位注册使用 AFNI。AFNI 对于非商业性的研究目的使用是免费的，临床和商业性的使用必须要征得美国 Wisconsin 医学院许可。

AFNI 可以在 Unix 工作站环境上运行。工作系统需要 32 兆以上内存、X11R5 窗口系统和 Motif1.2 工具箱，以及 ANSIC 编译器和足够的硬盘空间放置数据。目前 AFNI 不能运行于微软公司的 Windows 平台和苹果公司的 Macintosh 平台。

5. FreeSurfer

FreeSurfer 是一个软件包，用于分析和可视化来自横断面或纵向研究的结构和功能神经影像数据。FreeSurfer 为结构 MRI 数据提供完整的处理流，包括：颅骨剥离、B1 偏置场校正和灰白质分割、重建皮质表面模型（灰白色边界表面和软脑膜表面）、标记皮质表面上的区域及皮层下的大脑结构、用立体定位图非线性配准个体的皮质表面、统计分析组形态测量差异。

（熊　峰　潘怡臻　白丽君）

第三节　BOLD 成像在脑科学的研究应用

如今，人类大脑的复杂范式可以被广泛地描绘。fMRI 是近年来发展起来的一项新技术，它是建立在 BOLD 基础上的 MR 成像技术。这种非侵入性、具有探索性的方法，以一种相对直接的方式为大脑内的每个反应提供了测量方法，从而获取完整的脑网络，探究认知机制。与其他功能成像技术相比，BOLD-fMRI 具有较高空间分辨率和时间分辨率，可通过跟踪时间进程，详细描绘脑功能进程。

一、BOLD-fMRI 在感知觉机制研究的应用

个体对环境中的刺激进行的神经生理反应，就是所谓的感知觉。感知觉的过程是通过器官来完成的，通常被称为“感觉”，如听觉、视觉、味觉、嗅觉和触觉。感知觉的过程包括对刺激的检测和识别。当现实世界中的某些东西刺激我们的感觉器官时，感知觉的过

程就开始了。例如，光在物体表面的反射，刺激我们的眼睛；一杯热饮料，刺激我们的触觉，然后进一步转化为神经源性的能量，发送到大脑皮层。

BOLD-fMRI 已经成为研究感知觉的一种非常有用的方法。fMRI 能够获得与（大脑内）信号源同时发生的功能（动态、时变）信息，主体处于一种认知状态时所生成的图像，可以与主体处于另一种不同的认知状态时所生成的图像进行直接比较，图像强度的变化与认知状态的差异提供了相关脑组织潜在生理状态变化和神经元水平的信息。

1. 听觉

在人类的所有感觉中，听觉信息源源不断，持续存在。在过去的三十年里，fMRI 在听觉的神经科学领域得到了广泛应用。早期 fMRI 的重要贡献主要是强调了人脑中语言处理的分布式和并行性。fMRI 早期研究表明，倾向于单一处理流的经典模型并没有完全获取大脑中复杂的处理结构。除了处理复杂声音所涉及的处理流的数量，fMRI 研究还进一步探究了严格的语言处理的侧化模型，强调了在不同人群中对语言刺激激活的双边性质。除了从根本上帮助我们理解正常大脑是如何处理语言信息之外，fMRI 技术还提供了神经系统紊乱情况下语言感知的变化信息。在临床领域，通过 fMRI 进行的听觉研究，可描绘出在神经外科手术中，切除或损伤听觉皮层及周围脑区可能导致的后果。另外，fMRI 研究对失聪或使用助听器的个体研究表明，在使用耳蜗植入的患者中，先天性耳聋患者的大脑功能皮层具有相当大的可塑性，为临床的治疗提供了重要的神经功能学论据。总之，fMRI 技术在听觉领域发挥了重要的科学和临床潜力。

2. 视觉

人类视觉感知来自感觉系统，包括视网膜感光细胞和丘脑等神经元。主导视觉的大脑皮层在枕叶和其相邻的颞顶叶，皮层和皮层下通路将视觉皮层相互连通。临床上，fMRI 可被用于指导涉及中央视觉通路的外科手术，在术前进行手术计划和手术指导。神经外科医师能够利用 fMRI 获得的视觉皮层的相关激活图来帮助计划最佳的切除方法和范围，最大限度地提高治疗价值，同时避免对视觉皮层的损害。因此，在临床上，对于枕叶、颞叶和顶叶视觉皮层受到病变影响的患者，fMRI 可以为手术计划和脑外科手术提供关键信息。

3. 痛觉

在与环境的交互作用中，大脑可以接收来自皮肤感受器激活的传入信息。一项痛觉研究招募了一批患有慢性疼痛的退伍军人，通过定量感觉的任务态 fMRI 评估了大脑对无害和有害热刺激的激活情况。结果显示，受试者丘脑皮层和小脑对有害热刺激表现出强激活，表明痛觉刺激下脑功能的特异性改变。一项关于躯体痛觉刺激和情感伤痛刺激的研究发现，在两种刺激下亚扣带皮层发生了同步激活，暗示了在经历对社会关系构成重大威胁的事件时，大脑中与痛觉相关的脑网络会被激活。在自闭症的临床研究中，一项通过测量同步刺激自闭症患者皮肤感知变化的研究发现，相较于正常受试者，自闭症患者的局部功能连接中断，为临床干预提供了重要信息。无论在社会心理学研究还是临床研究中，fMRI对了解相关感知觉的神经基础和潜在遗传基础有很大启发。

BOLD-fMRI 在神经心理学和临床医学的应用加深了人们对感知觉的理解，从更深刻的角度把握了感知觉与认知和疾病之间的相互影响，能够为进一步探究机体功能和临床研究提供新的思路。

二、BOLD-fMRI 在工作记忆机制研究的应用

即使在没有外部刺激的情况下，仍然能够保留和操纵信息的能力是人类与外界环境进行目标导向性交互的先决条件，这种能力被称为工作记忆。工作记忆是认知心理学和认知神经科学中最核心的概念之一，它与临床、智力和神经科学研究密切相关。

BOLD-fMRI 研究发现，工作记忆具有特定的大脑激活模式，主要包括额叶皮层和顶叶皮层，这些脑区的协作是工作记忆的运作基础。此外，认知心理学和神经科学的研究表明，工作记忆的训练和工作记忆的能力会影响相关脑区的 BOLD 活动。也就是说，BOLD 信号的增加和减少能够反映与工作记忆相关的刺激信息，反映其对工作记忆刺激的兴奋性和抑制性反应。简而言之，工作记忆的改善与 fMRI 激活模式的改变有关。

功能连接是目前比较新兴的研究脑网络的计算方法。除了基于种子点的脑功能连接分析和连接数据的多元统计外，该领域还从基于数学的图论学中提取了脑功能连接的全脑层次特征。任务态脑功能连接的分析表明，工作记忆任务激活的脑区形成了一个功能连接的脑网络。当与工作记忆相关的脑网络参与到工作记忆任务中时，就可以利用该网络识别个体差异，同时辅助临床诊疗。为了研究功能连接体，RS-fMRI 也被广泛应用。典型的 RS-fMRI 数据采集不需要受试者参与特定的任务，虽然没有受到任务约束，大脑功能连接仍然具有高度的稳定性。基于猴子的 RS-fMRI 研究表明，PFC 对工作记忆的重要性，研究者发现背外侧 PFC 的病变，极大地损害了猴子的工作记忆。Owen 等基于 RS-fMRI 的研究也更进一步证实了外侧 PFC 维持工作记忆的功能。

fMRI 在工作记忆中的研究也逐步应用到了神经生理学范畴之中。一项 fMRI 研究证实由压力引起的短时间工作记忆的降低与 PFC 的激活减少有关。该研究对承受考试压力的医学生的 fMRI 影像学研究显示 PFC 功能连接减弱。同时，一项研究表明，酗酒也会引起大脑损伤，削弱工作记忆。该研究的影像学结果证明酗酒受试者在执行工作记忆任务时，特定脑区的 BOLD 激活模式会产生相应的改变，且该研究表明酒精依赖的年轻女性的工作记忆明显下降，顶叶和额叶皮质表现出脑功能的负激活，但与男性相比，女性在饮酒后的言语工作记忆任务中表现得相对较好，但在空间工作记忆任务中表现得更差。

除此之外，基于 BOLD-fMRI 对工作记忆的探究也延伸到了神经和精神类疾病之中，如 AD，它能够对疾病的早期诊断提供有力的证据支持。工作记忆是影响早期 AD 的一个重要方面，先前的 fMRI 研究已经报道了工作记忆任务引起的大脑激活的相关变化，这些变化能够识别 AD 和 MCI 的大脑激活模式的不同，帮助区分 MCI 和 AD，增强对记忆损伤的神经关联的理解。

结合 BOLD-fMRI 技术在神经科学和临床的应用，可帮助我们更深刻理解工作记忆和疾病之间的相互关系，为深刻探究认知功能和临床研究提供新思路。

三、BOLD-fMRI 在执行功能机制研究的应用

过去十年，关于执行功能的研究在临床和科研领域已经成为热点问题。执行功能是一个重要的认知领域，通常被认为其包含了一个广泛的认知范畴，是一种“高级”认知功能，具有“监督”作用。执行功能能够控制和协调其他更基础的认知功能，如语言、记忆、视觉空间等。Miyake 等将执行功能概念化为“通过调节各种认知过程的运作，从而调节人类认知动态变化的通用控制机制”。因此，执行功能不是一个单一的脑功能，而是涵括计划、初始化、排列和监督复杂目标导向行为的能力。

神经影像学是了解认知进程神经结构和功能的有效手段。因此，使用神经成像技术对执行功能的研究也成了一个富有开创性的研究领域。BOLD-fMRI 能够显示在执行功能任务中生理和代谢的激活脑区，被广泛应用于执行功能任务的研究中。Nowrangi 等在有关神经影像学与执行功能研究的一篇综述中提到，在各类神经和精神疾病中，额叶、顶叶和小脑区域始终与执行功能相关。Rottschy 等的一项荟萃分析证实了该发现，他们的研究表明在工作记忆任务中，fMRI 显示的激活脑区存在上述的相关性。这些发现提示了大脑中存在一个涉及执行功能的分布式脑网络区域。同时，也有相关的 fMRI 研究发现执行功能任务障碍是由于腹内侧 PFC 和（或）背外侧 PFC 的损伤所导致的。因此，大脑执行功能的认知过程跨越了多个皮质区域，这些皮质区域通过传入和传出的投射连接到额叶，相互作用，表明执行功能的任务执行需要多个脑区的共同参与。

近年来，通过各项研究论证，已经确认执行功能损伤会在多种神经和精神类疾病中发生。衰老的过程涉及大脑功能多个领域的基本变化，虽然记忆力和感觉能力的衰退是不可避免的，但 fMRI 研究表明，随着年龄的增长，老年人额叶皮层功能连接减弱与执行功能的降低存在显著相关。同时，其他神经系统疾病的 fMRI 研究，包括神经退行性疾病、创伤性脑损伤和血管疾病，都有发现额顶叶损伤与执行功能缺陷之间存在相关关系的有力论据。关于精神疾病的 fMRI 研究，如精神分裂症和抑郁症，在疾病的过程中脑区功能激活与执行功能也存在显著的相关性。

综上所述，执行功能的改变对于临床诊疗意义重大，无创的 fMRI 技术可以用来识别大规模脑网络中存在的更具体的功能脑区，能够帮助形成更好的诊断、治疗和管理策略。

四、BOLD-fMRI 在语言机制研究的应用

语言加工需要多个脑区共通协作，包括信息输入、信息整合与理解、信息表达等多个步骤。目前任务态 BOLD-fMRI 在术前语言功能区的定位与偏侧化研究中被广泛应用。任务态 BOLD-fMRI 是通过受试者执行某个与语言加工相关的任务，刺激其神经元活动，使得大脑内血流动力学改变，根据脱氧血红蛋白含量的变化，间接反映语言加工相关激活的区域。任务态 BOLD-fMRI 采用的语言任务范式可根据语言加工步骤分为 3 类：接收、语义及表达加工。

语言接收范式旨在激活与语言理解有关的大脑皮层区域，主要包括语言阅读和听觉理解任务。在接收性语言任务中 fMRI 主要激活 Wernicke 区（包括颞上回、颞中回、缘上回及角回），在楔状回及顶叶脑区也有激活。语义任务的 fMRI 主要激活额下回、颞下回和顶下小叶。在表达性语言任务 fMRI 的研究中，辅助运动区及额部脑区会被激活，包括 Broca 区（左侧额下回岛盖部、三角区和眶部）、中央前回、额上回、额中回。

任务态 BOLD-fMRI 主要进行特定的语言区定位和偏侧化研究，而 RS-fMRI 则揭示语言网络的功能架构。如 Hampson 等在受试者静息状态下发现了 Broca 区与左侧角回和左侧颞枕联合区存在显著的功能连接，且这些功能连接的强度与受试者阅读能力呈正相关，该研究揭示了特定的语言功能脑网络在语言加工中的功能意义。有学者使用 RS-fMRI 基于 Broca 区和 Wernicke 区为种子点来探究语言网络，发现左侧楔状回、左侧颞顶联合区、左侧中央前回和左侧枕下回间存在显著的功能连接。同时，该研究表明受试者阅读能力与语言网络功能连接强度存在显著的相关性，而且研究发现相比于儿童，成年人左侧楔状回、顶下小叶与 Broca 区间的功能连接强度与阅读能力存在更显著的正相关，成年人左侧楔状回与默认态网络间的功能连接强度与阅读能力存在显著的负相关，该研究进一步揭示了静息态状态下语言网络与阅读能力的关系。

五、BOLD-fMRI 在注意机制研究的应用

注意功能是人类的高级认知功能，是指意识对外界信息的指向与集中的过程。基于功能和解剖学的角度，Posner 和 Petersen 将注意网络分为 3 个相对独立的亚网络，用于描述人类注意系统的工作模式。该理论模型分别为警觉网络、定向网络和执行控制网络。

警觉网络具有对将要出现的刺激取得注意并持久维持注意的功能，具有高唤醒和高

警觉状态。例如从睡眠游离切换到时刻准备处理突发事件的状态。对警觉网络测量主要采用警觉实验任务，该任务会在刺激目标出现之前呈现一个线索提示，表明目标刺激即将出现，要求受试者迅速准确地对目标刺激做出反应。研究表明，警觉任务中激活的脑区主要在额叶、丘脑，以及顶叶的部分区域，这些脑区比较分散，并且丘脑与警觉状态的维持密切相关，也有研究者认为后顶叶皮层（posterior parietal cortex，PPC）共同参与了警觉功能。

定向网络的功能主要在于从大量输入的刺激信息中选择特定的信息。注意定向主要包含 3 个基本过程：脱离、转移、再投入，即先将注意从当前的关注点中脱离出来，然后让注意转移至新的目标或通道，最后使注意投入到该新的目标或通道上。对注意定向的研究通常采用引导受试者注意在靶刺激出现之前的空间提示信号，并让受试者对靶刺激出现的位置做出反应。视觉注意定向主要和大脑顶叶（顶上小叶及顶下小叶）、额下回眶部，以及皮层下的一些脑区（上丘及丘脑的网状核等）有关，也有研究发现小脑也参与空间注意定向。

执行控制网络主要负责监控和解决对预期、刺激和反应之间的冲突。因此，一般使用不同刺激或反应之间存在冲突的任务，如 Stroop 字色范式，即受试者需要对刺激的颜色维度做出反应，忽略刺激的字义维度所带来的冲突干扰。关于 Stroop 字色任务的 BOLD-fMRI 结果显示，任务可激活背外侧 PFC 和 PCC。另一类经常使用的实验任务是侧抑制任务，在实验中，靶目标和两侧的干扰目标一起出现，受试者需要忽略两侧干扰目标产生的影响，而仅对靶目标做出反应，研究表明，执行控制功能主要和前扣带皮层及外侧 PFC 相关，也有研究发现小脑可能与注意执行功能有关。

注意是人类所有认知活动的调节机制，临床上患有认知障碍的患者均有不同程度的注意缺陷，如儿童时期最常见的神经发育性障碍——注意缺陷多动障碍（attention deficit hyperactivity disorder，ADHD），又称为多动症。ADHD 在我国学龄期的发病率为 3% ~ 10%，主要表现为多动、冲动和注意力缺乏等症状。一项关于 ADHD 的任务态 BOLD-fMRI 的分析表明，ADHD 在进行认知转换任务时行为症状的严重程度与纹状体、顶叶、小脑等区域的激活强度呈负相关，说明相关脑区的抑制控制缺陷导致了执行功能的广泛受损。在 RS-fMRI 的研究中发现，相比于正常儿童组，ADHD 儿童组右侧额下回、左侧感觉运动皮质、双侧小脑的神经自发活动的低频振幅（amplitude of low-frequency fluctuation，ALFF）下降，而右侧 ACC 的 ALFF 增高。不同脑区神经活动的功能连接结果也证实 ADHD 患者在 ACC、脑桥、岛叶、小脑和丘脑的连接性增强，而在壳核、后顶叶和上顶叶的连接性减弱。此外，皮质 – 纹状体 – 下丘脑环路、DMN 的功能异常，前额叶、颞叶和枕叶显著的节点效率改变。同时 ADHD 在完成神经心理学任务时，通常会比健康对照组表现出更多的反应错误率、更长的反应时间，以及更高的反应变异性。上述脑区功能下降及其所在高级认知神经回路出现功能障碍，可能是 ADHD 行为异常的内在神经基础。同时也提示了注意网络在 ADHD 认知活动中发挥的重要作用。

六、BOLD-fMRI 在计算机制研究的应用

计算是人脑的高级思维活动方式，属于抽象思维的一种，在大脑的认知功能中占据重要地位。计算认知能力与过程一直是心理学、认知科学、神经科学、教育学等学科研究者所关注的重要课题。随着影像学技术的发展，脑 fMRI 可以有效地评价大脑皮层的活动，确定参与某一特定认知功能的脑区，并有助于理解各功能区之间的联系，是认知神经科学研究中的重要研究方法，已经迅速应用到认知神经科学的各个领域。

1999 年，Dehaene 等提出了三重编码模型，认为计算认知能力核心是由 3 部分功能模块构成，基于不同的数字编码区分模块，模块之间具有相应的通道，能够进行认知功能之间的切换。2004 年，Ryuta 等比较了对单个数字进行加减乘除的心理计算过程中成年人和儿童之间的大脑激活区域。结果显示，成人组在加法和乘法任务中显示出右额叶皮层的激活，儿童组则没有；在每个任务期间，成人组观察到顶内皮质的激活。尽管任务之间及组之间的激活模式略有不同，但是只有少数区域显示出统计学上的显著差异，因此，在简单运算中二者激活模式类似，没有明显的差别。Wang 等对 67 例男孩进行了基于算盘的心算训练对视觉空间工作记忆功能及其神经相关性的影响，结果发现，训练组的额叶、顶叶和枕叶区域的激活程度均高于对照组，这表明了额叶区域可能是从基于算盘的心理计算训练向视觉空间工作记忆传递效应的神经基础。Wood 等研究观察到，数字线分割激活了双侧顶–额叶网络，包括顶内皮层、辅助运动区、背外侧和腹外侧 PFC。另一项任务态 fMRI 研究，对 28 例健康志愿者进行了数字和物理线段的分割训练任务（包括他们各自的基线），全脑分析结果表明，这两种分割任务在双侧顶、额叶脑区中具有共同的神经联系。此外，与物理线分割任务相比，双侧顶额区、右侧小脑、左侧岛叶和辅助运动区表现出更高的活动强度。

fMRI 的应用为计算相关脑认知方面的研究提供了新方法，对以往的神经心理学和行为学研究结果进行了验证，并获得了新发现。虽然脑认知科学是极其复杂的，尚有许多未研究之处，但随着技术的发展，包括 fMRI 在内的影像学技术将会促进对计算认知机制的深入理解，为临床研究提供重要技术支持。

（熊　峰　潘怡臻　白丽君）

参考文献

[1] SMITH K. Traumatic brain injury：CT scan does not predict outcome of mild traumatic brain injury. Nat Rev Neurol，2012，8(9)：474.

[2] FOX M D，SNYDER A Z，VINCENT J L，et al. The human brain is intrinsically organized into dynamic，anticorrelated functional networks. Proc Natl Acad Sci U S A，2005，102（27）：9673–9678.

[3] CORDES D，HAUGHTON V M，ARFANAKIS K，et al. Mapping functionally related regions of brain with functional connectivity MR imaging. AJNR Am J Neuroradiol，2000，21（9）：1636–1644.

[4] SMITS M，DIPPEL D W J，HOUSTON G C，et al. Postconcussion syndrome after minor head injury：brain activation of working memory and attention. Hum Brain Mapp，2009，30(9)：2789–2803.

[5] LOGOTHETIS N K，PAULS J，AUGATH M，et al. Neurophysiological investigation of the basis of the fMRI signal. Nature，2001，412（6843）：150–157.

[6] XYDAKIS M S，LING G S F，MULLIGAN L P，et al. Epidemiologic aspects of traumatic brain injury in acute combat casualties at a major military medical center：a cohort study. Ann Neurol，2012，72(5)：673–681.

[7] QUIGLEY M，CORDES D，TURSKI P，et al. Role of the corpus callosum in functional connectivity. AJNR Am J Neuroradiol，2003，24（2）：208–212.

[8] ZHOU Y，LIANG M，JIANG T Z，et al. Functional dysconnectivity of the dorsolateral prefrontal cortex in first-episode schizophrenia using resting-state fMRI. Neurosci Lett，2007，417（3）：297–302.

[9] SPORNS O，CHIALVO D R，KAISER M，et al. Organization，development and function of complex brain networks. Trends Cogn Sci，2004，8（9）：418–425.

[10] LOWE M J，MOCK B J，SORENSON J A. Functional connectivity in single and multislice echoplanar imaging using resting-state fluctuations. Neuroimage，1998，7（2）：119–132.

[11] LINDQUIST M A，WAUGH C，WAGER T D. Modeling state-related fMRI activity using change-point theory. Neuroimage，2007，35（3）：1125–1141.

[12] OWEN A M, MCMILLAN K M, LAIRD A R, et al. N-back working memory paradigm: a meta-analysis of normative functional neuroimaging studies. Hum Brain Mapp, 2005, 25 (1): 46–59.

[13] MIYAKE A, FRIEDMAN N P, EMERSON M J, et al. The unity and diversity of executive functions and their contributions to complex "Frontal Lobe" tasks: a latent variable analysis. Cogn Psychol, 2000, 41 (1): 49–100.

[14] NOWRANGI M A, LYKETSOS C, RAO V, et al. Systematic review of neuroimaging correlates of executive functioning: converging evidence from different clinical populations. J Neuropsychiatry Clin Neurosci, 2014, 26 (2): 114–125.

[15] ROTTSCHY C, LANGNER R, DOGAN I, et al. Modelling neural correlates of working memory: a coordinate-based meta-analysis. Neuroimage, 2012, 60 (1): 830–846.

[16] BENJAMIN C F, WALSHAW P D, HALE K, et al. Presurgical language fMRI: mapping of six critical regions. Hum Brain mapp, 2017, 38 (8): 4239–4255.

[17] BENJAMIN C F A, LI A X, BLUMENFELD H, et al. Presurgical language fMRI: clinical practices and patient outcomes in epilepsy surgical planning. Hum Brain Mapp, 2018, 39 (7): 2777–2785.

[18] DRONKERS N F, PLAISANT O, IBA-ZIZEN M T, et al. Paul Broca' s historic cases: high resolution MR imaging of the brains of Leborgne and Lelong. Brain, 2007, 130 (5): 1432–1441.

[19] WU C Y, HO M R, CHEN S H. A meta-analysis of fMRI studies on Chinese orthographic, phonological, and semantic processing. NeuroImage, 2012, 63 (1): 381–391.

[20] FRISTON K J. Functional and effective connectivity: a review. Brain Connect, 2011, 1 (1): 13–36.

[21] HAMPSON M, TOKOGLU F, SUN Z, et al. Connectivity-behavior analysis reveals that functional connectivity between left BA39 and Broca' s area varies with reading ability. Neuroimage, 2006, 31 (2): 513–519.

[22] POSNER M I, PETERSEN S E. The attention system of the human brain. Annu Rev Neurosci, 1990, 13 : 25–42.

[23] FAN J, FLOMBAUM J I, MCCANDLISS B D, et al. Cognitive and brain consequences of conflict. Neuroimage, 2003, 18 (1): 42–57.

[24] MACDONALD A W, COHEN J D, STENGER V A, et al. Dissociating the role of the

dorsolateral prefrontal and anterior cingulate cortex in cognitive control. Science，2000，288（5472）：1835–1838.
[25] CAO X，CAO Q，LONG X，et al. Abnormal resting-state functional connectivity patterns of the putamen in medication-naive children with attention deficit hyperactivity disorder. Brain Res，2009（1303）：195–206.
[26] DARDO T，VOLKOW N D. Abnormal functional connectivity in children with attention-deficit/ hyperactivity disorder. Biol Psychiatry，2012，71（5）：443–450.
[27] 张秋阳，骆姚星 . 数学认知的脑功能成像研究 . 中国医学影像技术，2004，20（10）：1607–1609.
[28] DEHAENE S，SPELKE E，PINAL P，et al. Sources of mathematical thinking：behavioral and brain-imaging evidence. Science，1999，284（5416）：970–974.
[29] RYUTA K，MASATO T，KATSUO O，et al. A functional MRI study of simple arithmetic-a comparison between children and adults. Brain Res Cogn Brain Res，2004，18（3）：225–231.
[30] WANG C，XU T，GENG F，et al. Training on abacus-based mental calculation enhances visuospatial working memory in children. J Neurosci，2019，39（33）：6439–6448.
[31] WOOD G，NUERK H，MOELLER K，et al. All for one but not one for all：how multiple number representations are recruited in one numerical task. Brain Res，2008（1187）：154–166.

第四章

磁共振灌注成像在脑科学的临床应用

第一节　磁共振灌注成像原理

一、磁共振灌注成像概述

灌注是指血流通过毛细血管网，将携带的氧及其他物质输送给周围组织。脑灌注就是血液输送氧气和营养物质至脑组织并加以利用的过程，一般将其等同于血流过程。脑灌注成像可以从组织微血管结构层面提供脑内血流动力学信息，在识别和监测脑部疾病的病理生理过程中具有重要价值。磁共振灌注成像现已广泛应用于肿瘤性疾病、脑血管病、神经退行性疾病中。与核医学及 CT 灌注成像相比，磁共振灌注成像最大的优点在于无电离辐射、便于短期内重复检查。目前磁共振灌注成像按是否需要引入外源性对比剂可以分为两类：①通过静脉注射外源性、非扩散性对比剂钆喷酸葡胺引起磁共振信号强度的变化，记录并分析信号强度动态变化情况以获得脑灌注参数，如动态磁敏感对比增强（dynamic susceptibility contrast，DSC）、动态对比增强（dynamic contrast enhanced，DCE）；②以人体内的水作为内源性、可扩散性对比剂进行成像并获得脑灌注参数，如 ASL。

二、DSC 成像原理

DSC 通过记录 T_2 或 T_2* 序列信号强度动态变化反映脑灌注情况。其理论基础为对比剂首过效应，具有成像时间短、临床应用广泛的特点。钆对比剂是一种顺磁性对比剂，静脉团注钆喷酸葡胺后，对比剂随着血液流经脑组织时将引起局部磁敏感差距改变，磁敏感差距的变化可以引起周围组织磁场短暂的变化，从而缩短周围组织 T_2 或 T_2* 弛豫时间，使得信号强度暂时性减低或丢失，这种短暂且微小的变化可以通过 MR 图像上信号的变化测得。用于（dynamic susceptibility contrast perfusion weighted imaging，DSC-PWI）的快速成像技术中，如单次激发的回波平面成像（echo planar imaging，EPI）每 1 ~ 2 秒进行一次数据采集，具有较高的时间分辨力，可以准确测量 T_2 或 T_2* 信号强度变化情况，其中以自旋回波平面回波成像（spin echo-echo planar imaging，SE-EPI）、GRE-EPI 序列为主，分别生成基于 T_2 或 T_2* 加权图像的时间–信号强度曲线并进一步转化为时间–浓度曲线进行后续模型运算。需要强调的是，这种利用 DSC-PWI 的一个基本假设为血脑屏障是完好无损的，在这种情况下分子量较大的钆对比剂在首过期间停留在血管内，这是建立磁敏感对比的基础。

三、DCE 成像原理

DCE 是一种需要引入外源性钆对比剂的灌注成像方法。与 DSC 不同的是，DCE 利用了顺磁性对比剂可以缩短周围组织 T_1 弛豫时间的特点，使得信号强度暂时性增强，通过动态采集时间–信号强度曲线结合药代动力学模型运算得到灌注定量分析参数。因此，DCE 也被称为“T_1 灌注”或“渗透性 MRI”。

从生理学角度来讲，静脉团注顺磁性对比剂后，血浆内对比剂浓度迅速上升，与此同时，部分对比剂分子穿过血管壁、渗透至组织间隙内造成组织内对比剂浓度持续聚积，而血浆内对比剂浓度受组织外渗的影响继而缓慢下降，此外血管内对比剂的再循环也参与了这一过程（图 4–1–1）。通过将 DCE 时间–信号强度曲线转化为时间浓度曲线，可以看出 DCE 曲线受血管内对比剂外渗与再循环、组织内对比剂聚积与清除过程的综合影响，反映了对比剂分子随时间从血管内间隙渗漏到组织间隙的过程。

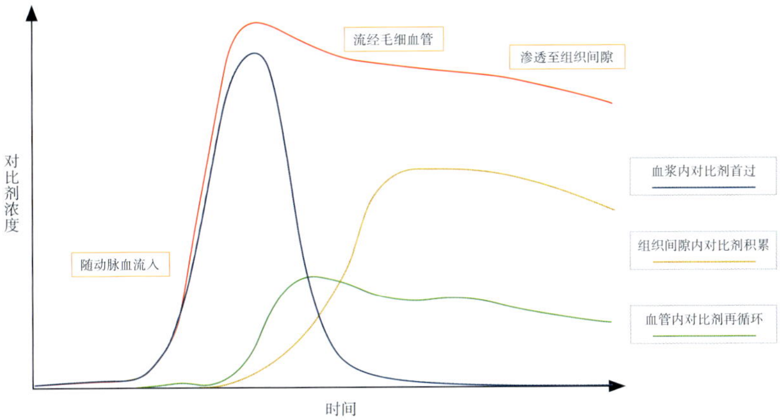

蓝色为血浆内对比剂浓度，橙色为组织间隙内对比剂浓度，绿色为血管内对比剂再循环，红色为脑内最终对比剂浓度

图 4–1–1　对比剂浓度–时间曲线

DCE 常用药代动力学模型分为两大类：房室模型和空间分布模型。前者包括 Tofts 模型、Brix 模型、Larsson 模型；后者则包括组织均质（tissue homogeneity，HT）模型、近似绝热组织均质（adiabatic approximation of the TH，AATH）模型。Tofts 模型是目前临床应用最广泛、最简便也最经典的模型。Tofts 模型综合考虑了对比剂在血管内的分布和组织间隙外渗，发现其较为贴近真实人体内病理生理状态，常用参数有容积转运常数（K^{trans}）、速率常数（Kep）、血管外细胞外容积分数（Ve）、血浆容积分数（Vp）。

四、ASL 成像原理

ASL 技术于 1992 年首次提出，是一种无须引入外源性对比剂的灌注成像方式。与 DSC、DCE 使用的钆对比剂局限于细胞外间隙不同，ASL 灌注成像采用的是动脉血中的水分子作为内源性示踪剂，因为动脉内水具有自由扩散性，可以自由移动于毛细血管、脑实质，甚至脑细胞内，从而真实地反映了灌注全过程。ASL 选择颈动脉作为“磁化标记层面”，通过射频脉冲磁化标记动脉中的水作为内源性示踪剂，采集标记前、后两次数据，相减后获得脑灌注信息。按照标记方式的不同，ASL 可以被分为 3 种：连续式动脉自旋标记磁共振脑灌注成像（continuous ASL，CASL）、脉冲式动脉自旋标记磁共振脑灌注成像（pulsed ASL，PASL）及准连续式动脉自旋标记磁共振灌注成像（pseudo-continuous ASL，pCASL），以及在此基础上衍生的血管选择性动脉自旋标记磁共振灌注成像（territorial ASL，tASL）。

1. 连续式动脉自旋标记磁共振脑灌注成像

连续式动脉自旋标记技术通过连续脉冲标记层面的动脉血中的水获得内源性对比剂。设置标记层为动脉血流入大脑组织之前（多为颈动脉层面），水质子在此处纵向弛豫被翻转。将颅内感兴趣区域设置为控制平面，采用 EPI 信号读取方式进行两次动态采集。第一次在被反转的水质子到达前扫描，产生控制图像；第二次则在被反转的水质子到达时进行扫描，产生标记图像。将标记图像和控制图像相减得到灌注加权图像。CASL 灌注图像的信噪比高、对比度强，但存在标记时间长、组织沉积能量大的问题。

2. 脉冲式动脉自旋标记磁共振脑灌注成像

与 CASL、pCASL 不同，PASL 过程中，标记脉冲持续的时间非常短，通常为 10 ~ 20 ms。根据标记脉冲与成像层面之间的位置关系不同，ASL 又可以分为：标记脉冲位置在成像层面下方的基于回波平面成像的靶向交替射频（echo-planar imaging and signal targeting with alternating radio frequency，EPISTAR）及标记脉冲与成像层面相重叠的流动敏感交替反转恢复（flow-sensitive alternating inversion recovery，FAIR）ASL 灌注成像。在脉冲式标记 ASL 成像方式中有很多不同的描述术语，但其基本原理是相似的。

基于 EPISTARDE PASL 采用脉冲式标记成像层面近端一个厚块中的血液，等标记的血液与组织充分混合后成像（图 4-1-2）。目前 PASL 具有多种不同的脉冲标记方法，常用的方法为 FAIR 和具有额外射频脉冲的流动敏感交互式反转恢复（flow sensitive alternating inversion recovery with an extra radiofrequency pulse，FAIRER）技术，使组织中初始磁化状态被反转，从而得到被标记的血液。与 CASL 相比，PASL 技术简单、受组织磁化转移影响小、射频能量蓄积较少，但其标记率明显低于 CASL 技术。

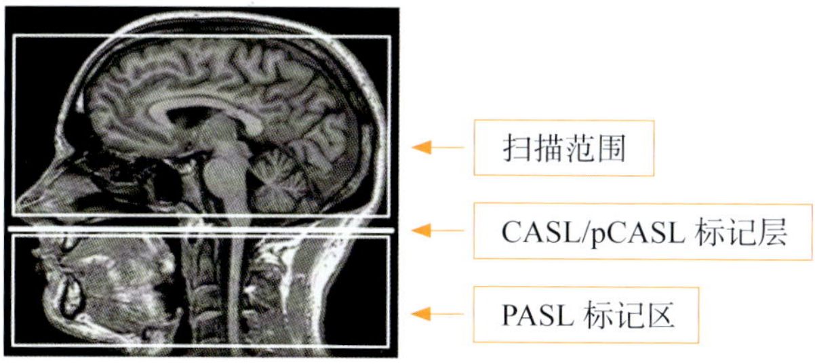

图 4-1-2　三种 ASL 标记、控制层面设定

3. 准连续式动脉自旋标记磁共振灌注成像

pCASL 于 2007 年被首次提出，pCASL 技术将 CASL 与 PASL 结合，同时兼顾了信噪比与能量沉积问题。与 CASL 持续 1 ~ 3 秒的单层连续标记及 PASL 持续 10 ~ 20 毫秒的脉冲式厚块标记方式不同，pCASL 技术通过每毫秒一次射频脉冲的频率，使用≥ 1000 次的调制射频脉冲进行标记，在延长被标记持续时间的同时明显减低磁化转移效应的发生，进而提高了有效标记率及图像信噪比。2014 年发布的 ASL 临床应用专家共识中推荐采用 pCASL 技术作为灌注成像的首选。

4. 血管选择性动脉自旋标记磁共振灌注成像

tASL 是在 CASL、PASL、pCASL 成像技术基础上通过不同技术方法对单支血管进行选择标记，从而反映单支血管供血区的血流量。血管编码动脉自旋标记（vessel encoded-ASL，VE-ASL）和超选择性动脉自旋标记（super selective-ASL，ss-ASL）是目前最常用的两种 tASL 技术。

VE-ASL 是通过在标记层面施加额外横向梯度场，改变同一层面内不同位置的标记效率，从而实现对不同脑供血动脉的选择。其特点为可以同时对多支血管进行选择，通常 3.5 ~ 5.0 分钟即可一次性获得多支血管的脑血流分布图像，极大地提高了标记速度（图 4-1-3）。除了可以选择颈内动脉作为标记血管，VE-ASL 还可以实现 Willis 环以上

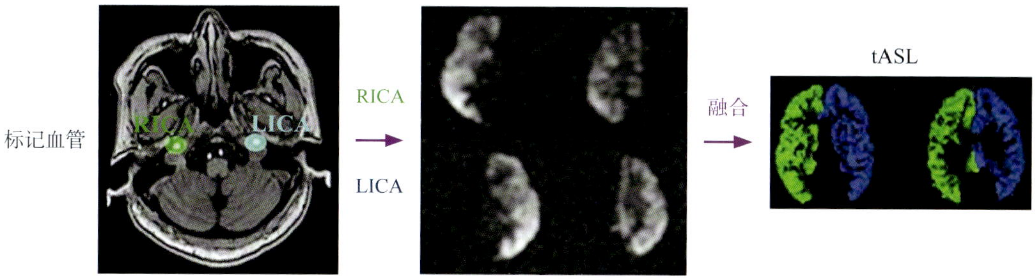

同时标记双侧颈内动脉，一次性获得双侧颈内动脉脑血流分布图。RICA：右侧颈内动脉；LICA：左侧颈内动脉

图 4-1-3　VE-ASL 成像原理

水平的动脉选择性标记。

ss-ASL 通过施加垂直于标记层面的、随时间变化的梯度，产生一个标记焦点并置于感兴趣动脉，从而实现单支动脉的选择性标记。因此，即使在标记血管与周围血管非常邻近的情况下，ss-ASL 依然可以实现对标记血管的精确选择。早期研究已经使用 ss-ASL 实现对 Willis 环水平上方直径约为 1.2 mm、与周围邻近血管间隔 5.0 mm 的小动脉进行标记。ss-ASL 的缺点是需要一个额外 MRA 对每支血管做扫描前规划，检查时间较长且对患者运动敏感。与 VE-ASL 不同，ss-ASL 需要分别对每支血管进行选择、扫描，因此 ss-ASL 多应用于感兴趣血管较少的情况下（图 4–1–4）。

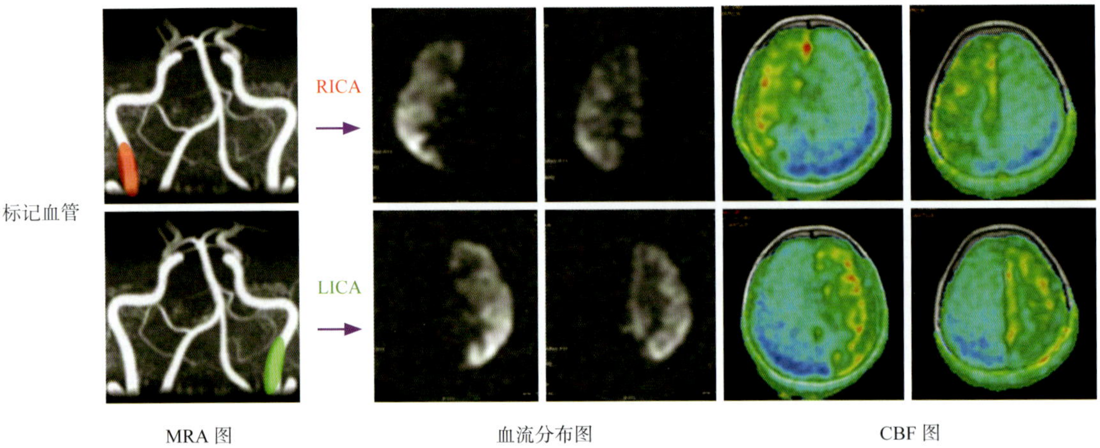

在 MRA 图像上分别标记双侧颈内动脉并获得双侧颈内动脉的脑血流分布图。RICA：右侧颈内动脉；LICA：左侧颈内动脉

图 4–1–4　ss-ASL 成像原理

（於　帆　武春雪　卢　洁）

第二节　磁共振灌注成像数据后处理

ASL 成像是一种完全无创、无须注射造影剂的灌注成像方法。该技术最早于 1992 年由 Detre 等通过采用连续脉冲自旋标记大鼠颈部动脉血液得到了大鼠脑灌注图像。之后，Roberts 等于 1994 年在 1.5 T 磁共振机器上得到了人脑灌注图像。随着 ASL 技术在序列设计、采集时间、图像质量，以及数据后处理方面的发展，使该技术在临床疾病研究中得到

了广泛应用。为了进一步理解 ASL 成像的基础知识，以及更好地应用于临床，本节主要介绍 ASL 技术的图像后处理。

一、ASL 技术简介

ASL 利用血液具有流动性质而组织是静止的这一特性，通过对特定层面流动的血液施加反转标记脉冲，待已标记的血液流入待测组织时进行采集，此时得到的是组织和血液信号的和。为了得到灌注信号，需要采集一次控制像（不施加反转标记脉冲），等待相同的时间采集待测组织中的信号。其中标记像（tagging image）为对待测组织层上游的血液信号进行反转标记，等到血液流入待测组织层时采集得到的静态组织和标记的血液信号的和；控制像（control image）为为了消除静态组织的信号，在待测组织层采集得到的静态组织和没有反转标记的血液信号的和。按照反转标记类型划分，ASL 的标记方式主要有：CASL、PASL、pCASL 和速度选择式 ASL（velocity-selective ASL，VS-ASL）。

CASL 利用长而连续的反转射频脉冲技术来标记颈动脉的一个薄层，使流入该薄层的血液磁化强度发生反转。在 CASL 中，只在颈部动脉进行反转标记时会对成像区域的脑组织产生磁化传递效应（magnetization transfer，MT），即组织水与大分子质子相互作用发生饱和转移，因此，在控制像时一般会选择在标记区域相对于成像区域对称的区域进行同样的标记。虽然 CASL 的标记效率高于 PASL，但长而连续的射频脉冲（持续时间 1 ~ 2 秒）对 MR 成像设备的硬件要求较高，射频能量（specific absorption ratio，SAR）沉积也较大，还容易受 MT 效应的影响，因此，限制了该方法在临床上的应用。

PASL 采用单个短射频脉冲来反转标记颈动脉一块区域内的水质子，其典型的脉冲持续时间为 2 ~ 5 毫秒（通常是 10 ~ 20 毫秒）。该标记方法主要有 3 种不同的方式：EPISTAR、FAIR、近端反转与偏共振效应控制（proximal inversion with a control for off resonance effects，PICORE）。相比于 CASL，PASL 在硬件上容易满足，具有更高的反转效率和更低的功率沉积，受 MT 效应的影响较小，但其信噪比比 CASL 低 30% ~ 50%，而且由于厚层标记方式的标记远端边缘分界不明确，导致 CBF 的量化存在系统性偏差。通过引入单次剪影量化（quantitative imaging of perfusion using a single subtraction，QUIPPS）和 QUIPPS II 的薄层 T_1 周期性饱和技术，可使 PASL 技术在灌注定量成像方面更为准确。

pCASL 技术是 PASL 和 CASL 技术的融合，通过将 CASL 的连续标记脉冲变成多个短的高频脉冲的方式对颈动脉处的薄层进行标记，有研究表明在 3 T 磁场强度下，pCASL 的信噪比较 PASL 提高 50%，且其标记效率比 CASL 提高 18%。pCASL 因对硬件需求少、标记效率高、信噪比高且可重复性好，已广泛应用于临床。2008 年学者们基于 pCASL 提出了三维全脑灌注技术，为 ASL 技术在临床上的应用打下了坚实的基础。

VS-ASL 技术是根据流速进行反转标记，而非常规 ASL 技术采用的空间标记方式。VS-ASL 通过设置截止速度（仅标记截止速度以上流动的血液）的方式，在非常靠近采集层进行标记，从而避免由传输延迟带来的误差。但实际上 VS-ASL 信噪比较低，且难以确定最佳截止速度，从而导致错误的局部灌注信息。

二、ASL 灌注加权图及 CBF 定量图的计算

脑灌注是反映脑功能情况的重要生理指标，其测量方法主要包括外源性对比剂和内源性对比剂。这里主要介绍 PASL 和 pCASL 技术量化后的处理。主要包括灌注加权图像和 CBF 定量图像。

灌注加权图像主要是通过控制像和标记像相减得到，其信号来源主要是血流反转恢复与未反转信号的信号差。大部分灌注障碍都会导致易于可视化的病灶改变。然而，某些疾病会引起整体的变化，因此，需要提供 CBF 定量图。CBF 是指单位时间内流经 100 g 脑组织血管结构的血流量，单位为 mL/（100 g · min）。它的计算方法在不同 ASL 技术间存在差异。基于 pCASL 技术的 CBF 定量方法，需要利用以下公式计算基于体素的 CBF 图：

$$CBF=\frac{6000\cdot\lambda\cdot(S_{control}-S_{label})\cdot\exp(\frac{PLD}{T_{1,\ blood}})}{2\cdot\alpha\cdot T_{1,\ blood}\cdot S_{PD}\cdot[1-\exp(-\frac{\tau}{T_{1,\ blood}})]}\ [\text{mL/100 (g·min)}]$$

基于 QUIPSS Ⅱ矫正的 PASL 技术的 CBF 定量方法，计算公式如下：

$$CBF=\frac{6000\cdot\lambda\cdot(S_{control}-S_{label})\cdot\exp(\frac{TI}{T_{1,\ blood}})}{2\cdot\alpha\cdot T_{1,\ blood}\cdot S_{PD}}\ [\text{mL/100 (g·min)}]$$

基于 3DASL 技术的 CBF 定量方法，计算公式如下：

$$CBF=\frac{6000\cdot\lambda\cdot(S_{control}-S_{label})\left(1-\exp(-\frac{TI_{SAT}}{TI_{GM}})\right)\exp\left(\frac{PLD}{TI_{1,\ blood}}\right)}{2\cdot\alpha\cdot TI_{1,\ blood}\cdot S_{PD}\cdot(45.25nex)\cdot\left[1-\exp\left(-\frac{\tau}{TI_{1,\ blood}}\right)\right]}\ [\text{mL/100 (g·min)}]$$

其中，λ 为脑 / 血分配系数，单位为 mL/g；$S_{control}$ 和 S_{label} 分别为采集得到的控制像和标记像；$T_{1,\ blood}$ 为血液的纵向弛豫时间；TI_{SAT} 和 TI_{GM} 分别为质子密度加权像的饱和恢复时间及校正参数；nex 为加权平均次数；α 为标记效率；S_{PD} 为质子密度加权像；τ 为标记时长；PLD 为标记后延迟时间；TI_1 为标记脉冲与 QUIPSS Ⅱ饱和脉冲之间的时间；TI 为反转标

记脉冲到采集图像时间（图 4-2-1）。需要注意的是，在 2D 多层采集方式中，TI 的时间应根据层来变化，具体参数的设定和大小可参考 2015 年在 *Magnetic Resonance in Medicine* 发布的 ASL 临床应用专家共识。

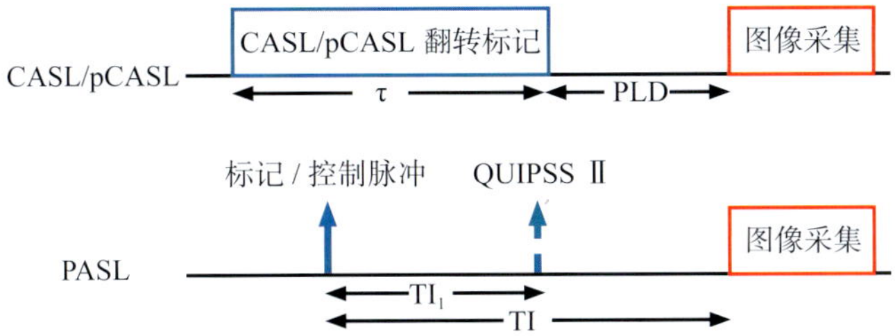

CASL/pCASL 为连续标记，*τ* 为连续标记时长，PLD 为标记结束到开始采集图像的延迟时间；PASL 中 TI1 为反转标记到 QUIPSS Ⅱ饱和脉冲之间的时间，TI 为反转标记脉冲到开始采集图像的时间

图 4-2-1　CASL、pCASL 和 PASL 技术时序

三、ASL 数据后处理流程

ASL 数据的后处理通常包括数据的预处理和量化分析两部分。其中，量化分析主要包括灌注加权图和 CBF 定量图的计算。预处理因研究目的不同可分为两种：一种是用于个体分析，另一种是用于组分析。个体分析 ASL 数据后处理流程为：头动校正、控制像和标记像成对相减并进行平均、3D 结构像的分割，以及 CBF 图的计算。组分析 ASL 数据后处理流程为：头动校正、空间标准化（将图像配准到 MNI 空间，并将体素大小标准化为 3 mm）、空间平滑、控制像和标记像相减并加权平均、CBF 图计算。

ASL 数据量化分析主要是基于减法计算，因此，运动会对 ASL 计算产生较大影响，所以在计算平均前，应根据控制像和标记像相减得到的差值图像之间的差异，排除由运动导致的伪影干扰，从而保证 CBF 计算准确性。需要注意的是，由于 3D ASL 数据无须进行头动校正，所以采集数据时应尽量固定好被试头部。

目前，可用于 ASL 数据分析的软件主要有：基于 FSL 软件的 BASIL 工具包（https://fsl.fmrib.ox.ac.uk/fsl/fslwiki/BASIL）、基于 SPM 软件的 ASLtbx 工具包（https://www.cfn.upenn.edu/~zewang/ASLtbx.php/）、ASL 线上数据处理工具 ASL-MRICloud。

（般雅彦　卢　洁）

第三节　磁共振脑灌注成像在脑科学的研究应用

无论是需要引入外源性对比剂的 DSC 脑灌注成像，还是以标记后的血液作为内源性示踪剂的 ASL 成像，均可反映脑组织内的微血管分布及血流灌注信息。磁共振脑灌注成像在神经系统疾病诊断、鉴别诊断中具有重要的参考价值。随着高场强磁共振的应用、灌注模型的不断完善及与其他功能磁共振技术的联合使用，磁共振脑灌注成像在脑科学的基础研究中发挥了不可或缺的作用，本节重点阐述脑灌注成像在脑科学研究领域中的应用进展。

一、DSC 脑灌注成像

DSC 脑灌注成像因具有成像速度快、图像空间分辨率高、检查覆盖范围大、血流动力学参数多、可在常规 MR 成像检查同时进行等优点，在脑血管病、脑肿瘤、癫痫及神经退行性病变的诊断、鉴别诊断、预后判断及疗效评估方面得到了较广泛应用，是目前临床最常用的灌注成像方法。但是由于 MR 信号强度与对比剂浓度呈非线性关系，渗漏到细胞外间隙的对比剂对组织弛豫时间的影响尚不清楚，DSC 灌注成像无法获得 CBF 的绝对值；受 MR 扫描仪机型、梯度场强度等因素的影响，不同 MR 设备的 DSC 灌注曲线也有所差异，且需要静脉注入外源性 MR 对比剂，因此，DSC 灌注成像并未广泛用于脑科学研究领域。曾有学者应用 DSC 脑灌注成像研究脑卒中后失语的发生机制，认为语言功能区的血流量降低可引起失语，如 Broca 区低灌注表现为运动性失语，Wernicke 区低灌注表现为感觉性失语，额叶前部、顶叶下部和后部、颞上回等区域的低灌注可表现为阅读和书写异常，顶叶皮质、缘上回、角回的低灌注可表现为复述障碍。语言中枢低灌注的程度与失语症的严重程度相关，Hillis 等报道优势半球发生脑梗死时，低灌注的体积与失语的严重程度呈显著正相关；Fridriksson 等也指出语言中枢灌注减低程度越显著，失语越严重。

二、ASL 成像

1. ASL 成像在脑科学研究中的优势

以动脉血作为内源性示踪剂的 ASL 成像在脑科学研究中具有多种优势：第一，ASL

可以直接反映 CBF 的变化，根据 CBF 来定位任务激活区域，可应用于感觉、运动或认知任务，而 BOLD 成像反映的是神经元活动所引起的 CBF、血容量、氧摄取分数及代谢变化等多个生理变量之间复杂相互作用的结果，要依靠 T_2* 信号的改变来间接反映 CBF 的变化；第二，ASL 的内源性示踪剂可自由扩散，准确定位激活皮层区并能够实时成像，并可使用生理单位进行度量，监测任务相关 CBF 变化，而任务态 BOLD 信号强度的改变不能以生理单位直接量化；第三，ASL 信号是采集标记前、后的两次数据相减后获得的信息，这种配对减法通过消除低频噪声，改善了 ASL 的噪声特性，从而提高其较长时间内的低频敏感性。一项感觉运动任务研究发现，ASL 在手指敲击 24 小时后仍可以检测到运动皮层中可靠的 CBF 变化，而 BOLD 激活仅存在于任务后几分钟的时间内。因此，ASL 脑功能成像能够替代 BOLD 成像研究较长时间内的大脑激活状态和更多的神经生理状态，如运动学习、情感或精神状态、情绪变化和自然视觉等。虽然 ASL 的灵敏性和时间分辨率低于常规 BOLD，但 ASL 对群体效应的敏感度增加，这可能是由于与 BOLD 信号变化相比，CBF 在受试者之间的变化减少。

2. ASL 成像在脑发育研究的作用

ASL 成像可被用作评估健康人群和发育障碍者脑发育的生物标志物。与成年人相比，儿童的 CBF 及脑含水量通常较高，这既增加了灌注对比，同时也增加了 ASL 内源性示踪剂（动脉血中的水）的浓度和半衰期。使用 PASL 法儿童的脑灌注研究表明，与健康成年人相比，儿童的 ASL 图像信噪比提高了 70%。使用 PASL 或 CASL 观察脑发育过程中灌注变化的研究发现，在 4 ～ 5 岁的健康儿童中，全脑、灰质和白质的 CBF 具有随年龄增加而减少的趋势，这与基于 SPECT 的研究结果一致。此外，研究还发现，额叶皮质、扣带回、角回和海马的局部 CBF（rCBF）随年龄的增长而增加，这可能反映了与执行功能、认知控制及整合记忆功能相关的皮层区域成熟较晚。Taki 等通过计算 202 名 5 ～ 18 岁健康儿童 22 个脑区的灰质密度和脑灌注，分析发育过程对脑结构和灌注的影响，该研究发现随着年龄的增长大多数脑区的灰质密度逐渐达到最大值，与年龄的相关性从枕叶经颞叶、顶叶到额叶逐渐升高，呈正“U”形轨迹，而脑灌注则相反，与年龄的相关性呈倒“U”形轨迹。ASL 在基线时既能够提供定量 CBF，又不用施加外部任务，更有利于对婴幼儿的研究。研究发现未镇静的新生儿皮质灌注水平低于成年人，但是基底节灌注则明显高于皮层区的灰质和白质，这与 PET 的结果一致。另一项研究比较了正常发育的 7 个月和 13 个月婴儿在未镇静睡眠状态下的脑灌注图像，结果显示，婴儿的 rCBF 随月龄增加呈上升趋势，13 个月的婴儿在额叶、海马、ACC、杏仁核、枕叶和听觉皮层的 rCBF 较高。

3. ASL 成像在药理学研究的应用

ASL 成像也被用作研究药理作用的生物学标记物。其具有较高的可重复性，适合口服药及治疗慢性病的药物研究。药理学成像提供了药物作用的体内可视化，可应用于药物临床前试验和人类受试者。PET 是迄今为止应用最广泛的药理学成像方法，它可以对药物或药物靶点的放射性示踪剂分布进行成像，但是需要研发昂贵的放射性药物且具有电离辐射。目前研究神经生理活动的非特异性 PET 示踪剂，如 $^{15}O-H_2O$ 和 ^{18}F-FDG 已被应用于药理学成像，这些非特异性方法依赖于药物对神经活动的调节作用及其导致的 CBF 和代谢的变化。

Black 等使用 ASL 来研究新型腺苷 A_{2a} 拮抗剂 SYN115 在输注左旋多巴的 PD 患者中的作用机制。受试者每天服用二次 SYN115，治疗一周后进行 ASL 扫描，在经过一周的药物廓清后又服用一周安慰剂并再次扫描，另外为了得到药物剂量–反应曲线，受试者被分成两组，分别给予 20 mg 和 60 mg 剂量的 SYN115。研究发现除了全脑 CBF 略有下降外（20 mg 和 60 mg 剂量分别为 4% 和 7%），丘脑 CBF 有显著下降，与 A_{2a} 拮抗剂抑制基底节通路的假设相符。Chen 等应用 pCASL 检测单次口服西酞普兰对 CBF 的影响。12 例健康受试者随机接受安慰剂或 20 mg 西酞普兰，在药物摄入前采集基线 pCASL，并分别在用药后 30 分钟、1 小时和 3 小时再次采集 pCASL 数据。研究结果显示，药物诱导后杏仁核、梭状回、岛叶和眶额皮质等区域 CBF 显著降低；从 ROI 提取的 CBF 数据的混合效应分析表明，5– 羟色胺能区域具有显著的药物效应。结合抑郁症患者同一区域 CBF 升高的发现及遗传上容易发生抑郁的受试者，揭示了西酞普兰治疗抑郁症的潜在机制。Fernandez-Seara 等使用 ASL 检测单次口服药物剂量，研究纳入 18 名健康受试者，随机服用 10 mg 甲氧氯普胺或安慰剂，在用药前和用药后 1 小时进行 pCASL 扫描。研究结果显示，双侧壳核、苍白球和丘脑 CBF 增加，双侧岛叶至前颞叶 CBF 减少。这些结果与其他抗精神病药物的 PET 研究结果一致，并与在 PD 患者中观察到的病理性高灌注脑区类似。

4. ASL 成像在神经精神科学的应用

由于 ASL 能够以 CBF 的变化来量化脑功能状态、显示和药理作用相关的脑功能区，这些特性在神经精神障碍的研究及治疗中很有价值，初步研究已经发现了 ASL 在包括烟草、酒精成瘾在内的几个领域的效用。

Franklin 等利用 ASL 的时间稳定性来比较吸烟和不吸烟期间的脑功能变化，同时在每次检查前通过让受试者吸烟来控制戒断效应。研究发现腹侧纹状体、杏仁核、眶额皮质、海马、内侧丘脑和左侧脑岛等边缘脑区的 CBF 在吸烟期间较不吸烟期间增加，而吸烟诱导的渴求评分与背外侧前额叶皮质和 PCC 的 CBF 变化呈正相关。Wang 等对饱餐后并整夜禁欲的一组吸烟者进行了 ASL 研究，发现戒烟与 ACC 皮质、内侧眶额皮质和左侧眶额叶皮层 CBF 增加有关。可以通过大脑视觉刺激回路，包括右侧眶额叶皮层、右背外侧前额叶皮层、枕叶皮质、扣带回前皮层、腹侧纹状体、丘脑、杏仁核、双侧海马、左侧尾状核和右侧脑岛 CBF 的增加来预测禁欲所致的吸烟欲望，这种渴求反应与尼古丁依赖相关的功能性遗传变异有关。D2 受体和儿茶酚 - 甲基转移酶基因型变异者可观察到 CBF 和烟瘾之间的显著相关性，提示这些遗传变异的神经机制可能与尼古丁依赖相关。

Tolentino 等使用 PASL 研究酒精摄入对 CBF 的影响，88 名年轻健康受试者按照对酒精的敏感度被分为高水平反应和低水平反应两组，并按随机顺序接受 0.70 ~ 0.75 mL/kg 乙醇或安慰剂（以无咖啡因饮料的形式），在摄入乙醇或安慰剂 22 分钟后进行 PASL 扫描。研究发现摄入乙醇后额叶 CBF 增加，与以前使用其他 CBF 测量方法（PET、SPECT 和 ^{133}Xe 吸入）的结果一致。此外，在酒精低水平反应受试者中，CBF 的增加幅度较小，这也与早期的 fMRI 研究结果一致。此外，ASL 也被用于其他神经精神综合征及神经变性疾病的研究。在抑郁症和精神分裂症的 ASL 研究中观察到患者 PFCCBF 降低。在注意力缺陷多动障碍患者的 ASL 研究中，观察到刺激疗法可以使皮层和皮层下区域高灌注恢复正常，从而达到治疗效果。Lui 等应用 ASL 成像评价 24 例难治性抑郁症（refractory depressive disorder，RDD）患者、37 例非难治性抑郁症（non refractory depressive disorder，NDD）患者和 42 例健康对照者的局灶性脑灌注，发现与对照组相比，NDD 患者左前额叶皮质灌注减少，边缘纹状体区灌注增加，RDD 患者双侧额叶和双侧丘脑区域灌注减少；与 RDD 患者相比，NDD 患者边缘纹状体区灌注增加（图 4-3-1）。揭示了 RDD 患者与 NDD 患者具有不同的局部灌注改变，并且这些结果与功能磁共振研究结果较为一致。MCI 是 PD 的一

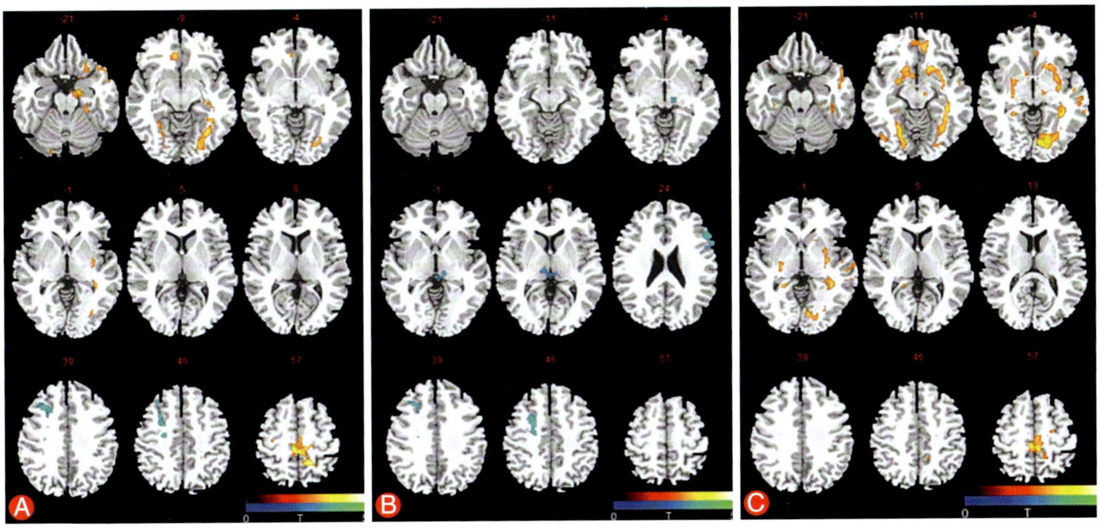

A. NDD 患者与对照组比较，左前额叶皮质灌注减少、边缘纹状体区灌注增加；B. RDD 患者与对照组比较，双侧额叶和双侧丘脑区域灌注减少；C. NDD 组与 RDD 组比较，NDD 患者主要表现为边缘纹状体区灌注增加

图 4-3-1 基于体素的组间对比分析显示 rCBF 降低（蓝色）和增加（红色）

种明确的非运动性表现，会给患者的生活质量和社会功能造成严重损害。Suo 等的研究纳入 22 例 PD-MCI 患者、17 例认知正常 PD（PD-N）患者和 36 名年龄及性别匹配的健康对照，采用基于体素的脑分析方法，研究 CBF 和动脉通过时间（arterial transit time，ATT）这两种灌注参数的组间差异。研究发现 PD-MCI 右侧下丘脑及右侧边缘上回 ATT 延长，PD-N 左上额叶皮质 ATT 缩短（图 4-3-2），揭示 ATT 可能是 MCI 较 CBF 更敏感的标记物，并强调丘脑和顶叶下区在早期 PD 的潜在作用。

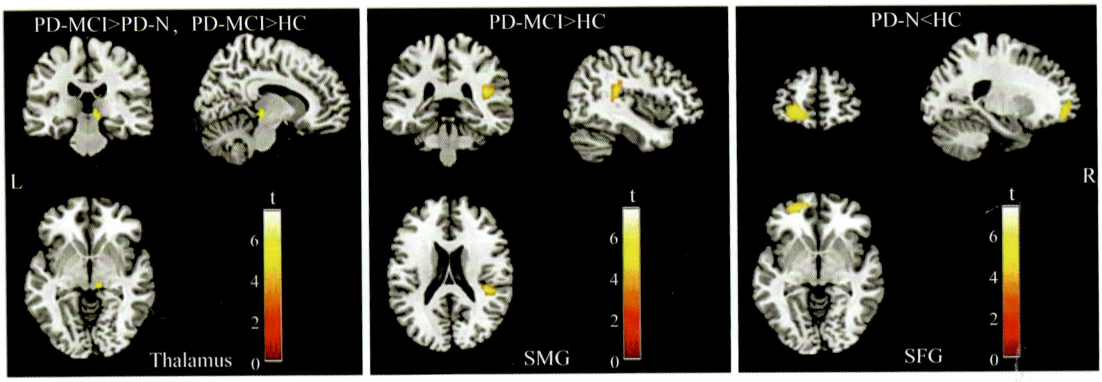

与 PD-N 和 HC 相比，PD-MCI 右侧丘脑的 ATT 延长；与 HC 相比，右侧 SMG 延长；与 HC 相比，PD-N 左上额叶皮质 ATT 缩短。PD：帕金森病；PD-MCI：轻度认知障碍的 PD；PD-N：认知正常的 PD；HC：健康对照；L：左侧；R：右侧；SMG：边缘上回；SFG：额叶上回；Thalamus：丘脑

图 4-3-2　PD-MCI、PD-N 和 HC 之间的 ATT 差异

由于 ASL 能够对生物学参数 CBF 绝对量化，使其成为纵向及横断面研究中非常有价值的研究方法，从而被越来越多地应用于基础研究领域和临床神经科学中，不仅对探索行为障碍疾病的神经机制有帮助，而且对于开发和验证新的神经疾病疗法也具有重要价值。

（卫　霞　杨曦玥　吕　粟　卢　洁）

参考文献

[1] WELKER K，BOXERMAN J，KALNIN A，et al. ASFNR recommendations for clinical performance of MR dynamic susceptibility contrast perfusion imaging of the brain. AJNR Am J Neuroradiol，2015，36（6）：E41-51. DOI：10.3174/ajnr.A4341.

[2] ALSOP D C，DETRE J A，GOLAY X，et al. Recommended implementation of arterial

spin-labeled perfusion MRI for clinical applications: a consensus of the ISMRM perfusion study group and the European consortium for ASL in dementia. Magn Reson Med, 2015, 73 (1): 102–116.
[3] FAN A P, GUO J, KHALIGHI M M, et al. Long-delay arterial spin labeling provides more accurate cerebral blood flow measurements in moyamoya patients. Stroke, 2017, 48 (9): 2441–2449.
[4] LI Y, LIU P, LI Y, et al. ASL-MRI Cloud: an online tool for the processing of ASL MRI data. NMR Biomed, 2019, 32 (2): e4051. DOI: 10.1002/nbm.4051.
[5] HILLIS A E, HEIDLER J. Mechanisms of early aphasia recovery. Aphasiology, 2002, 16 (9): 885–895.
[6] HILLIS A E, BARKER P B, BEAUCHAMP N J, et al. MR perfusion imaging reveals regions of hypoperfusion associated with aphasia and neglect. Neurology, 2000, 55 (6): 782–788.
[7] FRIDRIKSSON J, HOLLAND A L, COULL B M, et al. Aphasia severity: association with cerebral perfusion and diffusion. Aphasiology, 2002, 16 (9): 859–871.
[8] DUONG T Q, SILVA A C, LEE S P, et al. Functional MRI of calcium-dependent synaptic activity: cross correlation with CBF and BOLD measurements. Magn Reson Med, 2000, 43 (3): 383–392.
[9] SILVA AC, LEE S P, IADECOLA C, et al. Early temporal characteristics of cerebral blood flow and deoxyhemoglobin changes during somatosensory stimulation. J Cereb Blood Flow Metab, 2000, 20 (1): 201–206.
[10] HUPPERT T J, HOGE R D, DIAMOND S G, et al. A temporal comparison of BOLD, ASL, and NIRS hemodynamic responses to motor stimuli in adult humans. Neuroimage, 2006, 29 (2): 368–382.
[11] AGUIRRE G K, DETRE J A, ALSOP D C. Experimental design and the relative sensitivity of BOLD and perfusion fMRI. Neuroimage, 2002, 15 (3): 488–500.
[12] WANG J, AGUIRRE G K, KIMBERG D Y, et al. Arterial spin labeling perfusion fMRI with very low task frequency. Magn Reson Med, 2003, 49 (5): 796–802.
[13] OLSON I R, RAO H, MOORE K S, et al. Using perfusion fMRI to measure continuous changes in neural activity with learning. Brain Cogn, 2006, 60 (3): 262–271.
[14] WANG J, KORCZYKOWSKI M, RAO H, et al. Gender difference in neural response to psychological stress. Soc Cogn Affect Neurosci, 2007, 2 (3): 227–239.

[15] LIM J, WU W C, WANG J, et al. Imaging brain fatigue from sustained mental workload: an ASL perfusion study of the time-on-task effect. Neuroimage, 2010, 49 (4): 3426–3435.

[16] GILLIHAN S J, RAO H, WANG J, et al. Serotonin transporter genotype modulates amygdala activity during mood regulation. Soc Cogn Affect Neurosci, 2010, 5 (1): 1–10.

[17] WANG D J, RAO H, KORCZYKOWSKI M, et al. Cerebral blood ebral blood ossociated with different meditation practices and perceived depth of meditation. Psychiatry Res, 2011, 191 (1): 60–67.

[18] RAO H, WANG J, TANG K, et al. Imaging brain activity during natural vision using CASL perfusion fMRI. Hum Brain Mapp, 2007, 28 (7): 593–601.

[19] WANG J, LICHT D J, JAHNG G H, et al. Pediatric perfusion imaging using pulsed arterial spin labeling. J Magn Reson Imaging, 2003, 18 (4): 404–413.

[20] MIRANDA M J, OLOFSSON K, SIDAROS K. Noninvasive measurements of regional cerebral perfusion in preterm and term neonates by magnetic resonance arterial spin labeling. Pediatr Res, 2006, 60 (3): 359–363.

[21] BIAGI L, ABBRUZZESE A, BIANCHI M C, et al. Age dependence of cerebral perfusion assessed by magnetic resonance continuous arterial spin labeling. J Magn Reson Imaging, 2007, 25 (4): 696–702.

[22] FENG L, YUNSUO D, BRADLEY S P, et al. Resting state cerebral blood flow with arterial spin labeling MRI in developing human brains. Eur J Paediatr Neurol, 2018, 22 (4): 642–651.

[23] TAKI Y, HASHIZUME H, SASSA Y, et al. Correlation between gray matter density-adjusted brain perfusion and age using brain MR images of 202 healthy children. Hum Brain Mapp, 2011, 32 (11): 1973–1985.

[24] GOGTAY N, GIEDD J N, LUSK L, et al. Dynamic mapping of human cortical development during childhood through early adulthood. Proc Natl Acad Sci U S A, 2004, 101 (21): 8174–8179.

[25] CHEN Y, PARRISH T B. Caffeine dose effect on activation-induced BOLD and CBF responses. Neuroimage, 2009, 46 (3): 577–583.

[26] BLACK K J, KOLLER J M, CAMPBELL M C, et al. Quantification of indirect pathway inhibition by the adenosine A2a antagonist SYN115 in Parkinson disease. J Neurosci, 2010, 30 (48): 16284–16292.

[27] FERNANDEZ-SEARA M A, AZNAREZ-SANADO M, MENGUAL E, et al. Effects on resting cerebral blood flow and functional connectivity induced by metoclopramide: a perfusion MRI study in healthy volunteers. Br J Pharmacol, 2011, 163 (8): 1639–1652.

[28] FRANKLIN T R, WANG Z, WANG J, et al. Limbic activation to cigarette smoking cues independent of nicotine withdrawal: a perfusion fMRI study. Neuropsychophar-macology, 2007, 32 (11): 2301–2309.

[29] FRANKLIN T R, LOHOFF F W, WANG Z, et al. DAT genotype modulates brain and behavioral responses elicited by cigarette cues. Neuropsychopharmacology, 2009, 34(3): 717–728.

[30] FRANKLIN T, WANG Z, SUH J J, et al. Effects of varenicline on smoking cue-triggered neural and craving responses. Arch Gen Psychiatry, 2011, 68 (5): 516–526.

[31] WANG Z, FAITH M, PATTERSON F, et al. Neural substrates of abstinence-induced cigarette cravings in chronic smokers. J Neurosci, 2007, 27 (51): 14035–14040.

[32] WANG Z, RAY R, FAITH M, et al. Nicotine abstinence-induced cerebral blood flow changes by genotype. Neurosci Lett, 2008, 438 (3): 275–280.

[33] TOLENTINO N J, WIERENGA C E, HALL S, et al. Alcohol effects on cerebral blood flow in subjects with low and high responses to alcohol. Alcohol Clin Exp Res, 2011, 35 (6): 1034–1040.

[34] LUI S, PARKES L M, HUANG X, et al. Depressive disorders: focally altered cerebral perfusion measured with arterial spin-labeling MR imaging. Radiology, 2009, 251 (2): 476–484.

[35] SUO X, LEI D, CHENG L, et al. Multidelay multiparametric arterial spin labeling perfusion MRI and mild cognitive impairment in early stage Parkinson' s disease. Hum Brain Mapp, 2019, 40 (4): 1317–1327.

第五章

脑部 PET 成像示踪剂

PET 示踪剂是指采用正电子放射性核素标记的功能化合物。性质优良的示踪剂是 PET 成像的必要条件，由于脑成像示踪剂需具有靶向明确、无创、可定量等特点，因此，一直是放射性药物开发的热点和重点。脑成像 PET 示踪剂多采用短半衰期核素，常用的有 ^{11}C、^{13}N、^{15}O 和 ^{18}F。其半衰期分别为 20.5 分钟、10 分钟、2.1 分钟和 110 分钟，它们是组成人体生命的基本元素。其标记化合物的代谢过程反映了机体生理和生化功能的变化。本章主要介绍脑部 PET 成像示踪剂。

一、脑肿瘤 PET 成像示踪剂

使用靶向性示踪剂的 PET 成像能够可视化反映肿瘤组织的分子和功能特性，有助于肿瘤分级、指导制订合理治疗方案、预测患者预后。脑肿瘤显像剂主要分为葡萄糖代谢显像剂、氨基酸代谢显像剂、细胞增殖显像剂、乏氧显像剂和其他受体显像剂等（图 5-1）。

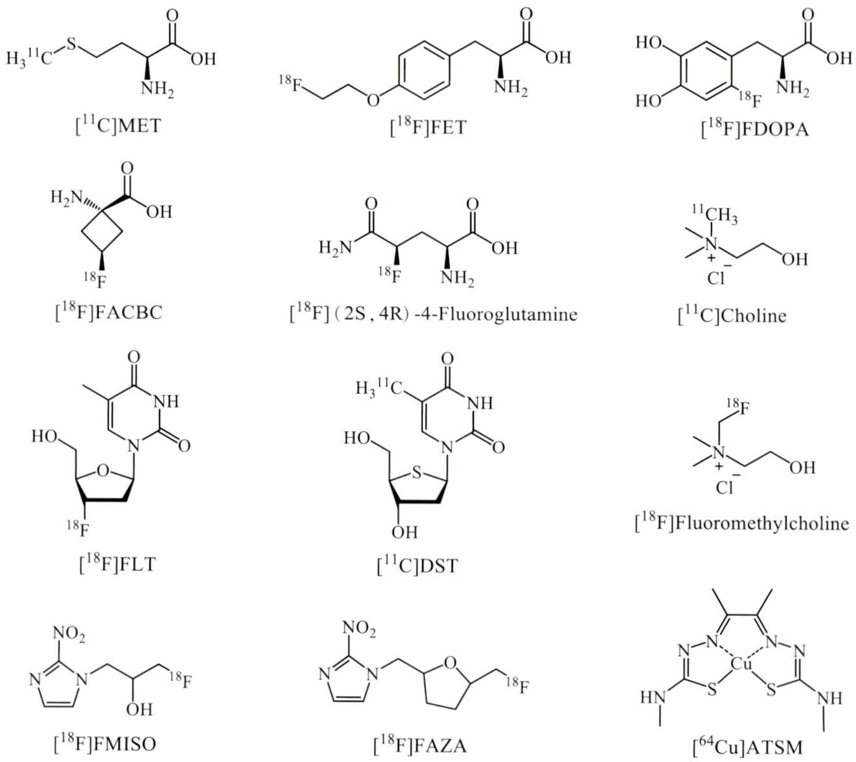

图 5-1　常用脑肿瘤 PET 成像示踪剂的化学结构

1. 葡萄糖代谢 PET 成像示踪剂

目前葡萄糖类似物 ^{18}F-FDG 仍是最常用的脑肿瘤 PET 成像示踪剂。^{18}F-FDG 可以通过血脑屏障，并通过葡萄糖转运蛋白（glucose transporter，GLUT）进入神经细胞，在高级别胶质瘤（WHO Ⅲ级和Ⅳ级）中，^{18}F-FDG 摄取增加明显，并且与肿瘤恶性程度呈正相关，但是在低级别肿瘤（WHO Ⅱ级）中摄取改变不明显。此外，由于在正常脑组织（大脑皮层，基底神经节和丘脑等）和炎性组织中较高的生理性葡萄糖代谢，降低了肿瘤与背景的对比，因此，很难对这些组织中的病灶做出准确评价，还可能导致较小病灶发生漏诊和误诊。使用优化的成像方法，可以提高 ^{18}F-FDG 成像检测脑肿瘤的效率：第一种方法是将 ^{18}F-FDG PET 图像与 MR 图像融合，利用 MR 图像准确地勾勒出 ROI，重点考察 ^{18}F-FDG 摄取增高区域；第二种方法是利用延迟显像，由于肿瘤组织中磷酸化 ^{18}F-FDG 的降解速率常数较低，增加 ^{18}F-FDG 注射和 PET 成像之间的时间间隔能够提高检测的灵敏度。

2. 氨基酸代谢 PET 成像示踪剂

放射性核素标记的氨基酸能够经由氨基酸转运蛋白转运而通过血脑屏障，早在 1983 年就开始用于脑肿瘤 PET 成像。1- 甲基 -^{11}C - 蛋氨酸（^{11}C-MET）是目前应用最多的氨基酸代谢显像剂，可反映神经胶质瘤中的蛋白质合成和细胞增生情况。临床成像研究表明，在 MRI 和 ^{18}F-FDG 成像均为阴性的胶质瘤中，^{11}C-MET 摄取明显增加。^{11}C-MET 摄取不仅与肿瘤中的微血管密度和血容量相关，而且还与血管内皮细胞和肿瘤细胞中氨基酸转运蛋白（1 型氨基酸转运蛋白，LAT1）的表达水平相关。^{11}C-MET 在少突胶质细胞瘤中的摄取较高，原因是该类肿瘤的细胞密度较高；^{11}C-MET 在纤维性星形细胞瘤中也有较高摄取，这是由于其血管化程度增加及其血管内皮细胞中转运蛋白高表达。需要注意的是，在非肿瘤病变（包括炎症、梗死和出血）中，^{11}C-MET 的摄取也可能增加导致假阳性结果的概率。

^{18}F- 氟乙基酪氨酸（^{18}F-FET）是一种采用具有较长半衰期放射性核素 ^{18}F（半衰期为 109.8 分钟）标记的芳族氨基酸类似物，近年来临床应用迅速增加。临床实践表明 ^{18}F-FET 与 ^{11}C-MET 具有类似的成像效果，不同的是 ^{18}F-FET 血液中原化合物清除较慢，导致难以区分血管与代谢活跃的肿瘤组织，因此，在临床应用中通过动态 PET 成像提高区分低度和高度神经胶质瘤的准确性。另一种应用较多的氨基酸类示踪剂为 ^{18}F-L-6– 氟 –3，4– 二羟基苯丙氨酸（6-^{18}F-fluoro-L-3，4-dihydroxyphenylalanine，^{18}F-FDOPA），可以显示肿瘤范围并且具有较好的肿瘤与背景比值，但由于 ^{18}F-FDOPA 在纹状体中有生理性高摄取，所以可能无法区分浸润到基底神经节区的肿瘤边界。

新型氨基酸类脑肿瘤显像剂的开发研究一直在持续进展，反式 –1– 氨基 –3–^{18}F 氟环丁烷羧酸（^{18}F -FACBC）是一种新开发的示踪剂，前期研究表明 ^{18}F-FACBC 在脑胶质瘤中有高摄取，而在正常组织和炎性区域摄取较低。^{18}F-（2S，4R）4- 氟谷氨酰胺是一种 ^{18}F 标记的谷氨酰胺类似物，能够反映肿瘤细胞的能量代谢，前期临床研究结果表明，该显像剂在 ^{18}F-FDG 阴性的胶质瘤中具有较高摄取，可以预见新型示踪剂的开发及 PET 成像流程优化将进一步促进氨基酸代谢类 PET 成像在脑肿瘤诊断和评价中的应用。

3. 细胞增殖 PET 成像示踪剂

放射性核素标记的核苷类似物能够反映细胞增生情况。3’ – 脱氧 –3’ –^{18}F 氟胸苷（^{18}F-FLT）是一种胸苷类似物，其在脑中的摄取受血脑屏障（blood brain barrier，BBB）通透性、细胞内磷酸化率，以及细胞增殖生物标志物等多种因素影响。^{18}F-FLT 在 BBB 破坏的肿瘤中具有很高的肿瘤与背景比值，但不能用于 BBB 完整的脑肿瘤成像。4’– 甲基 –^{11}C 硫代胸苷（^{11}C-DST）是一种胸腺嘧啶核苷类似物，能够耐受胸苷磷酸化酶的降解，并且能够整合到 DNA 中，因此该显像剂的显像效果可能优于 ^{18}F-FLT，但还需进一步的研究结果证实。增生的肿瘤细胞 Cho 的代谢增加，因此，^{11}C- 胆碱和 ^{18}F- 氟胆碱也可用于神经胶质瘤成像。^{11}C- 胆碱在正常脑组织和低级别胶质瘤中的摄取较低，但在高级别神经胶质瘤中呈较高摄取，能够显示良好的肿瘤与背景比值。

4. 乏氧 PET 成像示踪剂

恶性肿瘤中的乏氧组织是由肿瘤细胞异常增生引起的血流供应不足和肿瘤内血管阻塞所致。乏氧组织通过各种分子信号促进新血管形成，可能驱动肿瘤向周围扩展，并与放化疗不敏感有关。目前使用较广泛的乏氧显像剂是硝基咪唑衍生物 3-^{18}F-2- 羟基丙基 -2- 硝基咪唑（^{18}F-FMISO）。^{18}F-FMISO 在常氧组织中，代谢产生的自由基阴离子能够被还原成母体化合物而排出细胞；而在乏氧细胞中，自由基阴离子在细胞中持续存在时间较长，足以与其他物质发生反应，从而滞留于乏氧细胞中。临床研究表明，^{18}F-FMISO 在 WHO Ⅳ级神经胶质瘤中呈高摄取，而在 WHO Ⅱ级和Ⅲ级神经胶质瘤中无明显摄取，进一步的研究表明，放疗前 WHO Ⅳ级神经胶质瘤的乏氧情况与病程及存活时间密切相关。基于乏氧与肿瘤诱导新血管生成之间的生物学联系，^{18}F-FMISO 摄取与肿瘤中的血管内皮生长因子（vascular endothelial growth factor，VEGF）表达显著相关，可能作为恶性神经胶质瘤治疗中抗血管生成治疗评估的标记物。此外，由于乏氧组织与放化疗的不敏感性，^{18}F-FMISO PET 成像还可能用于评估神经胶质瘤放化疗效果。其他乏氧 PET 示踪剂包括 ^{18}F-FAZA 和 ^{64}Cu-ATSM 在神经胶质瘤中的应用价值尚待进一步研究。

5. 其他用于脑肿瘤 PET 成像的示踪剂

生长抑素受体类：生长抑素是一种由内分泌细胞、神经元和免疫细胞释放的神经肽，其功能包括神经调节及通过旁分泌和自分泌途径对细胞生长的抑制作用。生长抑素通过一组跨膜 G 蛋白偶联受体起作用，迄今已发现生长抑素受体（somatostatin receptor，SSTR）有 6 种亚型，包括 SSTR1、SSTR2A、SSTR2B、SSTR3、SSTR4 和 SSTR5。目前已有多种 SSTR 显像剂用于临床，包括 ^{68}Ga-DOTA-TOC、^{68}Ga-DOTA-NOC 和 ^{68}Ga-DOTA-TATE 等，这些显像剂同 SSTR2 均具有高亲和性，同其他亚型亲和力则有所不同。不同脑肿瘤表达的 SSTR 亚型不同：对于神经胶质瘤，低级别胶质瘤（WHO Ⅰ级、Ⅱ级）的表达 SSTR 水平高于高级别胶质瘤（WHO Ⅲ级、Ⅳ级）；对于脑膜瘤，尽管 SSTR 在正常软脑膜细胞中是阳性的，但在脑膜瘤细胞中的表达水平更高；髓母细胞瘤表达最高的亚型是 SSTR2 和 SSTR3，因此 ^{68}Ga-DOTA 成像在髓母细胞瘤的评价中可能具有重要作用。

二、阿尔茨海默病的 PET 示踪剂

AD 是最常见的神经退行性痴呆症，其病理特征包括细胞外的 Aβ 斑块和细胞内的 NFTs。额颞叶变性（frontotemporal lobe degeneration，FTLD）与聚集的 tau 蛋白有关，涵

盖了额叶和（或）前颞叶变性及与相关痴呆的几种不同病理，包括行为性额颞叶痴呆（frontotemporal dementia，FTD）、语义性痴呆和进行性非流利性失语症。

1. Aβ PET 成像示踪剂

^{11}C 标记的匹兹堡化合物 B（pittsburgh compound-B，^{11}C-PIB）是过去十年中使用最多的 Aβ PET 示踪剂，但是由于 ^{11}C 半衰期短，需要配备回旋加速器和合成系统，所以限制了临床应用的推广。第二代 Aβ 蛋白 PET 示踪剂采用具有更长半衰期的 ^{18}F 标记，例如 ^{18}F-Florbetapir、^{18}F-AZD4694、^{18}F-Florbetaben 和 ^{18}F- Flutemetamol 等，具有更大的临床应用潜力，目前已经用于 AD 的诊断和新治疗手段的疗效评估。^{11}C-PIB 和 ^{18}F 标记的第二代示踪剂与纤维化 Aβ 的 β 折叠结构具有高亲和力（图 5–2），因此，在脑中特异性定位于 Aβ 沉积的区域，而不结合于其他错误折叠的蛋白（如 tau 蛋白或 α 突触核蛋白）。

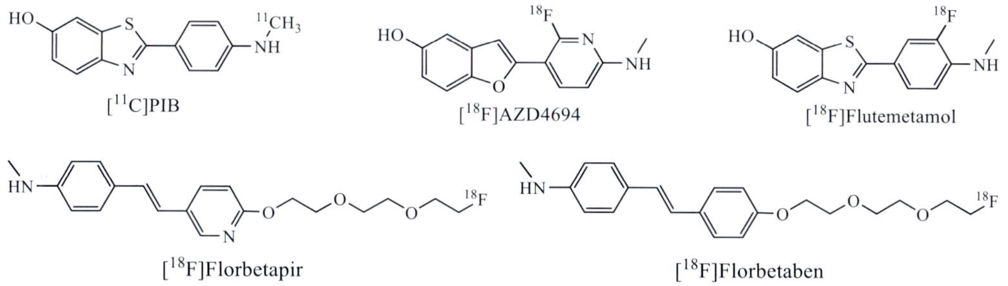

图 5–2　Aβ PET 示踪剂的化学结构

^{11}C- PIB 是首个用于 PET 成像的 Aβ 示踪剂，其结构衍生自淀粉样蛋白荧光染料硫黄素 T。^{11}C-PIB 在 AD 患者联合皮质区域呈现明显的放射性摄取，该区域是已知的 Aβ 大量沉积区域。进一步研究发现，^{11}C-PIB 不仅能够在 AD 患者中检测 Aβ 沉积，而且还在一些非痴呆患者脑中检测出 Aβ 沉积，这表明 Aβ 成像可能能够用于临床前 AD 的检测。^{11}C-PIB 摄取与尸检中 Aβ 沉积之间的相关性研究结果发现，脑中 ^{11}C-PIB 摄取与患者脑中 Aβ 的沉积直接相关，因此，支持 ^{11}C-PIB PET 检测 Aβ 沉积的有效性。

^{18}F-Florbetapir 是一种二苯乙烯衍生物，其结构来源于 Aβ 蛋白染料刚果红，是第一个获得食品药品监督管理局（Food and Drug Administration，FDA）批准的 Aβ 示踪剂。^{18}F-Florbetapir 具有较快的体内动力学性质，在 AD 患者中，静脉注射 30 分钟后开始表现出皮层摄取和小脑摄取之间的清晰分离，因此，PET 扫描可以开始于注射后 30 ~ 50 分钟。该显像剂Ⅲ期临床试验结果显示，受试者生前 ^{18}F-Florbetapir 的 PET 图像与去世后尸检 Aβ 沉积的分布之间存在强相关性。

^{18}F-Florbetaben 与 ^{18}F-Florbetapir 结构相似，于 2014 年被 FDA 批准上市。研究表明，^{18}F-Florbetaben 对合成的 Aβ 纤维和 AD 脑匀浆具有纳摩尔级的结合亲和力。AD 脑切片研

究发现，^{18}F-Florbetaben 与 Aβ 斑块特异性结合，而不与 tau 蛋白或 α 突触核蛋白沉积物结合，因此，显示出该显像剂对 Aβ 斑块的高特异性。一项比较 ^{18}F-Florbetaben 与 ^{11}C-PIB 的研究发现两种示踪剂在识别 AD 患者和健康对照者方面均有相同的准确性，并且在半定量分析中具有良好相关性。

^{18}F-Flutemetamol 是 ^{18}F 标记的 PIB 衍生物，具有与 PIB 相似的动力学性质，2013 年被 FDA 批准。AD 患者脑组织研究表明，^{18}F-Flutemetamo 的分布与 Aβ 斑块在大脑不同区域的定位有很强的相关性。双示踪剂临床成像研究表明 ^{18}F-Flutemetamol 与 ^{11}C-PIB 在皮质区域的摄取匹配。Ⅲ期临床试验表明，^{18}F-Flutemetamol 对脑内 Aβ 斑块密度的检测具有很高的灵敏性和特异度。

对于伴有帕金森综合征的痴呆疾病，^{11}C-PIB PET 成像研究表明，在 DLB 早期存在 Aβ 沉积，并且与帕金森病痴呆（PD-dementia，PDD）相比，DLB 患者脑中的 Aβ 沉积量更多，但不及 AD 中观察到的 ^{11}C-PIB 摄取水平高，这解释了 DLB 患者可能更早表现出痴呆的症状。在 PDD 患者脑中，^{11}C-PIB 结合与 PD 患者或健康个体没有明显区别，然而皮质区域 ^{11}C-PIB 的摄取已显示出可预测的认知能力下降。因此，Aβ 沉积 PET 成像可能有助于探讨帕金森综合征痴呆的发病机制。对于额颞叶变性疾病，^{11}C-PIB PET 成像研究表明，FTD 患者脑中没有 ^{11}C-PIB 保留，因此，Aβ 沉积 PET 成像可以作为区分 FTD 和 AD 的工具。

2. tau 蛋白 PET 成像剂示踪剂

tau 蛋白示踪剂的开发面临着更多挑战：① tau 蛋白具有多种亚型和翻译后修饰；② tau 蛋白定位于神经元内，示踪剂需要同时具有穿过细胞膜和血脑屏障的能力；③ tau 蛋白聚集常与 Aβ 斑块共存，但是 tau 蛋白的浓度比 Aβ 斑块低 5 ~ 20 倍，因此，tau 蛋白示踪剂需要具有高度亲和性的同时，还要有对 Aβ 的高选择性。迄今已有多种 tau 蛋白示踪剂进入临床研究，包括 ^{18}F-FDDNP、^{11}C-PBB3、^{18}F-THK5351、^{18}F-T807、^{18}F-MK-6240、^{18}F-PI2620、^{18}F-APN-1607、^{18}F-GTP1 等（图 5–3）。

^{18}F-FDDNP 是第一个应用于人体的 tau 蛋白 PET 成像示踪剂，实际上该示踪剂并不是特异性结合于 tau 蛋白，而是同时与神经原纤维缠结和 Aβ 蛋白斑块结合。比较 ^{11}C-PIB 和 ^{18}F-FDDNP 的 PET 显像研究结果表明，^{18}F-FDDNP 可以识别 AD 患者和健康对照者，但特异性结合的信号强度较 ^{11}C-PIB 低 9 倍，这可能是由于 Aβ 和 tau 蛋白共成像引起的。

^{11}C-PBB3 是另一种第一代 tau 蛋白示踪剂。临床研究表明，^{11}C-PBB3 可以识别 AD 与健康对照，其在海马体中的摄取证实了与 NFT 的结合能力，此外，内侧颞叶、前突和额叶皮层中也检测到 ^{11}C-PBB3 的高结合；此外 ^{11}C-PBB3 的摄取与认知能力下降及灰质萎缩密切相关。虽然 Aβ 斑块 PET 成像可用于 AD 的诊断，但在出现临床症状后几乎没有改

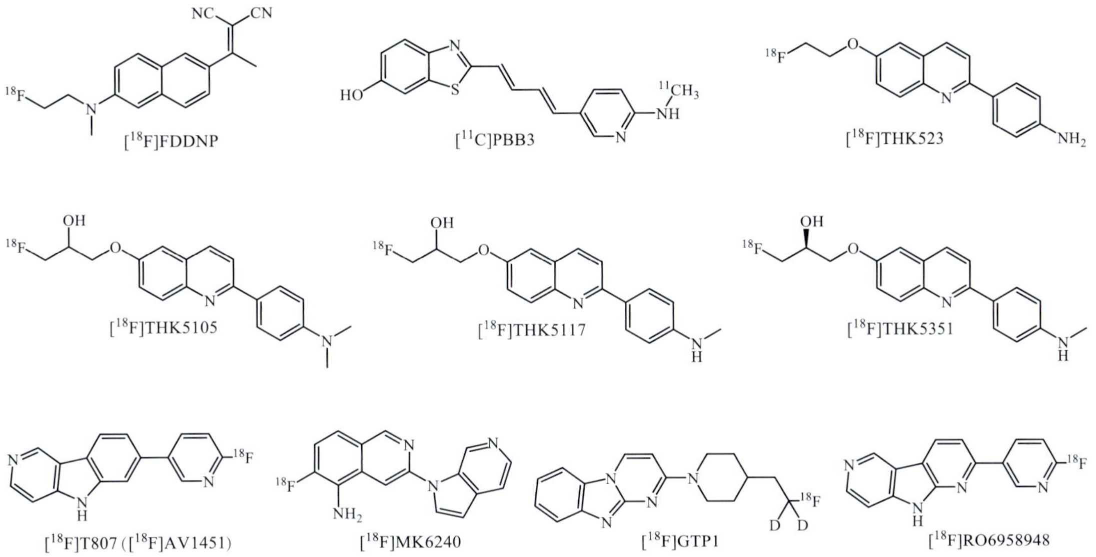

图 5–3　tau 蛋白 PET 示踪剂的化学结构

变，^{11}C-PBB3 PET 成像成功证明了从正常衰老至中度 AD 过程中的摄取改变，提示 tau 蛋白 PET 成像可作为疾病进展的客观指标。除了 AD 外，^{11}C-PBB3 能够检测非 AD 痴呆患者脑中的 tau 蛋白沉积，有研究报道 ^{11}C-PBB3 与 CBD 病例的基底节中 tau 蛋白呈明显结合。

喹啉衍生物（THK 系列化合物）也属于第一代 tau 蛋白示踪剂。体外研究表明，^{18}F-THK-523、^{18}F-THK-5105 和 ^{18}F-THK-5117 对 AD 脑切片上的 tau 蛋白表现出高选择性（相对于 Aβ 蛋白）和亲和性。人体 PET 成像研究表明，^{18}F-THK-523 无法清晰地观察人脑中的 tau 蛋白沉积；^{18}F-THK-5105 和 ^{18}F-THK-5117 在 AD 患者的 tau 病理学常见部位摄取增加，并且与痴呆的临床严重性有关，而且 ^{18}F-THK-5117 显示出更高的信噪比和更好的药代动力学。THK 系列化合物存在的问题是在皮层下白质中显示出很高的非特异性保留，这可能会干扰 PET 图像的视觉分析，并降低 AD 早期 tau 蛋白沉积检测的灵敏度。为了减少白质中的非特异性摄取并提高 PET 图像的信噪比，通过优化 ^{18}F-THK-5117 的结构开发了 tau 蛋白示踪剂 ^{18}F-THK-5351。人体 PET 研究表明，^{18}F-THK-5351 具有更快的动力学性质、更高的对比度和更低的白质保留；但进一步研究表明，单胺氧化酶抑制剂可以减少人脑对 ^{18}F-THK-5351 的摄取，表明 ^{18}F-THK-5351 在人脑中同单胺氧化酶有非靶向性结合，这将对 PET 图像的定量分析产生不利影响。

^{18}F-AV-1451 是迄今用于 AD 研究最多的 tau 蛋白示踪剂，目前已经在美国获准上市。^{18}F- AV-1451 在 AD 患者脑中 tau 蛋白累积区域高摄取，并且摄取与疾病严重程度有关。Ⅲ期临床研究结果表明，^{18}F-AV-1451 的摄取模式与 Braft V/VI 阶段的 NFT 积累相对

应，并且与美国国立老化研究所与阿尔茨海默病协会（national institute on aging-Alzheimer association，NIA-AA）所定义的 AD 神经病理学改变一致；但是需要注意的是尚无法证明 ^{18}F-AV-1451 在 Braak 早期阶段（如Ⅲ阶段和Ⅳ阶段）的可靠性。此外，有研究表明，在认知正常者和 AD 患者中 tau 蛋白 PET 成像结果有相当多的重叠，因此，该显像剂的应用范围还在进一步研究中。

第一代 tau 蛋白 PET 示踪剂存在一些不足：主要与 AD 中的 tau 蛋白结合，但表现出不同程度的非靶向结合，因此，提高结合示踪剂选择性和药代动力学性质的研究开发出了第二代 tau 蛋白示踪剂，包括 ^{18}F-MK-6240、^{18}F-RO6958948、^{18}F-APN-1607、^{18}F-GTP1 等。

^{18}F-MK-6240 是一种吡啶异喹啉胺衍生物，对 PHF-tau 结合表现出高灵敏性和特异度，并具有良好的动力学特性。在 AD 患者脑中，^{18}F-MK-6240 在 NFT 累积区域（如海马）中有高摄取，而在小脑灰质显示出非常低的摄取，这表明在简化的图像的定量分析方法中，该区域可能能够作为参考区。临床前研究证实，MK-6240 与 MAO-A 和 MAO-B 没有非靶向结合。进一步临床研究表明，^{18}F- MK-6240 在脑中的分布模式与 NFT 的神经病理学分期一致。此外，与 ^{18}F-T807 和 ^{18}F-THK-5351 不同，^{18}F-MK-6240 在基底神经节和脉络丛中未观察到脱靶结合。

^{18}F-RO6958948（RO-948）同晚期 AD 患者脑中 tau 聚集体上的 3H-T808 位点具有高亲和力，在小鼠和非人类灵长类动物中显示出适当的药代动力学和代谢特性。^{18}F-RO6958948 初步临床 PET 研究的结果与临床前数据一致，在 AD 患者中显示出良好的信噪比。另一种新型示踪剂 ^{18}F -PI-2620 在脉络丛、基底神经节、纹状体、杏仁核、脑膜等非靶区域摄取低，而在 AD 和 PSP 患者与非痴呆对照组相比中均表现出明显的区域性摄取。^{18}F-APN-1607（^{18}F- PM-PBB3）是 ^{18}F 标记的 PBB 衍生物，在基底神经节中显示出比 ^{11}C-PBB3 更高的信噪比和更少的非靶摄取信号。另一种第二代 tau 示踪剂 ^{18}F-GTP1，被证明具有良好的体内稳定性，并且脑中摄取与 AD 病理相关。第二代 tau 示踪剂的临床应用价值正在通过研究逐步验证。

3. α 突触核蛋白 PET 成像示踪剂

α 突触核蛋白是 PDD、DLB 和 FTD 特征标志物路易小体的组成成分，是了解神经退行性痴呆的重要病理生理学靶标和潜在的治疗靶标。α 突触核蛋白是一种淀粉样蛋白，因此最初开发的用于靶向 Aβ 的 PET 示踪剂，如 ^{11}C-PIB 和 ^{18}F-BF227，对 α 突触核蛋白具有一定的亲和力。^{11}C-PIB 与聚集的 α 突触核蛋白结合，但是其对 Aβ 蛋白的亲和力更高。免疫组织化学研究表明，^{18}F-BF227 与 PD 患者脑切片中的路易体结合。一种新型的 α 突触核蛋白示踪剂 ^{123}I -SIL23 与尸检中 PD 患者脑组织的 α 突触核蛋白原纤维结合，但该化合物在白质中有高非特异性结合，限制了其在成像研究中的使用。迄今所有测试的 α 突触核蛋白示踪化合物都与其他靶向结合，特别是与 Aβ 有高亲和性，因此，不能用于体内 α 突触核蛋白的定量检测。

4. 胆碱能 PET 成像示踪剂

胆碱能系统被认为在认知及痴呆的病理生理学中起关键作用，该系统的 PET 成像靶向包括突触前的胆碱乙酰转移酶（ChAT）和乙酰胆碱酯酶（AChE），以及突触后的毒蕈碱乙酰胆碱受体（mAChR）和烟碱乙酰胆碱受体（nAChR）。

胆碱能假说指出胆碱能神经元的变性和随后胆碱能神经传递的减少导致 AD 中认知障碍和功能障碍。^{11}C -PMP 是一种选择性的 AChE 示踪剂，PET 研究显示，AD 患者皮质、海马和杏仁核中的 AChE 活性降低，这与尸检研究中发现的 AD 患者脑中 ChAT 和 AChE 缺失一致。使用 ^{11}C-MP4 的 PET 成像研究表明，载脂蛋白 E（apolipoprotein E，ApoE）*ε4* 携带者比非携带者显示出较低的皮质 AChE 活性，这表明 *ApoE ε4* 等位基因对广泛的 AChE 活性丧失具有保护作用。^{18}F- FEOBV 是一种新型的突触前囊泡乙酰胆碱转运（VAChT）示踪剂，为研究该靶向在 AD 中的作用提供了具有潜在应用价值的工具。

^{18}F-2FA 是一种 $\alpha_4\beta_2$ nAChR 靶向示踪剂，已被用于突触后胆碱能功能障碍的研究。PET 成像研究表明，^{18}F-2FA 在 AD 患者的额叶、顶叶和颞叶皮质及海马中的摄取显著降低，这可能与认知能力下降有关。但是，其他研究也报道了与健康对照组相比，AD 或 MCI 中 nAChR 活性未见明显缺失。新型示踪剂 ^{18}F- AZAN 具有比 ^{18}F-2FA 更快的动力学性质，可以有助于更好地反映胆碱能功能障碍。^{11}C- 烟碱的 PET 成像研究表明，中度 AD 患者额叶和颞叶皮质及海马中 nAChR 结合降低，但是 ^{11}C- 烟碱具有较高的非特异性结合，并且强烈依赖于脑血流，因此其 PET 成像研究结果尚需进一步验证。

三、帕金森病的 PET 成像示踪剂

PD 是一种慢性进行性中枢神经系统退行性疾病，其特征是黑质中的多巴胺神经元变性并形成细胞内路易体。PD 被认为是一个多系统退化过程，不仅影响最有针对性的多巴胺能系统，而且还影响 5- 羟色胺能、胆碱能、阿片类药物和其他中枢神经递质系统。除了 PD 外，多系统萎缩（multiple system atrophy，MSA）、PSP 和皮质基底节变性在临床也表现出运动迟缓、肌肉僵硬，有时会出现静止性震颤等运动功能障碍症状，这些症状一起被称为帕金森综合征。早期区分这些疾病具有挑战性，且存在较高的误诊率。PET 成像在 PD 的诊断和研究中的应用已有数十年历史，成为重要的临床检查手段。

1. 多巴胺系统 PET 成像示踪剂

中枢神经系统多巴胺能神经元主要位于下丘脑、黑质和腹侧被盖区，投射到垂体（结节 – 漏斗通路）、纹状体（黑质纹状体通路）、额叶皮层及边缘和嗅觉区域（中皮层和中

脑边缘通路）。涉及运动控制的多巴胺能系统主要是黑质 - 纹状体通路，也是 PD 主要受累病理通路，检测该系统多巴胺能神经元的完整性能够用于 PD 的诊断和评价。用于反映多巴胺能神经元的完整性的分子探针根据靶向不同可分为 3 类：第一类以芳香族氨基酸脱羧酶（aromatic amino acid decarboxylase，AADC）为靶向，示踪剂为 ^{18}F- FDOPA；第二类以多巴胺转运体（dopamine transporter，DAT）为靶向，示踪剂主要是托烷类化合物，包括 ^{11}C-CFT、^{18}F-FP-CIT、^{18}F-FE-PE2I 等 PET 示踪剂，以及 ^{123}I-FP-CIT、^{99}Tcm-TRODAT-1 等 SPECT 显像药物：第三类以Ⅱ型囊泡单胺转运体（vesicular monoamine transporter-2，VMAT2）为靶向，示踪剂包括放射性标记的 ^{11}C -DTBZ 和 ^{18}F-FP-DTBZ（^{18}F-AV133）（图 5–4）。这些靶向都位于多巴胺能神经元突触的前膜上，因此反映的是从黑质投射到纹状体的神经元的情况。

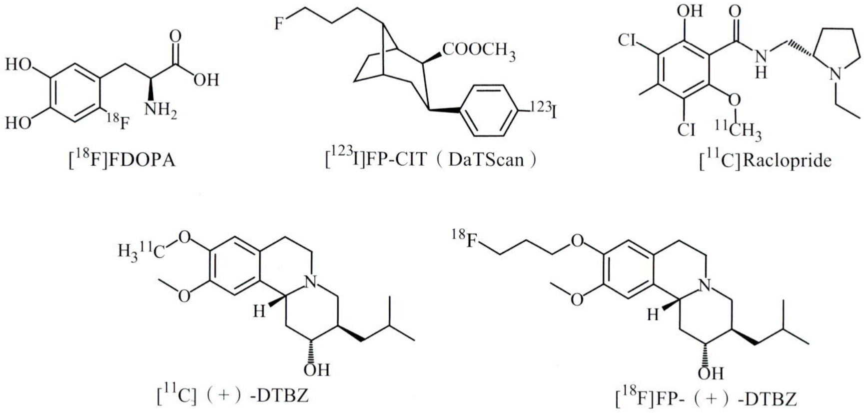

图 5–4　常用的脑多巴胺系统 PET 成像示踪剂

^{18}F-FDOPA 在纹状体中的摄取包括 5 个过程：跨血脑屏障运输；摄取至多巴胺能神经元；在 AADC 作用下发生脱羧，产生 ^{18}F- 多巴胺；^{18}F- 多巴胺储存于囊泡；^{18}F- 多巴胺在 MAO-B 和 COMT 的作用下降解。在这些过程中，AADC 活性和轴突神经突触密度是 ^{18}F-Dopa 摄取的主要决定因素。尸检研究证明，纹状体中 ^{18}F-FDOPA 的摄取可以反映 PD 患者和受 MPTP 损伤的猴子模型的剩余黑质多巴胺能神经元的数目。值得注意的是，由于存在剩余末端 AADC 代偿性上调，^{18}F-FDOPA 可能会低估早期 PD 的损伤程度。

PD 患者出现运动症状时，壳核 ^{18}F-FDOPA 的摄取已经减少了 50%。多个研究表明，^{18}F-FDOPA 摄取与 Hoehn &Yahr 分期及统一帕金森病评分量表所测量的运动障碍程度之间存在显著负相关。进一步分析表明，壳核 ^{18}F-FDOPA 摄取与僵直和运动迟缓的程度成反比，与震颤的严重程度却不成正比，这表明震颤的发病机制可能并不是黑质 – 纹状体通路。PD 患者脑中各区域神经退行性的进程不是均匀的。由腹外侧黑质投射到后背侧壳核的多巴胺能神经元最先受累，然后是由背内侧黑质投射到壳核前部和尾状核的多巴胺能神经元，因此，在PD患者纹状体中，壳核后部的^{18}F-FDOPA摄取减低最多，而尾状核和壳核头部相对减低较少。应该注意的是，^{18}F-FDOPA摄取并不能严格反映剩余神经突触密度，因为放射性摄取既反映了神经元的缺失，又受AADC活性上调等补偿机制影响。^{18}F-FDOPA-PET成像还可以作为PD进展的生物标志物。与年龄匹配的对照组相比，PD患者纹状体^{18}F- FDOPA摄取降低速度更快。在早期PD患者脑中，壳核区域的摄取量每年下降约基线水平的10%（正常人的平均值为5%）。在较晚期患者脑中，由于地板效应而使摄取的年减低量减慢。

DAT靶向示踪剂多为以可卡因为结构基础的托烷类化合物，截至目前已有数十种显像剂进行了人体成像或临床应用研究，其中采用^{123}I标记的SPECT显像剂^{123}I -FP-CIT已在欧洲和美国上市（商品名为DaTScan™）。大量研究报道了DAT成像在判断PD与纹状体多巴胺缺失相关性的应用价值，DAT成像已经成为判断纹状体多巴胺缺失最重要的影像手段。尽管不同DAT示踪剂之间的动力学性质及靶向亲和性与选择性不同，但它们都能够提供关于突触前多巴胺能神经元的类似信息。需要注意的是，DAT成像可能会低估神经末梢的密度，这是由于作为对突触间隙多巴胺浓度降低的代偿反应，剩余神经元中的DAT活性可能会下调。此外，DAT活性还可能受药物的影响，因此DAT示踪剂在用于疾病进程监测和治疗效果评价方面还存在争议。

^{11}C-DTBZ和^{18}F-FP-DTBZ是目前已经应用于临床的VMAT2 PET成像示踪剂。在PD患者脑部PET成像研究表明，纹状体区域^{11}C-DTBZ摄取显著减少。在比较3种显像剂^{11}C-DTBZ、^{18}F-FDOPA和^{11}C-哌甲酯（^{11}C-MP，一种DAT示踪剂）测量纹状体区域多巴胺能神经末端PET成像研究中发现，与^{11}C-DTBZ结合相比，使用^{18}F-FDOPA测量的结果偏高，而^{11}C-MP的结合则偏低，这个发现被解释为证实了PD患者纹状体中存在相对的AADC上调和DAT下调，因此，VMAT2靶向PET成像可能是测量多巴胺神经末端密度更准确的方法。

多巴胺受体PET成像可以用于测量突触后膜的多巴胺能情况，并能够提供有关多巴胺（DA）传递的信息。多巴胺能神经元突触后膜上的多巴胺受体主要分为两个家族：D_1家族（包括D_1和D_5受体）和D_2家族（包括D_2、D_3和D_4受体）。使用放射性示踪剂^{11}C-SCH23390和^{11}C-NNC112进行的D_1受体PET成像研究表明，PD患者与健康对照者之间的D_1受体密度没有显著差异，这可能是由这些D_1受体示踪剂的选择性较低导致，相关结论还需进一步验证。多巴胺D_2受体PET成像研究更为广泛，^{11}C-雷氯必利（^{11}C-raclopride）与D_2受体的亲和性适中，可以被内源性多巴胺竞争，可以用于评价疾病和治疗状态下突触间隙多巴胺的浓度；^{18}F-Fallypride和^{11}C -FLB-457具有更高的靶向亲和性，可用于定量分析纹状体中多巴胺能突触后膜的浓度。

2. 5-HT 系统 PET 成像示踪剂

多种放射性标记分子探针已经用于脑 5-HT 系统 PET 成像研究。^{11}C -DASB 是一种特异性 5- 羟色胺转运蛋白（serotonin transporter，SERT）示踪剂，可用于检测突触末梢 5- 羟色胺能神经元的功能。晚期 PD 患者 ^{11}C-DASB PET 成像研究表明，眶额皮质、尾状核、壳核和中脑区域的 ^{11}C-DASB 摄取低于正常对照，提示晚期 PD 患者 5- 羟色胺能神经元广泛受累；而与抑郁症相关的背外侧前额叶皮层区域未见明显降低，这与在有抑郁症状和非抑郁症状的 PD 患者中用 ^{123}I -β -CIT 进行的 SPECT 成像研究结论相似。

^{11}C-WAY-100635 是一种 5-HT$_1$A 受体 PET 成像示踪剂。中缝核区域的 5-HT$_1$A 主要位于突触前膜上，功能是抑制 5-HT 的释放；而皮质锥体神经元和胶质细胞中 5-HT$_1$A 则位于突触后膜上。5-HT$_1$A 在海马和边缘皮质中浓度最高，在纹状体中分布较低，在小脑中没有分布。^{11}C-WAY-100635 PET 成像研究表明，在 PD 患者中缝核区域 ^{11}C-WAY100635 摄取较正常对照组降低 25%；在有或没有抑郁症状的 PD 患者中，^{11}C-WAY100635 摄取减少程度相似，这表明 5- 羟色胺能损伤可能与 PD 抑郁的发生无关。另一项研究表明，PD 患者总震颤和静息震颤的严重程度与中缝核区域的 5-HT$_1$A 受体结合减少有关，该结果有助于探讨中脑被盖区震颤的发病机制。

3. 其他靶向性 PET 成像示踪剂

^{11}C-diprenorphine 是一种阿片受体 PET 成像分子探针，使用该示踪剂观察运动障碍性和非运动障碍性 PD 患者脑中纹状体和纹状体外阿片受体结合情况，结果表明运动障碍患者纹状体和丘脑区域的放射性摄取明显减少，而非运动障碍患者则无明显改变；SPM 分析发现扣带回和前额叶区域放射性摄取减少，这与运动障碍性 PD 患者脑中内源性阿片类递质增加结果相对应。

^{11}C-SCH442416 是一种腺苷 A2A 受体显像剂，运动障碍和非运动障碍 PD 患者 PET 成像研究表明，非运动障碍的 PD 患者 A2A 结合正常，而运动障碍的 PD 患者纹状体区域 A2A 摄取升高，这表明腺苷活性不足可能与 PD 患者中出现左旋多巴诱发异动症起作用有关。

磷酸二酯酶（phosphodiesterase，PDE），如 PDE10A，作用是介导代谢环磷酸腺苷（cyclic adenosine monophosphate，cAMP），从而调节纹状体内 cAMP 信号。PD 动物模型研究显示，黑质纹状体多巴胺能病变导致 cAMP 水平升高，左旋多巴的治疗能够降低在失神经纹状体中的高 cAMP 水平。另有动物模型研究证明，使用 PDE10A 抑制剂进行药理调节可减轻左旋多巴诱发的运动障碍（levodopa induced dyskinesia，LID）的严重程度。^{11}C-IMA107 是一种 PDE10A 靶向示踪剂，临床研究表明，PD 患者尾状核、壳核和苍白球区域的放射性摄取降低，并与 UPDRS-Ⅲ运动评分和统一帕金森病评定量表所测量的严重程度相关，这些发现表明黑质纹状体神经元变性会影响 PDE10A 的表达。

Ⅰ型大麻素受体（cannabinoid receptor type Ⅰ，CB1）是突触传递的调节剂，被认为是 LID 的潜在治疗靶标。^{18}F-MK-9470 是一种选择性 CB1 示踪剂，PET 成像研究表明，PD 患者的黑质纹状体、中脑边缘和皮层多巴胺能投射区的放射性摄取减低，但是发生和未发生 LID 患者脑中 CB1 摄取无明显差异，并且与 LID 的严重程度无相关性。

去甲肾上腺素功能障碍也可能在 PD 并发症中起重要作用。去甲肾上腺素转运蛋白示踪剂 ^{11}C-MeNER PET 成像研究表明，其在 PD 患者中的摄取降低，这可能与睡眠行为障碍、认知能力和体位性低血压相关。PD 患者脑中去甲肾上腺素功能受损可能会导致许多非运动性症状。

四、癫痫的 PET 成像示踪剂

癫痫是一种常见的神经系统疾病，流行病学调查显示其发病率为 5‰ ~ 7‰，我国有 650 万 ~ 910 万患者。由不同病因引起的脑部神经元高度同步化异常放电是引起癫痫发作的根本原因。^{18}F-FDG PET 成像于 1980 年开始用于癫痫研究，结果发现局灶性灰质代谢减低与癫痫病灶的定位有关，因此，广泛应用于癫痫治疗中的术前评估，但随着高分辨率 MRI 的应用，PET 成像在癫痫病灶定位中的应用逐渐降少。与此同时，随着靶向性示踪剂的出现和应用，PET 成像在癫痫中更多用于大脑中神经化学改变的研究。下面将重点介绍已经应用于人体的靶向性 PET 成像示踪剂。

1. γ- 氨基丁酸 PET 成像示踪剂

^{11}C- 氟马西尼（^{11}C-flumazenil，^{11}C-FMZ）已广泛用于癫痫 PET 成像研究，该显像剂结合于 γ- 氨基丁酸（$GABA_A$）受体复合物上的苯并二氮䓬位置上，在癫痫病灶定位和偏侧化检查中具有良好的效果。在海马硬化和血管性病变中，^{11}C-FMZ 在病灶区显示为摄取减少，但在发育不全的区域显示为摄取增加。在损伤性局灶性癫痫患者中进行的 ^{11}C-FMZ PET 成像发现，癫痫发作频率与额叶梨状皮质区域的摄取呈负相关。具有较长放射性半衰期的 ^{18}F-FMZ 同样具有良好的成像效果，并已经实现较广的临床应用。

2. 谷氨酸受体成像示踪剂

谷氨酸是中枢神经系统的主要兴奋性神经递质，在癫痫发作之前和期间释放。N- 甲基 -D- 天冬氨酸（NMDA）型谷氨酸受体跟兴奋性神经元损伤和癫痫发生密切相关。使用 C-11 标记氯胺酮进行的 PET 成像研究表明，TLE 患者区域放射性摄取减少，这可能是由于 NMDA 受体密度降低、灌注减少或局灶性萎缩而引起的。^{18}F-GE-179 是一种新型 NMDA 示踪剂，前瞻性研究中表明，与对照组相比，未服用抗抑郁药的癫痫患者脑中放射性摄取显著增加，而且 4 名患者局灶性信号增强，而服用抗抑郁药物的癫痫患者的整体摄取明显下降，这表明 NMDA 受体可能在癫痫的药物治疗中有重要的作用。

3. 突触囊泡糖蛋白 2A PET 成像示踪剂

突触囊泡糖蛋白 2A（synaptic vesicle glycoprotein 2A，SV2A）靶向 PET 示踪剂能够反映脑中突触连接的完整性，其结构基础为抗癫痫药物布瓦西坦和左乙拉西坦。最初评价的 SV2a 示踪剂包括 ^{11}C-UCB-A、^{11}C-UCB-J 和 ^{18}F-UCB-H，其中 ^{11}C-UCB-J 具有最佳的药代动力学性质：具有较高的脑摄取、快速和可逆的结合动力学及良好的代谢性质。^{11}C -UCB-A 体内动力学性质较慢，而 ^{18}F-UCB-H 靶向亲和性较差。^{11}C-UCB-J 的人体 PET 成像研究显示出了较理想的成像特性和高特异性结合信号，进一步被用于癫痫、AD、PD 等多种疾病的研究。耶鲁大学研究团队进一步开发了采用具有较长半衰期 ^{18}F 标记的 SV2a 显像剂，包括 ^{18}F-UCB-J、^{18}F-SDM-2 和 ^{18}F-SDM-8（图 5–5）。在非人类灵长类动物体内进行的 ^{18}F-UCB-J 评价研究表明，其药代动力学性质、区域分布和靶向亲和性与 ^{11}C-UCB-J 相似。脑中 ^{18}F-SDM-2 的药代动力学性质比 ^{11}C-UCB-J 快且区域分布亲和性具有可比性。^{18}F-SDM-8 的药代动力学性质与 ^{11}C-UCB-J 相似，而区域靶向亲和性高于 ^{11}C-UCB-J。

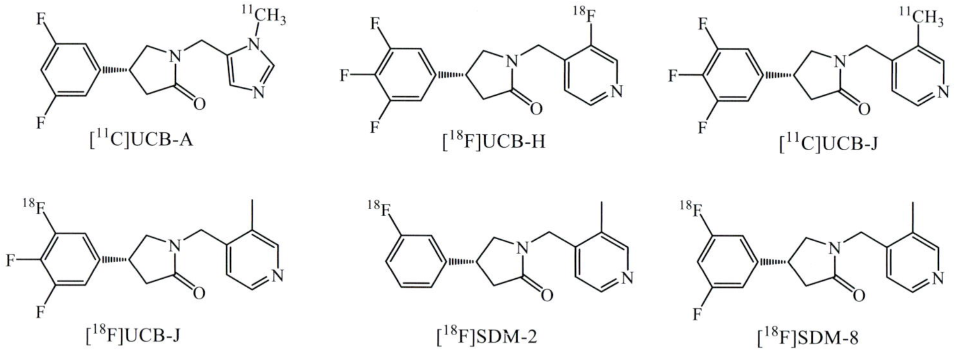

图 5–5 SV2a 受体 PET 示踪剂的化学结构

五、抑郁症 PET 成像示踪剂

抑郁症又称为抑郁障碍，以显著而持久的情绪低落、兴趣丧失等情感性（心境）障碍为主要临床特征，在中国人中约 20% 存在抑郁症状，其中 7% 为重度抑郁。PET 成像可以通过葡糖糖代谢和受体分布、活性变化描绘大脑功能代谢和神经化学变化，用于探究抑郁症的发病机制。选择性 5– 羟色胺重摄取抑制剂（selective serotonin reuptake inhibitor，SSRI）是一类重要的抗抑郁药物，间接证明五羟色胺系统在抑郁症的发生和发展中有重要的作用。5– 羟色胺转运蛋白（serotonin transporter，SERT）是 SSRI 的作用靶向，以该受体为靶向的 PET 成像示踪剂已广泛用于抑郁症的研究。

1. 5– 羟色胺转运体 PET 成像示踪剂

SERT 是一种 Na^{+}/Cl^{-} 依赖型转运体，在全脑和脊髓内均有分布，最密集区位于中缝核区域。SERT 特异性抑制剂是一类重要的抑郁症治疗药物，包括氟西汀、舍曲林、帕罗西汀等。SERT 靶向 PET 显像剂按化学结构特点可分为二芳基硫醚类、托烷类、喹哌嗪类、异喹啉类化合物，其中二芳基硫醚类化合物研究和应用最广泛，包括 ^{11}C-DASB、^{11}C-HOMADAM、^{11}C-AFM、^{11}C-ADAM、^{11}C-MADAM、4-^{18}F-ADAM 和 ^{18}F-FPBM 等。

^{11}C-DASB 是目前应用最广泛的 SERT 靶向 PET 显像剂，于 2000 年首次报道，该显像剂在 SERT 高表达的中缝核和下丘脑区域呈高摄取，而在 SERT 分布较少的小脑区域只有少量摄取。PET 成像研究表明，西酞普兰可以竞争性抑制 ^{11}C-DASB 在中缝核和下丘脑摄取。^{11}C-DASB 因存在物理半衰期较短、制备产率低的缺点，而被限制了推广使用。2003 年报道的 4-^{18}F-ADAM 具有较高的初始脑摄取和较快的非靶区域清除速度，2013 年首次人体成像研究报道结果显示，该化合物能够满足临床成像要求，但是其制备产率极低，限制了临床应用。^{18}F-FPBM 于 2007 年首次报道，对 SERT 具有较高的亲和活性和选择性，制备产率较高，目前已经完成猴脑部 PET 成像研究。

2. 5-HT$_1$A 受体 PET 成像示踪剂

动物实验表明，5-HT$_1$A 敲除小鼠在受控状态下表现为焦虑抑郁样行为，5-HT$_1$A 靶向化合物作为抗抑郁药物也已进入临床研究阶段。5-HT$_1$A 靶向 PET 成像示踪剂开发已有超过 30 年的历史，已有多种用于人体成像研究。5-HT$_1$A 靶向 PET 示踪剂可分为拮抗剂类和激动剂类，拮抗剂类包括 ^{11}C-WAY100635、^{11}C-DWAY、^{11}C-（R）-RWAY、^{11}C-6FPWAY、^{11}C-6BPWAY、^{11}C-CPC-222、^{18}F-MeFWAY、^{18}F-MPPF、^{18}F-FCWAY 和 ^{18}F-DMPPF；激动剂类包括 ^{11}C-MPT、^{18}F-F15599、^{18}F-F13714、^{18}F-FEMPT 等。

^{11}C-WAY100635 是第一个拮抗剂类 5-HT$_1$A PET 成像示踪剂，其缺点是放射性代谢产物可以通过血脑屏障而影响图像的定量分析。^{18}F-MPPF 是目前应用最广的 5-HT$_1$A PET 成像示踪剂，人体成像研究表明，PET 图像的靶 / 非靶＞ 3，而且代谢产物不影响图像分析，目前国外已经建立了不同年龄、性别的 ^{18}F- MPPF 正常人成像数据库，有力推进了该示踪剂在研究中的应用。激动剂类 5-HT$_1$A PET 成像示踪剂仅与处于高亲和状态下的 G 蛋白偶联受体结合，因此，相对于拮抗剂类示踪剂，激动剂类能够反映外源药物对 5-HT$_1$A 结合和激活情况。^{11}C-MPT 是第一个成功报道的激动剂类 PET 示踪剂，存在的问题是脑清除较慢，导致信噪比较低。^{18}F-F15599、^{18}F-F13714、^{18}F-FEMPT 等新型成像剂的平均研究仍在进行中。

六、神经炎症 PET 成像示踪剂

炎症在神经变性过程中可能起关键作用，不同病理机制的神经退行均观察到了神经免疫细胞激活，这表明神经炎症与特定病理并不特别相关，而是反映了一种普遍性的神经退行性过程。神经炎症靶向 PET 成像剂有助于了解神经炎症在疾病发生、发展中的作用。

1. 18 kD 转位蛋白 PET 成像示踪剂

活化的小胶质细胞线粒体膜上过表达 18 kD 转位蛋白（TSPO），被认为是神经炎症靶向 PET 成像示踪剂。第一代 TSPO 示踪剂 ^{11}C -PK11195 最常用于反应小胶质细胞激活的神经炎症显像剂。但是 ^{11}C-PK11195 本身存在一些局限性，如较高的非特异性结合，较低的脑摄取，导致了该示踪剂成像图像的信噪比较差。因此第二代 TSPO 示踪剂得以发展，包括 ^{11}C-PBR28、^{11}C-DAA1106、^{11}C-DPA-713、^{18}F-DPA-714、^{18}F- FEDAA1106、^{18}F-FEPPA、^{18}F-PBR06 和 ^{18}F-PBR111。第二代示踪剂具有更高的特异性和亲和性，但存在的问题是 *TSPO* 基因中单核苷酸多态性（rs6971）的敏感性不同，影响了示踪剂靶向的亲和力，从而导致 PET 成像结果存在差异。近年报道了 rs6971 多态性不敏感的新型第三代 TSPO 放射性配体，包括 ^{11}C-ER176 和 ^{18}F-GE180。^{11}C-ER176 对人类所有 *rs6971* 基因型具有高亲和性，因此，可以定量所有受试者脑中 TSPO 的水平。初步临床研究结果表明，^{18}F-GE180 在正常人脑中的摄取比 ^{11}C-ER176 低，可能获得更高的信噪比，但是还需要在不同 *rs6971* 基因型受试者中做进一步确认研究。

2. 其他靶向性 PET 成像示踪剂

单胺氧化酶 B（monoamine oxidase B，MAO-B）在某些神经炎性疾病（如 AD）中的反应性星形胶质细胞中表达升高。放射性标记的选择性 MAO-B 拮抗剂已被用于星形胶质细胞的 PET 成像，其中 ^{11}C-deprenyl-D_2 应用较多。^{11}C-deprenyl-D_2 具有良好的动力学性质，但是值得注意的是，MAO-B 在 5- 羟色胺能和组胺能神经元中也有较高表达，因此，需要特别注意对 PET 成像结果的分析。

环氧合酶 –1（cyclooxygenase-1，COX-1）在激活的小胶质细胞中上调，靶向成像 ^{11}C-KTP-ME 已经应用于健康志愿者中。需要注意的是，COX-1 是否仅在小胶质细胞中表达尚存在争议，因此，需要进一步研究来验证 COX-1 示踪剂对疾病的选择性和用途。

腺苷 A2A 受体参与关键的神经炎症过程，包括激活过程中的 LPS 诱导突触可塑性改变和小胶质细胞回调。使用 ^{11}C-TMSX 对继发性进行性多发性硬化患者进行 PET 研究发现，患者表观正常的白质中放射性摄取增加，已知该区域存在活化后的胶质细胞，进一步分析表明，示踪剂摄取与 MR 成像提示的白质完整性间存在负相关，提示 A2A 受体参与白质病理改变。同样需要注意的是所有中枢神经系统免疫细胞均表达 A2A 受体，这与 TSPO

相同，因此，A2A 受体成像也难以获得特异性的胶质细胞信息。

烟碱乙酰胆碱（nicotinic acetylcholine，NACh）系统调节许多重要的生理功能，与神经炎症也有密切关系。动物模型 PET 成像研究表明，α4β2 型 NACh 受体显像剂，2-^{18}F-A85380-TSPO 显像剂 ^{11}C-PK-1119578 有类似的分布模式。组织学证据表明，活化的小胶质细胞和星形胶质细胞中 TSPO 和 α4β2 型 NACh 受体同时上调，表明 α4β2 可能与 TSPO 一样，是一种胶质细胞激活显像剂。靶向显像剂 ^{18}F-flubatine 已经用于人体成像，但因其动力学性质较差，图像采集时间过长，所以仍需开发性质更好的 PET 成像示踪剂。

七、小结

脑部 PET 成像示踪剂历经数十年的发展，已经开发出了针对不同受体、酶和蛋白的上百种示踪剂。利用这些示踪剂，可以充分发挥 PET 成像无创、高灵敏性的特点，用于各类脑疾病的研究、诊断、评价和疗效评估。部分 PET 成像技术，如 Aβ 显像剂用于 AD 诊断、DAT 显像剂用于 PD 的评价，目前已经得到了广泛认可，成为重要的临床评价手段，并且在临床研究受试者筛选、干预效果评价等新治疗方法开发中发挥越来越重要的作用。新型脑 PET 成像示踪剂的开发与病理生理学的进展密切相关，一方面，病理生理学新发现能够为新型示踪剂的开发提供方向；另一方面，新型示踪剂的临床应用能够为病理生理学研究提供有力的工具。此外，由于疾病的复杂性，单一示踪剂往往不能对疾病进行全面评估，多靶向分子探针联用进行疾病评价即将成为脑 PET 成像研究的重要方向。

（乔洪文　卢　洁）

参考文献

[1] LOUIS D N，PERRY A，REIFENBERGER G，et al. The 2016 World Health Organization classification of tumors of the central nervous system：a summary. Acta Neuropathol，2016，131（6）：803–820.

[2] NANDU H，WEN P Y，HUANG R Y. Imaging in neuro-oncology. Ther Adv Neurol Disord，2018（11）：1756286418759865.

[3] ALBERT N L，WELLER M，SUCHORSKA B，et al. Response assessment in neuro-oncology working group and European association for neuro-oncology recommendations for the

clinical use of PET imaging in gliomas. Neuro Oncol，2016，18（9）：1199-1208.
[4] HAYASHIDA Y，HIRAI T，MORISHITA S，et al. Diffusion-weighted imaging of metastatic brain tumors：comparison with histologic type and tumor cellularity. AJNR Am J Neuroradiol，2006，27（7）：1419-1425.
[5] KOBAYASHI K，HIRATA K，YAMAGUCHI S，et al. Prognostic value of volume-based measurements on（11）C-methionine PET in glioma patients. Eur J Nucl Med Mol Imaging，2015，42（7）：1071-1080.
[6] OKUBO S，ZHEN H N，KAWAI N，et al. Correlation of L-methyl-^{11}C-methionine（MET）uptake with L-type amino acid transporter 1 in human gliomas. J Neurooncol，2010，99（2）：217-225.
[7] KRATOCHWIL C，COMBS S E，LEOTTA K，et al. Intra-individual comparison of ^{18}F-FET and ^{18}F-DOPA in PET imaging of recurrent brain tumors. Neuro Oncol，2014，16（3）：434-440.
[8] KEBIR S，KHURSHID Z，GAERTNER F C，et al. Unsupervised consensus cluster analysis of [^{18}F] -fluoroethyl-L-tyrosine positron emission tomography identified textural features for the diagnosis of pseudoprogression in high-grade glioma. Oncotarget，2017，8（5）：8294-8304.
[9] WILSON W R，HAY M P. Targeting hypoxia in cancer therapy. Nat Rev Cancer，2011，11（6）：393-410.
[10] SHARMA P，MUKHERJEE A，BAL C，et al. Somatostatin receptor-based PET/CT of intracranial tumors：a potential area of application for ^{68}Ga-DOTA peptides. AJR Am J Roentgenol，2013，201（6）：1340-1347.
[11] MALIK D，SOOD A，MITTAL B R，et al. Nonspecific uptake of ^{68}Ga-prostate-specific membrane antigen in diseases other than prostate malignancy on positron emission tomography/computed tomography imaging：a pictorial assay and review of literature. Indian J Nucl Med，2018，33（4）：317-325.
[12] KROHN T，VERBURG F A，PUFE T，et al. ^{68}Ga -PSMA-HBED uptake mimicking lymph node metastasis in coeliac ganglia：an important pitfall in clinical practice. Eur J Nucl Med Mol Imaging，2015，42（2）：210-214.
[13] ROCCHI L，NICCOLINI F，POLITIS M. Recent imaging advances in neurology. J Neurol，2015，262（9）：2182-2194.
[14] TEIPEL S，DRZEZGA A，GROTHE M J，et al. Multimodal imaging in Alzheimer's

disease: validity and usefulness for early detection. Lancet Neurol, 2015, 14 (10): 1037–1053.

[15] DORAISWAMY P M, SPERLING R A, JOHNSON K, et al. Florbetapir F-18 amyloid PET and 36-month cognitive decline: a prospective multicenter study. Mol Psychiatry, 2014, 19 (9): 1044–1051.

[16] MARQUIE M, NORMANDIN M D, VANDERBURG C R, et al. Validating novel tau positron emission tomography tracer F-18-AV-1451 (T807) on postmortem brain tissue. Ann Neurol, 2015, 78 (5): 787–800.

[17] YE L, VELASCO A, FRASER G, et al. In vitro high affinity alpha-synuclein binding sites for the amyloid imaging agent PIB are not matched by binding to Lewy bodies in postmortem human brain. J Neurochem, 2008, 105 (4): 1428–1437.

[18] CHAUVEAU F, VAN CAMP N, DOLLE F, et al. Comparative evaluation of the translocator protein radioligands ^{11}C-DPA-713, ^{18}F-DPA-714, and ^{11}C-PK11195 in a rat model of acute neuroinflammation. J Nucl Med, 2009, 50 (3): 468–476.

[19] CAI Z, LI S, MATUSKEY D, et al. PET imaging of synaptic density: a new tool for investigation of neuropsychiatric diseases. Neurosci Lett, 2019 (691): 44–50.

[20] WU K, POLITIS M, O' SULLIVAN S S, et al. Single versus multiple impulse control disorders in Parkinson' s disease: an ^{11}C-raclopride positron emission tomography study of reward cue-evoked striatal dopamine release. J Neurol, 2015, 262 (6): 1504–1514.

[21] ROUSSAKIS A A, POLITIS M, TOWEY D, et al. Serotonin-to-dopamine transporter ratios in parkinson disease: relevance for dyskinesias. Neurology, 2016, 86 (12): 1152–1158.

[22] FEDOROVA T D, SEIDELIN L B, KNUDSEN K, et al. Decreased intestinal acetylcholinesterase in early Parkinson disease: an ^{11}C-donepezil PET study. Neurology, 2017, 88 (8): 775–781.

[23] NICCOLINI F, FOLTYNIE T, REIS MARQUES T, et al. Loss of phosphodiesterase 10A expression is associated with progression and severity in Parkinson' s disease. Brain, 2015, 138 (Pt10): 3003–3015.

[24] VAN LAERE K, CASTEELS C, LUNSKENS S, et al. Regional changes in type 1 cannabinoid receptor availability in parkinson' s disease in vivo. Neurobiol Aging, 2012, 33 (3): 620.e1–e8.

[25] NAHIMI A, SOMMERAUER M, KINNERUP M B, et al. Noradrenergic deficits in

parkinson disease imaged with ^{11}C-MeNER. J Nucl Med，2018，59（4）：659–664.

[26] GALOVIC M，KOEPP M. Advances of molecular imaging in epilepsy. Curr Neurol Neurosci Rep，2016，16（6）：58–69.

[27] FAN Z，CALSOLARO V，ATKINSON R A，et al. Flutriciclamide（^{18}F-GE180）PET：first-in-human PET study of novel third-generation in vivo marker of human translocator protein. J Nucl Med，2016，57（11）：1753–1759.

[28] ALBRECHT D S，GRANZIERA C，HOOKER J M，et al. In vivo imaging of human neuroinflammation. ACS Chem Neurosci，2016，7（4）：470–483.

第六章

PET/MR 成像在神经外科的临床应用

医学影像学与神经外科学之间是密不可分的。既往影像与现实手术空间是相互分开的，外科医师只能通过影像观察病变的形态、位置，然后结合解剖知识，在自己思维中把病变形状、质地、粘连、血供、毗邻及与周围结构的关系想象出来，使得神经外科手术对医师的经验要求极高。

随着图像引导的神经外科技术的蓬勃发展，可通过红外、光学等方法，把影像空间与现实空间融合起来，并且实时交互，使得外科医师可依据定量影像信息，决定最佳手术入路，避免功能区与重要结构的损伤。在神经导航推动图像引导神经外科发展的同时，也面临着一些没有解决的问题。例如，在传统导航手术中，术中图像是在手术前获得的，开颅后存在脑脊液损失引起的结构漂移。再者，如胶质瘤，在外科显微镜下与健康脑实质之间无明确界线，传统导航与神经外科学无法在术中量化肿瘤切除的充分程度，关颅后很多患者失去了再次切除的机会。所有这些问题都促进了术中影像学技术的发展。本章将重点介绍 PET 分子影像技术与图像引导的神经外科技术。

第一节　多模态成像技术引导下的神经外科手术

一、MR成像联合神经导航技术

早期神经外科手术缺乏准确客观的解剖学评估，迫切需要整合影像学提供的解剖和功能学数据进行后处理。立体定向导航仪器为神经导航系统发展奠定了基础，将医学影像融入神经导航系统是神经外科手术的一种辅助手段。

CT和MR成像的引入，在神经外科领域的应用中开辟了多种途径，为神经导航系统提供了术前影像学资料。将术前影像学资料导入神经导航系统，可以描绘出病变与正常脑组织结构的立体图像。1986年，Robert等将CT图像融合在立体定向导航系统中，应用于手术操作。1993年，Barnett等将超声、CT和MR成像融合入导航，重建了三维模型。1998年，Kelly和Watanable提出了术中实时空间监测的导航新技术。随着影像学技术的不断进步，fMRI、DTI、PET等促使神经导航技术得到了飞速发展和广泛应用。

神经导航系统拥有图像处理和手术定位两部分。医学图像数据可以导入神经导航系统，二维数据经过分析处理后，形成三维立体影像。接着对患者体表进行标记并注册，将患者的头颅与三维数据配准，从而实现导航定位。在此技术背景下，医学影像引导神经外科在显微外科治疗肿瘤、血管畸形和其他颅内病变方面取得了巨大进步。计算机辅助神经导航将高分辨率、多模态的术前成像用于手术指导，识别相关的解剖结构，绘制患者病理三维图像。通过人机交互式分析病变的空间关系，将这些数据和基本的灰度数据通过对术前数据的处理融入导航，帮助评价肿瘤切除情况。

由于占位效应导致皮质功能区解剖结构移位，以及大脑皮质的可塑性和重组性等，使病灶周边部位皮质功能区难以辨认，将术前BOLD-fMRI资料融合于神经导航，可在术前精确定位颅内病灶与相邻脑功能区，有利于术前评估及术中指导。任务态BOLD-fMRI是通过各种任务活动或感官刺激，激发相应脑皮质功能区域，引起局部氧合血红蛋白浓度变化，导致磁化敏感效应改变，最后输出BOLD-fMRI图像。受激发的脑皮质功能区表现为局部高信号的激活区。Sommer 等将 BOLD-fMRI 结合其他影像学技术，获取了 19 例脑功能区肿瘤患者的脑功能激活图，将激活图融入导航，进行了患者的术前评估，并指导手术切除，结果显示 14 例肿瘤完全切除，5 例肿瘤体积明显缩小。

DTI 是一项利用组织不同区域水分子扩散各向异性，导致水分子对外扩散产生磁场的不同，来反映白质纤维走行的技术。研究者纳入了 10 例语言区附近的胶质瘤患者，术前采用 DTI 技术重建了 6 个涉及语言功能的纤维束（包括弓状束、额枕束、下纵束、钩束和 2 个运动前束），术中采用皮质电刺激进行验证，结果显示术后患者语言功能保留完整。Cho 等对 123 例颅脑肿瘤患者术前采用 DTI 技术重建了皮质脊髓束（107 例）、视辐射（31 例）、弓状束（38 例），将其融入手术导航，帮助规避相应的纤维束损伤。术后复查显示，患者纤维束保留完整，神经障碍发生率降低。

尽管图像导航系统具有广泛的适用性和临床应用价值，但这项技术的一个主要缺点是，神经导航系统使用的都是术前获得的 MR 图像。由于术中重力改变、脑脊液丢失、脑水肿、脑组织或肿瘤切除动作等因素会使脑组织发生移位，手术导航的有效性可能会在手术过程中降低。因此，术中获得的图像才能为神经外科医师提供必要的实时信息，是真正的术中图像引导的神经外科手术。近年来，术中磁共振成像（intraoperative magnetic resonance imaging，iMRI）已成为目前解决神经导航术中脑移位最精确、可靠的办法。一项荟萃分析发现 iMRI 结合导航手术的胶质瘤患者的生存率高于常规导航手术患者，是术中图像引导中较优的成像方法。PET 引导的导航技术在功能神经外科与脑肿瘤，特别是胶质瘤手术中也是一种重要的导航辅助手段，能够显示增强灶以外受浸润的肿瘤病灶。目前随着 PET 技术的发展，PET/MR 融合影像引导的导航已经在临床应用于穿刺活检术，PET/MR 融合导航在开颅手术中逐渐发展，也将在胶质瘤手术中发挥巨大优势。

二、多模态影像学数据联合神经导航技术的应用

多模态影像学数据结合神经导航技术的应用已经日渐成熟，并在神经外科领域得到了广泛应用，例如脑肿瘤切除术、脑血管畸形手术、癫痫手术、脑组织活检等。随着 iMRI 系统的应用，术前影像学数据结合导航制订手术计划、术中实时 MRI 扫描融合导航精确定位肿瘤边缘的手术模式得到了广泛的应用。目前，已有研究报道了多模态影像学结合术中导航在精确定位病灶、手术最佳路径选择、肿瘤全切率的提升、术后并发症的降低等方面有着重要的临床价值。

针对患者肿瘤特征，首都医科大学宣武医院在已有 3.0 T iMRI 的基础背景下，制订了术前、术中、术后多模态 MRI 采集方案，包括常规 T_1WI、T_2WI（图 6-1-1），MRS（图 6-1-2）、DTI（图 6-1-3）、fMRI（图 6-1-4）等。首都医科大学宣武医院 iMRI 系统基于术中轨道，磁

体沿轨道滑动至手术室内进行成像，直径 70 cm 1.5 吨的磁体可以通过安装在天花板上的轨道系统从磁体间移动到手术间，该系统可以在两个手术室之间共享。磁体间通过屏蔽门与手术室分离，当磁体不用于术中扫描时，可用于常规诊断研究。

多模态影像将术前、术中患者的解剖和病理变化区分出来，实时观察术中脑组织位移及肿瘤切除情况，帮助实现术中导航，为神经外科医师提供直观、可靠的影像学参考。MRS 在神经外科临床手术的应用中，可以鉴别复发 / 原发病灶，辅助肿瘤评级，帮助确认肿瘤边界，追踪肿瘤的预后效果。结合术中 DTI，可以及时了解白质纤维束移位或破坏情况，了解受损的白质纤维束术中恢复状况，有助于预防术后神经功能缺损。BOLD-fMRI 广泛应用于脑肿瘤的术前评价，对手术计划的制订及最大限度地减小术中功能损伤有很大的帮助。结合导航系统，多模态成像方法能够在脑结构和脑功能两个方面有针对性地协助术前计划的制订。术中 MR 影像结合导航可以在手术过程中实时辅助确认肿瘤是否完全切除（图 6-1-1）、白质纤维束是否受损（图 6-1-3）。术后 MR 影像则进一步评估了患者术后脑组织（图 6-1-1）、纤维束（图 6-1-3）恢复情况。

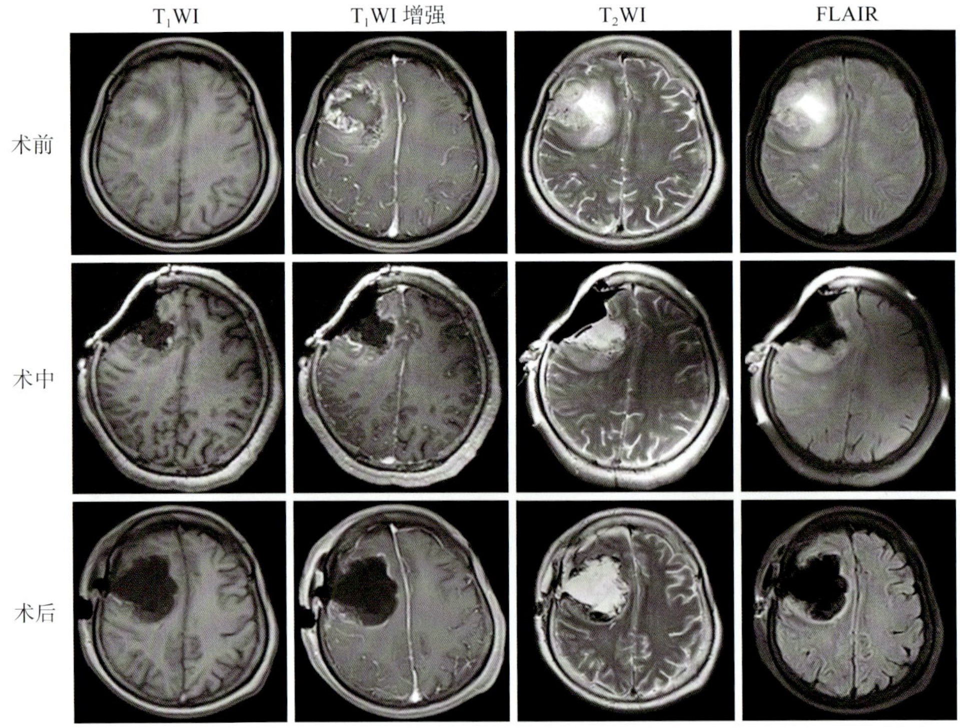

患者女，70 岁，记忆力减退 7 月余入院，术后病理：胶质母细胞瘤，WHO Ⅳ级。术前 MR 成像示右侧额叶肿瘤，根据患者术前影像学资料制订手术计划，界定肿瘤范围，术中 MR 成像示仍有少量肿瘤残余，再次切除后的术后 MR 成像示肿瘤完全切除

图 6-1-1　胶质母细胞瘤

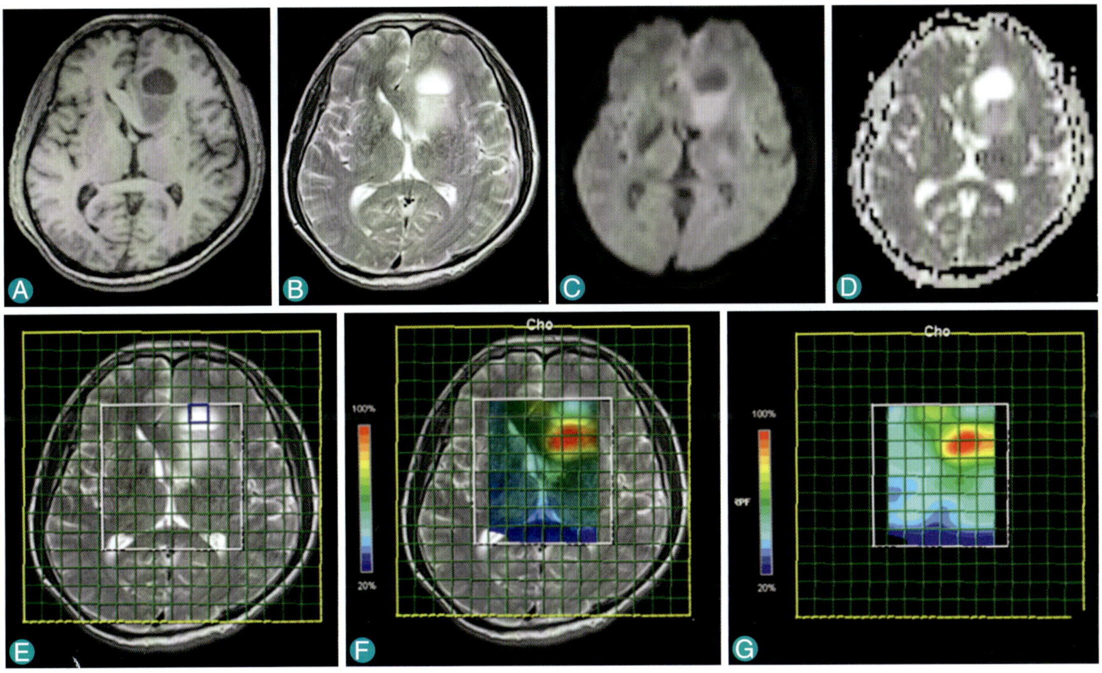

患者男，67 岁，反复癫痫发作 1 月余入院，术后病理：左侧额叶胶质母细胞瘤，IDH 突变型，WHO Ⅳ级。术前 MR 成像（图 A ~ D）示患者为左侧额叶肿瘤。MRS（图 E ~ G）以 Cho/NAA=1 为阈值，确认肿瘤实性部分边界

图 6-1-2　左侧额叶胶质母细胞瘤

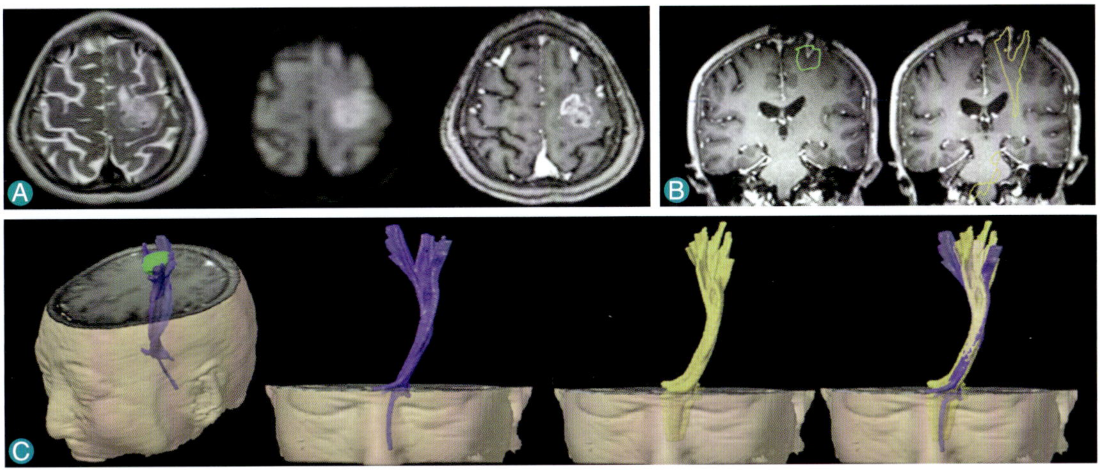

患者女，65 岁，间断癫痫 1 个月，术后病理：左侧额叶胶质母细胞瘤，WHO Ⅳ级。A. 患者术前 MR 图像；B. 图中绿色表示根据患者术前影像勾勒肿瘤边界，黄色为根据患者术前 DTI 绘制的左侧锥体束边界；C. 绿色表示肿瘤位置；紫色为术前 DTI 显示的锥体束，黄色为肿瘤切除后术中 DTI 显示的锥体束位置。术前肿瘤将邻近锥体束推挤，肿瘤切除后，纤维束发生移位，紫色与黄色纤维束对比，可见较大差异。术后患者运动功能无受损，提示术中纤维束保护良好

图 6-1-3　左侧额叶胶质母细胞瘤

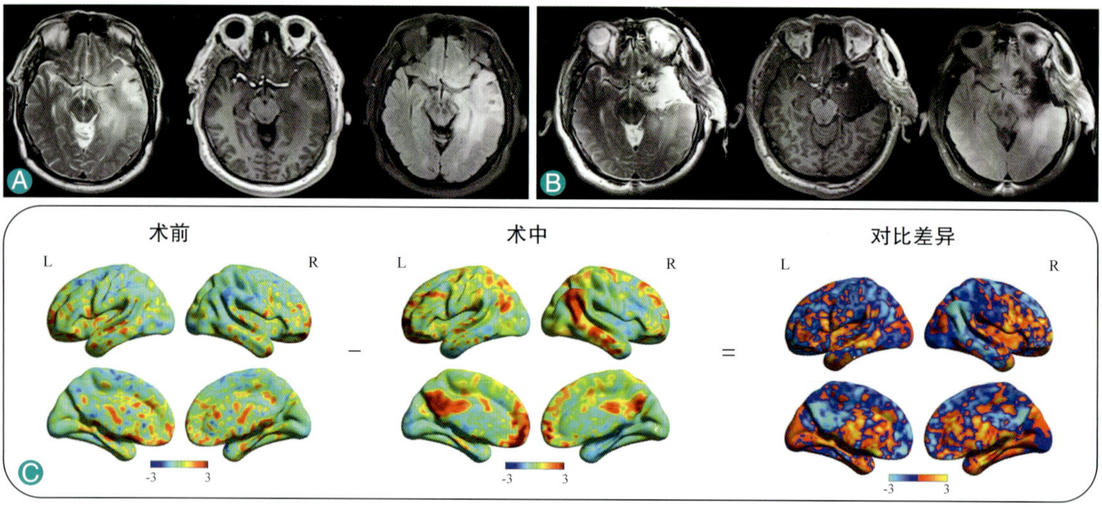

患者男，40 岁，发现右额叶占位 3 个月，术后病理：左侧颞叶少突星形细胞瘤，WHO Ⅲ级。A. 术前 MRI 图像；B. 术中 MRI 图像；C. 患者术前和术中的全脑功能连接强度及其对比差异

图 6–1–4　左侧颞叶少突星形细胞瘤

PET 在揭示胶质瘤增生活性和描述肿瘤边界方面具有特殊优势，将其应用在神经导航系统中能够实现精确的活检定位，以及在保护神经功能的前提下更彻底的切除肿瘤。首都医科大学宣武医院将 PET 影像学数据应用于神经导航之中进行了肿瘤的活检定位（图 6–1–5），实现了 PET 融合导航引导肿瘤活检的精确定位。

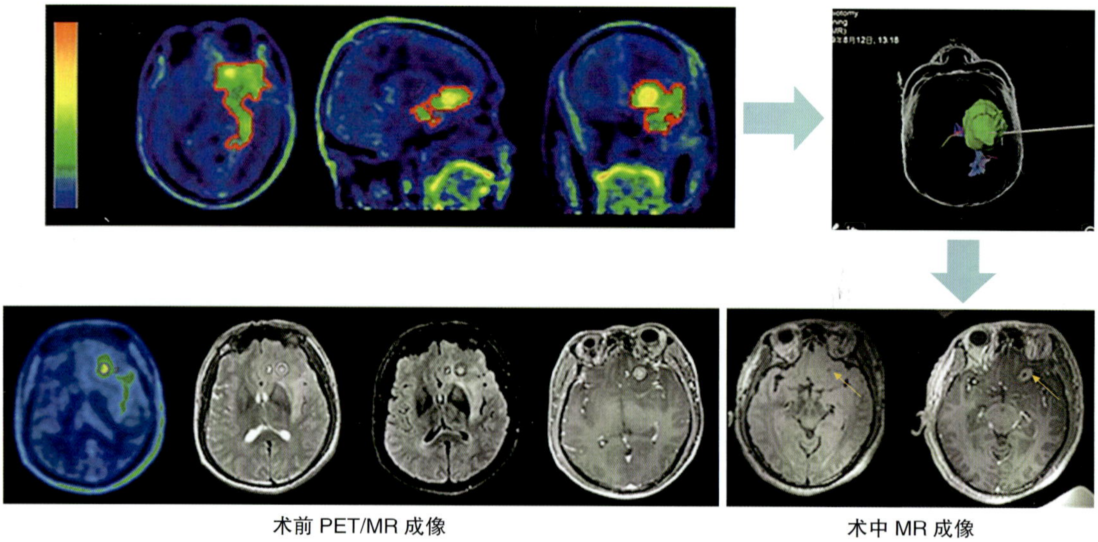

患者男，46 岁，间变型星形细胞瘤，WHO Ⅲ级。应用 ^{18}F-FET PET 显示肿瘤范围及边界，结合术中导航进行穿刺，接着应用 iMRI 进行术中扫描，检测到活检穿刺位置精确（箭头）

图 6–1–5　间变型星形细胞瘤

多模态影像学结合神经导航定位是目前神经外科领域的高科技手段之一，它可以综合各种影像学手段来评估术前、术中的解剖和功能状况，具有很高的临床和科研价值。神经导航的整合性使其能够结合不同的数据模式，包括解剖学、神经成像、分子和神经生理学，提高了使用该技术进行临床研究的效率、有效性和结论性。虽然多模态影像学结合神经导航不能取代神经外科医师的专业知识和临床思维，但也是神经外科手术中一个必要的技术补充。

（李琼阁　卢　洁）

第二节　PET成像在脑深部刺激术和立体定向脑电图的应用

立体定向电极植入手术是一种主要用有框架或无框架（立体定向机器人）的方法，通过影像空间和物理空间的融合与统一，把有记录功能或主动刺激功能的电极埋置于结构/功能影像中的目标靶区，使其能对神经活动进行调控、记录、毁损干预的治疗方式。目前主要的应用有脑深部刺激、立体定向脑电图等。PET作为评估神经活动的另一种有效方式，与立体定向诊疗密不可分。本节将分脑深部刺激术和立体定向电极植入两大部分来进行阐述。

一、PET分子影像在脑深部刺激术中的应用

中枢神经系统本质上是一个以电活动为核心的系统。在这里，信息以电信号的形式被编码、处理和传递。神经元之间脉冲式的递质传递本质上也是由神经电活动控制的。随着医学的发展，人们认识到了很多运动、认知相关疾病都与颅内神经电活动的异常有关。因此，如果可以采用神经电生理的手段，对这些病理性的电活动进行干预，就可能使这些疾病得到治疗。

针对这一理念，随着技术的革新，在神经外科的领域出现了一些专门针对神经电活动进行植入性干预的手段，如脑深部刺激术（deep brain stimulation，DBS），该技术是采用一种侵入性的调控方式，将电极通过立体定向的方式植入到解剖靶点（通常为核团或纤维束），尝试去调节神经网络的活动。而作为脑功能研究的重要手段，PET分子影像为人

体研究代谢、灌注，神经递质在环路中的活动提供了帮助，为神经外科有创调控的发展提供了有力的支撑。

1. 帕金森病 DBS 与分子影像

PD 是一种慢性的神经系统退行性疾病，表现为肢体运动迟缓、姿势不稳、僵硬、静止性震颤、步态损害。目前对于 PD 的诊断，更多的是基于它的症状。然而有研究表明，帕金森症状只在纹状体的多巴胺减少 80%、黑质细胞减少 50% 以上时才出现，因此，对 PD 的诊断和治疗往往在起病数年、功能性的缺损已经出现的时候才开始。PET 脑功能成像为 PD 提供了有价值的诊断手段。PET 的示踪剂可与靶点结合，且具有较高的特异度和分辨率，可准确测量多巴胺能、胆碱能、5-羟色胺能、去甲肾上腺素能和磷酸二酯酶等靶区。

DBS 对脑代谢的影响：^{18}F-FDG PET 研究显示，PD 患者苍白球、下丘脑和初级运动皮质呈高代谢，运动前区、顶枕区呈低代谢。底丘脑核（subthalamic nucleus，STN）和内侧苍白球 DBS 治疗后，此类病理性的网络活动可以有效控制，类似的网络改善也可见于左旋多巴治疗有效的 PD 患者中。由此可见，对于 PD 患者，治疗有效的共通的机制为：STN 的刺激减少了运动区和小脑的神经电活动，增加了边缘系统、前额联络皮质和顶枕皮质的代谢。在局部的 DBS 的靶区和其他皮层下的深部区域，^{18}F-FDG 研究表明，STN 的 DBS 治疗降低了壳核的代谢，显著增加了 STN 和苍白球的活动。这表明，对于 STN 和与之直接相连区域（苍白球），DBS 电场所能覆盖的区域以兴奋性神经电活动为主。

DBS 对多巴胺能系统的影响：STN 的 DBS 治疗可阻断来自黑质的、谷氨酰能介导的兴奋作用对 STN 的影响，然而却不能阻断疾病对多巴胺能系统的持续损害。一项纳入了 30 例 PD 的患者随访表明，在接收 DBS 治疗后的 1 年内，纹状体对 ^{18}F-FDOPA 的摄取仍然呈进行性下降（下降 9.5% ~ 12.9%）。但目前仍认为 STN 刺激能增加纹状体多巴胺投射。

DBS 对运动皮层的影响：^{15}O 标氧化氢（^{15}O-H_2O）是 ^{15}O 标记的水，可用于检测脑血流的灌注与功能区的激活。^{15}O-H_2O PET 研究表明，接受（底丘脑核脑深部刺激术，STN-DBS）治疗的患者在进行运动任务的时候，丘脑到前额背外侧、辅助运动前区和前扣带的灌注显著增强，在静息状态下，PD 患者初级运动皮质的病理性过度兴奋也得到了逆转。类似的灌注增强在（苍白球脑深部刺激术，GPI-DBS）患者的 SMA 和前扣带回（ACC）中也能观察到（前额背外侧皮质除外）。步态障碍和姿势不稳也是 PD 患者常伴随的问题。对脚桥核（pedunculopontine nucleus, PPN）的低频电刺激可显著改善步态紊乱及冻结问题。^{15}O-H_2O PET 研究表明，PPN-DBS 治疗后，下肢症状显著改善的患者 SMA 区的激活显著增强。该研究也表明，脚桥核脑深部刺激术（PPN-DBS）对于复杂的自主运动，如行走可能存在着潜在的正向作用。

DBS 与 PD 患者的语言：语言是一种复杂的运动形式。PD 患者语言功能的障碍往往伴随着运动皮层和小脑活动的减弱，以及 SMA 和前额背外侧皮质的过度兴奋。通过 STN-DBS，患者在语言能力得到显著改善的同时，上述病理性活动也得到逆转。

DBS 与 PD 患者的行为和认知：STN 核团包括背外侧的感觉运动部、腹侧的联络皮质部，以及腹内侧的边缘系统部。因此，人们开始怀疑在对 STN 进行 DBS 的过程中，STN 所在的基底节非运动环路也会受影响。部分 ^{18}F-FDG PET 和 ^{15}O-H_2O PET 研究表明，STN-DBS 显著干扰了额叶皮质的活动。尽管在整体上，对于此类患者进行的研究并没有观察到 DBS 术后大范围的认知下降，但部分患者特定方面认识缺陷还是存在的。

综上，分子影像可用于研究 PD 患者 DBS 电极植入后的神经递质、能量代谢和血流灌注。医师可以掌握 PD 患者接受 DBS 治疗后的效用。因此，分子影像的发展显著推进了人们对 PD 的认识，给 PD 患者带来了巨大的福音。

2. 阿尔茨海默病 DBS 与分子影像

尽管 DBS 最早主要是针对震颤性疾病高频刺激治疗，但近年来，人们开始认识到，很多神经精神疾病背后的机制可能都是神经网络的环路异常。通过代谢、功能和电生理的研究，一些节点的异常活动可被探测到。对这些节点进行 DBS 治疗就有可能纠正病理性的环路活动。

从组织病理学的角度讲，AD 患者主要的表现是 Aβ 和 tau 蛋白的沉积。这些持续的变化，导致了患者与记忆、执行功能和语言相关的大尺度神经网络的受损。因此，在 PET 和 fMRI 的研究中，我们可以观察到内侧颞叶和顶叶记忆联络皮质的代谢减低和网络破坏。从环路的角度讲，在 AD 患者中与记忆和认知相关的关键环路——胆碱能信号系统往往存在着显著的活动异常。AD DBS 治疗的主要靶点有穹隆柱和 Meynert 基底核（nucleus basal of Meynert，NBM）。

穹隆柱 DBS：在解剖学上，穹隆柱是出入海马的门户。约 120 万神经元轴突通过穹隆向 Papez 环路投射，通过对穹隆进行 DBS 有可能驱动记忆相关的网络，从而治疗 AD。目前通过穹隆柱进行 DBS 治疗 AD 的研究开展的较少，Ⅰ期与Ⅱ期临床一共报道了 48 例。PET 作为评估脑活动的重要手段，为 AD DBS 的疗效观察提供了重要的手段。Laxton 等进行穹隆柱 DBS 的Ⅰ期临床研究，共纳入 6 例有 MCI 的可疑 AD 患者，在这些患者身上，从开机以后一个月开始，在 PET 上就能明显看到颞顶部的代谢增强，这种变化一直持续到了 1 年以后。依据简易精神状态评价量表（mini-mental state examination，MMSE），5 位患者认知下降明显减缓。Lozano 等随后组织了穹隆柱 DBS 的Ⅱ期临床研究，共纳入了 42 例有 MCI 的可疑 AD 患者，然而术后 1 年，依据 ADAS-Cog 13 评分，实验组相比对照组整体上认知能力改善并不明确。但是依据 PET 影像，实验组的代谢从开机后 6 个月开始就有明显的提升。值得注意的是，虽然实验组整体上认知改善不明确，但是对于实验组

65 岁以上人群，仍然显示认知下降明显减缓，PET 代谢增加也最明显。

NBM-DBS：海马和其联络网络的胆碱能神经元在记忆的编码和强化中起着非常重要的作用，而 NBM 对于从新皮层到内侧颞叶结构的投射而言，起着枢纽的作用。在 AD 患者中，NBM 特异性的神经元是可被观察到的。由此，与 PD 的多巴胺能神经元缺失类似，人们提出了 AD 患者认知下降应与 NBM 的胆碱能环路失能有关，以此在药物上，有人提出了用胆碱酯酶抑制剂来治疗 AD。对于 DBS，则是用 NBM 作为靶点来进行治疗。用 NBM 进行 AD DBS 的报道最早见于 1985 年，Turnbull 等纳入了一位 AD 早期患者。通过对该患者的左侧 NBM 持续刺激，在 2 个月后，^{18}F-FDG PET 显示该患者的左侧颞、顶叶代谢减低进展的速度较对侧明显延缓。但是在认知上，该患者的获益并不明确。2015 年，Kuhn 等对 6 位轻中度 AD 患者进行了双侧 NBM 的 DBS 治疗。治疗 1 年以后，依据 ADAS-Cog 13 评分，1 位患者认知改善明显，3 位患者认知无明显下降，2 位患者认知仍持续恶化。其中，入组的后 4 位患者接受了治疗前后的 ^{18}F-FDG PET 研究，在 3 位患者中观察到了葡萄糖代谢显著增强。

综上所述，DBS 为 AD 的治疗提供了新的选项，但目前尚处于早期阶段，仍需要大量的临床研究观察其有效性。PET 与分子影像作为一种脑功能的观察手段，必然在 AD DBS 的疗效评估中扮演着重要的作用。

二、PET 影像应用于立体定向脑电图

立体定向脑电图（stereoelectroencephalography，SEEG）是一种用于定位颅内致痫灶的方法，通过它还可以定位功能区，常用于“MRI 阴性癫痫”（即磁共振高分辨无层间距 3D 扫描也无法看到病灶的癫痫）。然而由于 SEEG 电极单根成本较高，采样点较低，因此，采集癫痫活动信号很大程度上依赖于术前定位。

近年来，PET 被用来优化颅内电极的植入，主要用来判断癫痫的起始及其延伸区。常用的探针有 ^{18}F 或 ^{11}C 标的 FMZ，以及 ^{18}F-FDG，它们通过探测放射性摄取降低的区域来寻找癫痫的起源。而阿片受体显像剂，如碳标卡芬太尼（^{11}C-carfentanil）等，则通过检测摄取率的提高来探测癫痫的累及区域。其中，^{18}F-FDG 和 ^{18}F-FMZ 应用最广。

FDG 是葡萄糖类似物，^{18}F-FDG PET 用于 TLE 时，灵敏度较高，可达 84%，而用于非 TLE 时，灵敏度则只有 33%。在后续的研究当中，对于 ^{18}F-FDG PET，TLE 和非 TLE 的准确度分别为 87% ~ 90% 和 38% ~ 55%。而对于定侧，^{18}F-FDG PET 则对 TLE 和非 TLE 都有较好的准确性，分别为 95% 和 84%。对于 53% 的“MRI 阴性癫痫”，^{18}F-FDG PET 对手术决策有帮助作用。对于儿童难治性的 MRI 阴性额叶癫痫，学者报道的 ^{18}F-FDG PET 定位致痫灶的灵敏度和特异度分别为 92% 和 62.5%。

^{18}F-FMZ 对苯二氮草类受体，尤其是对 $GABA_A$ 有较高的亲和力。^{18}F-FMZ 也用于癫痫的定位当中。研究表明，在局灶性癫痫患者中，癫痫的起始处存在着 FMZ 结合的降低。由于是受体类的探针，^{18}F-FMZ 的特异度较 ^{18}F-FDG 高：对于内侧 TLE 的患者，^{18}F-FDG 常表现为患侧整个前颞叶的代谢减低，而 ^{18}F-FMZ 则可表现为选择性的海马杏仁核结合率的降低、新皮质区域的结合正常。^{18}F-FMZ 用于癫痫定位时，TLE 的检出率为 94%，非 TLE 为 50%。

综上，PET 与分子影像的发展在极大程度上丰富了立体定向技术的诊疗选择。随着研究的深入，PET 分子影像将在立体定向诊疗中扮演着更大的作用。

（魏鹏虎　赵国光）

第三节　PET/MR 成像在肿瘤放射治疗和立体定向活检的应用

肿瘤放射治疗已经充分整合入肿瘤的多学科治疗中。据评估，有 50% 的肿瘤患者在放射治疗过程中受益。大量前瞻性或回顾性临床研究已证明放射治疗作为一种单一治疗方式或与其他治疗方法（如手术、化疗，以及近期发展起来的生物靶向治疗）相结合时的疗效。

一、PET 引导下的肿瘤放射治疗

毫无疑问，肿瘤放射治疗改变了临床对于脑转移瘤的治疗过程，在其发展的起始阶段，脑放射外科治疗仅限于少数医疗机构，并且需要侵入性的头架。随着技术的进步及不断增加的放射外科手术需求，肿瘤放射治疗技术得到了极大发展，其应用范围也更加广泛。影像导航、微多叶准直器、强度调控放射治疗（intensity modulated radiation therapy，IMRT）、机器人技术和无框架立体定向等技术正在迅速成为现代直线加速器的标配，从而使脑转移瘤患者能够得到标准的治疗。

PET 可以准确和灵敏地显示体内代谢过程和放射性示踪剂的浓度。因此，PET 扫描在提高医疗诊断和治疗的过程中起着重要的作用。脑肿瘤的治疗结合 PET 能为疾病诊断和治疗提供代谢和功能信息。过去几年分子影像学的使用，尤其是正电子标记的 ^{18}F-FDG，在肿瘤治疗中的使用越来越多。随着示踪剂的发展，运用 PET 进行分子成像可以可视化肿瘤新陈代谢、氧输送和消耗，以及受体或基因表达。PET可用于肿瘤分期，选择或描绘放射治疗靶区，评估肿瘤对治疗的反应，检测早期复发，或作为评估治疗后器官功能改变的工具。^{18}F-FDG PET对放疗方案的制订已经变得越来越重要，因此，越来越多的放射肿瘤学家认为，如果不使用^{18}F-FDG PET，靶区的选择和描绘就无法充分完成。

临床上应用多种方法通过利用PET扫描提供代谢信息指导神经外科手术干预。从PET图像获得的视觉信息到立体定向治疗中使用的由PET衍生信息和图像，其准确性和便捷性均较好。CT引导下立体定向活检并不能为病理诊断提供足够信息，而^{18}F-FDG PET研究显示高代谢区域却能够和最后诊断的组织区域有较好一致性。放射治疗中^{18}F-FDG PET勾勒出的病灶范围与随后基于立体定向活检标本分析所得的诊断一致，在高代谢区域发现转移性腺癌，在病变低代谢区域发现放射性坏死。以上均说明PET联合CT或MR成像为脑活检能够为取样区域的选择提供补充信息。尽管如此，目前使用的视觉定位并不是特别精确，对于达到指导精准神经外科手术的要求还有一定距离，可能仅局限于对特定患者（如病灶较大的患者）指导活检。利用图像融合技术，将无框架的PET数据与精准的解剖结构配准，精度可达1 mm，从而使放射治疗的精确性提升到一个新的高度。一些为立体定向计划设计的商业软件可以用于配准，比如非立体定向获得的MR图像与立体定向获得的CT扫描图像。如果PET图像可以非常容易的导入相关软件中，非立体定向的PET扫描图像与立体定向的CT或MR图像的融合可能有助于在脑肿瘤疾病中使用代谢信息提供更多的便捷。另外，包括PET图像在内的多模态影像的简单配准也可以提高神经外科手术的精准度。Thiel等的一个病例报道了一个脑肿瘤患者使用^{11}C-MET PET和MR图像配准，准确区分了放射性坏死和肿瘤复发区域，从而指导立体定向计划的制订。

目前，不同种类的脑肿瘤使用同一种单一的示踪剂来达到较好的效果是不太现实的。对于神经外科导航，一个最佳的肿瘤标志物应该高灵敏性检测出表现为特定恶性特征的肿瘤细胞，以确保可靠的诊断和治疗。无论肿瘤细胞的恶性程度如何，肿瘤区域范围描绘也将随着肿瘤细胞PET示踪剂敏感度的提高而改善。

用于神经外科导航的立体定向PET扫描也可以为肿瘤疾病以外的其他疾病的治疗打开新的前景。不同类型的功能神经外科手术也会得益于这种方法，比如癫痫的外科手术治疗可以利用PET引导的神经外科技术对癫痫灶进行基于代谢的定位，对于切除手术和伽马刀放射手术，PET还可以对功能区进行测绘。

PET技术的发展提高了基于PET的神经外科导航的分辨率和灵敏性。新的断层摄影术增加了探测器的数量，特别是提高了系统的轴向分辨率，并且可以进行3D数据采集和存储。这样不仅可以提高系统的灵敏性，而且可以将PET信息整合入立体定向的三维空间。这样我们可以测试无框架的以立体定向MR成像为参考的PET数据采集技术，在手术计划的系统中进行配准和整合，从而使 PET 图像自动整合入伽马刀放射治疗手术计划系统。

二、PET 引导下的伽马刀治疗

伽马刀放射手术（gamma knife radiosurgery，GKR）是脑转移瘤的主要治疗手段，也是复发恶性胶质瘤的辅助治疗手段。在伽马刀放射外科的治疗计划中，虽然 MR 成像提供了很好的解剖信息和高空间分辨率，但是需要其他影像学方法鉴别放疗区是否有复发。PET 扫描常用于脑内异常代谢区域的定位，而 ^{11}C-MET PET 可以鉴别肿瘤复发和放射治疗引起的变化（如放射性坏死）。伽马刀放射治疗中可以使用 ^{11}C-MET PET 显像来识别需要治疗的恶性肿瘤，尽管图像由于 PVE 的存在，空间分辨率比较有限。^{11}C-MET PET 用于伽马刀放射治疗中时，应该将这种有限的空间分辨率和精度考虑进去，比如通过提供与 MR 图像相同的轴面和相同的窗位，使用这种经过 MR 图像形变处理的 ^{11}C-MET PET 图像来识别肿瘤。

三、PET 引导下的立体定向活检

PET 引导下的神经外科手术，首先是 PET 引导下的立体定向脑组织活检。虽然 CT 和 MR 成像通常用于指导立体定向手术，但约 5% 的患者即使非常有经验的医师也对其无法进行病理诊断，因此需要 PET 引导的立体定向活检技术。尽管 CT 和 MR 引导的立体定向活检定位非常准确，但是也可能导致不准确的诊断或者低估了肿瘤的组织学分级。因此，由于脑肿瘤尤其是胶质瘤在组织学上是异质性的，所以立体定向活检标本的数量不足或定位不准就会存在取到与正确诊断无关组织的风险。因为 PET 可以提供独立的代谢信息，有的医院会常规将 PET 数据整合入立体定向手术规划过程中，用于提高活检过程的诊断率。通过上述技术，在立体定向 PET 的图像上对目标区域的选择可以与 CT 或 MR 图像进行准确比对，从而使神经外科医师能够通过脑肿瘤异常代谢区域获得准确活检标本。

在 PET 研究中所获得的信息，主要依赖的是放射性示踪剂。比较常见的是 ^{18}F-FDG PET。使用 FDG 作为示踪剂来进行的 PET 引导下活检，虽然比较有用，但也存在一些局限性。比如当 FDG 摄取比较少或根本没有时，在 PET 图像上进行活检标本目标区域的选择是行不通的，在低级别肿瘤中这种情况比较多见。当高代谢病变与皮层或皮层下灰质关系密切时，肿瘤和正常组织的 FDG 摄取是难以区分的。放射性标记的氨基酸示踪剂已经被证明适用于脑肿瘤的勾绘或其特异性代谢的研究。^{11}C-MET 是其中最常使用的一种，其动力学相对较快，并且半衰期较短。所以它有以下两个优点：一是降低了扫描时间，二是可以进行多示踪剂 PET 采集。对于位于灰质的肿瘤和低级别的胶质瘤（比如星形胶质细胞瘤和少枝胶质瘤），^{11}C-MET 相对于 ^{18}F-FDG 来说摄取量会更高。^{11}C-MET PET 图像显示，在恶性肿瘤等病理情况下，病灶区比正常灰质有更高的摄取率，因为这些疾病增加了氨基酸的转运和蛋白质的合成。^{11}C-MET PET 是可以显示局部代谢情况的非侵入性检查，在鉴别非肿瘤和肿瘤组织方面有很好的灵敏性和特异性。^{11}C-MET PET 图像所提供的功能信息可以用于肿瘤及肿瘤复发的诊断，指导立体定向活检和神经外科切除手术，监测治疗情况，以及恶性脑肿瘤治疗前后勾画放射治疗的靶区。立体定向 PET 研究的使用，不仅有助于活检目标区域选择，而且将肿瘤代谢信息和其组织病理学特点联系起来（图 6–3–1）。

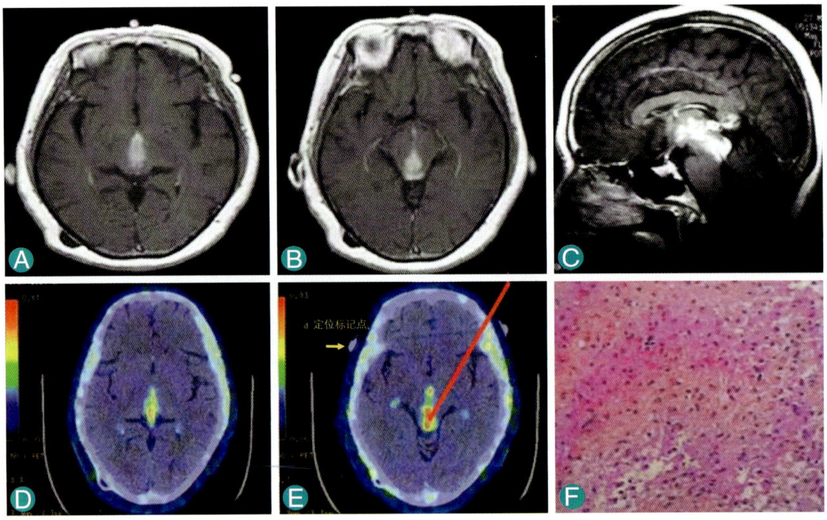

A ～ C. MR 检查 T_1WI 增强扫描显示松果体区显著增强，但信号单一，无法判断肿瘤活动的具体情况；D. ^{11}C-MET PET 借助蛋白质代谢，把肿瘤的形状和蛋白代谢的差异充分显示出来；E. ^{11}C-MET PET 引导下的路径规划（红线）；F. 组织染色显示：成功取到病变脑组织，符合胶质瘤诊断（HE，×100）

图 6–3–1　PET 在松果体区胶质瘤立体定向活检中的应用

PET 分子影像等新影像学技术及图像引导的神经外科学极大程度上提升了病灶的可视化程度，并直观地体现了其周围的重要毗邻结构。基于术前和术中图像，神经外科医师可充分确定最佳的手术入路或立体定向植入路径，在最大限度切除或处理病灶的同时，最大限度地减少功能区脑组织的损伤，提升了靶点干预的精准性，同时减少了手术带来的损伤，代表了神经外科的进一步发展方向。

（王振明　卢　洁）

参考文献

[1] SEIFERT V，ZIMMERMANN M，TRANTAKIS C，et al. Open MRI-guided neurosurgery. Acta neurochirurgica，1999，141（5）：455–464.

[2] HUSHEK S G，MARTIN A J，STECKNER M et al. MR systems for MRI-guided interventions. J Magn Reson Imaging，2008，27（2）：253–266.

[3] KACHER D F，WHALEN B，HANDA A，et al. The advanced multimodality image-guided operating（AMIGO）suite. Intraoperative Imaging and Image- Guided Therapy. New York：Springer，2014：339–368.

[4] SPIEGEL E A，WYCIS H T，MARKS M，et al. Stereotaxic apparatus for operations on the human brain. Science，1947，106（2754）：349–350.

[5] BARNETT G H. The role of image-guided technology in the surgical planning and resection of gliomas. J Neurooncol，1999，42（3）：247–258.

[6] BARNETT G H，Kormos D W，STEINER C P，et al. Use of a frameless，armless stereotactic wand for brain tumor localization with two-dimensional and three-dimensional neuroimaging. Neurosurgery，1993，33（4）：674–678.

[7] MEILINGER T，FRANKENSTEIN J，WATANABE K，et al. Reference frames in learning from maps and navigation. Psychol Res，2015，79（6）：1000–1008.

[8] NAVARRO-RAMIREZ R，LANG G，LIAN X，et al. Total navigation in spine surgery；a concise guide to eliminate fluoroscopy using a portable intraoperative computed tomography 3-dimensional navigation system. World Neurosurg，2017（100）：325–335.

[9] GRECH-SOLLARS M，VAQAS B，THOMPSON G，et al. An MRS-and PET-guided biopsy tool for intraoperative neuronavigational systems. J Neurosurg，2016，127（4）：812–818.

[10] YORDANOVA Y N，COCHEREAU J，DUFFAU H，et al. Combining resting state functional MRI with intraoperative cortical stimulation to map the mentalizing network. Neuroimage，2019（186）：628–636.

[11] TANAKA Y，NARIAI T，MOMOSE T，et al. Glioma surgery using a multimodal navigation system with integrated metabolic images. J Neurosurg，2009，110（1）：163–172.

[12] GELB D J，OLIVER E，GILMAN S. Diagnostic criteria for Parkinson disease. Arch Neurol，1999，56（1）：33-39.
[13] FEARNLEY J M，LEES A J. Ageing and Parkinson’s disease：substantia nigra regional selectivity. Brain，1991，114（5）：2283-2301.
[14] ADLER C H，BEACH T G，HENTZ J G，et al. Low clinical diagnostic accuracy of early vs advanced Parkinson disease：clinicopathologic study. Neurology，2014，83(5)：406-412.
[15] FUKUDA M，MENTIS M，MA Y，et al. Networks mediating the clinical effects of pallidal brain stimulation for Parkinson’s disease：a PET study of resting-state glucose metabolism. Brain，2001，124（8）：1601-1609.
[16] HASLINGER B，KALTEIS K，BOECKER H，et al. Frequency-correlated decreases of motor cortex activity associated with subthalamic nucleus stimulation in Parkinson’s disease. Neuroimage，2005，28（3）：598-606.
[17] HILKER R，VOGES J，WEBER T，et al. STN-DBS activates the target area in Parkinson disease：an FDG-PET study. Neurology，2008，71（10）：708-713.
[18] KALBE E，VOGES J，WEBER T，et al. Frontal FDG-PET activity correlates with cognitive outcome after STN-DBS in parkinson disease. Neurology，2009，72（1）：42-49.
[19] JACOBS H I，RADUA J，LÜCKMANN H C，et al. Meta-analysis of functional network alterations in Alzheimer’s disease：toward a network biomarker. Neurosci Biobehav Rev，2013，37（5）：753-765.
[20] LAXTON A W，TANG- WAI D F，MCANDREWS M P，et al. A phase I trial of deep brain stimulation of memory circuits in Alzheimer’s disease. Ann Neurol，2010，68（4）：521-534.
[21] LOZANO A M，FOSDICK L，CHAKRAVARTY M M，et al. A phase Ⅱ study of fornix deep brain stimulation in mild Alzheimer’s disease. J Alzheimers Dis，2016，54（2）：777-787.
[22] HASSELMO M E. Neuromodulation：acetylcholine and memory consolidation. Trends Cogn Sci，1999，3（9）：351-359.
[23] TURNBULL I M，MCGEER P，BEATTIE L，et al. Stimulation of the basal nucleus of Meynert in senile dementia of Alzheimer’s type：a preliminary report. Appl Neurophysiol，1985，48（1-6）：216-221.
[24] KUHN J，HARDENACKE K，LENARTZ D，et al. Deep brain stimulation of the nucleus

basalis of Meynert in Alzheimer' s dementia. Mol Psychiatry, 2015, 20 (3): 353–360.
[25] SPENCER S S. The relative contributions of MRI, SPECT, and PET imaging in epilepsy. Epilepsia, 1994, 35 (Suppl 6): S72–S89.
[26] DRZEZGA A, ARNOLD S, MINOSHIMA S, et al. ^{18}F-FDG PET studies in patients with extratemporal and temporal epilepsy: evaluation of an observer-independent analysis. J Nucl Med, 1999, 40 (5): 737–746.
[27] GOK B, JALLO G, HAYERI R, et al. The evaluation of FDG-PET imaging for epileptogenic focus localization in patients with MRI positive and MRI negative temporal lobe epilepsy. Neuroradiology, 2013, 55 (5): 541–550.
[28] RATHORE C, DICKSON J C, TEOTÓNIO R, et al. The utility of ^{18}F-fluorodeoxyglucose PET (FDG PET) in epilepsy surgery. Epilepsy Res, 2014, 108 (8): 1306–1314.
[29] VIVASH L, GREGOIRE M C, LAU E W, et al. 18F-Flumazenil: a γ-aminobutyric acid a-specific PET radiotracer for the localization of drug-resistant temporal lobe epilepsy. J Nucl Med, 2013, 54 (8): 1270–1277.
[30] RYVLIN P, BOUVARD S, LE BARS D, et al. Clinical utility of flumazenil-PET versus [^{18}F] fluorodeoxyglucose-PET and MRI in refractory partial epilepsy: a prospective study in 100 patients. Brain, 1998, 121 (11): 2067–2081.
[31] BERNIER J, HALL, E J, GIACCIA A. Radiation oncology: a century of achievements. Nat Rev Cancer, 2004, 4 (9): 737–747.
[32] LEVIVIER M, MASSAGER N, WIKLER D, et al. Use of stereotactic PET images in dosimetry planning of radiosurgery for brain tumors: clinical experience and proposed classification. J Nucl Med, 2004, 45 (7): 1146–1154.
[33] MOMOSE T, NARIAI T, KAWABE T, et al. Clinical benefit of ^{11}C methionine PET imaging as a planning modality for radiosurgery of previously irradiated recurrent brain metastases. Clin Nucl Med, 2014, 39 (11): 939–943.
[34] LEVIVIER M, WIKLER D JR, MASSAGER N, et al. The integration of metabolic imaging in stereotactic procedures including radiosurgery: a review. J Neurosurg, 2002, 97 (5): 542–550.
[35] GLAUDEMANS A W, ENTING R H, HEESTERS M A, et al. Value of ^{11}C-methionine PET in imaging brain tumours and metastases. Eur J Nucl Med Mol Imaging, 2013, 40 (4): 615–635.
[36] KATO T, SHINODA J, NAKAYAMA N, et al. Metabolic assessment of gliomas using

^{11}C-methionine，[^{18}F]fluorodeoxyglucose，and ^{11}C-choline positron-emission tomography. AJNR Am J Neuroradiol，2008，29（6）：1176–1182.

[37] GALLDIKS N，DUNKL V，KRACHT L W，et al. Volumetry of [^{11}C]-methionine positron emission tomographic uptake as a prognostic marker before treatment of patients with malignant glioma. Mol Imaging，2012，11（6）：516–527.

[38] JUNG T Y，MIN J J，BOM H S，et al. Prognostic value of post-treatment metabolic tumor volume from ^{11}C-methionine PET/CT in recurrent malignant glioma. Neurosurg Rev，2017，40（2）：223–229.

第七章

PET/MR成像在针灸脑机制的临床应用

针灸在我国已有3000余年的历史，是中医学的重要组成部分，是我国古代哲学思想与医疗实践相结合的产物，是运用针刺、艾灸等手段作用于人体某些特殊部位（经络俞穴），达到防治疾病的一门重要学科。针灸以其适应证广、见效快、操作简便、价廉、安全、几乎无不良反应等诸多优点已在世界范围内推广应用。针灸学科独具的经络俞穴理论与现代医学解剖学、生理学和病理学等息息相关，但这些重要的现代医学基础学科因各自的局限性在经络俞穴的科学特性研究中尚未充分发挥作用。

医学影像学是现代科技与医学相结合的产物，其独特的形态与功能显像技术，结合解剖、生理、病理等基础知识，能在活体无创性显示人体组织器官的结构和功能，以及疾病的演变过程。医学影像学对完善与阐明针灸理论具有很强的优势，同时在疾病的临床诊断、治疗、疗效评判中也起到不可替代的作用。针灸影像学正是顺应这一历史潮流而发展起来的一门多学科交叉的新兴学科。一方面，多年来现代影像诊断已为针灸临床提供了广泛的客观循证医学证据；另一方面，近 20 年来随着脑功能成像技术的快速发展，特别是 fMRI 及 PET 成像技术的发展，已有越来越多的研究人员利用无创的功能成像技术研究针灸脑机制，并取得了多方面的成果，推动了针灸学科的发展，增加了脑科学内涵。医学影像已成为针灸现代临床诊疗技术与针灸科学原理研究的重要手段。

第一节　针灸与脑疾病及脑科学

针灸能治疗或辅助治疗全身多系统疾病，因其疗效佳、不良反应少，在国际上越来越被认识和接受。现代研究发现，针灸能调整全身及局部的功能变化，但因技法众多，涉及多系统、多层次的人体功能调节，导致其机制复杂，尚未完全阐明。目前针灸治疗精神和行为障碍类脑疾病主要涉及 29 种，主要集中在脑梗死、脑出血、脑缺血、脑卒中康复、头痛、眩晕、失眠症、面神经麻痹、抑郁症、血管性痴呆、AD、癫痫、PD、焦虑症、神经官能症等。目前对针灸治疗脑部疾病的研究，正在从微观的分子细胞机制、生物标记物、分子分型、介观网络机制、宏观的影像诊断和治疗策略等多个层面推进。

一、针灸治疗脑梗死的机制研究

脑梗死即缺血性脑卒中，是由于多种原因导致的脑组织局部缺血缺氧、脑细胞受损。针灸临床实践及基础研究证明，尽早对脑梗死患者采取针灸治疗，可以改善梗死区的脑血流情况，抑制细胞凋亡，促进神经功能的恢复，同时改善缺血脑组织的能量代谢，最大限度地保障患者的健康和生命安全。

研究发现，电针可提高大鼠体内超氧化物歧化酶（superoxide dismutase，SOD）的活性，从而抑制自由基的生成，促进大鼠抗缺血再灌注损伤的能力。已有研究证实，针刺对神经细胞内的 Ca^{2+} 有调节作用，可以降低大鼠脑缺血损伤后神经细胞内的 Ca^{2+}。用大鼠大脑中动脉栓塞（middle cerebral artery occlusion，MCAO）模型研究醒脑开窍针刺法对脑缺血不同时间点大鼠海马神经元内游离 Ca^{2+} 浓度的影响，发现局灶性脑缺血损伤后，大鼠海马神经细胞内 Ca^{2+} 浓度随着时间的延长逐渐增高，此研究提示，醒脑开窍针刺法能迅速有效调节缺血区的 Ca^{2+} 浓度，维持钙稳态，抑制细胞内钙超载引起的一系列病理反应及相应的神经细胞损害。国内相关学者通过对大鼠脑血流量、脑组织微血管数及软脑膜微循环管径的观察发现，对大鼠实施针刺可达到扩张软脑膜微循环管径、增加脑血流量，以及增加脑组织微血管数的目的。研究发现，通过电刺激大鼠小脑顶核（fastigial nucleus，FNS）对局部脑缺血后血管内皮细胞增生及 VEGF 表达有促进效果，对病灶区生成新的毛细血管有促进作用；另外，学者发现电针能提高大鼠缺血后脑皮质中促红细胞生成素（erythropoietin，EPO）和基因的表达，促进脑皮质 JAK2 和 STAT5 的磷酸化，增加 P-JAK2 和 P-STAT5 蛋白的含量，同时可促进大鼠局部脑组织的血流量和微血管的新生。学者运用 SPECT 观察到，针刺脑卒中患者头皮运动区后患者病灶区脑血流灌注和脑血流功能得到改善。研究人员通过对脑缺血大鼠大椎、百会实施电针刺激，使大鼠脑组织中内皮素、一氧化氮（nitric oxide，NO）的含量下降，避免了继发性的神经损伤。电针刺激大鼠百会穴与水沟穴能够在一定范围内控制局灶性脑缺血大鼠脑中的 c-fos 蛋白的表达，进而降低脑缺血时神经细胞凋亡。针灸对患者脑代谢影响的研究发现，针灸治疗可引起初级听皮质区、PFC、第三级联合区及运动前区等位置的脱氧葡萄糖的增强，表明针灸治疗可促进脑组织葡萄糖代谢。

综上所述，针灸可以扩张脑血管、促进血液循环、降低血液黏稠度、增强脑神经细胞的传导功能、调节机体代谢、修复免疫系统等，起到调整脑梗死患者的功能及促进临床康复的作用。

二、针灸治疗失眠机制的研究

失眠症是一种常见的精神障碍疾病，指睡眠时间和（或）睡眠质量不足。针灸具有调理阴阳、疏通经络的作用，可改善失眠。

现代研究对失眠症的生理发病机制的认识：①中枢神经功能紊乱，本病发病机制为神经生理功能的抑制作用减弱或易化作用增强；②内分泌功能紊乱，下丘脑－垂体－肾上腺轴（HPA 轴）系统与睡眠－觉醒规律之间有密切的关系；③昼夜节律周期紊乱。目前针灸治疗失眠的机制研究，仍然以动物实验研究为主，发现针灸主要通过影响中枢神经递质、免疫细胞因子、抗氧化防御系统、激素、神经电生理等方面发挥作用。

头针可以刺激失眠动物模型，减少兴奋性单胺类神经递质去甲肾上腺素（norepinephrine，NE）、DA 的释放，从而有效改善睡眠中枢抑制性。研究发现针刺百会穴、神门穴可明显降低脑干 5-HT 的含量，反之，针刺非穴位则脑干组织中 5-HT 的含量显著升高，能够兴奋动物大脑皮层，从而导致觉醒，提示针刺百会穴、神门穴可能通过调节脑干组织中的5-HT含量来调节睡眠。研究发现，热敏灸对失眠大鼠症状缓解可能与其提高机体SOD活性、降低丙二醛（malondialdehyde，MDA）含量有关。研究者发现热敏灸模型组大鼠昼夜节律消失，逃避潜伏期延长，SOD活性降低，MDA含量增加；热敏灸实验组大鼠昼夜活动节律基本恢复正常，逃避潜伏期缩短，SOD活性增高，MDA含量下降。此外，研究发现，经过热敏灸治疗后的失眠大鼠与模型组相比血清中皮质酮（corticosterone，CORT）、甲状腺素（thyroxine，T_4）、生长激素（growth hormone，GH）和褪黑素（melatonin，MT）含量均下降，血清中促肾上腺皮质激素（adrenocorticotropic hormone，ACTH）的含量升高，推论出热敏灸对失眠的缓解作用与调节体内激素水平亦相关。

学者利用RS-fMRI低频振幅技术评价正常人睡眠剥夺下针刺三阴交的后效应，发现留针对静息态下情绪相关脑区起作用。通过采用通督调神针法发现失眠症的患者下丘脑、豆状核、尾状核脑结构受到激活，说明这些穴位与睡眠的中枢神经调节有关，进而对传入、传出信息进行调整而发挥作用。

三、针灸治疗抑郁症的机制研究

抑郁症是一种常见的情感障碍疾病，与神经生化、神经内分泌功能、细胞信号转导机制、脑神经元营养因子、炎症细胞因子等诸多因素有关。相对于西药抗抑郁药而言，针灸治疗抑郁症不良反应少、疗效好，临床应用越来越广泛。

在慢性束缚应激（chronic restraint stress，CRS）大鼠模型中，电针可以调节大鼠海马CA3区IL-6和IL-1的表达，恢复脑源性神经营养因子（brain derived neurotrophic factor，BDNF）水平。此外，电针可以通过参与Ras/MKK/JNK信号通路，降低Capase-3水平，增加Bcl-2与Bad的比值来减轻细胞凋亡。孙培养等运用通督调神针法，发现针刺治疗可以改善卒中后抑郁症模型大鼠的行为，并且提高血浆中NE和5-HT的含量，提示针刺可通过提高血浆神经递质含量来发挥抗抑郁作用。针刺百会、印堂、四神聪发现，针刺后大鼠脑内皮质区5-HT、NE、DA水平显著提高，卒中后抑郁模型大鼠的行为得到明显改善，提示针刺可通过增加脑区单胺类递质的含量，产生抗抑郁效果。针刺HPA轴亢进模型大鼠百会、神门、太冲后，大鼠ACTH、CORT水平降低，抑郁行为改善，提示针灸良性下调ACTH和CORT的表达水平，从而抑制HPA轴的亢进，恢复HPA轴和HPT轴的功能。荣培晶等发现电针（electroacupuncture，EA）耳甲区域刺激迷走神经，调节下丘脑－垂体－肾上腺（HPA）轴，可明显改善慢性不可预知性温和应激结合孤养诱导大鼠的抑郁状态，使其功能活动正常化。另发现海马内Raf/ERK/RSK/CREB信号通路可能参与了耳甲电针的抗抑郁效应，且该效应在一定程度上可被ERK阻断剂所抑制。

海马体是参与学习、记忆、行为和情感的脑组织结构，也是应激性损伤的一个重要靶点。通过观察电针干预前后抑郁模型大鼠的海马神经元，发现慢性应激模型大鼠存在海马神经元凋亡，但经过长期的电针治疗，可以抑制神经元的凋亡，其作用机制可能是电针可以对神经元产生保护作用，抑制神经元凋亡，从而改善大鼠抑郁。研究发现电针治疗慢性应激抑郁模型大鼠的早期（治疗第七天），大鼠海马 BDNF、Trk B 表达显著增加，而氟西汀早期增加不明显，快速抗抑郁的机制可能是电针可以上调 cAMP-CREB 通路，从而快速产生抗抑郁效果。接受针刺治疗的抑郁症大鼠海马中的 5-HT、5-HIAA、Glu 含量明显低于单纯抗抑郁药物治疗的实验组，而针刺治疗组大鼠模型体内的 DA 含量却明显高于西药治疗组，表明针刺治疗起效快可能通过上调脑内海马和尾壳核区 DA、GABA 含量，下调 Glu 含量，抑制 Glu 的大量堆积引起神经细胞的损伤，减轻其对机体的毒理反应，发挥抗抑郁作用。而在行为学的动物实验中，接受针刺治疗的大鼠在行为学表现、体质量变化、糖水消耗率各项指标中均明显优于模型组大鼠。

四、针灸治疗阿尔茨海默病的机制研究

AD 是痴呆的常见类型。研究发现，针灸对 AD 的干预可能主要通过减少 Aβ 的沉积、抑制 tau 蛋白过度磷酸化、抑制神经细胞的凋亡、促进中枢神经的传递、改善能量代谢、调节氧化应激和炎性反应等途径发挥作用。

学者选取心俞、肾俞，采用麦粒灸的方法治疗 *APP/PS1* 双转基因小鼠，每日灸 1 壮，治疗 90 天后，与模型组相比，治疗组小鼠水迷宫实验逃避潜伏期缩短、穿越平台次数增加、目标象限停留时间百分比增加，且大脑额叶皮层及海马区 Aβ 沉积减少，说明艾灸改善小鼠记忆学习功能与减少额叶皮层及海马区 Aβ 沉积可能相关。电针百会和涌泉干预 *APP/PS1* 小鼠，隔日 1 次，治疗 6 周，经治疗后电针组行为学表现优于模型组，皮层 Aβ-42 水平低于模型组，表明电针发挥效应与降低皮层 Aβ-42 水平相关。电针百会及肾俞干预 AD 大鼠模型，发现电针组大鼠学习记忆能力提高，AD 模型大鼠海马内磷酸化 tau 蛋白表达明显高于正常对照组，经电针干预后二者表达显著减少。其增强学习记忆能力与下调 tau 蛋白过度磷酸化有一定相关性。电针“嗅三针”穴可以提高 AD 模型大鼠海马组织胆碱能 M 受体（mAChR）的密度，同时提高放射配基和 mAChR 的亲和力，提示“嗅三针”治疗 AD 的作用机制可能与其对嗅觉通路中胆碱能神经的影响有关。Lai 等运用糖代谢类示踪剂 ^{18}F-FDG PET 观察针刺神门对 AD 模型大鼠海马区、丘脑及下丘脑、额颞叶糖代谢水平的影响，发现针刺前 AD 模型大鼠在上述区域的糖代谢较对照组明显降低，治疗后糖代谢提高，且经 Y 型迷宫测试总反应时间明显缩短，表明针刺可通过提高大脑局部的糖代谢水平而改善认知。而 Jiang 等则认为音乐电针干预较单纯电针干预 AD 模型小鼠对大脑额叶的糖代谢水平作用更大。

五、针灸治疗血管性痴呆的机制研究

血管性痴呆（vascular dementia，VD）是因缺血组织缺氧和缺血性、出血性脑损害导致的认知功能丧失。针灸治疗能明显改善 VD 近期症状，主要与改善脑缺血、调节神经递质释放、调整血管活性物质功能、减轻自由基损伤、抑制神经细胞凋亡等相关。

研究表明，眼针可明显改善 VD 患者智能和全血黏度、血浆黏度、红细胞压积及纤维蛋白原浓度，从而缓解缺血再灌注后微循环障碍，减轻缺血再灌注后微循环障碍引起的脑组织损伤。通过氢清除法测量顶叶及海马的局部脑组织血流量发现电针治疗能明显提高 VD 大鼠顶叶及海马的 rCBF，阻断脑缺血损伤的级联反应，并使 Papez 环路（情绪表达神经基础的边缘系统）得以修复而产生作用。电针百会、大椎穴发现，电针组比模型组神经元的超微结构变化改善明显，电针具有保护缺血大鼠脑神经细胞损害的趋势。电针可降低皮质和海马神经元细胞内 HO-1 蛋白表达，从而减轻海马神经元的丢失，保护缺血损伤后的海马神经元，改善 VD 大鼠的学习记忆障碍，促进受损神经元功能恢复。学者对 30 例 VD 患者针灸、中药治疗前后，并与同龄健康人进行对照，发现针灸能使 VD 患者血浆 TXB_2 含量下降、6-keto-$PGF_{1\alpha}$ 含量升高，两者一降一升，重新建立动态平衡，使 VD 患者的脑动脉扩张、血小板聚集受抑制、血流阻力减小、CBF 增加、脑代谢率增强，有利于大脑功能恢复。研究发现，电针治疗后，ET 含量显著降低，大鼠学习记忆能力明显增强，其作用与尼莫地平相仿。有研究发现针刺在转录和翻译水平上均可上调铜锌超氧化物歧化酶（CuZnSOD）的表达水平，从而增强抗氧化酶活性，以有效地清除自由基，改善痴呆大鼠的智能状态。学者通过针刺 VD 大鼠百会、大椎穴后发现，VD 大鼠脑内谷胱甘肽过氧化物酶（GSH-PX）、CAT 活力明显增强，说明针刺可以明显地改善自由基的代谢，从而提高 VD 大鼠的学习记忆能力。

六、针灸治疗帕金森病的机制研究

PD 是一种神经系统退行性病变，针灸治疗在改善 PD 症状、缓解药物带来的不良反应、延缓病情发展、提高生活质量方面有较好的效果。

学者用“嗅三针”作用于造模后的小鼠，发现“嗅三针”可通过抑制小鼠嗅球及黑质 TNF-α、IL-6 因子的表达，从而抑制炎症过程、有效阻断或减轻多巴胺能神经元的变性过程发挥其对 PD 的治疗效果。有学者选取 96 例 PD 患者，对照组给予多巴丝肼片，观察组在其基础上加予补肾黄芪汤加味结合针灸治疗，发现观察组疗效明显优于对照组，且不良反应少，在一定程度上降低了 hsCRP、TNF-α 及 IL-6 水平。

七、展望

脑疾病的发病机制和治疗方法一直是医学研究的热点和难点。受益于分子生物学、基因组学、蛋白组学和神经生理学等的发展，针刺治疗脑疾病机制研究取得了一定的进展，为今后的深入研究奠定了良好的基础。但目前的研究存在不足，众多结果不能全面反应复杂机制。另外，应促使针灸的作用机制研究从动物实验向患者群体的临床试验转移，提供更为科学、可靠的可视性客观证据。

（赵　龙　方继良）

第二节　MR成像在针灸脑机制的研究应用

一、针刺穴位的脑效应特异性

针灸理论与实践认为，在特定的穴位进行针刺能治疗疾病，并且针刺不同的穴位可以治疗不同的疾病，即针刺不同的穴位会产生不同的效果，这就是穴位特异性。目前经络的本质尚不清楚，关于针灸的作用机制比较流行的观点是认为针灸的作用可能与神经－体液－内分泌系统有关，即针刺穴位效应主要由神经系统介导。穴位刺激脑效应的特异性是指利用针刺等方式刺激穴位时，由此产生的脑特异性响应。关于针刺是否由神经系统介导，或者说针刺是否对神经系统有影响，最直接的方法是观察针刺与神经的兴奋改变是否有关。脑功能成像技术，如 PET、fMRI、SPECT 等，可以无创伤地检测各脑区的血流、代谢、血氧水平、受体等情况，为观察大脑的功能情况、证实穴位特异性脑效应的存在提供了有效手段。fMRI 以其良好的空间和时间分辨率尤其受到青睐。

随着 fMRI 成像和数据处理技术的不断进步，越来越多的实验设计模式及数据分析方法应用于针刺研究，研究者也提出了多个假说和观点。目前，具有较大影响力的学说是麻省总医院 Hui 提出的边缘系统负激活理论。这一理论在不同团队的系列研究和 meta 分析综述中得到了较广泛的证实。

1. 单穴位刺激的脑效应特征研究

针刺单穴位类似于单一体感刺激，其fMRI研究实验模式多选取多模块化设计（Block），由于针刺脑fMRI研究的特殊性，将留针不捻针状态设置为基态，捻针状态设置为激发态。激发态时使用相同的进针深度及捻针手法进行穴位刺激。

Hui等于2000年首先通过实验，发现并提出手针针刺合谷穴的边缘叶系统负激活效应特征，进一步研究了针刺足三里穴的fMRI脑效应，发现健康受试者在得气针感时，杏仁核、海马、海马旁回、下丘脑、ACC皮质、尾状核、壳核、颞极及岛叶等脑区呈明显负激活区；而在存在明显痛觉且无得气针感时，ACC皮质、尾状核、壳核、丘脑前部、岛叶后部脑区呈正激活。研究结果提示诱导得气针感的针刺可通过调节皮质下以边缘叶为主的脑区，产生镇痛等重要作用。Fang等进一步研究了手针太冲及相邻穴位脑效应，进而总结手针针刺的重要特征是调制“边缘叶－旁边缘叶－新皮层”网络，奠定了此领域的研究基础（图7-2-1）。

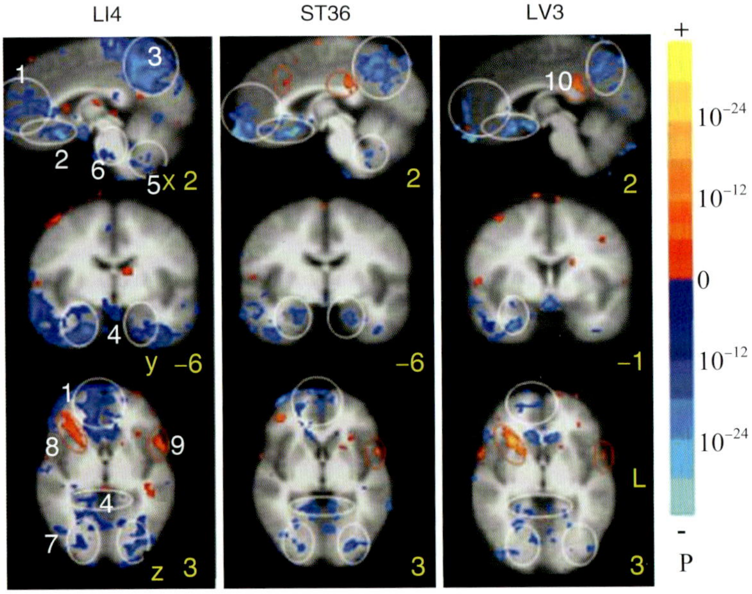

3个主穴随机手针针刺BOLD-fMRI脑功能图谱（合谷穴64实验/37健康受试者，足三里穴74/43，太冲穴63/37，$P < 0.0001$）。负激活区集中在前额叶内腹侧MPFC（1，2）、顶叶内侧部MPC（3）和颞叶内侧部MTL（4）。负激活也可见位于小脑扁桃体及蚓部（5）、脑桥核团（6）及外侧纹状体（7）。总的模式相似，但信号强度及分布区域存在差异。整体看最强的为合谷穴LV在额极，前扣带前部和小脑最弱。旁边缘叶少数区域激活：合谷和太冲可见右前岛叶（8）、后扣带回-BA23d（9）、上颞回BA22（10）三穴均为激活

图7-2-1　手针针刺的重要特征是调制“边缘叶－旁边缘叶－新皮层”网络

研究手针刺激内关穴（PC6）时发现，刺激穴位与刺激穴位旁假穴和穴位表面刺激相

比，特异性激活了小脑的部分区域，推测针刺穴位也引起特异性小脑反应。Fang 等使用捻针对太冲（Liv3）和丘墟（G40）进行针刺研究，发现在分别刺激两个真穴时，皮质兴奋脑区有明显的重叠，而在太冲旁开的假穴上，捻针只有零星反应。真穴明显强于假穴，体现了穴位与非穴位的不同脑效应，显示了穴位效应的相对特异性。研究发现皮肤电刺激不同的穴位可激活脑部的不同区域，在电刺激足三里（ST36）和三阴交（SP6）穴及阳陵泉（GB34）和承山（B57）穴时，前者主要激活了前额叶、海马为负激活，后者增加了背侧丘脑的激活、运动区为负激活。有趣的是，这 4 个穴位神经分布位于相似的脊髓节段，但激发了不同的脑反应。利用 fMRI 技术观察针刺太冲穴和合谷穴所引起的特异性脑中枢响应，随机效应分析发现针刺太冲穴时，激活区域多于负激活区域，而针刺合谷时激活区域少于负激活区域。

多数研究显示，针刺穴位相对于非穴位，产生了不一致的激活和负激活脑区，不同穴位相似之处在于均激活了体感区，负激活区域多位于边缘叶系统或与之重叠的 DMN 脑区，但激活及负激活区在范围、强度上存在差异，显示了针刺穴位脑效应的相对特异性。

2. 针刺多穴位脑效应的 fMRI 研究

国内外应用fMRI技术对针刺俞穴研究多偏重于单个穴位及穴位特异性与相关性研究，而在临床中应用单穴治疗疾病的情况相对较少，多采用穴位配伍针刺。俞穴配伍是指两个或两个以上俞穴配合应用，俞穴配伍的目的是提高针刺对机体刺激量，发挥穴位之间的协同作用，从而提高临床疗效。多个多穴位研究均观察到这不是简单的叠加效应，而具有相对特异性。

多穴位脑 fMRI 效应研究基于单穴位及穴位与非穴脑 fMRI 对比研究基础之上，实验多选取临床常用组穴，以选取两个穴位配伍针刺居多，实验模式多选取多模块化设计。

（1）针刺四关穴脑 fMRI 研究　合谷穴与太冲穴都是人体重要的保健穴位，具有醒脑开窍、镇心安神、行气活血、解郁止痛等功效。合谷配太冲，称“四关穴”，意为人体生命重要关口，主要有调和阴阳、开泻热闭、清心醒脑安神的作用，为临床常用穴，在治疗精神类病症中有良好效果。许建阳等将 fMRI 技术应用于针刺多穴位的脑效应研究。研究结果发现，针刺合谷穴可引起脑额叶、枕叶血流量和血流容积增加；针刺太冲穴可引起脑颞叶血流量和血流容积增加，配伍针刺合谷、太冲穴引起脑额叶和颞叶血流量及血流容积增加，并不是两个单穴激活脑区简单的叠加，而是引起了脑组织血流动力学呈现出新的特异性分布。同时，选用距真穴一定距离、不位于经脉上的假穴，并采用与真穴相同的针刺方式，比较两者脑活动激活差异，可进一步验证四关穴的脑效应特异性。Shan 等基于 fMRI 分别对四关穴真穴、假穴进行刺激并观察二者脑活动差异，发现四关穴真穴可广泛激活人脑感觉运动区、边缘系统、视觉相关脑区、痛觉相关脑区及小脑，其中部分脑区可能与四关穴镇痛及调节内脏运动的疗效相关；而假穴主要激活脑区位于双侧扣带回、基底节、岛叶、小脑等，其中大部分已被证实为针刺普遍激活的痛觉相关脑区（图 7-2-2）。以上结果提示真穴的激活范围较假穴更广泛，分布特征有显著差异，可反映针刺四关穴的脑效应特异性。

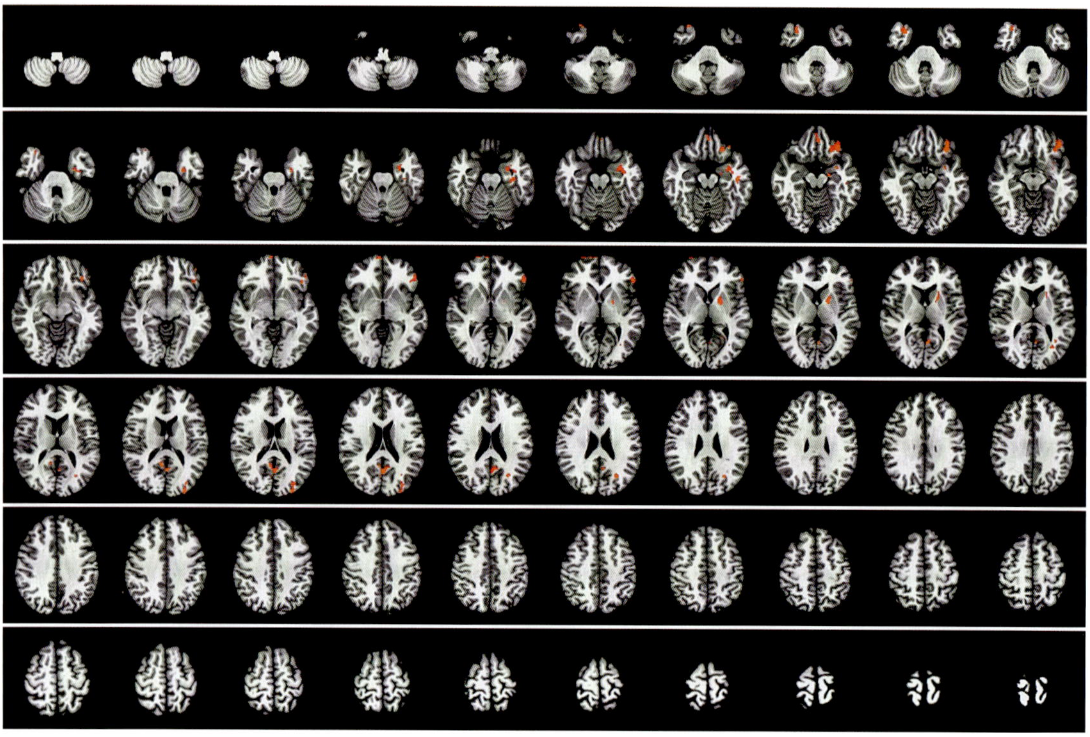

真穴较假穴更多激活的脑区位于双侧额叶、右侧颞极、左侧海马旁回、楔前叶、基底节区及枕叶

图 7-2-2　针刺四关穴真穴与假穴脑激活对比差异

（2）针刺大钟、太溪组穴脑 fMRI 研究　大钟、太溪穴属足少阴肾经原、络穴。该经络俞穴主要治疗泌尿生殖系统、神经系统等疾病，临床主要应用于治疗更年期综合征。针刺大钟、太溪穴组穴，发现引起的激活脑区与已往单独针刺上述两个穴位比较，不是简单的叠加效应，而是存在较特异性激活。组穴的镇痛机制可能与调节疼痛矩阵和中脑活动有关，治疗更年期综合征的机制可能与调节丘脑，特别是下丘脑的功能有关。

二、针刺得气针感

1. 得气的脑功能成像

针刺得气针感是针刺效应的重要组成部分。在针刺 fMRI 脑机制研究中，也将针感作为重要的研究内容之一。

Hui 等在多个穴位的手针研究中均发现，针刺出现得气时，表现为大脑、小脑和脑干的广泛负激活，而在得气伴疼痛时，主要呈现为脑区激活的模式。研究发现，最大程度诱导得气针刺刺激可更多地激活中央后回和边缘系统。电针研究发现，针感和认知处理脑区及感觉运动区的激活区相关，与 DMN 的负激活区相关。有学者将针刺时 fMRI 脑区活动与针感强度进行了相关性研究，在手针针刺右足太冲穴时，发现了压感、胀满、沉重、麻刺和麻木感与脑区的相关性。这些相关脑区存在着大量的重叠，包括 ACC、颞叶内侧部、顶叶后部。压感、胀满感与 ACC 呈正相关，与顶叶后部呈负相关；而沉重感与 ACC 呈负激活，与顶叶后部呈正相关；麻木与顶叶后部呈正相关，与海马和海马旁回呈负相关；麻刺感恰好相反，与顶叶后部呈负相关，与海马和旁海马回呈正相关；麻刺感还与双侧胼胝体后部的激活呈正相关；压感对针刺诱导的边缘叶－旁边缘叶－新皮层网络（LPNN）的广泛负激活贡献最大。

2. 针刺得气与锐痛的脑功能成像差异

方继良等将手针针刺右足太冲穴时，得气与得气伴锐痛诱导的脑效应进行了比较研究。结果发现，针刺得气和针刺疼痛均激活了大脑皮层的感觉运动网络，包括 SⅠ、SⅡ、运动皮层、辅助运动皮层、丘脑和岛叶，与既往触觉及针刺 fMRI 研究相似。特别的是，针刺效应诱导的边缘叶－旁边缘叶－新皮层系统诸多脑区，在得气时呈现负激活，在针刺疼痛时，这些脑区信号减弱或者反转为激活。研究结果表明，针刺得气及针刺得气伴随疼痛产生了相对抗的脑功能网络效应。针刺得气对边缘叶－旁边缘叶－新皮层系统，以及疼痛脑中枢网络（pain matrix）产生广泛负激活效应，这可能与针刺镇痛脑中枢机制相关。

Asghar 等应用深针刺、浅针刺两种针刺方法针刺右侧合谷穴，比较了针刺诱发得气感觉为主的脑效应和以锐痛感觉为主的脑效应。结果发现，无论是深针刺还是浅针刺，得气和锐痛诱导的脑效应模式均存在明显差异。针刺得气组，诱导了多个脑区的负激活；而锐痛组，同时诱导了多个脑区的负激活和正激活。发现深针刺得气者诱导的负激活脑区主要位于楔状回和舌回；浅针刺得气者诱导的负激活区主要位于颞中回和楔状回。深针刺锐痛者诱导的负激活脑区位于颞叶后部；浅针刺锐痛者诱导的负激活脑区位于颞叶后部和楔状回。得气＞锐痛的脑区在双侧岛叶、海马、杏仁核、丘脑和小脑区。

目前关于得气针感的针刺 fMRI 研究结果尽管存在差异，但均显示得气针感不同于锐痛，也体现了记录针感在针灸 fMRI 研究中的重要性。现阶段，复杂针感与诱导脑区活动相关性的研究较少，是未来的研究方向，也有望为研究具体针感在临床疗效中的作用价值，提供客观、可视化依据（图 7-2-3）（Hui 等，2005）。

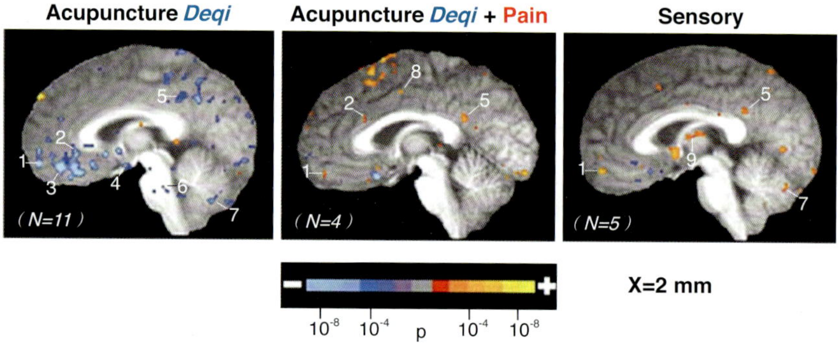

得气组诱导前额叶、扣带回脑区为著的负激活模式，而针刺组得气伴疼痛与假针刺组均诱导散在前、上额叶，扣带回正激活模式

图 7-2-3　针刺和假针刺（Von Frey 纤维毛触觉刺激）ST36 穴，针刺得气者和针刺得气伴疼痛者脑功能活动对照

三、针刺镇痛

1. 针刺镇痛相关脑区及网络

fMRI、PET、SPECT 等影像学研究发现，针刺穴位可以引起疼痛、镇痛相关脑区的信号或代谢改变，如中脑导水管灰质、丘脑、躯体感觉皮层、岛叶、扣带回及邻近额叶等脑区，提示大脑多个脑区或网络在针刺镇痛中发挥作用。

基础研究发现，外周伤害性信息可以激发躯体感觉皮层的神经元活动，且神经元的活动能被药物镇痛或针刺镇痛减弱，电针足三里后伤害性电刺激引发的神经元放电明显减弱，这种现象与静脉注射镇痛药物类似，提示针刺可以通过调控躯体感觉皮层的活动而产生镇痛作用。方继良等研究发现，针刺右侧太冲穴后，针刺得气组及针刺疼痛组的躯体感觉皮层（SⅠ、SⅡ）、丘脑和岛叶皮层均出现激活。针刺可以调节第一、第二躯体感觉皮层的脑血流活动。

Kong 等进一步研究发现偏头痛患者 PAG 与 ACC、前额叶内侧皮层（medial prefrontal cortex，mPFC）的功能连接降低，且功能连接降低幅度与患者的头痛强度密切相关，而针刺治疗后 PAG 与 ACC 的功能连接增强。学者对合谷穴针刺研究表明，针刺引起的信号升高和信号减低出现于不同的多个脑区，PAG 和左侧豆状核信号升高，双侧 ACC 和双侧枕叶信号减低，推论针刺镇痛效果可能是通过多个脑功能区的相互作用而产生。对坐骨神经痛患者进行针刺 fMRI 实验研究发现，受试者 PAG 的功能活动明显增强，认为针刺激活了 PAG，抑制了疼痛信号的传导，与其镇痛作用有关。研究发现针刺镇痛效应的发挥还可能通过增强 PAG 与 PCC 皮层之间的联系，调节 DMN 的功能连接，同时针刺也可通过对 PAG 与脑岛联系的干预达到镇痛作用。

下丘脑在针刺镇痛中起着重要作用，其不仅是痛觉感觉中枢，同时也是痛觉调制中枢，其中丘脑中央下核可能与腹外侧眶皮层、中脑导水管周围灰质构成了一个痛觉调制通路，是针刺镇痛的协调中枢，通过激活脑干下行抑制系统参与调解脊髓和三叉神经水平的伤害性感受性输入。研究发现，疼痛刺激可引起丘脑等多个脑区激活，而针刺可使上述脑区的信号不同程度降低。电刺激镇痛的研究发现，丘脑及多个疼痛相关脑区的功能连接发生了改变，说明丘脑在针刺中枢镇痛机制中起到了重要作用。

研究发现，杏仁核在针刺镇痛后常出现负激活，而在疼痛刺激后出现正激活，从而推测杏仁核也参与了针刺的镇痛作用，可通过调节自主神经系统的平衡，改变对疼痛的认知及感受尺度达到镇痛的效果。利用 fMRI 研究发现健康志愿者的杏仁核与痛觉感受、疼痛调控脑区之间存在广泛的功能连接，且针刺可以对杏仁核相关脑网络进行显著的调控。对针刺治疗慢性腰腿痛患者的 RS-fMRI 进行研究，发现以左侧杏仁核为种子点的脑功能连接分析显示下丘脑、脑干、海马回、扣带回、岛叶等脑区功能连接增强，从另一个研究角度证实了杏仁核是内源性痛觉调制网络中的重要组成部分。针刺受试者足三里、合谷穴后，得气时扣带回信号减低，感觉疼痛时扣带回信号增高，可诱发产生对疼痛感知等多方面的抑制作用。

Hsieh 等应用电针以低频刺激志愿者合谷穴发现下丘脑、岛叶、扣带回皮质前部、小脑均有活动增强区域，认为下丘脑在针刺镇痛的调制中起重要作用。研究者比较腕管综合征患者和健康志愿者对针刺治疗的脑部反应，发现手针诱导了患者杏仁核更少的负激活及下丘脑外侧区更大的激活。在治疗过程中发现，在不同的治疗阶段，出现不同脑区的负激活现象：治疗前疼痛伴随着对侧相应体感脑区的超敏感，第 2、第 3 指体感Ⅰ区代表区模糊；取得明显疗效后，位于对侧初级躯体感觉皮层区（SⅠ）、初级运动皮质的脑激活区呈明显下降，而在 SⅠ区的指间距离由相近变为分离，提示针刺可诱导神经功能的重组恢复。而对纤维性肌痛的研究发现，疼痛强度与脑 DMN 功能连接相关，单纯针刺治疗 4 周，在疼痛显著减轻后，其脑内 DMN 与岛叶连接强度明显减弱。对颈痛患者接受针刺治疗后的痛觉矩阵网络（pain matrix，PM）、DMN 局部一致性变化研究，发现针刺单穴、组穴在临床疗效相同的情况下，对颈痛患者的 PM、DMN 影响存在差异，说明两种方法的中枢镇痛效应不同，其中组穴治疗的靶点可能位于疼痛矩阵的额上回内侧、SMA，通过影响内侧痛觉系统及阻断疼痛下行传导通路，从而达到镇痛效果。针刺的镇痛效应还可提高患者对疼痛的适应性，降低相关回避行为。针刺足三里可引起多个脑区的低频振幅增高，其范围和幅度均较非经穴位组明显。

多个研究结果发现，尽管针刺调控的脑区不尽相同，但主要是通过整合疼痛矩阵或情绪管理的相关脑区，特别是 DMN 的核心脑区及其对抗脑网络功能获得镇痛疗效，支持了针刺调制“边缘叶－旁边缘叶－新皮层网络”的假说。针刺镇痛的即时效应指从进针后至留针 30 分钟以内的针灸效应，而 30 分钟以后疼痛改善或痛阈升高的作用则被称为针刺镇痛的后续效应（亦称长效应、后遗效应）。针刺镇痛的即时效应主要是经脊髓机制实现的，而后效应则主要是通过脑干以上痛负反馈调制机制完成。对针刺镇痛要穴足三里穴后引起静息态脑功能活动的时间变化规律研究，发现针刺后 10 分钟、25 分钟的静息态低频振幅显著增高脑区数量最多，拔针后第 45 分钟、第 60 分钟的 ALFF 显著增高脑区数量逐渐减少，这一结果提示针刺后效应对静息态脑网络活动产生显著影响，其中拔针后第 10 分钟和第 25 分钟为针刺后效应重要时间点。

2. 针刺治疗下腰痛

Baliki 等学者最早发现长期慢性腰背痛患者的 mPFC、丘脑内侧核群和 ACC 及杏仁核在静息状态下相比健康人激活程度减低，并引起广泛的全脑功能改变，破坏了 DMN 的正常状态，从而引起认知、行为的异常。

针灸疗法是一种安全、疗效确切，以及简便易行的诊疗方法。Li 等开展了针灸治疗慢性腰背痛患者前后 DMN 改变的研究，认为下腰痛患者的 DMN 与正常组联系减少的脑区集中在背外侧前额皮质区、内侧前额皮质区、ACC 及楔前叶。而在针灸治疗后上述脑区的功能连接基本恢复，接近对照组。得到的结论是通过针灸调节 DMN 状态取得疗效。针刺委中穴治疗下腰痛的研究，发现局部一致性（regional homogeneity，ReHo）增加和减少的功能脑区主要是前额叶、脑岛、右侧楔前叶、右海马、颞叶皮层、扣带皮层、顶叶皮质等，同时发现腰痛时丘脑与海马旁回之间的功能连接明显增强。电针正常人大肠俞穴和委中穴涉及疼痛中枢、DMN。电针时强关联的功能连接数减少，但电针后有少量新增的连接产生，这可能是针刺委中穴与大肠俞穴的镇痛机制。

3. 针刺治疗腕管综合征的 fMRI 神经机制研究

腕管综合征（carpal tunnel syndrome，CTS）的临床治疗中，针刺逐渐成为一种重要的非手术治疗方法。CTS 患者存在显著的大脑体感皮质区域适应不良性重组改变。研究发现相较于健康受试者，CTS 患者在对患侧手指进行非伤害性刺激后会产生脑皮质的明显激活；第 2 指与第 3 指（D2/D3）在初级体感区域的投影范围边界不清，距离更加接近，且分隔距离与感觉神经的传导延迟程度两者之间存在显著的负相关。基于此，另一实验采用纵向研究，分析 CTS 患者与正常受试者接受针刺治疗前后的大脑神经响应模式，推测针刺将会纠正 CTS 所引起的中枢适应不良性重组改变。发现在基线水平时（治疗前）第 2 指与第 3 指（D2/D3）在初级体感区域的投影范围边界不清或距离缩短，在针刺治疗后，D2/D3 之间分隔距离增大。而且，D2/D3 之间分隔距离越大，CTS 患者感觉异常的症状越轻，两者之间在统计学上存在显著的负相关关系（$P < 0.05$）。研究结论认为，针刺作为一种体

感刺激，可促进中枢神经系统产生有益的可塑性变化，表现为手指在脑皮质的映射区更加突显（图 7–2–4）。

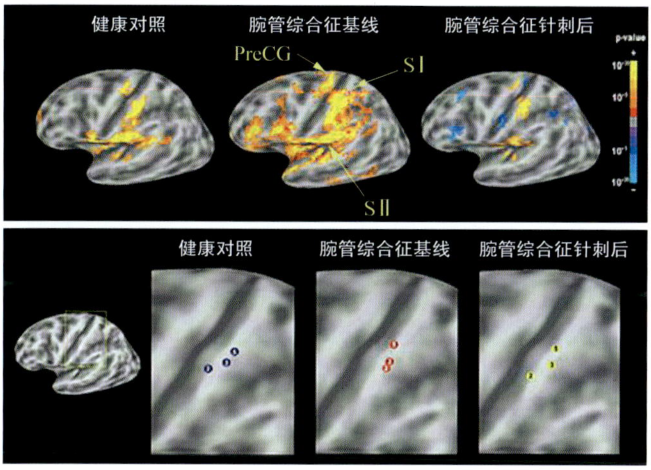

在基线水平时（治疗前）第 2 指与第 3 指（D_2/D_3）在初级体感区域投影范围边界不清或距离缩短，在针刺治疗 5 周后，第 2、第 3 指代表区之间分隔距离增大。D_2/D_3 之间分隔距离越大，CTS 患者感觉疼痛等异常症状越轻，两者之间在统计学上存在显著负相关关系；PreCG：中央前回

图 7–2–4　针刺 5 周治疗前后脑功能变化

来源：NAPADOW V，LIU J，LI M，et al. Somatosensory cortical plasticity in carpal tunnel syndrome treated by acupuncture. Hum Brain Mapp.2007，28（3）：159–171.

四、针刺治疗抑郁症

抑郁症是发病率呈逐年增加的全球性精神卫生疾病，目前药物治疗是治疗抑郁症的基本手段，但是其临床应用具有起效周期较长、不良反应较多等不利因素。针刺治疗抑郁症具有疗效较好且基本无不良反应的优点，已经纳入美国内科学会最新临床实践指南。脑 MRI 结构及功能影像研究说明，抑郁症患者的核心症状包括情绪低落和意志活动降低，与杏仁核、纹状体、扣带皮层和前额叶皮层等大脑区域的异常神经活动存在显著相关，这些脑区的神经活动及功能连接可成为诊断、预测疗效的生物学标志。

头针治疗抑郁症以督脉穴位为主，取百会、印堂、四神聪等穴以健脑醒神、舒肝解郁、调畅情志。临床研究表明，头针与氟西汀治疗抑郁症的疗效无显著差异，单一药物治疗抑郁症的不良反应明显高于针刺治疗。研究者在头针治疗抑郁症 fMRI 研究方面，探讨了针刺抑郁症患者百会穴激活的脑功能区及对脑 DMN 的调节作用，发现与假穴对比，针刺百会穴可调节抑郁症患者多个脑功能区，主要位于扣带回、岛叶、海马和小脑，可调节抑郁症患者的脑 DMN，引发抑郁症相关小脑 – 大脑皮层、皮层 – 边缘系统网络特异性的一致性响应。

长期的针灸临床实践证明耳针治疗抑郁症有效。21 世纪初开始，中国中医科学院针灸所朱兵、荣培晶等在首次建立“耳穴–迷走神经联系”的基础上，研发了基于耳迷走刺激治疗仪（transcutaneous vagus nerve stimulator，taVNS）（图 7–2–5），临床对照试验发现 taVNS 对治疗轻、中度抑郁症有效。其简便易行、廉价、不良反应少，可作为一种抑郁症的物理替代疗法。方继良等发现 taVNS 产生了孤束核 - 边缘叶脑网络的调制效应（图 7–2–6），抑郁症患者治疗 4 周后，taVNS 可显著调节 MDD 患者脑 DMN 的功能连接（图 7–2–7）；taVNS 产生了右杏仁核 – 左背外侧前额叶皮层的情绪及认知脑功能网络的调节，第一次刺激期间的前岛叶皮层激活水平与 4 周治疗结束时的临床改善显著相关，表明前岛叶皮层 fMRI 活动可能作为脑皮层影像学标志物，早期预测 taVNS 的疗效。

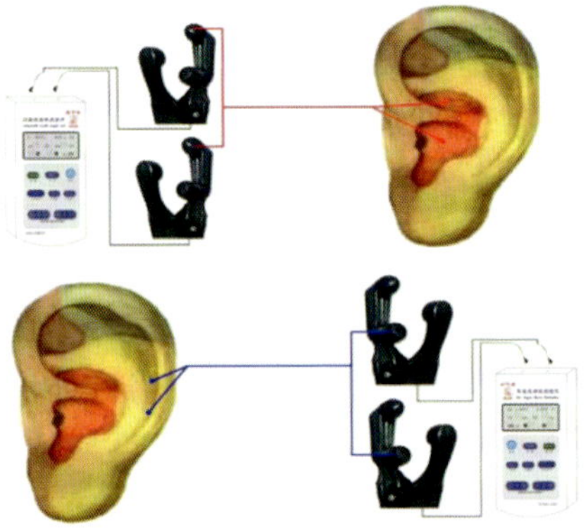

红色为耳甲部耳穴的迷走神经区，黄色为耳缘部对照区

图 7–2–5　孤束核 – 边缘叶脑网络的 taVNS 调制效应

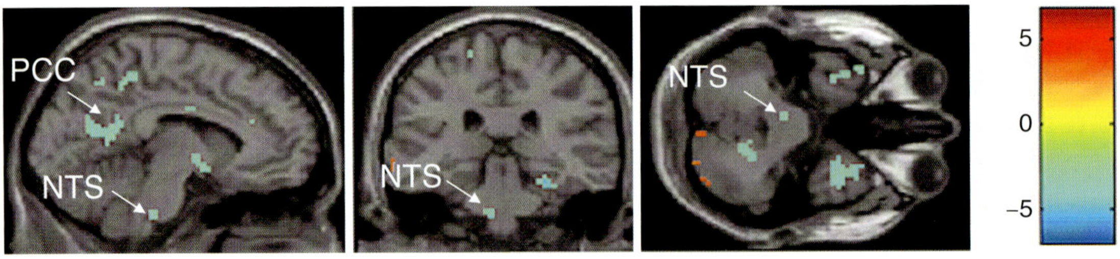

耳针刺激产生了负激活：孤束核（NTS），后顶叶皮层（PCC）。揭示了刺激耳穴 – 迷走神经 – 孤束核 – 边缘叶脑网络的通路

图 7–2–6　taVNS 调节 MDD 脑 DMN 的功能连接

腹针疗法认为腹针的刺激信号可以穿透腹壁直接作用于肠神经系统，兴奋肠神经系统的神经元，调节人体内某些神经肽的分泌、释放和利用。对抑郁症患者进行腹部针刺治疗，发现治疗组患者杏仁核与扣带皮层、纹状体与前额叶皮层的功能连接强度显著增强，

抑郁症量表评分改变显著相关。

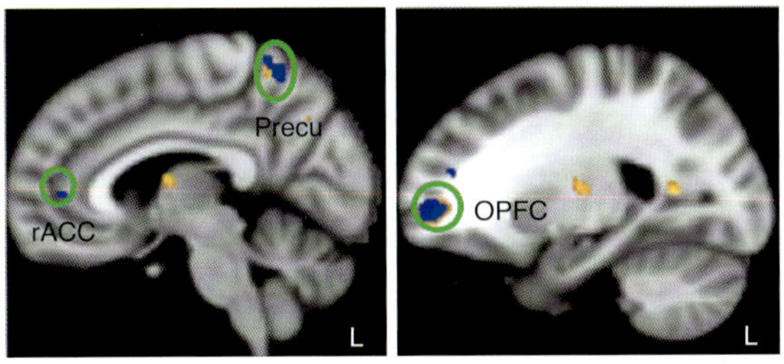

其中 DMN 与前楔叶、眶回增高的功能连接与汉密尔顿抑郁积分减低成负相关（黄色）；rACC：前扣带回喙部，Precu：楔前回，OPFC：前额叶眶回

图 7-2-7 耳甲迷走神经刺激治疗抑郁症患者 4 周后，脑 DMN 与多个脑区（蓝色）功能连接产生相应变化

五、针刺治疗面瘫

周围性面瘫主要特征表现为面部表情肌群运动功能障碍，针刺治疗周围性面瘫有效。针刺面瘫患者和健康志愿者合谷穴的任务态 fMRI 研究，显示在早期组、晚期组和治愈组，不同病理阶段，大脑对针刺的响应在视觉相关脑区、运动感觉相关脑区及小脑等区域呈现显著差异。认为针刺在不同病理阶段发挥不同的调节作用，大脑对针刺的响应与其所处的功能状态密切相关。针刺影响大脑多个网络功能区，早期功能连接减弱，疾病恢复过程中功能连接状态逐渐增强。面瘫康复后存在皮质功能重组，针刺可诱导大脑 DMN 发生改变，产生情绪调控效应。

六、针刺治疗阿尔茨海默病

AD 是一种以进行性认知和记忆障碍为特征的神经系统退行性病变，为老年性痴呆中最常见的类型。在针刺治疗 AD 常用穴位中，上文阐述的四关穴（双侧合谷及双侧太冲穴）有疏肝理气、安神定志、开窍醒神之功效，是临床治疗的常用穴位。Wang 等采用静息态及任务态 fMRI 的方法探讨了针刺四关穴对于 AD 和 MCI 的激活效应。该研究在针灸前、针灸中及针灸后不同时间点采集三组研究对象 AD、MCI 及对照组的 fMRI 数据，并进行对比分析，结果发现即刻针刺四关穴有助于激活双侧小脑半球、梭状回、颞中回、海马旁回、额上回、额下回、顶下小叶、双侧丘脑等，这些激活脑区都是 AD 患者典型受累部位，与认知和记忆密切相关，意味着针刺可刺激或激活 AD 的病变脑区，包括海马记忆网络和 DMN，为针灸对 AD 患者的认知调节机制提供了初步依据。Shan 等基于任务态 fMRI 探讨了针刺四关穴对 AD、MCI 患者的脑效应特异性。该研究首先比较了即刻针刺真穴、假穴分别对 AD、MCI 患者脑激活产生的不同模式，发现真穴可较假穴对认知障碍患者产生以认知相关脑区为主要激活区域的广泛脑激活，包括认知相关脑区（额颞叶、缘上回等脑区）、感觉运动相关脑区（顶上回等）及小脑（图 7-2-8）；其次，该研究比较了针刺四关穴对认知障碍患者及正常人的区别，发现四关穴可对 AD 及 MCI 患者的部分脑区（认知、视觉、基底节区及小脑）产生去激活效应，而对正常人则全部呈现广泛脑区的正激活。以上结果提示针刺四关穴对认知障碍患者的特异性脑调节作用，为其疗效提供了初步的客观依据。

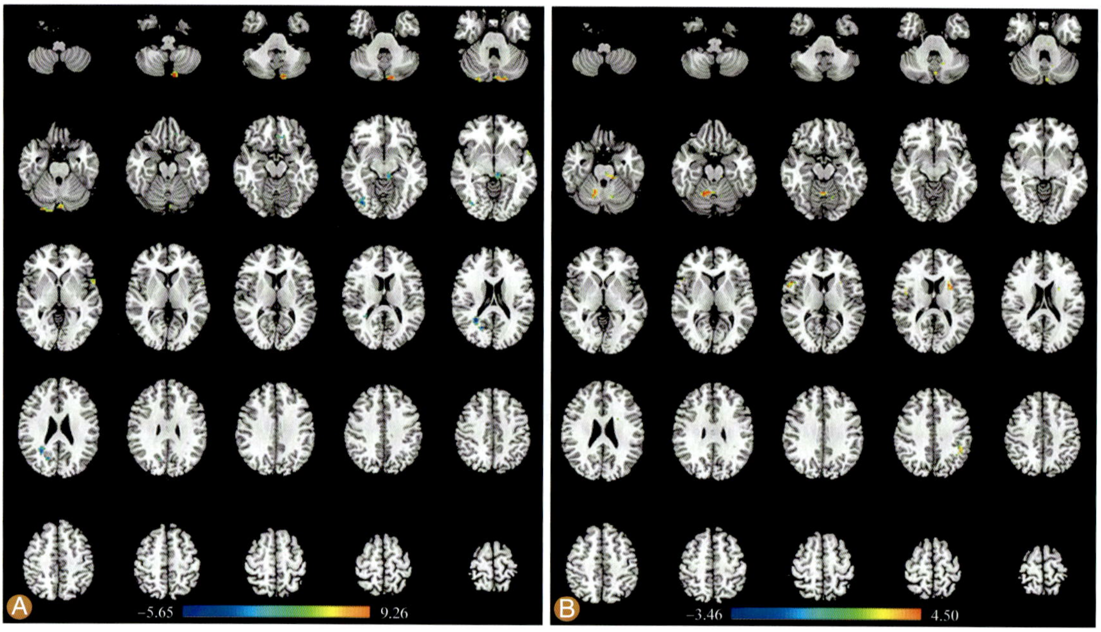

A. 针刺四关穴真穴；B. 针刺四关穴假穴。针刺真穴的主要正激活脑区位于双侧小脑、右侧额下回及颞中回，左侧苍白球、中央盖、前额叶、顶上回及缘上回；去激活脑区位于右侧楔叶、苍白球及枕下回、左侧直回、小脑及壳核。针刺假穴的主要正激活脑区位于双侧小脑、右侧中央盖、左侧顶下小叶，未见去激活脑区

图 7-2-8　针刺四关穴真穴、假穴对 AD 患者的不同脑激活模式

七、针刺治疗功能性消化不良

功能性消化不良（functional dyspepsia，FD）是消化系统最为常见的一类疾病，针刺治疗 FD 疗效肯定。Zeng 等从 3 个层次开展脑中枢机制研究：首先，采用 MR 成像和 DTI 技术，从大脑结构和功能两方面，为针刺治疗 FD 的中枢机制研究寻找潜在的靶点脑区；其次，采用 fMRI 技术，对比观察针刺治疗 FD 的经典针灸处方——胃俞募配穴与单用胃俞穴、单用胃募穴针刺对 FD 患者脑功能活动的影响，探讨针刺治疗 FD 的中枢机制；最

后，采用 PET/CT 和 fMRI 技术，观察不同针刺疗程、不同机体状态下针刺治疗 FD 中枢神经系统响应的差异，探讨针刺疗程与机体状态影响针刺胃肠调节的部分中枢机制。

1. FD 患者脑功能病理变化特征研究

fMRI 静息态扫描研究结果显示：与健康受试者相比，FD 患者多个脑区活动局部一致性增高或降低，其中 ACC 局部一致性的增高与症状的严重程度呈正相关，下丘脑局部一致性的降低与症状的严重程度呈负相关；FD 患者 ACC、脑岛和丘脑静息态脑功能连接存在差异；患者右侧脑岛、右侧中央前回和左侧 MCC 等区域灰质密度显著降低；把患者的焦虑自评分（SAS）和抑郁自评分（SDS）作为协变量时，FD 患者放射冠 FA 值显著增高。

2. 针刺治疗 FD 的中枢机制研究

胃俞募配穴（中脘配伍足三里）是针刺治疗胃肠疾病的经典处方，研究显示针刺对 ACC、脑岛等边缘系统重要脑区的调节是针刺治疗 FD 的重要中枢机制。

3. 针刺胃肠调节效应的影响因素研究

针刺效应受到包括针刺疗程、针刺方法、机体状态等多种因素的影响。即时针刺足三里，FD 患者相对于健康受试者，右侧缘上回、右侧 OFC、右侧 ACC、右侧内侧前额叶和左侧 SOG 为 fMRI 信号负激活，而右侧脑岛、缘上回和中央后回呈现出 fMRI 信号正激活。长疗程针刺后 FD 患者边缘系统–大脑各个脑区异常增高的葡萄糖代谢全面降低。短疗程针刺治疗后，FD 患者葡萄糖代谢增高的区域包括枕下回（inferior occipital gyrus，IOG）、MOG、楔前叶、右侧颞中回、右侧额内侧回；葡萄糖代谢降低的区域包括小脑、左侧豆状核、脑干和中央后回。与针刺 5 次相比，针刺 20 次可更为全面降低 FD 患者各个脑区异常增高的葡萄糖代谢，更显著地调节脑岛、ACC、丘脑等病情相关脑区的功能活动。这表明，在不同机体状态下，针刺同一穴位的脑功能响应不同，机体状态对针刺效应有显著的影响。另外，方继良等经过 1 个月的手针体穴治疗，发现针灸对改善 FD 患者消化不良症状、精神状态和生活质量有较好疗效，可能与脑 – 肠轴调节关联，能使异常的内环境相关脑区功能趋向正常，导致胃动力蠕动波的频率和传播速度增快，血清胃泌素分泌增加。

八、针灸治疗克罗恩病

克罗恩病（Crohn disease，CD）是炎症性肠病之一，是一种慢性、反复发作的肠道炎性疾病。多年临床实践证明针刺、灸法治疗 CD 安全有效。

有学者应用 MRI 发现 CD 患者和健康受试者脑灰质结构存在差异。表现为壳核、苍白球、丘脑、海马回、PAG、后顶叶和楔前叶灰质体积增加；双侧 ACC、脑岛、dmPFC、中央后回、颞上回、右侧 MCC、左侧 SMA、中央前回、额上回、额中回、颞中回、颞下回和下顶叶灰质体积减小。右侧 ACC、dm PFC 和左侧脑岛灰质体积值与病程呈显著负相关。双侧眶额回、下顶叶、颞上回、左侧额中回上部、额下回三角部、颞中回、右侧的 PCC 和楔状回、双侧额上回、左侧脑岛、ACC 下部、中央后回及右侧中央前回皮层厚度显著降低。左侧脑岛和眶额回皮层厚度值与病程呈显著负相关。进一步研究发现，CD 患者和健康受试者脑功能活动存在差异。伴有腹痛的 CD 患者脑岛、MCC、SMA 的 ReHo 值降低，颞极的 ReHo 值增加，而不伴有腹痛的 CD 患者海马 / 旁海马的 ReHo 值降低，dmPFC 的 ReHo 值增加。脑岛和 MCC 的 ReHo 值与腹痛 VAS 评分均呈显著负相关。

隔药灸治疗后，调控 CD 患者静息态脑功能 ReHo 值显著增加脑区有：双侧 MCC、苍白球、壳核、额下回、SMA、枕叶、小脑、脑干、左侧 PCC、海马旁回、旁中央小叶、角回和楔状回、右侧脑岛、中央前回、中央后回；降低的脑区有：双侧颞中回、舌回、左侧额上回内侧、颞下回、颞极、右侧眶额回、额中回和尾状核。电针治疗后，调控 CD 患者静息态脑功能 ReHo 值显著增加脑区有：双侧 MCC、丘脑、海马回、额下回、中央前回、旁中央小叶、颞上回、左侧旁海马、苍白球、小脑、右侧脑岛、壳核、中央后回、SMA、舌回，以及脑干；降低的脑区有：双侧 ACC、眶额回、颞下回、颞极和枕叶、左侧上顶叶、角回和楔叶、右侧的额中回和尾状核。隔药灸组患者额上回内侧、额中回和上颞极与克罗恩病严重程度（CDAI）评分的变化量呈显著正相关；MCC、中央前回、中央后回、SMA 和 PCC 与 CDAI 评分变化量呈显著负相关。电针组患者 ACC、额中回和上颞极与 CDAI 评分变化量呈显著正相关；MCC、丘脑、脑岛、海马回、中央前回、中央后回和 SMA 与 CDAI 评分变化量呈显著负相关。隔药灸和电针调控 CD 患者静息态脑功能活动“共同响应脑区”有：左侧 MCC、上颞极、右侧中央前回、中央后回、SMA 和额中回。隔药灸和电针调控 CD 患者静息态脑功能活动“差异响应脑区”包括：隔药灸调控的脑区为左侧额上回内侧和 PCC；电针调控的脑区为双侧丘脑、左侧海马回、右侧脑岛和 ACC。

上述研究表明：①缓解期 CD 患者与健康受试者相比，参与疼痛、情感、认知和内稳态调节的多个脑区的灰质结构和功能活动存在显著差异，这些差异可以部分用患者出现较高的焦虑和抑郁水平解释。伴和不伴腹痛症状的缓解期 CD 患者有其各自相对特异的脑功能活动特征；②隔药灸和电针疗法可调控缓解期 CD 患者异常静息状态下异常的脑功能活动，两者有其作用的“共同响应脑区”和“差异响应脑区”，对全脑的整体调控是隔药灸和电针疗法治疗缓解期 CD 患者中枢响应特征的“共性”。以稳态传入网络为主的全脑调控是电针疗法治疗缓解期 CD 患者的中枢响应特征的“个性”，以默认模式网络为主的全脑调控是隔药灸疗法治疗缓解期 CD 患者的中枢响应特征的“个性”。

（赵　龙　单　艺　方继良）

第三节 PET成像在针灸脑机制的研究应用

使用PET进行脑功能成像研究，可以直接观察活体在保持机体完整的生理状态下对刺激做出反应的实时活动情况，符合中医的整体观理论。为研究针灸效应的中枢机制提供了一种无创、客观、直观和切实可行的方法。

脑功能成像技术用于针灸领域的研究已经取得较多的成果，在足三里、太冲、曲池等穴位与脑的关系研究方面，以及在抑郁症、VD、老年性痴呆等疾病的针刺治疗机制研究方面均取得了一定的成绩。PET/CT技术作为一种性能优异的脑功能成像技术，用于探索循经取穴的规律，为研究针刺脑中枢机制提供了新思路。近年来，随着脑功能成像普遍运用到针刺研究领域，针灸在穴位特异性、穴位配伍、针刺手法比较等方面获得了较大进步，越来越多的研究开始关注循经取穴的机制。

一、PET成像在实验针灸研究的应用

Lai等应用PET成像技术观察针刺神门穴对AD模型大鼠的中枢激活效应，结果显示针刺后模型大鼠记忆力较针刺前提高，额叶、海马、丘脑、下丘脑及颞叶等脑区葡萄糖代谢水平提高，表明针刺神门具有一定的中枢效应且可改善与AD相关脑区的功能代谢水平，也说明针刺穴位激活的不是单一的特定脑区，而是与疾病相关的多个脑区或是中枢网络系统（图7-3-1）。Lu等在用PET显像探讨针刺足三里对AD大鼠中枢激活效应及机制的研究中发现，与模型组相比，针刺组激活的脑区主要集中于边缘系统、颞叶、右杏仁核和海马；与非穴针刺组比较，针刺组激活的脑区主要有杏仁核和颞叶，研究认为针刺足三里可以增加大脑血液灌注量和特定脑区的葡萄糖代谢水平，进而可能对AD患者的认知能力产生积极影响。研究者以健康的豚鼠为研究对象，通过电针干预翳风穴和听宫穴，观察对其听皮层葡萄糖代谢水平的影响，结果显示电针组豚鼠听皮层葡萄糖代谢水平明显升高，提示针刺翳风穴和听宫穴能改善听皮层局部神经细胞能量代谢水平，增强其生理活动。另有学者观察电针肝俞穴和期门穴对肝气郁结模型大鼠PET脑功能成像的影响，结

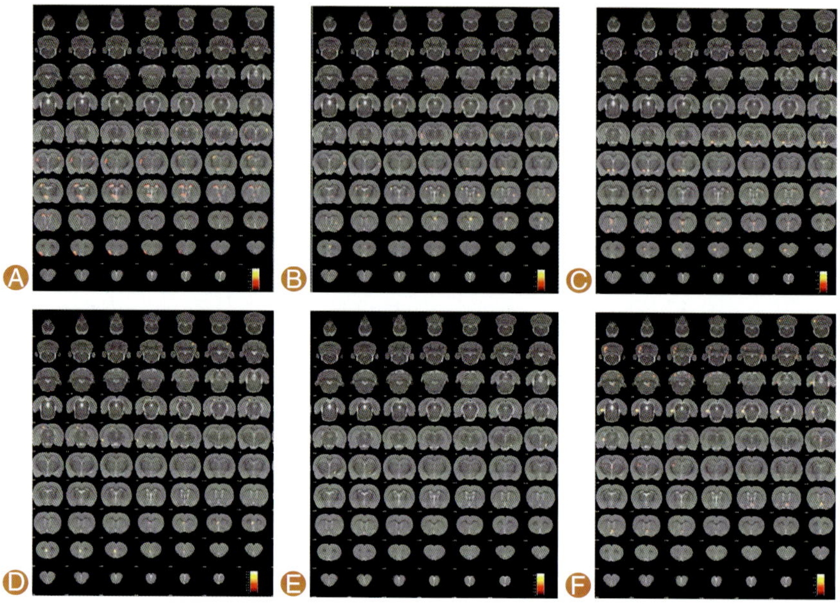

A、B.AD 组在第 1 天和第 30 天与对照组相比，海马体、背侧丘脑、纹状体、梨状皮质和感觉皮层的葡萄糖代谢均显著下降；C、D. 在 20 次针刺后 AD+HT 7 组与 AD 组相比，海马、眶皮质、小脑、梨状皮质、脾后皮质、感觉皮层和嗅觉皮质葡萄糖代谢率增高；E、F. 与 AD +Sham 组相比，AD+ HT 7 组在海马、背侧丘脑、嗅皮质、小脑、脑桥和齿状回中的糖代谢也明显增强

图 7–3–1　针刺神门中枢效应

果发现电针组脑部左侧额叶、顶叶、中央旁小叶、胼胝体上回、丘脑、下丘脑葡萄糖代谢水平降低，左侧额叶、顶叶、基底核、颞叶和右侧额叶、底丘脑葡萄糖代谢水平升高，表明电针肝俞和期门穴能够调节与精神情志密切相关的脑区葡萄糖代谢水平。以各脑区葡萄糖代谢水平为依据，初步研究针刺肝经、肾经原穴对原发性高血压大鼠的中枢激活效应，结果发现分别针刺太冲穴、太溪穴及太冲穴 + 太溪穴后，各组激活脑区之间均存在明显差异，葡萄糖代谢水平也高低有别，以上 3 组分别与针刺非穴组比较，各组间脑区葡萄糖代谢也存在差异性，提示针刺太冲、太溪穴可能是有效降低血压的中枢机制之一。

二、PET/CT 在针灸临床研究的应用

1. 生理状态下针灸脑效应的 PET/CT 成像研究

（1）针灸单穴的 PET 临床研究应用　针灸单穴在临床上应用广泛，具有显著特定疗效的经穴包括合谷、外关、三阴交、足三里等。将 PET 脑功能成像的结果与临床针刺的疗效结合起来，可更好地阐述针灸的脑作用机制。

观察针刺外关后 PET 显像特点，发现双侧顶叶、枕叶、楔叶等均被激活，提示外关与相关脑区之间存在关联性，验证了“经穴特异性与脑功能相关”的假说。此外，观察针灸

外关穴时不同针感的脑 PET 成像特点，初步发现针灸的得气主要以酸麻胀痛为指标，有此感觉时，脑左侧额叶、颞上回的葡萄糖代谢升高。Gong 等观察针刺健康女性右侧三阴交的脑 PET 显像发现，双侧辅助运动区，背外侧前额叶，对侧中间前额叶、前辅助运动区、ACC、第一躯体感觉和运动区的葡萄糖代谢增加，海马、枕叶舌回和多个海马旁回葡萄糖代谢降低，说明三阴交作用的发挥与脑区激活有关，为针刺研究提供了客观证据。针刺健康者右侧足三里，PET 显像结果显示针刺后脑区，如视丘下部、尾状核头部、脑干等皮质下自主神经组织，葡萄糖代谢水平明显升高，且这些脑区多具有调节内脏的功能，这与足三里的功用具有一致性。Lai 等观察真、假针刺外关穴对健康志愿者 PET 脑功能成像的影响，结果显示两组激活的脑区存在明显差异，与假针刺组比较，真针刺组激活的脑区主要集中于岛叶、颞叶及左侧小脑。Hsieh 等用 PET 技术观察针刺合谷穴所激活的中枢与镇痛相关脑区，结果与针刺非镇痛点比较，激活的特异性脑区主要有下丘脑，并扩展至中脑、岛叶、前扣带皮质和小脑；推测下丘脑是针刺镇痛穴位激活的关键靶脑区，并作为介导针刺镇痛效应的可能关键因素之一，为针灸镇痛中枢效应机制的研究提供强有力的证据。

（2）生理状态针灸组穴脑效应 PET 成像研究　观察针刺处方（膻中、中脘、气海、血海、外关、足三里）对健康老年人脑葡萄糖代谢的影响，发现治疗组双侧额叶和左侧颞叶葡萄糖代谢均明显高于非穴组，证实针刺该组穴可以提高健康老年人与认知相关脑区的葡萄糖代谢水平，具有显著的特异性。Park 等观察同时针刺特定的两个经穴（太冲和内庭）对人体脑区的中枢激活效应，研究发现左侧岛叶、双侧丘脑、右侧额叶的上额区和左侧额叶的下额区葡萄糖代谢水平升高，扣带回和左侧边缘叶的海马旁回葡萄糖代谢水平降低。An 等用 PET 观察电针健康者曲池和合谷后局部 CBF 和葡萄糖代谢水平的变化情况，结果显示在顶叶上回、右额上回、左额中回和顶叶中回脑血流灌注增强，左额上回、额中回，右额上回葡萄糖代谢水平增加，表明额叶区域的脑血流和葡萄糖代谢水平针刺后均有不同程度的增加，其功能变化具有一致性，提示针刺特定穴可促进靶脑区协同功能的活动水平。

2. 病理状态下针灸脑效应的 PET/CT 成像研究

（1）血管性痴呆　VD 以记忆、认知、言语、性格、行为、注意力等方面的精神减退或消失为主要表现，并影响患者的职业、日常生活、社会活动。VD 不仅给患者带来长期痛苦，严重影响其生活质量，而且给家庭、社会和国家造成沉重的负担。

在治疗 VD 的常规体针基础上加用百会，PET 结果显示患者健侧额叶、顶叶、枕叶、丘脑、豆状核、小脑和患侧额叶、丘脑、尾核、小脑的葡萄糖代谢升高幅度均大于常规针刺组，这可能是针刺百会可改善血管性痴呆相关症状的机制之一。Huang 等观察针刺百会、水沟和神门对 VD 患者豆状核这一特定脑区功能代谢水平的影响，研究发现患者健侧豆状核葡萄糖代谢水平明显升高，而对照组没有发生变化。对头部穴位四神聪、百会、神庭和双侧风池进行电针干预治疗 VD 患者，结果发现电针干预后患者额叶、顶叶和枕叶的葡萄糖代谢水平均有不同程度的升高，其与认知疗效指数、日常生活活动疗效指数的变化也有相关性。采用常规体针治疗 VD 患者，结果显示针刺后患者双侧额叶和丘脑、健侧颞叶和豆状核的葡萄糖代谢水平均明显升高，痴呆症状得到改善。观察“益气调血，扶本培元”针刺处方对 VD 患者中枢代谢水平的影响，结果显示患者健侧颞叶、海马、扣带回，双侧额叶、丘脑、尾状核较针刺前中枢代谢水平升高明显，并与非经非穴组进行对照有显著差异，该研究同样验证了俞穴的特异性和针刺的中枢效应。

（2）缺血性脑卒中　缺血性脑卒中又被称为脑梗死，针灸可有效促进大脑的代谢和能量的有效利用，改善脑梗死患者脑组织的缺血状态，促进患者神经功能恢复。

以病变部位局限于左侧基底节的脑梗死患者为研究对象，采用针刺外关作为干预方式，应用 PET 成像观察患者各脑区的中枢激活效应，发现与针刺非穴组相比，针刺外关可激活左侧小脑、小脑扁桃体、双侧颞上回和右侧额下回等脑区，表明针刺外关可诱导患者局部特定脑区的葡萄糖代谢水平增加。Yong 等比较外关穴针刺、假针刺、非穴针刺、非穴假刺干预缺血性脑卒中后期患者前后 PET 成像，结果显示针刺组可明显激活 BA30 脑区，与假刺组比较，针刺组可激活 BA13、BA19 和 BA47 脑区；而其他各组之间比较没有明显激活的脑区，表明针刺外关可调控缺血性脑卒中后期相关的脑功能性区域，这可能与病症后期的康复疗效有关。Fang 等电针百会与曲鬓治疗缺血性脑卒中患者，研究发现患者大脑双侧与运动相关区域的葡萄糖代谢发生升高或者降低的改变，提示电针对大脑运动功能具有良性调节和促进的作用。用 PET 研究醒脑开窍针刺处方对急性脑梗死患者的影响，结果显示患者全脑代谢、脑梗死中心和梗死周围水肿带代谢得到有效改善，呈明显激活状态，与非经非穴相比有显著的特异性效应（图 7-3-2）。

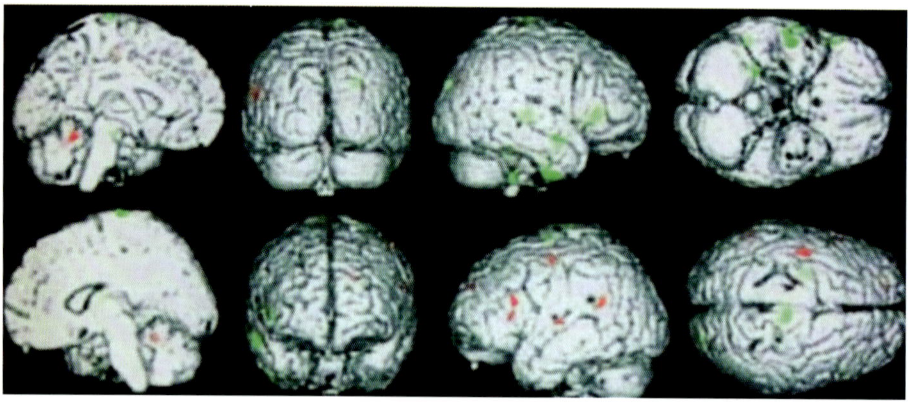

红色代表葡萄糖代谢增加的脑区，绿色代表葡萄糖代谢降低的脑区

图 7-3-2　电针百会和曲鬓 3 周后脑葡萄糖代谢的改变

（3）其他脑部疾病　PET/CT 成像技术在针灸治疗 AD、PD、偏头痛等的研究中取得了一定的进展。

选双侧合谷和太冲作为针刺穴位，研究针刺 AD 患者前后 PET 扫描成像结果，显示针刺后患者额叶和颞叶的葡萄糖代谢水平明显增加，患者认知能力相关症状评分得到明显改善。Huang 等采用针刺配合西药治疗 PD 患者，治疗 5 周后与单纯服用西药组相比，患者病轻侧半球的顶叶、颞叶、枕叶、下丘脑、小脑和病重侧顶叶、枕叶的葡萄糖代谢明显增加，西药组治疗后没有明显变化，证实了针刺治疗 PD 的临床疗效。Jie 等观察针刺风池、阳陵泉和外关组穴对偏头痛患者中枢脑区葡萄糖代谢水平的影响，结果发现针刺组患者的颞叶皮质（MTC）、眶额叶皮层（OFC）、脑岛、额中回、角回、PCC、楔前叶、扣带回中部（MCC）脑葡萄糖代谢水平增加，海马旁回、海马体、梭状回、中央后回和小脑区域脑葡萄糖代谢水平降低，提示与治疗偏头痛穴位的功能特异性有关（图 7-3-3）。

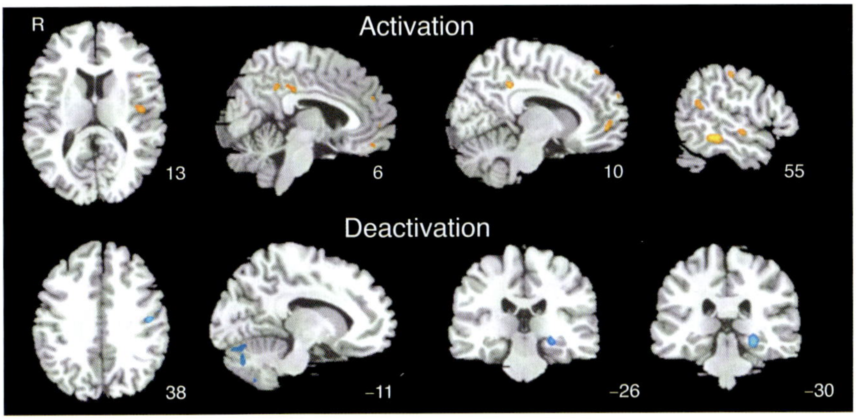

结果发现与对照组相比，MTC、OFC、脑岛、额中回、角回、PCC、楔前叶、MCC 脑葡萄糖代谢水平增加；海马旁回、海马体、梭状回、中央后回和小脑区域脑葡萄糖代谢水平降低；Activation：激活，Deactivation：去激活

图 7-3-3　针刺外关、阳陵泉、风池穴治疗偏头痛 PET 成像

利用 PET/CT 成像技术观察短疗程和长疗程针刺对 FD 患者脑功能活动的影响，研究结果发现长疗程针刺后 FD 患者边缘系统 - 大脑各个脑区异常增高的葡萄糖代谢全面降低，包括双侧脑岛（BA13）、ACC（BA24、BA32）、MCC（BA31、BA32）、PCC（BA29、BA30）、丘脑、海马旁回（BA35、BA19）及左侧额叶下回（IFG）（BA3）和楔叶（BA7）等的区域；短疗程针刺治疗后，FD 患者葡萄糖代谢增高的区域包括 IOG、MOG、楔前叶、右侧颞中回、右侧额内侧回，葡萄糖代谢降低的区域包括小脑、左侧豆状核、脑干和中央后回。与短疗程针刺相比，长疗程针刺可更为全面地降低 FD 患者各个脑区异常增高的葡萄糖代谢，更显著地调节脑岛、ACC、丘脑等病情相关脑区的功能活动（图 7-3-4）。

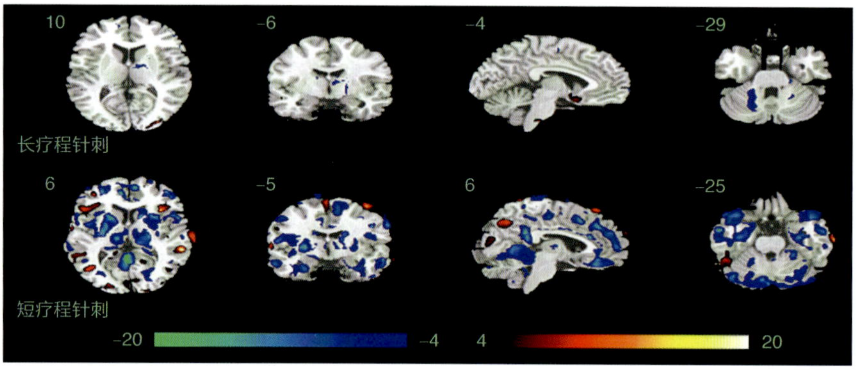

红色为代谢增高区域，蓝色为代谢减低区域

图 7-3-4　不同疗程针刺 FD 患者脑功能的影像

三、小结

综上研究发现，生理状态下，PET/CT 成像用于针灸的研究时主要集中在单双侧、穴位的数量、分布部位等方面。多数研究表明，生理状态下，针刺可激活大脑多个不同的脑区，且这些脑区与所研究穴位的功能具有相关性，验证了穴位作用的特异性，进一步证实了穴位的整体作用和具有双向调节作用的特点。病理状态下针灸脑机制的研究，以脑血管方面的疾病为主，如 VD、缺血性脑卒中，其次为消化系统和疼痛类的疾病研究，目前研究发现，针灸对多种脑部疾病有较好的疗效，其机制可能是通过调整受损脑区或者功能紊乱脑区的代谢水平，或是对健康脑代谢功能的调节来促进受损脑区的恢复，发挥治疗作用。针灸实验研究与临床研究的结果，均验证了俞穴的特异性及针刺治疗多靶点、多层次的整体疗效和综合效应。不论生理状态还是病理状态，针刺不同的俞穴，PET 显像显示激活的脑功能区存在明显差异，而且针刺某个俞穴，不是通过单个脑区的激活，而是通过多个功能联系相关不同脑区的激活而发挥作用。

PET/CT 成像与针灸的结合，使得针灸机制的研究提升到整体、动态、中枢水平，为针灸效应机制的研究提供了可视化的途径。但是目前的研究仍然存在如下问题：各种原因（如 PET/CT 技术应用、脑功能的复杂性、试验方案设计的合理性等因素）使得最终得出的结果不尽相同，可重复性较低。未来需要采取统一的针灸操作规范和标准，不断优化设计方案，开展大样本量的临床随机对照试验，更加全面的阐述针灸起效的作用机制，为临床提供高质量的客观依据。

（赵　龙　方继良　单保慈）

第四节 PET/MR 成像在针灸脑机制的研究应用

针灸作为我国一种具有悠久历史的自然康复疗法，已被广泛应用于治疗神经系统疾病如抑郁症、AD、癫痫、PD、脑卒中等精神和行为障碍疾病。PET/MR 技术既可以显示脑功能改变，又可以显示脑代谢改变，可以从分子代谢及功能水平全面探讨疾病所致的脑病理生理机制，也是无创性全面探讨针灸治疗脑机制的一种检查手段。目前PET/MR 研究，主要利用异机的 PET 和 fMRI 对针刺得气及针刺镇痛的脑机制进行研究。

一、针灸脑机制的神经影像学研究进展

针刺得气作为一种公认的针刺感觉，被认为是针灸治疗有效的预测因子和前提。得气在针刺有效性的评估中起着重要作用，因此，近年来针刺得气中枢神经机制研究备受关注。针刺得气的主要临床特征是疼痛、酸痛和隐痛。迄今为止，针刺得气的作用机制尚不明确。联合 PET 和 fMRI 对针刺得气进行研究发现，与浅刺相比，针刺得气的状态与下丘脑和小脑蚓部的葡萄糖代谢增高有关。PET 研究显示针刺得气显示 BA6、BA8、BA19、BA21、BA28、BA33、BA35、BA37、BA47 区，海马旁回、豆状核、蓝斑和红核的葡萄糖代谢增加。fMRI 显示经典针刺得气可以激活 ACC、脑岛、小脑、额叶上回、额叶内侧、额叶下回及杏仁核，这些都与急性和慢性疼痛所激活的一样，提示针刺得气的作用可以调节甚至使脑区疼痛矩阵恢复正常状态。针刺得气可激活下丘脑、伏隔核等结构的下行抗损伤通路。在针刺刺激过程中，感受到无得气感的疼痛或伴有得气（混合感觉）的剧烈疼痛，受试者 fMRI 表现出扣带回前部、尾状核、壳核、前丘脑和后岛叶以激活为主的脑激活模式改变，这些脑区主要与疼痛知觉相关，因此，这些区域的激活被解释为痛觉的机制而不是得气。联合 fMRI 和 PET/CT 有助于对针刺得气中枢机制进行全面阐述。

尽管针灸用于镇痛已经有 2000 多年的历史，但目前科学验证尚不完全，而且对这种疗法的潜在机制尚不明确。疼痛的主观体验包括与刺激的感觉辨别及对刺激的影响和认知反应相关的神经网络。疼痛的情感成分与杏仁核、岛叶、ACC 和额叶内侧区的神经网络

有关。从大脑功能网络的角度来看，针刺得气可以调节默认功能网络和体感脑功能网络，从而获得镇痛效果，还可以调节内感受自主神经网络中更大自发活动的时空范围，进一步促进内源性疼痛调节回路和稳态控制机制。PET观察到慢性疼痛患者在针刺治疗前后，丘脑代谢不对称性减低。fMRI显示在常用镇痛穴位LI4刺激下，边缘系统及伏隔核、杏仁核、海马、海马旁、下丘脑、被盖腹侧区等皮层下灰质结构等多部位出现明显的激活减低。大量证据表明内源性阿片类物质对疼痛和镇痛的体验至关重要。现在普遍认为针刺镇痛的一个关键机制是由内源性阿片类药物介导的。^{11}C-diprenorphine是一种阿片类激动剂标记的PET示踪剂，可用于体内阿片受体表征显示。对22名受试者进行针刺镇痛的联合fMRI和^{11}C-diprenorphine PET，研究表明右侧眶额皮层、脑干、丘脑、脑岛、杏仁核、ACC和PFC内侧区域发生了功能BOLD信号改变，其中fMRI显示针刺时在OFC激活增加，而在左侧岛叶和双侧脑干激活减低；^{11}C-diprenorphine PET显示在针刺过程中右侧OFC、左侧内侧PFC、右侧丘脑和右侧岛叶的代谢减低，而针刺期间双侧岛叶、右侧内侧PFC/ACC、左侧OFC和右侧脑干的代谢增高，上述PET和fMRI表现提示针刺镇痛影响的大部分脑区在功能和代谢上是不重叠的，而只有右侧OFC区同时发生功能和代谢改变，提示右侧OFC可能是针刺镇痛过程中参与内源性阿片浓度调节的重要脑区，而其他脑区的功能信号变化可能是由其他神经递质介导的，也提示针刺镇痛至少部分是由阿片系统介导的。以上这些功能代谢异常脑区投射到下丘脑和导水管周围灰质（PAG）下行投射系统区域，而PAG被认为在下行疼痛抑制系统中起着至关重要的作用，推测右侧OFC的功能和代谢的异常改变可能提示下行疼痛抑制神经系统被激活。研究还发现安慰剂组在针刺期间没有所谓的功能激活和代谢改变，这也说明针刺镇痛确实存在其本身脑机制。fMRI激活情况联合^{11}C-diprenorphine PET代谢变化能够反映针灸所致的内源性阿片类药物驱动的神经活动变化，以上结果能够帮助我们理解针刺镇痛时到底哪些区域的BOLD信号变化与内源性阿片释放有关，哪些区域的BOLD信号变化与其他神经递质系统介导有关。目前PET/MR研究对于针灸来说仍处于起步阶段。

PET/MR为针灸治疗脑机制多模态影像学研究提供了最全面的研究手段，可以无创地观察针灸后脑发生的功能和代谢改变，同时为解决针灸穴位是否真实及在其治疗效果中发挥穴位特异性等问题提供强有力的分子影像学依据，有助于全面理解针灸治疗的神经生理学机制。

二、多模态影像技术在针灸脑机制研究中的优势

针灸是一种古老的治疗方式，可用于治疗一系列疾病，但具体机制目前尚不明确。随机对照试验证实真针灸确实比假针灸更有效。几项研究表明，大脑深部中央区域对真针灸

的反应方式与假针灸不同，说明针灸对大脑确实有影响，提示针灸治疗具有其独特的生理机制，而并不仅仅是安慰剂效应。这种对脑的影响可能是通过针刺时刺激人体肌肉传入纤维而引起外周、中枢神经不同的分泌反应所致。针灸可以明显地产生与疼痛传递和感知相关的复杂变化，尽管目前人们对这些复杂变化还不十分清楚。传统观点认为，针刺部位的特殊性存在不确定性，针灸针是否必须刺入特定的穴位才能发挥最大的效果，需要进一步证实。而个别观点认为，针刺的确切位置差别不大，而在刺入深度、刺激的存在与否、对得气的重视程度等方面有差异，提示针灸在很大程度上可能是一种复杂的安慰剂，或者插入针头本身就具有治疗效果，而与选择的部位或针刺深度无关。以上一系列问题使人们对于认识针灸脑机制的真实本质产生困扰，迫切需要在脑功能和脑代谢水平上的进一步研究证实。

以往关于针灸治疗脑机制的神经影像学研究多集中在单一影像模态 fMRI 或 PET 上，既往少数研究利用异机的 PET 和 fMRI 扫描对于针刺镇痛的脑功能和脑代谢改变机制进行了阐述，但其最大的问题在于，由于非同时采集，导致不能很客观地描述针灸镇痛时影响的相关脑区的脑功能和脑代谢二者之间的关系。随着一体化 PET/MR 的应用，能同步获得针灸治疗前后及过程中脑的功能和代谢信息，有助于全面观察针灸治疗前后脑功能和代谢的改变。此外，一体化 PET/MR 研究有助于探讨针灸干预及针灸对疼痛刺激影响大脑功能的不同，并有助于确定针灸治疗慢性疼痛的潜在机制。目前尚未见针灸后脑血流灌注改变与脑代谢改变的报道，而一体化 PET/MR 能够同时获得脑血流灌注与脑代谢信息，有助于探讨针灸脑机制中二者的关系。

目前 PET 示踪剂最常用的是反映葡萄糖代谢的 ^{18}F-FDG，既往报道多集中在此示踪剂基础上，而 PET 同时还可反映不同神经通路的靶向示踪剂，允许在活体状态下探讨针灸治疗前后脑内不同靶向示踪剂相关神经递质释放和分布情况，以及相应的神经通路机制，从而对针灸治疗脑机制进行全面客观的阐述，进一步推广针灸在不同疾病中的应用。一体化 PET/MR 联合脑结构、功能及代谢信息，在阐述针灸治疗脑机制领域的研究中具有广泛的应用前景。一体化 PET/MR 多模态影像研究，势必对针灸脑机制的研究具有重要意义，并对整个针灸治疗领域产生深远的影响。

总之，一体化 PET/MR 扫描为研究针灸脑神经机制提供了一种多模态影像一站式的检查手段，利用其对针灸治疗脑功能和代谢的长期影响作用机制进行探讨，有助于更好地理解针灸治疗脑机制，必将开启针灸脑机制神经影像学科学研究的新篇章。

（赵　龙　方继良）

参考文献

[1] 荣培晶，方继良，俞裕天，等．基于针灸脑科学的神经调控技术研究进展．科技导报，2017，35（11）：77–84.

[2] 田亮，王金海，孙润洁，等．头针治疗缺血性中风的机制研究进展．针刺研究，2016，41（1）：87–89.

[3] 吴雪芬，郑雪娜，郭鑫，等．针刺对失眠大鼠 5-HT 及其受体、HPA 轴相关激素影响的研究进展．中华中医药学刊，2018，36（1）：127–129.

[4] 孙培养，储浩然，李佩芳，等．通督调神针法治疗脑卒中后抑郁：随机对照研究．中国针灸，2013，33（1）：3–7.

[5] LIU R P，FANG J L，RONG P J，et al. Effects of electroacupuncture at auricular concha region on the depressive status of unpredictable chronic mild stress rat models. Evid Based Complement Alternat Med，2013（2013）：789674.

[6] 李少源，荣培晶，高国建，等．耳甲电针对抑郁模型大鼠海马 Raf/ERK/RSK/CREB 信号通路的影响．针刺研究，2019，44（8）：554–559.

[7] 米智华，高巨．抑郁症的发病机制及针刺治疗研究进展．实用临床医药杂志，2019，23（8）：123–127.

[8] 佘静，楚佳梅，高灵爱，等．麦粒灸对阿尔茨海默病小鼠学习记忆能力及脑内淀粉样蛋白沉积的影响．针刺研究，2014，39（1）：58–62，82.

[9] ZHANG M，XV G H，WANG W X，et al. Electroacupuncture improves cognitive- deficitsand activates PPAR-γ in a rat model of Alzheimer's disease. Acupunct Med，2017，35(1)：44–51.

[10] LAI X S，REN J，LU Y J，et al. Effects of acupuncture at HT7 on glucose metabolism in a rat model of Alzheimer's disease：an ^{18}F-FDG-PET study. Acupunct Med，2016，34(3)：215–222.

[11] JIANG J，LIU G，SHI S H，et al. Musical electroacupuncture may be a better choice than electro-acupuncture in a mouse model of Alzheimer's disease. Neural Plast，2016(2016)：3131586.

[12] KALIA L V，LANG A E. Parkinson's disease. Lancet，2015，386（9996）：896–912.

[13] 刘瑶，郭阳，刘娜，等．“嗅三针”对帕金森病模型小鼠炎症因子表达影响．辽宁中医药大学学报，2018，20（11）：63–66.

[14] 许能贵，方继良．针灸影像学．北京：人民卫生出版社，2018.

[15] KAPTCHUK T J. Acupuncture：theory，efficacy，and practice. Ann Intern Med，2002，136（5）：374–383.

[16] HUANG W J，PACH D，NAPADOW V，et al.Characterizing acupuncture stimuli using brain imaging with FMRI-a systematic review and meta-analysis of the literature. PLoS One，2012，7（4）：e32960. DOI：10.1371/journal.pone.0032960.

[17] HUI K K，LIU J，MAKRIS N，et al. Acupuncture modulates the limbic system and subcortical gray structures of the human brain：evidence from fMRI studies in normal subjects. Hum Brain Mapp，2000，7（5）：251–253.

[18] HUI K K，LIU J，MARINA O，et al. The integrated response of the human cerebro-cerebellar and limbic systems to acupuncture stimulation at ST 36 as evidenced by fMRI. Neuroimage，2005，27（3）：479–496.

[19] FANG J L，JIN Z，WANG Y，et al. The salient characteristics of the central effects of acupuncture needling：limbic-paralimbic-neocortical network modulation. Hum Brain Mapp，2009，30（4）：1196–1206.

[20] ASGHAR A U，GREEN G，LYTHGOE M F，et al. Acupuncture needling sensation：The neural correlates of deqi using fMRI. Brain Res，2010，22（1315）：111–118.

[21] SHAN Y，WANG Z Q，ZHAO Z L，et al. An fMRI study of neuronal specificity in acupuncture：the multiacupoint siguan and its sham point. Evid Based Complement Alternat Med，2014（2014）：103491.

[22] 方继良，HUI K S K，NIXON E，等．针刺太冲穴得气及疼痛激发相对抗的脑功能网络效应 fMRI 研究．中国中西医结合影像学杂志，2012，10（1）：4–9.

[23] KONG J，TU P C，ZYLONEY C，et al. Intrinsic functional connectivity of the periaqueductal gray，a resting fMRI study. Behav Brain Res，2010，211（2）：215–219.

[24] BAI L J，TIAN J，ZHONG C G，et al. Acupuncture modulates temporal neural responses in wide brain networks：Evidence from fMRI study. Mol Pain，2010（6）：73.

[25] BALIKI M N，GEHA P Y，APKARIAN A V，et al. Beyond feeling：chronic pain hurts the brain，disrupting the default-mode network dynamics. J Neurosci，2008，28（6）：1398–1403.

[26] LI J，ZHANG J H，YI T，et al. Acupuncture treatment of chronic low back pain reverses

an abnormal brain default mode network in correlation with clinical pain relief. Acupunct Med，2014，32（2）：102–108.
[27] 周晟，曹红霞，俞连春，等 . 电针针刺委中穴和大肠俞穴的任务态脑疼痛中枢和默认网络的改变 . 中华医学杂志，2016（7）：531–534.
[28] MAEDA Y，KETTNER N，LEE J，et al. Acupuncture evoked response in contralateral somatosensory cortex reflects peripheral nerve pathology of carpal tunnel syndrome. Med Acupunct，2013，25（4）：275–284.
[29] DENG D，LIAO H，DUAN G X，et al. Modulation of the default mode network in first-episode，drug-Naive major depressive disorder via acupuncture at baihui（GV20）acupoint. Front Hum Neurosci，2016（10）：230.
[30] FANG J L，RONG P J，HONG Y，et al. Transcutaneous vagus nerve stimulation modulates default mode network in major depressive disorder. Biol Psychiatry，2016，79（4）：266–273.
[31] LIU B，CHEN J，WANG J H，et al. Altered small-world efficiency of brain functional networks in acupuncture at ST36 : a functional MRI study. PLoS One，2012，7（6）：e39342. DOI：10.1371/journal.pone.0039342.
[32] 侯小燕，陈维翠，陈俊，等 . 组穴针刺治疗颈痛患者默认网络的 ReHo 研究 . 磁共振成像，2014，（6）：436–440.
[33] LI C F，YANG J，SUN J B，et al. Brain responses to acupuncture are probably dependent on the brain functional status. Evid Based Complement Alternat Med，2013（2013）：175278.
[34] LIANG P P，WANG Z Q，QIAN T Y，et al. Acupuncture stimulation of taichong（Liv3）and hegu（LI4）modulates the default mode network activity in Alzheimer’s Disease. Am J Alzheimers Dis Other Demen，2014，29（8）：739–748.
[35] SHAN Y，WANG J J，WANG Z Q，et al. Neuronal specificity of acupuncture in Alzheimer’s disease and mild cognitive impairment patients：a functional MRI Study. Evid Based Complement Alternat Med，2018，2018 : 1–10.
[36] ZENG F，QIN W，MA T T. Influence of acupuncture treatment on cerebral activity in functionaldyspepsiapatients and its relationship with efficacy. Am J Gastroenterol，2012，107（8）：1236–1247.
[37] BAO C H，LIU P，WU H R，et al. Different brain responses to electro-acupuncture and moxibustion treatment in patients with Crohn’s disease. Sci Rep，2016（6）：36636.

[38] LAI X S，ZHANG G F，HUANG Y，et al. A cerebral functional imaging study by positron emission tomography in healthy volunteers receiving true or sham acupuncture needling. Neurosci Lett，2009，452（2）：194–199.

[39] 邵广瑞，陈莹，闫镔，等 . 针刺委中穴与足三里穴 PET/CT 脑功能显像研究 . 中华核医学杂志，2006，26（1）：54–56.

[40] ZHANG G F，HUANG Y，TANG C Z，et al. Characteristics of PET cerebral functional imaging during "Deqi" of acupuncture in healthy volunteers. Acupunct Res，2011，36（1）：46–51.

[41] GONG P，ZHANG M M，JIANG L M. Research on effect of acupuncture at Sanyinjiao on brain function by means of positron emission tomographic imaging. Chin J Integr Tradit West Med，2006，26（2）：119–122.

[42] HSIEH J C，TU C H，CHEN F P，et al. Activation of the hypothalamus characterizes the acupuncture stimulation at the analgesic point in human：a positron emission tomography study. Neurosci Lett，2001，307（2）：105–108.

[43] 赖新生，黄泳，唐安戊，等 . 病理状态下针刺百会穴对脑功能成像特征的影响 . 广州中医药大学学报，2008，25（5）：410–413.

[44] YONG H，TANG C Z，WANG S X，et al. Acupuncture regulates the glucose metabolism in cerebral functional regions in chronic stage ischemic stroke patients-a PET/CT cerebral functional imaging study. BMC Neurosci，2012，13（1）：75.

[45] 朱蕴红，陈艳霞，于涛，等 ."益气调血，扶本培元"针刺法对正常老年人脑区葡萄糖代谢的影响 . 上海针灸杂志，2011，30（8）：571–573.

[46] PARK M S，SUNWOO Y Y，JANG K S，et al. Changes in brain FDG metabolism inducedby acupuncture in healthy volunteers. Acta Radiologica，2010，51（8）：947–952.

[47] AN Y S，MOON S K，MIN I K，et al. Changes in regional cerebral blood flow and glucose metabolism following electroacupuncture at LI 4 and LI 11 in normal volunteers. J Altern Complement Med，2009，15（10）：1075–1081.

[48] HUANG Y，CHEN J，LAI X S，et al. Effects of needling in Baihui（DU20），Shuigou（DU26）and Shenmen（HT7）on glucose metabolism in the lentiform nucleus in patients with vascular dementia. Acad J First Med Coll PLA，2005，25（11）：1405–1407.

[49] FANG Z，NING J，XIONG C，et al. Effects of electroacupuncture at head points on the function of cerebral motor areas in stroke patients：a PET study. Evid Based Complement Altern Med，2012，2012（4）：902413.

[50] JIE Y，FANG Z，YUE F，et al. A PET/CT study on the specificity of acupoints through acupuncture treatment in migraine patients. BMC Complement Altern Med，2012，12(1)：123.

[51] LU Y J，HUANG Y，TANG C Z，et al. Brain areas involved in the acupuncture treatment of AD model rats：a PET study. BMC Complement Altern Med，2014，14（1)：1–8.

[52] 郭秋蕾，刘清国，杨芳媛，等 . PET 技术在针刺研究中的应用进展 . 中国针灸，2019，39(3)：337–341.

[53] YANG J，YANG M X，ZENG F，et al. Visualized characterization for cerebral response of acupuncture deqi：paradox underway. Evid Based Complement Alternat Med，2013 (2013)：894750.

[54] DOUGHERTY D D，KONG J，WEBB M，et al. A combined [^{11}C] diprenorphine PET study and fMRI study of acupuncture analgesia. Behav Brain Res，2008，193（1)：63–68.

第八章

PET/MR 成像在阿尔茨海默病的临床应用

AD 是一种以进行性认知功能障碍和行为损害为主要特征的神经退行性疾病，是老年痴呆中最常见的一种类型，占 50% ~ 75%。MCI 是处于正常老化和痴呆之间的一种认知状态，具有转化为 AD 或其他痴呆类型的高风险，每年有 10% ~ 15% 的 MCI 转化为 AD。随着老龄化社会的来临，AD 发病率逐年升高，预计到 2050 年，全球 AD 患病人数将达到 1.3 亿，将会给社会发展和家庭护理带来沉重的负担。AD 发病机制尚不明确，目前尚无有效药物治疗，因此，AD 一直是世界医学领域研究的热点和难点。AD 特征性病理改变包括 Aβ 沉积形成的老年斑、细胞内过度磷酸化 tau 蛋白形成神经纤维原缠结，以及广泛的神经元丢失。目前研究 AD 的影像技术主要有 MR 和 PET，结构 MR 成像显示的内侧颞叶萎缩已经成为 AD 的诊断标志物，fMRI 对探索 AD 脑功能改变和神经生物学机制具有重要价值，PET 是检测 AD 脑代谢及人体病理性蛋白评估的重要影像手段，本文重点就 fMRI、PET 及 PET/MR 成像在 AD 中的应用研究进展进行阐述。

第一节　MR 成像在阿尔茨海默病的研究应用

随着影像技术的飞速发展，MR 成像技术日新月异，因其无创、可重复性高、检查方法灵活多样、空间和时间分辨率较高等优点而被广泛应用于 AD 临床和科学研究。MRI 脑成像技术主要包括脑结构成像、脑白质纤维束的 DTI、测量脑血流动力学的 ASL 技术、反映脑代谢及化学物质的 MRS、反映脑功能改变的 BOLD 成像等，AD 患者脑功能改变早于脑结构萎缩，因此，脑功能成像对 AD 的早期诊断、发病机制研究具有重要临床价值和科学意义。

一、MR 结构成像在 AD 的研究应用

MR 结构成像可显示脑萎缩范围及程度，反映累积的神经元损害，直接与 AD 患者临床症状相关，其操作流程简便，且获得的脑结构信息稳定性和可重复性强，临床应用广泛。应用基于体素的形态学（voxel based morphometry，VBM）分析作为一种先进的神经影像分析技术，不仅可以对全脑的解剖结构差异进行评价，而且受人为主观因素影响小，精确性和效率更高，同时便于不同研究间比较，且已经广泛应用于 AD 研究。VBM 法减少了 ROI 选择和观察者或操作者差异导致的偏倚，用于纵向研究则避免了横断面时研究脑大小个体差异的影响及观察时间较短等不足。

2011 年美国国家衰老研究所阿尔茨海默病学会将 MR 结构成像纳入 AD 的诊断标准，认为内侧颞叶萎缩是 AD 诊断的影像标志物之一。研究表明 AD 患者脑灰质明显丢失，海马和内嗅皮层体积减小较为显著。且随着疾病进展，海马（图 8-1-1，图 8-1-2）和内嗅皮层萎缩进行性加重。大量研究同时证明海马萎缩是一个敏感性、特异性很强的 AD 诊断标志物。在临床出现痴呆症状 5 年以上即出现海马萎缩，在 AD 诊断时海马体积已经明显减少。对 700 例轻中度 AD 患者 MR 结构成像进行荟萃分析发现，其与年龄匹配的对照组相比，海马体积损失为 23% ~ 24%，MCI 患者海马体积减小了 15% ~ 20%，AD 患者海马体积减小几乎累积所有的海马亚区，但是最主要的是海马角 1（cornu ammonis，CA1）

区，MCI 患者海马亚区萎缩通常局限于 CA1 区，也有研究报道累及 CA3/ 齿状回（dentate gyrus，DG）、CA4/DG 或下托。海马体积测量常用于鉴别 AD 和 MCI，且具有较高准确率（86.8% 和 73.5%）。研究发现，利用海马亚区体积鉴别 aMCI 和 NC 准确率可达 92%，显著高于海马体积鉴别能力。由于 AD 病理改变首先出现于内嗅皮层，AD 和 MCI 患者内嗅皮层厚度和体积均较健康对照组减少（图 8–1–2）。利用海马联合内嗅皮层体积进行 AD、MCI 和 NC 两两分类时，准确率明显高于单一海马和内嗅皮层指标，而且最优阈值点的特异度和灵敏性均超过了 80%。这些结果说明联合指标可显著提高 AD、MCI 诊断准确率。

考虑到 AD 发病前的无症状期可能长达数十年，简单地从一个断面阐述 AD 脑形态改变不能明确揭示 AD 病变的演变过程。因此，对 AD 患者进行多个时间点的长期随访检查是必需的。有报道随访时间最长可达 9 年，以验证 MCI 向 AD 的转化过程。用 VBM 来评估 MCI 患者脑灰质丢失模式，转化为 AD 者较未转化者灰质丢失更为广泛，其异常模式与 AD 患者类似：未转化者的灰质密度与正常者相似。研究者们随访研究发现，健康对照组海马和内嗅皮层体积最大，转化为 AD 的 MCI 患者最小，未转化为 AD 的 MCI 患者处于中间，且转化为 AD 的患者较未转化者左侧海马平均体积减小 9%，右侧海马体积减小 13%。

海马体积还受性别和 *ApoE ε4* 携带状态影响。*ApoE ε4* 基因是 AD 最高的遗传危险因素之一，纵向研究表明，MCI 转化者中，*ApoE ε4* 携带者海马萎缩较稳定性 MCI 更快。AD 和 MCI 患者 *ApoE ε4* 携带者较未携带者海马体积减小，AD 女性 *ApoE ε4* 携带者较未携带者体积减小，男性 *ApoE ε4* 携带者与未携带着体积未见显著差异，MCI 女性 *ApoE ε4* 携带者海马体积减小较男性携带者更严重。由此可见，*ApoE ε4* 基因海马体积萎缩更为严重，女性相对男性海马体积萎缩更显著，性别和 *ApoE ε4* 对海马体积的影响存在交互作用。

MR 结构成像能早期发现 AD 患者脑灰质损伤，特别是内侧颞叶海马结构萎缩，为 AD 早期诊断和预测疾病进展提供了简便、有效的检查手段。

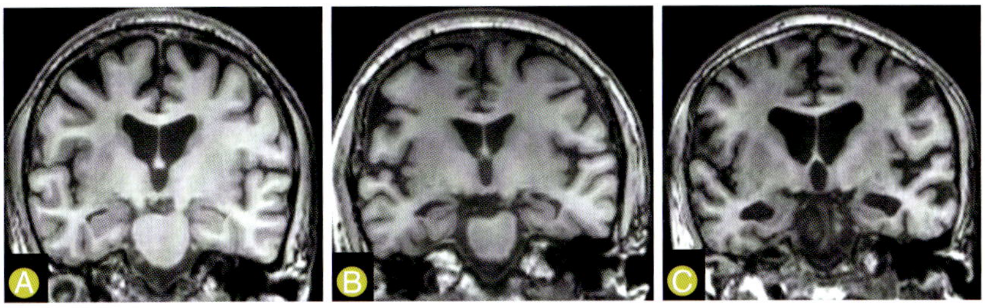

A. 健康受试者，女，63 岁，MMSE 评分 29 分，MoCA 评分 28 分，CDR 评分 0 分，海马无萎缩；B.MCI 患者，男，60 岁，MMSE 评分 27 分，MoCA 评分 27 分，CDR 评分 0.5 分，海马轻度萎缩；C.AD 患者，男，64 岁，MMSE 评分 20 分，MoCA 评分 15 分，CDR 评分 2 分，海马明显萎缩；MoCA：蒙特利尔认知评估量表，CDR：临床痴呆评定量表

图 8–1–1 健康受试者、AD 和 MCI 患者海马结构改变

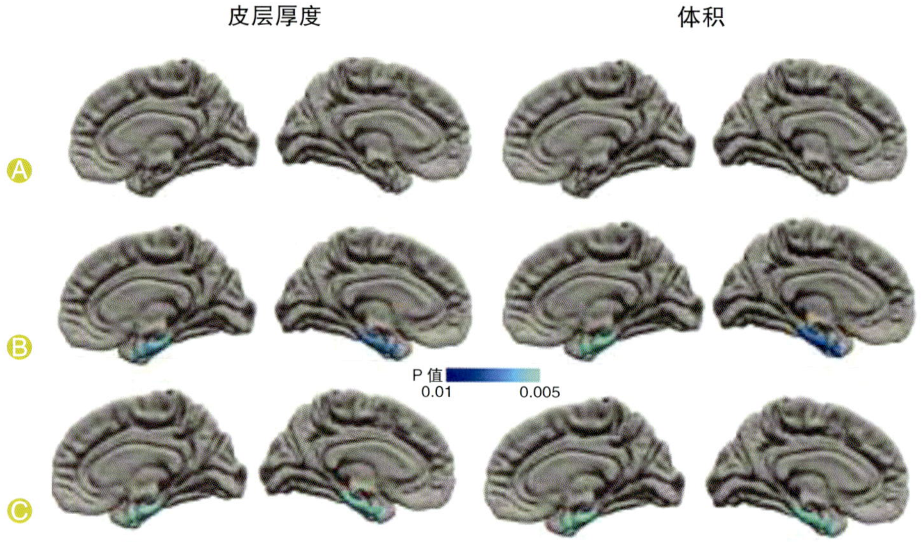

与健康对照组（图 A）相比，MCI（图 B）和 AD（图 C）患者内嗅皮层厚度和体积均降低（彩条代表与健康对照组比较 *p* 值大小）

图 8-1-2　健康对照组、AD 和 aMCI 患者内嗅皮层结构改变

二、扩散张量成像在 AD 的研究应用

DTI 主要通过测量水分子在脑组织不同方向的扩散程度，反映大脑白质微观结构变化，可对脑白质进行定量分析，在评估脑白质结构完整性方面具有独特优势。DTI 主要观察两个参数：FA 主要代表水分子在各个方向的扩散差异性，反映白质结构完整性；MD 代表水分子在各个方向上的平均扩散率，主要反映水分子在大脑中扩散的受限程度，二者相结合能够对脑白质完整性进行精确评估。当组织损伤时，由于组织内水分子扩散性改变，导致 FA 值降低，MD 值升高，可通过测量 FA 和 MD 值定量区分组织是否损伤及损伤程度。

以往对 AD 的研究多集中在大脑灰质，近来越来越多的研究表明，在 AD 早期已出现脑白质异常。“倒退假说”认为髓鞘化较晚、直径较小的白质纤维，如连合纤维（胼胝体、前连合和穹隆连合等）会首先受损，而髓鞘化较早、纤维直径较大的白质通路，如初级运动纤维则受累较晚。基于胼胝体 DTI 研究发现，MCI 患者胼胝体体部 FA 下降，但胼胝体膝部和压部 FA 值未见异常，此外，在 MCI 进展成为 AD 过程中，白质破坏从连合纤维开始，然后扩展到投射纤维和联络纤维，这些结果支持了“倒退假说”。基于纤维示踪技术的研究显示，AD 患者右侧扣带前部、左侧扣带后部及左侧胼胝体 FA 值减低，右侧钩束、左侧胼胝体压部和双侧上辐射冠 MD 值升高，与运动相关的内囊或与视觉相关的视放射区则相对保存完整（图 8-1-3）；与 MCI 相比，AD 患者两侧海马旁回、两侧下额枕束、两侧下纵束和两侧 PCC 的 FA 值均显著降低，MD 值均显著升高；MCI 患者表现为胼胝体、穹隆和右侧扣带回 FA 值减低，前下部扣带及穹隆白质 MD 值增高，提示 DTI 客观反映 AD 和 MCI 患者脑白质损伤，为相关白质退行性变化提供影像证据。最近研究发现，DTI 与 AD 病理性 Aβ 和 tau 存在相关性，Aβ（+）组较 Aβ（–）组右上纵束、右下纵束、胼胝体膝部和体部、左侧放射冠及左穹隆 FA 值升高，且 FA 值与 Aβ 沉积呈正相关；Aβ（+）组较 Aβ（–）组右侧额叶 MD 值降低，MD 值与 Aβ 沉积呈轻度负相关（相关系数为 -0.392）。此外，颞叶前部 tau 沉积可以预测 AD 患者脑白质完整性缺失，提示 DTI 可能成为预测和监测 AD 患者 tau 进展的重要影像标志物。此前认为灰质与认知功能密切相关，近年来白质与认知功能的关系越来越受到人们重视，认为它对认知功能的影响和大脑皮质同样重要。AD 患者右侧扣带回、左侧胼胝体、颞下回等区域 FA 值降低，与 MMSE 评分正相关，扣带回和穹隆 MD 值升高反映 AD 患者情景记忆功能损害，提示 AD 患者认知功能下降与脑白质损伤密切相关。基于基因关联分析 AD 风险位点与海马 FA 值发现，单核苷酸多态性（SNP）*CELF1* 基因的 *rs2203712* 与海马 FA 值显著相关，DTI 参数与 *CELF1* 及其相关基因网络分析相结合为 AD 研究病理生理机制提供了新见解，可能成为 AD 潜在的治疗靶点。因此，DTI 能早期发现 AD 患者脑白质损伤，为进一步研究 AD 病理学改变提供了新途径。

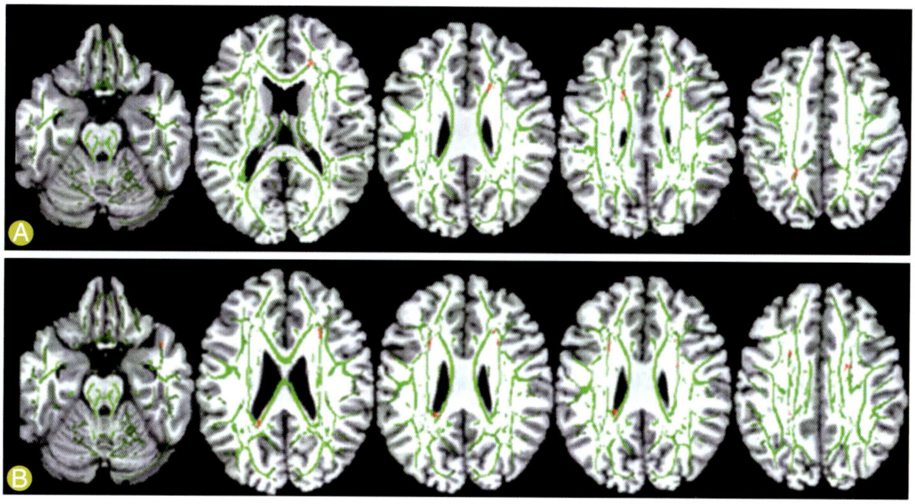

基于脑白质纤维束空间示踪术结果显示，AD 组右侧扣带前部、左侧扣带后部及左侧胼胝体 FA 值减低（红色）（图 A）；右侧钩束、左侧胼胝体压部和双侧上辐射冠 MD 值升高（红色）（图 B）。平均 FA 和 MD 纤维束骨架（绿色）叠加在 T_1WI 的 MNI 模板上

图 8-1-3 AD 患者白质纤维束改变

三、动脉自旋标记在AD的研究应用

ASL是一种基于MR成像的无创脑灌注成像新技术，其原理是位于成像平面上游的反转脉冲反转供血动脉中水质子自旋状态并进行标记，将标记前后采集的图像进行减影，从而获得组织灌注参数图，得到脑血流动力学特性定量参数CBF，反映了某一时刻灌流入脑组织的血流量及分布情况，并评价脑神经血管性功能。

CBF可通过放射性核素脑血流灌注显像（如 $^{15}O\text{-}H_2O$ PET显像）或MRI动态增强技术测定，但 $^{15}O\text{-}H_2O$ 半衰期较短，临床应用受限，而MRI动态增强需引入对比剂。ASL技术具有不需注入外源性对比剂、非侵袭、无电离辐射、重复性好的优势，在AD研究中的应用日益广泛。研究发现，健康人群全脑CBF和葡萄糖代谢具有良好的相关性，但不同脑区相关性存在差异，其中尾状核和壳核相关性最强，内侧颞叶相关性最弱，可能由于2种成像非同步扫描，采集数据时生理状态不同所致。MCI患者CBF降低存在于双侧颞顶区、中后扣带皮层、岛叶等脑区，且后扣带皮层和内侧顶叶区域降低最为显著。AD患者主要表现为颞顶枕叶、PCC、楔前叶等脑区CBF降低（图8-1-4）。随着病情进展，CBF降低脑区范围逐渐扩大，在相同CBF降低脑区，AD患者CBF值降低较MCI更为显著。多数研究应用ASL发现AD患者CBF降低，但是有研究提出早期AD患者亦可表现为局部CBF升高，认为可能存在神经代偿反应，这种高灌注改变可能是AD处于不同进展阶段的不同表现，MCI患者表现为双侧额叶、右侧颞下回高灌注，而后可能逐渐出现失代偿而表现为低灌注。CBF有助于AD诊断，以顶叶和海马为ROI鉴别AD与主观认知功能下降的准确性为89.0%；以顶叶和枕叶为ROI鉴别AD和MCI的准确率达83.8%。CBF联合内嗅皮质萎缩评分可显著增加AD诊断能力，预测概率为95.7%。MoCA、MMSE等神经心理学量表也常用于辅助AD诊断。研究发现，AD和MCI患者经ASL所测后顶叶及PCC CBF降低与MoCA和MMSE评分值呈正相关，因此，在AD早期甚至是在临床症状出现之前，借助ASL明确诊断，有利于尽可能延缓疾病进展。

虽然不同类型的痴呆临床表现各不同，但有许多重叠，因而，增加了痴呆及其亚型的诊断难度。ASL研究发现，AD、FTD、DLB具有不同的灌注模式，AD表现为幕上区域CBF值降低，尤其是大脑后部降低更明显；DLB患者CBF值最低，但颞叶CBF保持不变；FTD患者额叶CBF值最低，AD患者颞叶CBF值最低，由此可见，不同的ASL灌注模式有助于不同类型痴呆的鉴别诊断。ASL亦是AD和VD鉴别的有利手段，脑卒中后痴呆与AD患者灌注差异对比发现，脑卒中后痴呆患者灰白质CBF比例较正常人降低，AD患者则表现为顶叶灌注下降不伴有灰白质CBF比值下降。可见AD患者CBF降低主要分布在大脑灰质，而VD患者的CBF降低可同时分布于灰质和白质，且以白质为主，AD和VD不同的CBF变化模式提示ASL检查可能成为两者鉴别的有利手段。目前，虽然治疗

AD 的临床药物试验从未中断，但仍无有效治疗方法。药物治疗的主要目的是使患者的认知功能得到改善或者保持病情稳定，延缓发展。早期治疗对 AD 患者的预后及转归至关重要，而 ASL 为治疗前后观察病情变化提供了一种直观方法。应用 ASL 对早期 AD 患者在胆碱酯酶抑制剂治疗前及治疗 6 个月后分别进行 CBF 测定，发现治疗后 AD 患者 PCC 及前额叶脑白质 CBF 增高，而且无认知功能下降。另一项评价针灸疗效的研究发现，AD 患者针刺四关穴后原来低灌注脑区（左侧楔前叶及左侧 PCC）脑血流灌注增加，此外左侧距状裂周围皮层、舌回、梭状回、海马、额枕颞叶等多个脑区亦出现相对 CBF 值增高，且针刺组额叶、岛叶相对 CBF 较针刺假穴组增加（图 8-1-5），表明 ASL 可以发现早期 AD 患者经药物治疗所引起的脑灌注改变，用于 AD 治疗预后的评价手段。

随着 ASL 技术的不断更新和完善，其有望作为一种影像学技术来准确地反映 AD 脑

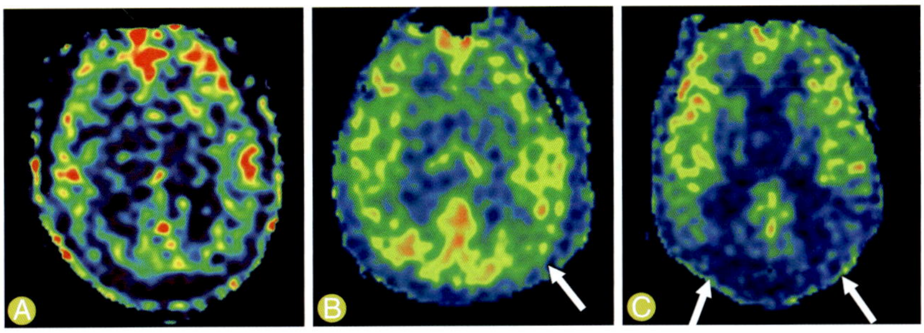

A. 健康老年人，女，67 岁，MMSE 评分 29 分，CDR 评分 0 分，MR 横轴位 T_1WI 示脑结构未见异常，ASL 示 CBF 未见减低；B. MCI 患者，男，70 岁，MMSE 评分 23 分，CDR 评分 0.5 分，MR 横轴位 T_1WI 示脑结构未见异常，ASL 示右侧顶叶（箭头）CBF 减低；C. AD 患者，女，70 岁，MMSE 评分 20 分，CDR 评分 1 分，MR 横轴位 T_1WI 示左侧顶叶萎缩，ASL 示双侧顶叶（箭头）CBF 减低

图 8-1-4 健康老年人、MCI 及 AD 患者 CBF 图像

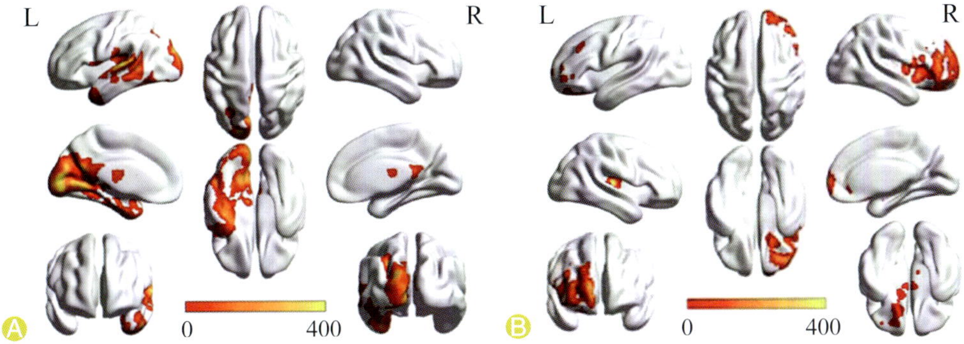

AD 患者针刺四关穴 6 个月后原低灌注脑区（左侧楔前叶及左侧 PCC）相对 CBF 值增加，左侧距状裂周围皮层、舌回、梭状回、海马、额枕颞叶等区域的相对 CBF 值亦增加（图 A）；AD 患者针刺组和针刺假穴组 6 个月后随访额叶、岛叶相对 CBF 增加（图 B）

图 8-1-5 AD 患者针刺四关穴后脑血流灌注变化

功能的改变，反映血管性因素在 AD 中的作用，并且成为 AD 的生物学标志，在 AD 病理机制的研究、早期诊断、鉴别诊断和治疗效果监测等各个方面提供有价值的影像信息。

四、磁共振波谱在 AD 的研究应用

^{1}H-MRS 是非侵入、无创性的影像学技术。应用 MRS 可对活体组织的能量代谢、化学物浓度变化进行检测，能在解剖形态出现异常前对疾病进行分析，目前已被广泛用于 AD 活体脑组织代谢物浓度的定性及半定量测定。

MRS 对 AD 的研究主要通过测量脑组织感兴趣区各代谢物的峰高和比例实现。其中 NAA 主要位于神经元的线粒体内，是神经元和神经轴突的内源性标志物，是反映神经元活性的特异性指标。Cho 与细胞膜磷脂代谢有关，可以反映细胞膜的损害程度。肌酸复合物（Cr）的值升高则提示能量释放障碍，很多 MRS 研究把 Cr 作为内参照，因为其浓度在各种病理、生理状态下相对恒定。肌醇（MI）只存在于活体胶质细胞内，是脑组织中神经胶质细胞的标志物，其水平增高提示胶质增生。谷氨酸和谷氨酰胺复合物（Glx）参与人体内神经元 - 神经胶质细胞之间的谷氨酸 - 谷氨酰胺循环，谷氨酸代谢异常提示神经元和神经胶质细胞功能完整性破坏。

由于 AD 患者大脑代谢异常发生在形态学改变之前，所以应用 MRS 可早期诊断 AD。AD 患者 MRS 全脑分布模式为 PCC 和双侧海马 NAA 显著降低，PCC、颞上区、PFC 和尾状核 Cho/Cr、NAA/Cr、MI/Cr 水平明显降低。aMCI 患者 PCC Glu 浓度降低，扣带回和海马 NAA 的浓度降低、MI 浓度升高、Glu 水平未见异常。PCC NAA/MI 比值能够区分转化为 AD 的 MCI 与未转化的 MCI 患者，其精确度（曲线下面积）为 0.779；联合使用 NAA/MI 值和海马旁回体积，可在出现临床症状前两年预测 AD 转归（曲线下面积为 0.910）。MRS 研究 *ApoE ε4* 对左侧海马 NAA/Cr、Cho/Cr 比值的影响，发现 *ApoE ε4* 携带者左侧海马 NAA/Cr 值显著低于非携带者，提示 *ApoE ε4* 携带者海马神经元活性或密度降低更为明显，*ApoE ε4* 基因可特异性调控 aMCI 和 AD 患者左侧额叶和海马脑代谢活动。此外，MRS 可能是一种非侵入性显示 Aβ 的影像标记物，认知正常老年人 PCC MI/Cr（$r = 0.17$，$p = 0.003$）、Cho/Cr（$r = 0.13$，$p = 0.022$）与全脑 Aβ 沉积呈正相关。纵向随访 PCC/楔前叶 MRS 测量显示，MCI 患者 MI/Cr 每年升高 2.3%、NAA/MI 每年降低 2.0%，MCI 患者 Aβ（+）组 MI/Cr 每年升高 2.93%、NAA/MI 每年降低 3.55%，提示脑脊液 Aβ 水平影响 MI/Cr 和 NAA/MI 的变化。另外，MRS 还可作为评估 AD 治疗效果和相关药物治疗效果的手段。Henigsberg 等应用 MRS 在多奈哌齐治疗 26 周后测量了 12 例轻度至中度 AD 患者，发现患者背外侧前额叶皮层中 NAA/Cr 比值显著增加，而 MI/Cr 比值显著降低，结果表明，多奈哌齐可预防 AD 患者背外侧前额叶皮层神经元功能退化，使用 MRS 可评估

药物治疗价值。利用 MRS 安全、无创伤性地提供大脑代谢、病理和生化改变信息，从而进一步研究探索 AD 患者临床表现及发病机制，具有重要的理论意义和临床价值。

五、fMRI 在 AD 的研究应用

fMRI 采用 BOLD 测量脑活动变化时产生的血流动力学改变，间接反映神经元活动，具有无创、无辐射危害、高时间分辨率等显著优点，能显示特定脑区功能活动情况，特别在精确定位脑功能区和显示脑认知网络方面发挥了不可替代的作用，已经成为认知神经科学和临床医学研究的重要手段，并广泛应用于 AD 研究。

fMRI 根据扫描时受试者有无特定任务分为任务态 fMRI 和 RS-fMRI。早期 fMRI 研究主要以任务态 fMRI 为主，研究任务相关脑区的神经活动增加及减低，并根据局部信号强度改变定位脑功能区。任务态 fMRI 用于研究 AD 患者与记忆相关的激活模式，这些任务包括语言刺激（如图片命名和语义联想）和非语言刺激（如场景和图像编码），其中执行情景记忆任务最常见。MCI 患者在进行编码任务时，右侧海马和 PCC 激活减少，导致即时记忆和回忆功能下降，海马是记忆任务的关键脑区，主要负责对新信息的编码，PCC 则负责编码已经学习的项目，提示 MCI 患者海马和 PCC 功能受损。由于任务态 fMRI 常需受试者扫描 MR 图像时执行不同任务，有认知功能障碍的 AD 患者配合度较差，而 RS-fMRI 简便易行（患者只需静卧），因此消除了任务态 fMRI 受试者执行任务差异对研究结果的影响，在 AD 患者研究中应用越来越受欢迎。

DMN 是大脑不处理外在任务时仍然活跃的网络，首次由 PET 测量正常人脑在静息状态下脑区耗氧与供氧比时发现包括内侧前额叶、PCC、楔前叶等脑区在内的脑区在静息状态下比较活跃，而在有外界任务刺激时活动减低，因此将这些脑区构成的网络定义为 DMN。RS-fMRI 对 AD 患者研究较一致的发现是 DMN 功能连接减低，尤其是在 PCC/ 楔前叶、海马 / 海马旁回及 DMN 与其他脑区连接减低为著，aMCI 患者 DMN 功能活动减低，包括双侧楔前叶 / 后扣带皮层、右顶下小叶和左梭状回；左前额叶皮层、下顶叶和颞中回功能活动增强，提示额顶叶功能活动增强代偿 DMN 损伤（图 8–1–6）。AD 患者 DMN 连接存在一个动态变化，即疾病早期后部 DMN 连接开始减少，而前部和腹侧 DMN 连接则增强，随着疾病进展，所有网络连接均降低，提示 DMN 异常可作为诊断和监测 AD 的影像学生物标志物。除了以上集中在 DMN 区域的研究外，以往大部分研究认为，小脑在 AD 早期不受累，近期研究发现 AD 和 MCI 患者小脑边缘网络活动减低（图 8–1–7A）。AD 患者较健康对照组右中扣带、舌回 – 小脑边缘网络功能连接减低，左颞极 – 小脑边缘网络功能连接增强；AD 患者较 MCI 双侧眶额皮层后部延伸至前部岛叶、左顶下小叶 – 小脑边缘网络减低；MCI 患者较健康对照组双侧中央旁小叶、中扣带 – 小脑边缘网络功能连接减低，

双侧眶额皮质后半部延伸至岛叶前部、左顶下小叶和右梭状回－小脑边缘网络功能连接增强（图 8–1–7B），提示 AD 早期即出现小脑功能损伤，为今后 AD 患者小脑功能研究提供了影像证据。此外，ReHo 及低频振幅波动 ALFF 也是比较常用的研究方法。其中，ReHo 可用于检测全脑局部活动相关性。He 等们研究发现，AD 患者 PCC 和楔前叶的 ReHo 值减低，MCI 患者中左侧顶下小叶 ReHo 值显著增加，这可能是一种代偿性改变。而且，计算 ReHo 值能够以 85% 的正确率把 AD 患者从 MCI 和正常对照组区分。ALFF 是通过脑部功能活动的血氧水平依赖信号相对基线的变化幅度来观察脑部神经元自发性活动的方法。AD 患者在双侧后扣带皮质、楔前叶、顶下小叶及多个颞区较正常对照组 ALFF 值下降，在双侧海马、海马旁回、颞中回和颞下回皮质 ALFF 值升高。另有学者并未发现轻度 AD 患者 ALFF 值增高。这些研究结果的差异可能与 AD 处于不同疾病时期有关。特别指出的是，在早期 MCI 阶段就可以检测到明显改变的 ALFF 活动，并且独立于年龄、性别和脑萎缩，

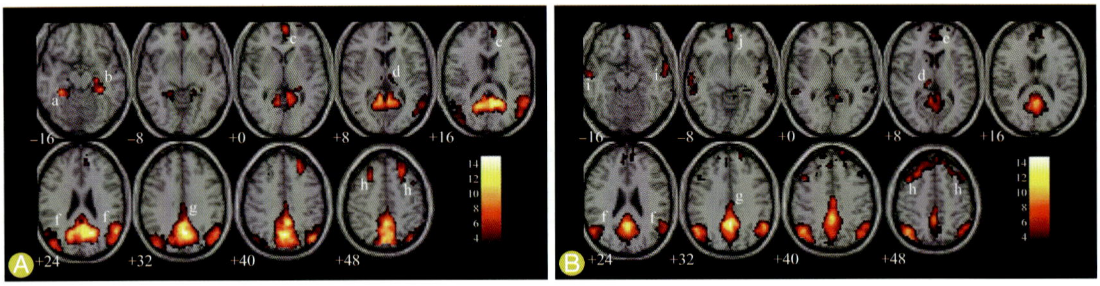

健康老年人 DMN 主要包括内侧前额叶、前扣带、后扣带、楔前叶及双侧顶下叶等脑区（图 A）；aMCI 患者 DMN 功能活动减弱（图 B）

图 8–1–6　默认模式网络

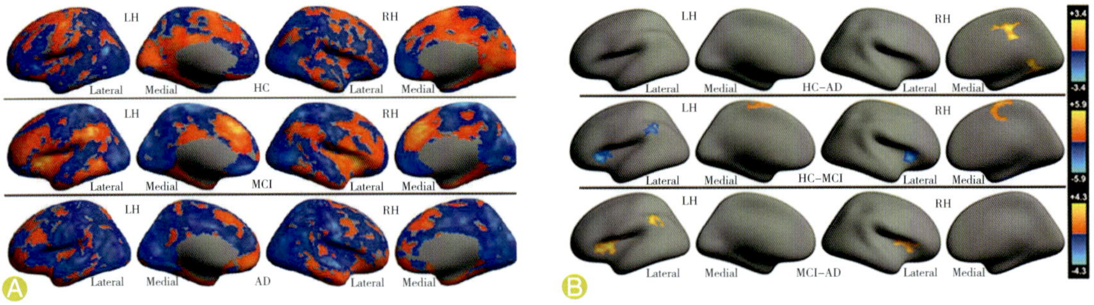

健康对照组、MCI 和 AD 患者小脑边缘网络（图 A）及组间差异（图 B）。AD 患者较健康对照右中扣带、舌回－小脑边缘网络功能连接减弱，左颞极－小脑边缘网络功能连接增强。AD 患者较 MCI 双侧眶额皮层后部延伸至前部岛叶、左顶下小叶－小脑边缘网络减弱。MCI 患者较健康对照双侧中央旁小叶、中扣带－小脑边缘网络功能连接减弱，双侧眶额皮质后半部延伸至岛叶前部、左顶下小叶和右梭状回－小脑边缘网络功能连接增强；LH：左侧；RH：右侧；Lateral：外侧；Medial：内侧；HC：健康对照

图 8–1–7　小脑边缘网络功能连接

提示 ALFF 异常是早期诊断 AD 的潜在生物标志物。但是，RS-fMRI 易受多种因素的影响，尚需更深一步的研究去了解 RS-fMRI 的神经基础。

ApoE ε4 是 AD 发病主要遗传危险因素，可加速疾病进展、加快脑萎缩和病理性蛋白沉积等。Patel 等比较 14 名 *ApoE ε4* 携带者和 22 名 *ApoE ε4* 未携带者 DMN 功能连接和脑白质 FA 值，发现 *ApoE ε4* 携带者 DMN 功能连接降低，但未发现两组认知或白质 FA 值差异，表明在AD高危个体中，功能变化先于脑白质结构异常。基于海马种子点的功能连接研究发现，正常海马功能网络呈右偏侧不对称表现，AD 海马功能网络较健康对照组范围缩小，右偏侧不对称表现亦减弱。AD 患者表现为右侧海马与内侧前额叶、腹前扣带、右侧颞下皮层、双侧楔前叶和 PCC 等脑区功能连接中断，其中内侧前额叶、腹 ACC 和 PCC 均属于 DMN 网络，进一步支持了 AD 患者 DMN 紊乱的观点。基于海马亚区 fMRI 的进一步分析显示，AD 和 MCI 患者海马亚区功能连接较健康对照组减低，主要在内侧前额叶、额上回、楔前叶、后扣带皮层等，且右侧 CA1 区 – 右侧楔前叶功能连接与 MMSE 评分呈显著正相关，可反映早期 AD 临床认知水平（图 8–1–8）。纵向研究发现，海马亚区功能连接有助于鉴别 AD 和 MCI 患者（敏感度 83.3%，特异度 83.3%），且比以整个海马为种子点的功能连接鉴别能力

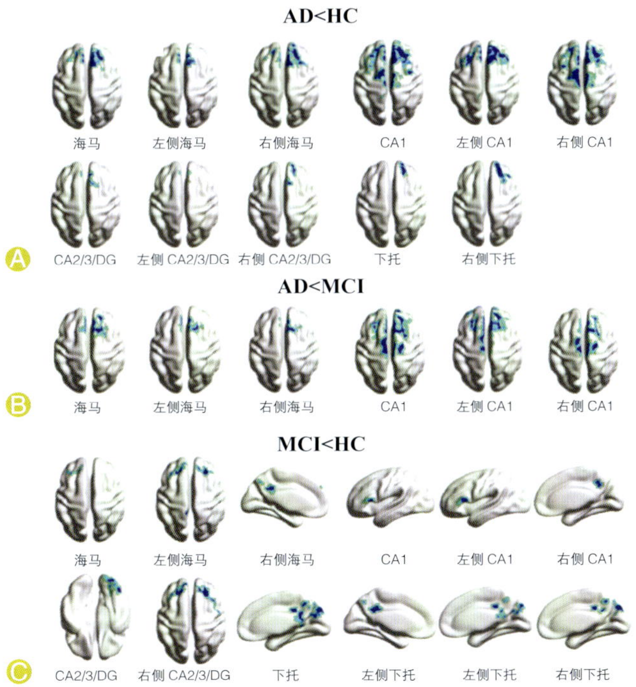

A. AD 患者较健康对照组所有海马亚区功能连接均减低，主要分布在额叶皮层；B. AD 较 MCI 患者仅在 CA1 区 – 额叶功能连接减低；C. MCI 患者较健康对照组所有海马亚区功能连接均减低，主要分布在额叶、PCC/ 楔前叶

图 8–1–8　AD 和 MCI 患者海马亚区功能连接改变

更高。基于海马亚区水平的 fMRI 分析将为 AD 研究提供更有价值的影像信息。此外，RS-fMRI 还可用于评估针刺治疗后 AD 患者脑功能变化，针刺后 AD 患者海马 – 内侧前额叶功能连接增强，可能是基于针刺四关穴的疗效机制（图 8–1–9）。

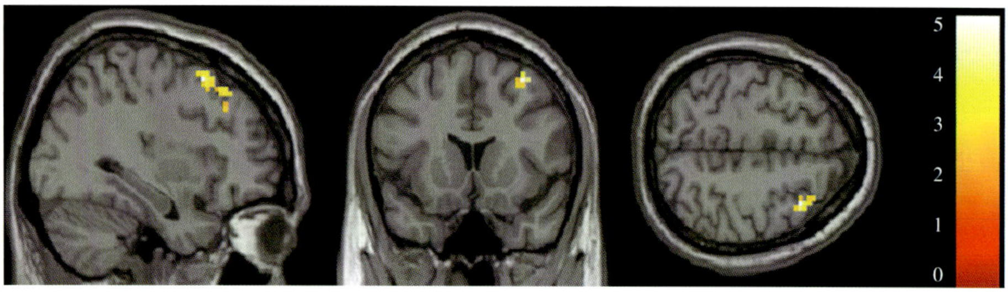

经针刺治疗后 AD 患者右内侧前额叶 – 左侧海马功能连接增强（黄色区域）

图 8–1–9　针灸治疗后 AD 组海马功能连接变化

多模态影像学研究有助于我们从结构、灌注和功能等方面多角度、全方位、更深入理解 AD 的病理生理机制，为 AD 早期诊断及评估治疗预后提供有价值的影像信息。

（闫少珍　齐志刚）

第二节　PET 成像在阿尔茨海默病的研究应用

PET 作为分子水平活体功能成像中举足轻重的一员，通过放射性示踪剂在体内的分布特点来定性、定量地评估组织器官的功能代谢水平，其灵敏性及特异度高，在 AD 早期诊断与鉴别诊断、病情评估及转归预测中发挥着重要作用。目前用于 AD 研究的 PET 显像主要针对葡萄糖代谢、Aβ、tau 蛋白及胆碱能系统。

一、^{18}F-FDG PET 显像在 AD 的研究应用

^{18}F-FDG PET 显像测量神经细胞和胶质细胞葡萄糖摄取量，在探测突触功能障碍方面灵敏性高，可以在细胞死亡和脑组织萎缩之前发现葡萄糖代谢降低，在早期 AD 诊断较结构 MRI 更敏感。^{18}F-FDG 显像可根据特定脑区代谢降低区分不同类型的神经退行性变。健康正常人脑内葡萄糖代谢分布均匀（图 8–2–1A）；MCI 患者最先表现为内侧颞叶代谢降低

（图 8-2-1B）；典型 AD 患者在顶叶、颞叶及 PCC 有明显的代谢降低，在病程后期出现额叶代谢降低（图 8-2-1C）；FTD 表现为额叶及前颞叶皮质代谢减低；DLB 患者特征性表现为枕叶低代谢。^{18}F-FDG PET 在临床应用中的局限在于对图像的定性，视觉评分很大程度上取决于观察者的经验。通过勾画标准 ROI 和 VBM 可提高 ^{18}F-FDG PET 对 AD 早期的识别。*ApoE ε4* 基因是 AD 发病的高危遗传因素，一项纵向研究探讨了 *ApoE ε4* 与脑代谢的关系，对 48 名 MCI *ApoE ε4* 携带者与未携带者 ^{18}F-FDG PET 图像进行纵向分析，发现与 *ApoE ε4* 未携带者相比，*ApoE ε4* 携带者在上额叶、外侧颞叶、内侧颞叶、尾状核、丘脑、PCC 及杏仁核葡萄糖代谢降低更快，证明 *ApoE ε4* 基因加速了脑葡萄糖代谢降低（图 8-2-2）。

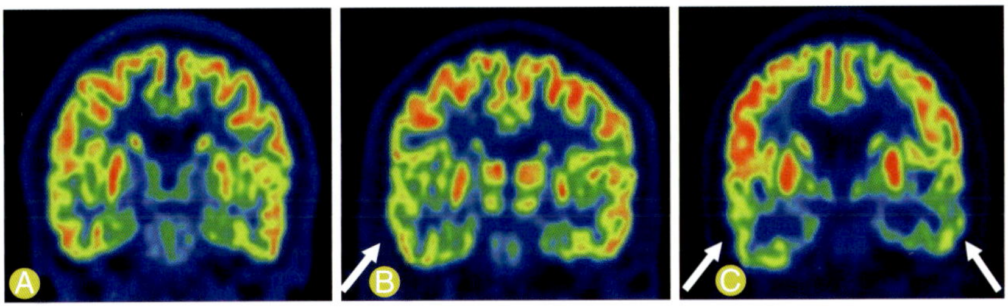

A. 认知正常受试者，男，60 岁，^{18}F-FDG PET 图像示未见葡萄糖代谢减低；B. MCI 患者，女，62 岁，^{18}F-FDG PET 图像示右侧颞叶葡萄糖代谢减低（箭头）；C. AD 患者，男，59 岁，^{18}F-FDG PET 图像示双侧颞叶葡萄糖代谢减低（箭头）

图 8-2-1　认知正常者、MCI 及 AD 患者 ^{18}F-FDG PET 图像

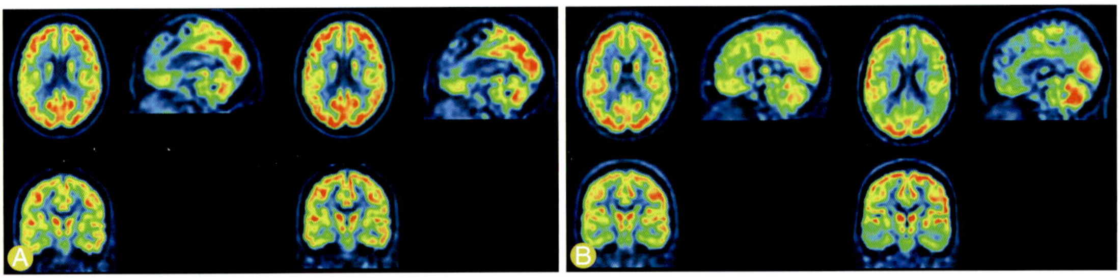

ApoE ε4 未携带者在基线期及 72 个月后的 ^{18}F-FDG PET 图像（图 A），可见脑组织葡萄糖代谢减低不明显；*ApoE ε4* 携带者在基线期及 72 个月后的 ^{18}F-FDG PET 图像（图 B），在额叶、外侧颞叶、内侧颞叶、尾状核、丘脑、PCC 及杏仁核对葡萄糖代谢与 *ApoE ε4* 未携带者相比降低更快

图 8-2-2　MCI 患者纵向 ^{18}F-FDG PET 图像

二、β- 淀粉样蛋白 PET 成像在 AD 的研究应用

Aβ 来源于细胞膜上的一种活性淀粉样前体蛋白，该基因突变及编码 γ- 分泌酶的早老蛋白 1（PSEN1）和早老蛋白 2（PSEN2）突变使得释放到细胞外的 Aβ 增多，积聚为低聚物、纤维，最后形成斑块。AD 早期 Aβ 已在脑内沉积，并且很多研究发现认知正常老年人脑

内有 Aβ 沉积。β- 淀粉样蛋白假说认为 Aβ 是形成 AD 的首要环节，它触发了一系列致病过程，如炎症、tau 蛋白沉积形成、神经原纤维缠结、突触功能障碍和细胞死亡，最终导致痴呆。

第一个用于临床 Aβ 的 PET 示踪剂为 ^{11}C-PIB，即 2-[4' -（甲氨基）苯基]-6- 羟基苯并噻唑，其可高度选择性地与纤维状淀粉样蛋白沉积结合，与病理结果一致性高，且在正常脑组织中清除速率快，使其成为早期临床研究中使用较广的示踪剂。与认知正常者相比，AD 患者皮层的 ^{11}C-PIB 摄取增高，摄取浓度从高到低依次为额叶、顶叶、颞叶、枕叶；在纹状体也有较高摄取，但与临床症状无关。根据 2018 年美国国家衰老研究所阿尔茨海默病学会联合委员会发布的 AD 研究框架，生物学标志物可独立于临床症状评估 AD，当脑脊液 Aβ 阳性或 PET 检查发现大脑皮层有 Aβ 沉积即认为存在 AD 病理改变，Aβ 阴性则排除 AD 病理改变。一项 ^{11}C-PIB PET 成像研究显示，健康老年人、MCI 及 AD 组的 PIB 阳性所占比例分别为 22%、61% 及 97%。

由于 ^{11}C 半衰期较短（t1/2=20.4 分钟），限制了其在未配备回旋加速器机构的使用，且高成本使其难以成为常规临床检查手段。^{18}F 标记的二代 Aβ 示踪剂半衰期较 ^{11}C 长，目前已获 FDA 或欧洲药品管理局批准，可用于临床的示踪剂包括 ^{18}F-AV45、^{18}F-AV1、^{18}F-flutemetamol、^{18}F-NAV4694。^{18}F-AV45 是目前临床最常用的 Aβ 显像剂，有研究表明，其对 Aβ 沉积的敏感度及特异度分别为 92% 和 100%。健康老年人脑皮质无 ^{18}F-AV45 摄取，仅脑白质有少量非特异性摄取（图 8-2-3A），MCI 患者右侧额叶及右侧顶叶岛盖皮质有 ^{18}F-AV45 摄取（图 8-2-3B），AD 患者几乎全脑皮质均有 ^{18}F-AV45 摄取（图 8-2-3C）。一项对健康老年人、MCI 及 AD 患者进行 ^{18}F-AV45 PET 显像的研究显示三组脑皮质 SUVR 有显著区别，并且健康老年人脑皮质 SUVR 与年龄线性相关，而 MCI、AD 组脑皮质 SUVR

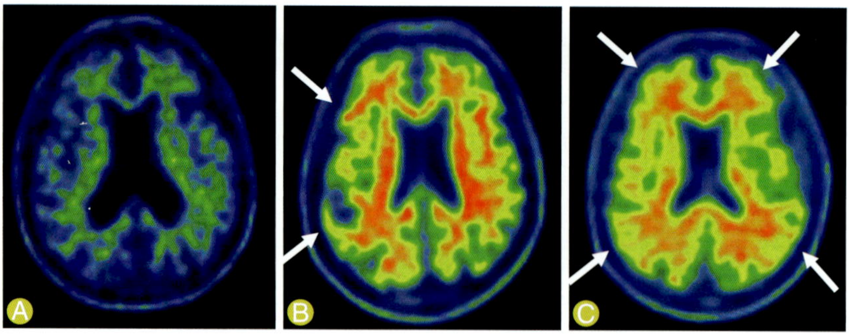

A. 健康老年人，男，65 岁，^{18}F-AV45 PET 图像示脑皮质无 Aβ 沉积，仅脑白质有少量 Aβ 非特异性沉积；B. MCI 患者，男，63 岁，^{18}F-AV45 PET 图像示右侧额叶及右侧顶叶岛盖皮质 Aβ 沉积（箭头）；C. AD 患者，女，65 岁，^{18}F-AV45 PET 图像示几乎全脑皮质均有 Aβ 沉积（箭头）

图 8-2-3　健康老年人、MCI 及 AD 患者 ^{18}F-AV45 PET 显像

与年龄无相关性。另一项对健康老年人进行的 ^{18}F-AV45 PET 显像研究发现，Aβ 沉积越多与情节记忆相关的表现恶化更快。

在对大脑不同区域 Aβ 沉积与葡萄糖代谢、临床认知评分相关性研究中，研究者比较 AD 患者 ^{11}C-PIB PET 和 ^{18}F-FDG PET 成像发现：所有脑区 ^{11}C-PIB 与 ^{18}F-FDG 摄取缺乏相关性；AD 患者大部分脑区葡萄糖代谢与认知评分高度相关，而 ^{11}C-PIB 摄取与所有认知评分无显著相关；在认知正常人群中二者同样缺乏显著相关，提示 Aβ 沉积无法反映 AD 患者认知水平，且葡萄糖低代谢病生理机制不同。有研究发现主观认知障碍受试者在海马、内侧眶额叶 /ACC、PCC/ 楔前叶和颞顶叶 ^{11}C-PIB 摄取与萎缩程度呈负相关，而在 MCI 及 AD 组未发现相关性。另一项研究报道健康老年组海马及下颞叶 ^{11}C-PIB 摄取与萎缩相关，而在 aMCI 及 AD 中缺乏相关性。通过 Aβ 与大脑葡萄糖代谢及萎缩程度的相关性分析，表明 Aβ 显像在 AD 早期可预测神经退行性变，但在 MCI 和 AD 人群中 Aβ 沉积的量与神经退行性变的严重程度无关。

三、tau 蛋白 PET 显像在 AD 的研究应用

tau 蛋白是正常成熟神经元微管结合蛋白的主要组成部分，共有 6 种亚型。正常的 tau 蛋白与轴突中的微管蛋白结合，促进其组装成微管，并保持微管稳定性。tau 蛋白各亚型在不同类型的神经退行性疾病中以特定的方式组合并异常磷酸化，在细胞内沉积成不溶的纤维沉积物。在 AD 中 tau 蛋白所有 6 种亚型均高度磷酸化并沉积形成配对螺旋样纤维，与直纤维混合形成 NFTs。NFTs 按照一种特定的循序渐进的方式在大脑中扩散，Braak 将其分为六期，早期沉积于内嗅皮质、海马等边缘系统（Braak Ⅰ期~Ⅲ期），可无临床症状；Braak Ⅳ期后 NFTs 沉积的量和范围与认知功能呈高度相关。AD 中仍有 40% 异常磷酸化的 tau（p-tau）在胞质中并没有沉积为 NFTs。AD p-tau 可与正常 tau 蛋白竞争性结合微管蛋白，形成沉积物或低聚体，抑制微管的组装，进而形成 NFTs。AD 患者异常磷酸化 tau 蛋白浓度较 Aβ 低很多，由于 tau 和 Aβ 都为 β 折叠蛋白，一个优秀的 tau 示踪剂要求对 tau 蛋白有高度选择性（远高于和 Aβ 的结合）、对异常磷酸化 tau 蛋白亲和力高、非特异性结合少。这些需求使得 tau 显像剂的制作难度高于 Aβ 示踪剂。

tau 蛋白示踪剂分为非选择性与选择性两种。PET 示踪剂 ^{18}F-FDDNP 用于 Aβ 显像，发现其可以非选择性地与细胞外 Aβ 及细胞内 NFTs 结合，使得 ^{18}F-FDDNP 在 AD 显像应用中存在局限性。选择性 tau 显像剂分为一代与二代，第一代显像剂如 ^{18}F-THK523 为喹啉衍生物，与 tau 蛋白有高亲和力，是与 Aβ 亲和力的 12 倍，体外研究显示其可选择性地与配对螺旋样纤维 -tau 结合，且不能与 AD 之外疾病中的 tau 蛋白结合，包括不与帕金

森病路易小体中的 α 突触核蛋白结合。在体内成像方面，^{18}F-THK523 在 AD 患者的颞叶、顶叶、眶额叶及海马有高摄取，但在白质中的高滞留使其无法通过肉眼解释显像结果，限制了其在临床上的应用。随后相继改进的 ^{18}F-THK5105、^{18}F-THK5117、^{18}F-THK5351 有更快的血流动力学、更低的白质滞留率及更高的信噪比。新型苯并咪唑 – 吡啶衍生物 ^{18}F-807、^{18}F-808，与配对螺旋样纤维 -tau 的亲和力更高，是与 Aβ 结合的 25 倍。其中 ^{18}F-807，也称 ^{18}F-AV1451 或者 ^{18}F-flortaucipir，是目前唯一通过美国食品药监总局批准的 tau PET 示踪剂，其在皮质靶向的区域与配对螺旋样纤维 -tau 解剖分布一致性高，白质滞留率低，且示踪剂在脑内的滞留程度与疾病严重程度有高相关性，但在脉络丛、基底核、丘脑及黑质等存在非靶区结合。研究发现阿司咪唑和兰索拉唑两个苯并咪唑类衍生物与 tau 蛋白的亲和力高于与 Aβ 的亲和力，基于此研发的 tau 显像剂 ^{11}C-PBB3 可高选择性地与 tau 蛋白结合，可用于 AD 及其他 tau 相关疾病的显像研究。第二代选择性 tau 示踪剂对非靶区结合做出优化，如 ^{18}F-RO-948 和 ^{18}F-PI-2620 对 ^{18}F-AV1451 结构进行改造，与第一代示踪剂相比特异度更高，几乎不与非靶区结合。

tau 在脑内传播过程与淀粉样蛋白不同。Cho 等对 195 名受试者（53 名 AD，52 名 aMCI，23 名非 aMCI 及 67 名 HC）进行 Aβ PET（^{18}F-AV45）及 tau PET（^{18}F-AV1451）显像，通过对 ROI 沉积量及阳性沉积频率分析 Aβ 和 tau 沉积扩散过程，发现在 tau 阳性沉积频率最高的为内嗅皮层（49.2%）及海马旁回（39.0%），其次是梭状回、颞下回、杏仁核、颞中回、上顶叶、PCC 等皮层，ACC、主要皮层区域（中央前回、枕叶中部、中央旁回、中央后回）出现 tau 沉积频率最低。tau 沉积从内嗅皮层、边缘系统开始，随后扩散到与颞叶内侧区域解剖、功能连接相关的区域（PCC、颞下回），而不是扩散到邻近的区域。此研究也证实了 tau 传播假说：tau 通过蛋白质和突触连接扩散到与其解剖和功能相关的区域。相反，Aβ 沉积出现频率从高到低依次为额颞叶、颞中下回、中额叶、上额叶，进而扩散至整个皮层，频率最低的为颞叶内侧区域（即海马旁回、内嗅皮层、杏仁核及海马）。另外，此研究发现灰质体积减小的频率从高到低依次为海马、杏仁核、内嗅皮层、海马旁回，其他皮层频率较低，ACC 及中央后回体积减小出现频率最低，与 tau 蛋白沉积的顺序几乎一致，表明 tau 蛋白沉积与神经退行性变密切相关。tau PET 成像可以敏感地捕捉到 AD 早、晚期的变化。对 96 名典型 AD 和非典型 AD（患者认知障碍主要表现在情节记忆之外）受试者进行 ^{11}C-PIB、^{18}F-FDG、^{18}F-AV1451 及 MRI 多模态分析，发现同一脑区 ^{18}F-AV1451 与 ^{18}F-FDG 的 SUVR 相关性最高，其次是 ^{18}F-AV1451 摄取与 MR 测量的皮质厚度相关，相关性最低的是 ^{11}C-PIB 与皮质厚度。结果说明异常 tau 蛋白在 AD 大脑中沉积与相应区域代谢情况关联更密切，tau 与皮质厚度间的关系受到年龄及其他临床指标的影响。

一项横断面研究表明 *ApoE ε4* 基因携带者 tau 沉积存在性别差异，通过对 108 名 MCI

患者的 ^{18}F-AV1451 PET 定量分析，发现在内嗅皮层、杏仁核、海马旁回、后扣带回和枕叶中存在性别与 *ApoE ε4* 的交互作用，女性 *ApoE ε4* 携带者大脑 tau 沉积较男性高（图 8-2-4）。同时发现在脑脊液 t-tau、p-tau 中同样存在显著的性别与 *ApoE ε4* 交互作用，并且在一定程度上不受 Aβ 沉积的影响。在此研究基础上，Yan 等采用 ^{18}F-AV1451 PET 联合结构 MRI 分析性别和 *ApoE ε4* 对 tau 沉积和脑萎缩的影响，并利用 AD 女性 *ApoE ε4* 携带者（FACs）这一特殊群体揭示其较 AD 其他群体（NFACs、女性 *ApoE ε4* 未携带者、男性 *ApoE ε4* 携带者、男性 *ApoE ε4* 未携带者）内侧颞叶、颞中回等脑区 tau 沉积显著增加（图 8-2-5）。且女性 *ApoE ε4* 未携带者、男性 *ApoE ε4* 携带者、男性 *ApoE ε4* 未携带者之间 tau 沉积无显著差异。提示在预防 AD 干预治疗中，应更加注重携带 *ApoE ε4* 的老年女性，此研究结果为阐明 AD 疾病谱性别和 *ApoE ε4* 对 tau 沉积的交互作用，以及 tau 和脑萎缩的关系提供了有力证据。

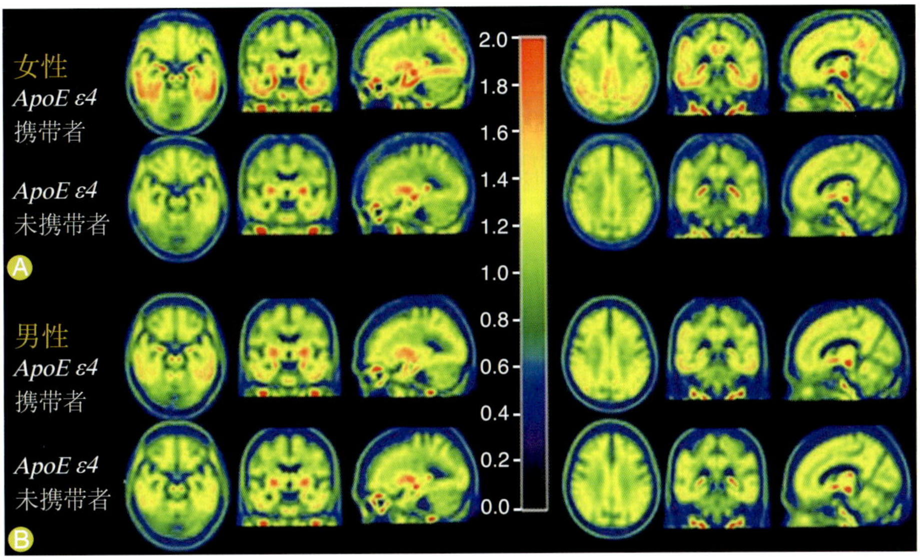

女性 *ApoE ε4* 携带者比女性 *ApoE ε4* 未携带者有更多的 tau 沉积（图 A），同时女性 *ApoE ε4* 携带者比男性 *ApoE ε4* 携带者有更多的 tau 累积，而男性 *ApoE ε4* 携带者与未携带者之间 tau 沉积无显著差异（图 A、图 B）

图 8-2-4　MCI 患者 ^{18}F-AV1451 PET 图像

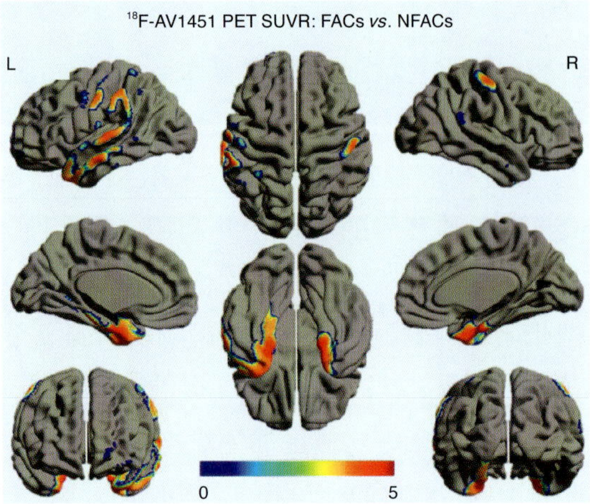

女性 *ApoE ε4* 携带者（FACs）比其他群体（NFACs，女性 *ApoE ε4* 未携带者、男性 *ApoE ε4* 携带者、男性 *ApoE ε4* 未携带者）内侧颞叶、颞中回等脑区 tau 沉积显著增加

图 8-2-5　AD 女性 *ApoE ε4* 携带者与 AD 其他人群 ^{18}F-AV1451 PET 比较

四、胆碱能系统 PET 显像在 AD 的研究应用

胆碱能系统与认知功能密切相关，尤其是从 NBM 发出的大部分通向皮质、杏仁核的胆碱能纤维是影响认知的主要通路。AD 病变使得胆碱能神经元破坏或丧失，从而导致乙酰胆碱合成障碍。有对 AD 患者大脑尸检的研究结果表明在大脑皮层、海马及杏仁核中胆碱乙酰基转移酶和乙酰胆碱酯酶（acetylcholinesterase，AChE）缺失，并且 NBM 神经元严重减少。

目前胆碱能系统 PET 成像在 AD 应用中较 Aβ、tau 蛋白显像少见，主要分为 AChE 显像及乙酰胆碱受体显像，可用于 AD 早期病变的评估及与其他神经退行性变疾病的鉴别，动态监测神经损伤程度，对乙酰胆碱酯酶抑制剂治疗的疗效及预后判断发挥重要作用。^{11}C- 甲基 -4- 丙酸哌啶（^{11}C-PMP）用于检测 AChE 活性，在中重度 AD 患者中，^{11}C-PMP 在新皮质及海马摄取减少，并与囊泡乙酰胆碱转运体显像剂 ^{123}I-IBVM 摄取减少相关，但与 ^{18}F-FDG 摄取减少无关，说明 AD 大脑皮层胆碱功能降低与葡萄糖代谢减低的机制不同。靶向毒蕈碱受体的 PET 显像剂有 ^{11}C-QNB 和 ^{11}C-NMPB，烟碱受体显像剂有 ^{11}C- 尼古丁（^{11}C-N）和 ^{18}F-2FA。AD 患者脑皮质与海马 ^{11}C-QNB 摄取降低，脑皮质摄取 ^{11}C-N 明显降低，并与病理结果一致。

随着针对 AD 病理蛋白特异性示踪剂的不断研发，多示踪剂 PET 显像为揭示 AD 发病机制、早期诊断、预后评估及危险因素研究提供了重要依据，在 AD 临床及科研应用中前景广阔。

（刘　敏　卢　洁）

第三节　PET/MR 成像在阿尔茨海默病的研究应用

脑功能研究一直是大家关注的热点，影像学是认识和探索脑功能的重要手段。MRI 功能成像能够提供脑功能、血流灌注改变等信息，^{18}F-FDG PET 是检测神经元功能的重要手段。近年来影像学设备快速发展，目前最先进的一体化 PET/MR 通过同步扫描，“一站式检查”可获得 AD 患者脑解剖结构、功能、血流和代谢等影像学信息，将脑代谢和 fMRI、ASL 等“功能 - 功能”相结合，为进一步深入探究 AD 发病脑机制、病理生理改变具有重要作用。

一、葡萄糖代谢和脑功能关系在 AD 的研究应用

目前，国内外基于一体化 PET/MR 的脑功能和代谢相关研究较少，其同步测定并分析脑葡萄糖代谢与功能网络的特征关系，不仅对理解脑功能的生理机制具有重要意义，而且对揭示疾病异常脑代谢和功能障碍及其发病机制有重要价值。基于异机采集的 PET 和 MR 图像会产生配准误差，不仅影响结果的准确性，而且无法获得同一生理状态下 PET 及 fMRI 脑影像数据，因此，难以明确脑代谢与功能改变的内在联系。一体化 PET/MR 可以获得同一生理状态下的脑葡萄糖代谢和脑功能信息，为探讨代谢和神经活动的关系提供了可能。

研究者采用一体化 PET/MR 行 ^{18}F-FDG PET/MR fMRI，探讨 22 例健康正常人睁眼（11 例）和闭眼（11 例）状态下功能连接与葡萄糖代谢的关系，结果发现，睁眼状态下视觉系统和凸显网络（扣带和脑岛等）的局部活动较闭眼状态下增加，这种局部葡萄糖代谢升高的模式与功能连接空间模式一致，为葡萄糖代谢和神经元活动的关系提供了直接证据，即脑功能连接的生物学基础为局部神经元的葡萄糖代谢。基于 RS-fMRI 图像，以 PCC 为种子点计算 DMN 涉及脑区主要有内侧前额叶、岛叶、顶下小叶和海马（图 8-3-1A）；静息状态下葡萄糖代谢增高的脑区主要为 PCC / 楔前叶、内侧前额叶、额中回、颞横回、壳核等（图 8-3-1B）；RS-fMRI 脑 DMN 和 PET 葡萄糖高代谢脑区的空间分布基本一致，DMN 右

侧 PCC 区葡萄糖摄取和功能连接的相关性最强。采用一体化 PET/MR 研究 26 例受试者静息状态的 ^{18}F-FDG PET 和 fMRI 不同参数相关性，发现葡萄糖代谢分布和同步 fMRI 获得的 ReHo、fALFF 和度中心性（degree of centrality，DC）在空间上有显著相关性，边缘网络葡萄糖摄取的空间分布和 DC 在解剖和功能网络的空间相关性最低（相关系数为 0.11），DMN 的 fALFF 和 ReHo 与葡萄糖摄取的空间分布相关性最强（相关系数分别为 0.89 和 0.89），不同脑网络的 RS-fMRI 参数与 PET 之间的关系存在异质性，可能反映了静息状态下不同脑网络活动度不同，导致两种技术相结合在时间尺度出现差异，提示不同脑网络的神经代谢耦合程度差异。此结果为研究脑代谢与功能连接在病理条件下的耦合变化提供了基础。最近，Marchitelli 等采用一体化 PET/MR 评估在同一生理状态下 aMCI/AD 患者 ^{18}F-FDG PET 与 RS-fMRI 的相关性。^{18}F-FDG PET 和 fMRI 参数 ReHo、fALFF 及 ICA 结果一致发现 aMCI/AD 患者 PCC 和楔前叶异常改变，且患者组 ^{18}F-FDG PET 和 fMRI 相关性低于健康老年人，提示 aMCI/AD 患者葡萄糖利用和神经信息快速传递之间的神经能量耦合作用减弱。一般来说，根据脑连接与脑网络理论，正常人脑功能的完成通常需要建立在脑连接基础上多个脑区协同作用，而 AD 患者局部病理变化导致脑区之间功能连接异常，即“失连接”，最终导致脑功能损伤。一项对 40 例轻度 AD、21 例 MCI 和 26 例健康受试者一体化 PET/MR 研究显示，AD 患者海马和楔前叶的功能连接降低，但海马葡萄糖代谢增高，楔前叶的葡萄糖代谢减低（AD < MCI < 健康对照组），验证了 AD “失连接”假说。在海马亚区水平进一步分析 AD 患者功能连接和葡萄糖代谢关系，发现 AD 患者左侧 CA2/3DG- 右内侧前额叶功能连接与葡萄糖代谢呈显著负相关，提示海马失连接的主导亚区是左侧 CA2/3/DG，一体化 PET/MR 为研究 AD 病理生理机制提供了新的有利依据。

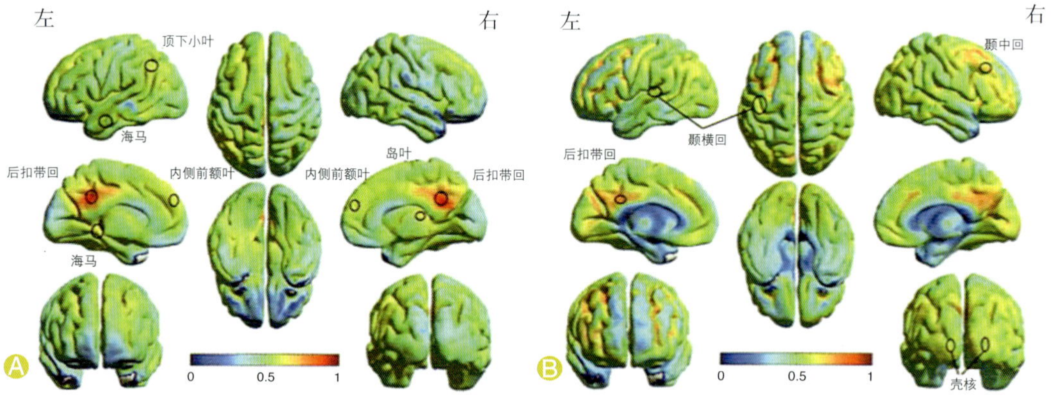

图 8-3-1　RS-fMRI、DMN 空间分布（图 A）和 PET 葡萄糖摄取空间分布（图 B）

分子研究表明，AD 患者病理性蛋白在脑内分布依赖于信号通路的方向性，在 fMRI 脑网络层面，无向的功能连接（空间远距离脑区间的时间同步性）只度量强弱没有方向，有向的效应连接（有效连接）度量脑区之间是否存在相互作用及其方向和强弱，可以反映信号通路传递方向。Riedl 等于 2015 年提出了测量有效连接的新方法，称为代谢连接图，由于神经元 75% 能量消耗位于突触后膜，因此，fMRI 与 PET 相结合能够获得脑区间信号传递的方向性。该研究采用一体化 PET/MR 脑成像对 24 例健康正常人在睁眼和闭眼状态下代谢连接图进行分析，结果显示初级和高级视觉区之间为双向信息流，额顶叶网络为自上而下的信息流，而仅在睁眼状态下，突显网络为自上而下的信息流调制。代谢连接作为一种新的方法可以根据神经元能量代谢推断脑区之间功能连接的方向，这种多模态信息的综合分析对研究大脑信号处理机制具有重要价值。通过分析 35 例早期 AD 患者和 18 例健康受试者一体化 ^{18}F-FDG PET/fMRI 数据，发现健康受试者 DMN 存在两个截然不同的有效连接子网络：一个位于海马和内侧前额叶皮层之间的双向连接，另一个位于内侧顶叶皮层主要输入信号。而 AD 患者内侧顶叶皮层输入信号减少，海马对内侧前额叶皮层输入信号消失，提示有效连接在 AD 患者 DMN 中的特异性破坏，有助于解释 AD 神经病理改变上下游扩散分子理论。

二、葡萄糖代谢和脑血流灌注关系在 AD 的研究应用

局部脑血流灌注和葡萄糖代谢神经活动密切相关，是反映脑功能状态的重要生理学指标。^{18}F-FDG PET 显像既能反映脑组织葡萄糖代谢水平，也能间接反映血流灌注状态，两者在理论上具有相关性。

一体化 PET/MR 同时采集 ^{18}F-FDG 和 ASL 以获得葡萄糖代谢和血流灌注信息。健康对照研究发现 ASL 扫描获得的脑 CBF 与经典的脑血流定量测定方法一致性较好，是脑血流定量的重要技术之一。认知正常受试者 CBF 和 ^{18}F-FDG 摄取未见异常（图 8-3-2A），MCI 患者右侧颞叶 CBF 降低，双侧颞叶 ^{18}F-FDG 摄取降低（图 8-3-2B），^{18}F-FDG 摄取降低区域较 CBF 降低区域范围更大，AD 患者双侧顶叶 CBF 和 ^{18}F-FDG 摄取降低，两者异常脑区相互重叠（图 8-3-2C），随着病情进展，CBF 和 ^{18}F-FDG 摄取减低范围会进一步扩大。一项纳入 45 例 AD、20 例 MCI 和 11 例健康老年人的研究利用一体化 PET/MR 对 ^{18}F-FDG PET 和 ASL 图像进行了体素水平分析、ROI 分析和 ICA，结果显示 AD 患者楔前叶、顶叶、颞叶和枕叶皮层低灌注脑区和低代谢脑区高度重叠，但 ASL 显示异常脑区范围较小；MCI 患者 ^{18}F-FDG PET 显示在双侧顶下小叶、颞上回、楔前叶、PCC、颞中回、右侧背外侧前额叶皮层低代谢，ASL 则未见低灌注脑区，提示与 ASL 相比，^{18}F-FDG PET

检测临床前 AD 敏感度更高。RS-fMRI 功能连接降低反映了神经元活动一致性减弱，脑血流灌注为神经元 BOLD 信号生理学基础，脑血流灌注受损可能导致脑区之间功能连接异常。针对 24 例健康受试者利用一体化 PET/MR 研究脑血流灌注、葡萄糖代谢和神经元活动关系发现，三项指标存在空间相似性，葡萄糖代谢和 fMRI 指标相关性高于 CBF，其中与 ReHo 相关性最高，提示一体化 PET/MR 可能为揭示大脑活动的潜在机制提供可靠信息（图 8-3-2）。对 42 例 AD 患者和 27 例健康对照组进行一体化 PET/MR 成像分析 RS-fMRI 评估脑功能连接、ASL 获得的 CBF 评估脑血流动力学参数、^{18}F-FDG PET 测量葡萄糖代谢评估神经元活动，发现 AD 患者的葡萄糖代谢、fMRI 功能连接和 CBF 在楔前叶出现一致性降低。在控制葡萄糖代谢水平后，AD 患者楔前叶功能连接与 CBF 呈正相关，表明其功能连接降低与 ASL 低灌注相关，并且独立于葡萄糖低代谢，提示血流动力学过程受损是 AD 患者脑功能连接受损的病理学基础（图 8-3-3）。

一体化 PET/MR 未来有望通过单次成像同时获得脑组织功能信息、脑血流灌注信息和葡萄糖代谢信息，对揭示 AD 的异常脑代谢、脑血流和脑功能病理生理基础及其发病机制具有独特优势，从而为 AD 的诊断和鉴别诊断提供更为便捷、高效、精确的影像技术。

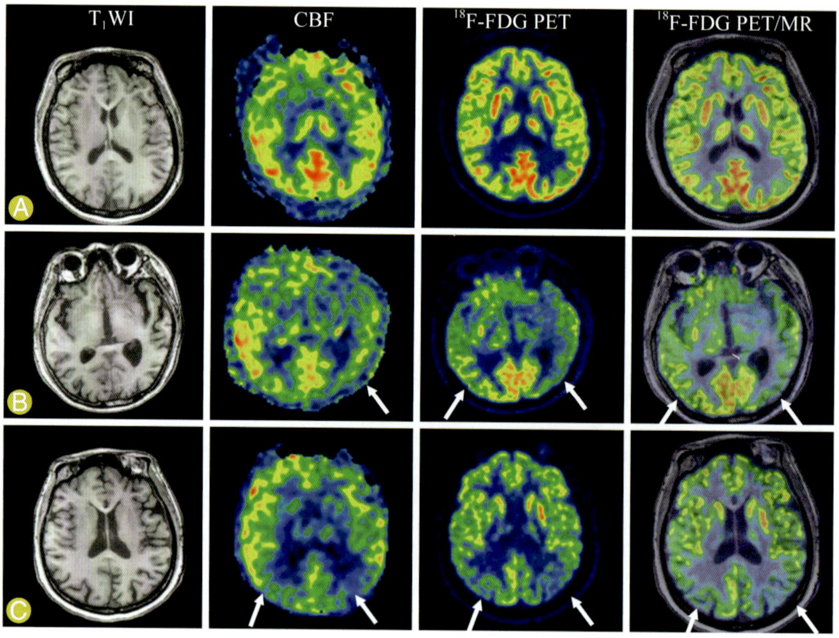

A. 认知正常受试者，女，67 岁，T_1WI 示脑结构未见明显萎缩，CBF 图像示 CBF 未见异常减低，^{18}F-FDG PET 示 ^{18}F-FDG 摄取未见异常；B. MCI 患者，男，69 岁，T_1WI 示左侧脑室后角扩大，CBF 图像示左侧颞叶 CBF 减低，^{18}F-FDG PET 示左侧颞叶 ^{18}F-FDG 摄取减低（箭头）；C. AD 患者，女，69 岁，脑结构未见明显萎缩，双侧顶叶（箭头）CBF 和 ^{18}F-FDG 摄取减低，两者异常表现脑区相互重叠

图 8-3-2　认知正常受试者、MCI 患者、AD 患者的 ^{18}F-FDG PET/MR 成像

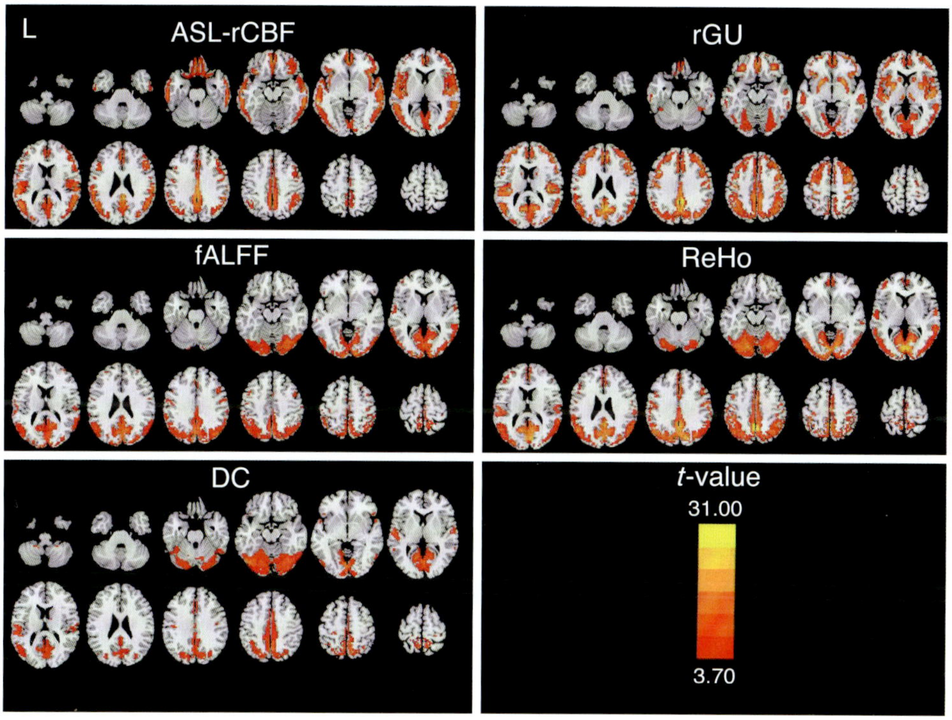

脑葡萄糖代谢（rGU）、CBF、fALFF、ReHo 和 DC 存在空间分布相似性

图 8-3-3 健康受试者 ^{18}F-FDG PET/MR 成像

（刘 敏 卢 洁）

参考文献

[1] BINNEWIJZEND M A，KUIJER J P，BENEDICTUS M R，et al. Cerebral blood flow measured with 3D pseudocontinuous arterial spin-labeling MR imaging in Alzheimer disease and mild cognitive impairment：a marker for disease severity. Radiology，2013（267）：221–230.

[2] ALSOP D C，DETRE J A，GROSSMAN M. Assessment of cerebral blood flow in Alzheimer’s disease by spin-labeled magnetic resonance imaging. Ann Neurol，2000（47）：93–100.

[3] LACALLE-AURIOLES M，MATEOS-PEREZ J M，GUZMAN-DE-VILLORIA J A，et al. Cerebral blood flow is an earlier indicator of perfusion abnormalities than cerebral blood volume in Alzheimer’s disease. J Cereb Blood Flow Metab，2014（34）：654–659.

[4] BINNEWIJZEND M A，BENEDICTUS M R，KUIJER J P，et al. Cerebral perfusion in

the predementia stages of Alzheimer' s disease. Eur Radiol, 2016 (26): 506–514.

[5] DAI W, LOPEZ O L, CARMICHAEL O T, et al. Mild cognitive impairment and Alzheimer disease: patterns of altered cerebral blood flow at MR imaging. Radiology, 2009 (250): 856–866.

[6] THOMAS B, SHEELAKUMARI R, KANNATH S, et al. Regional cerebral blood flow in the posterior cingulate and precuneus and the entorhinal cortical atrophy score differentiate mild cognitive impairment and dementia due to Alzheimer Disease. AJNR Am J Neuroradiol, 2019 (40): 1658–1664.

[7] WANG H, TAN L, WANG H F, et al. Magnetic resonance spectroscopy in Alzheimer' s Disease: systematic review and meta-analysis. J Alzheimers Dis, 2015 (46): 1049–1070.

[8] SU L, BLAMIRE A M, WATSON R, et al. Whole-brain patterns of (1) H-magnetic resonance spectroscopy imaging in Alzheimer' s disease and dementia with lewy bodies. Transl Psychiatry, 2016 (6): e877. DOI: 10.1038/tp.2016.140.

[9] MITOLO M, STANZANI-MASERATI M, CAPELLARI S, et al. Predicting conversion from mild cognitive impairment to Alzheimer' s disease using brain (1) H-MRS and volumetric changes: a two- year retrospective follow-up study. Neuroimage Clin, 2019 (23): 101843.

[10] KANTARCI K, LOWE V, PRZYBELSKI S A, et al. Magnetic resonance spectroscopy, beta-amyloid load, and cognition in a population-based sample of cognitively normal older adults. Neurology, 2011 (77): 951–958.

[11] VOEVODSKAYA O, POULAKIS K, SUNDGREN P, et al. Brain myoinositol as a potential marker of amyloid-related pathology: a longitudinal study. Neurology, 2019, 92 : e395–405. DOI: 10.1212/WNL.0000000000006852.

[12] NOWRANGI M A, LYKETSOS C G, LEOUTSAKOS J M, et al. Longitudinal, region-specific course of diffusion tensor imaging measures in mild cognitive impairment and Alzheimer' s disease. Alzheimers Dement, 2013 (9): 519–528.

[13] HAN S D, HOUSTON W S, JAK A J, et al. Verbal paired-associate learning by APOE genotype in non-demented older adults: fMRI evidence of a right hemispheric compensatory response. Neurobiol Aging, 2007 (28): 238–247.

[14] AGOSTA F, PIEVANI M, GEROLDI C, et al. Resting state fMRI in Alzheimer' s disease: beyond the default mode network. Neurobiol Aging, 2012 (33): 1564–1578.

[15] GARDINI S, VENNERI A, SAMBATARO F, et al. Increased functional connectivity in the default mode network in mild cognitive impairment: a maladaptive compensatory mechanism

associated with poor semantic memory performance. J Alzheimers Dis，2015（45）：457–470.
[16] ZHANG H Y，WANG S J，LIU B，et al. Resting brain connectivity：changes during the progress of Alzheimer disease. Radiology，2010（256）：598–606.
[17] SORG C，RIEDL V，MUHLAU M，et al. Selective changes of resting-state networks in individuals at risk for Alzheimer’s disease. Proc Natl Acad Sci U S A，2007（104）：18760–18765.
[18] ZHOU J，GREICIUS M D，GENNATAS E D，et al. Divergent network connectivity changes in behavioural variant frontotemporal dementia and Alzheimer’s disease. Brain，2010（133）：1352–1367.
[19] IM H K，NEBES R，SNITZ B，et al. Regional amyloid burden and intrinsic connectivity networks in cognitively normal elderly subjects. Brain，2014（137）：3327–3338.
[20] RZEZGA A，BECKER J A，VAN DIJK K R，et al. Neuronal dysfunction and disconnection of cortical hubs in non-demented subjects with elevated amyloid burden. Brain，2011（134）：1635–1646.
[21] HOENIG M C，BISCHOF G N，SEEMILLER J，et al. Networks of tau distribution in Alzheimer’s disease. Brain，2018（141）：568–581.
[22] FRANZMEIER N，RUBINSKI A，NEITZEL J，et al. Functional connectivity associated with tau levels in ageing，Alzheimer’s，and small vessel disease. Brain，2019（142）：1093–1107.
[23] JACK C R，BENNETT D A，BLENNOW K，et al. NIA-AA research framework：toward a biological definition of Alzheimer’s disease. Alzheimers Dement，2018，14（4）：535–562.
[24] CLARK C M，PONTECORVO M J，BEACH T G，et al. Cerebral PET with florbetapir compared with neuropathology at autopsy for detection of neuritic amyloid-beta plaques：a prospective cohort study. Lancet Neurol，2012，11（8）：669–678.
[25] CHO H，CHOI J Y，HWANG M S，et al. In vivo cortical spreading pattern of tau and amyloid in the Alzheimer disease spectrum. Ann Neurol，2016，80（2）：247–258.
[26] KUHL D E，KOEPPE R A，MINOSHIMA S，et al. In vivo mapping of cerebral acetylcholinesterase activity in aging and Alzheimer’s disease. Neurology，1999，52（4）：691–699.
[27] PARANJPE M D，CHEN X，LIU M，et al. The effect of ApoE epsilon4 on longitudinal brain region-specific glucose metabolism in patients with mild cognitive impairment：a FDG-PET study. Neuroimage Clin，2019（22）：101795.
[28] VILLEMAGNE V L，FODERO-TAVOLETTI M T，MASTERS C L，et al. tau imaging：

early progress and future directions. Lancet Neurol, 2015, 14 (1): 114–124.
[29] LIU M, PARANJPE M D, ZHOU X, et al. Sex modulates the ApoE epsilon4 effect on brain tau deposition measured by (18) F-AV-1451 PET in individuals with mild cognitive impairment. Theranostics 2019, 9 (17): 4959–4970.
[30] RIEDL V, BIENKOWSKA K, STROBEL C, et al. Local activity determines functional connectivity in the resting human brain: a simultaneous FDG-PET/fMRI study. J Neurosci, 2014 (34): 6260–6266.
[31] AIELLO M, SALVATORE E, CACHIA A, et al. Relationship between simultaneously acquired resting-state regional cerebral glucose metabolism and functional MRI: a PET/MR hybrid scanner study. Neuroimage, 2015 (113): 111–121.
[32] MARCHITELLI R, AIELLO M, CACHIA A, et al. Simultaneous resting-state FDG-PET/fMRI in Alzheimer disease: relationship between glucose metabolism and intrinsic activity. Neuroimage, 2018 (176): 246.
[33] TAHMASIAN M, PASQUINI L, SCHERR M, et al. The lower hippocampus global connectivity, the higher its local metabolism in Alzheimer disease. Neurology, 2015 (84): 1956–1963.
[34] SCHERR M, UTZ L, TAHMASIAN M, et al. Effective connectivity in the default mode network is distinctively disrupted in Alzheimer's disease-a simultaneous resting-state FDG-PET/fMRI study. Hum Brain Mapp, 2019.
[35] RIEDERER I, BOHN K P, PREIBISCH C, et al. Alzheimer disease and mild cognitive impairment: integrated pulsed arterial spin-labeling MRI and (18) F-FDG PET. Radiology, 2018 (288): 198–206.
[36] GOTTLER J, PREIBISCH C, RIEDERER I, et al. Reduced blood oxygenation level dependent connectivity is related to hypoperfusion in Alzheimer's disease. J Cereb Blood Flow Metab, 2019, 39: 1314–1325.
[37] YAN S, ZHENG C, MANISH D P, et al. Association of sex and *ApoE ε4* with brain tau deposition and atrophy in older adults with Alzheimer's disease. Theranostics, 2020, 10 (23): 10563–10572.
[38] YAN S, ZHENG C, CUI B, et al. Multiparametric imaging hippocampal neurodegeneration and functional connectivity with simultaneous PET-MRI in Alzheimer's disease. Eur J Nucl Med Mol Imaging. 2020, 47 (10): 2440–2452.
[39] YAN S, QI Z, AN Y, et al. Detecting perfusion deficit in Alzheimer's disease and mild cognitive impairment patients by resting-state fMRI. J Magn Reson Imaging, 2019, 49 (4): 1099–1104.

第九章

PET/MR成像在帕金森病的临床应用

PD是一种常见的老年神经退行性疾病，患病率为（15～328）/10万人，65岁以上人群患病率约1.7%；发病率为（10～21）/10万人每年。其病因和发病机制仍不清楚，目前认为是遗传和环境因素共同作用导致。PD典型病理改变为中脑黑质多巴胺神经元退行性病变及神经元内出现Lewy小体，Lewy小体是α突触核蛋白（α-synuclein）异常聚集形成的嗜酸性包涵体。PD主要临床表现为进行性运动功能障碍，主要运动症状包括运动迟缓、静止性震颤、肌强直和姿势不稳等，同时还表现出多种非运动症状，包括嗅觉障碍、抑郁、便秘、睡眠障碍、认知障碍等。药物（主要为左旋多巴）和手术（主要为DBS）治疗能改善部分临床症状，但没有治愈手段。目前PD诊断主要依赖临床检查，诊断标准为基于3个核心运动症状，即在必须具备运动迟缓症状的同时，还要至少存在静止性震颤或肌强直两项症状中的一项。由于缺乏可靠的客观诊断方法，早期确诊率较低。因此，影像学在PD研究中的主要挑战是研发可用于早期诊断、鉴别诊断的影像学标记物。此外，PD临床症状的神经机制仍不清楚，影像学研究有助于阐明神经机制，以研发有效的治疗方法和靶点。

第一节　MR成像在帕金森病的研究应用

PD的MR脑成像技术主要包括VBM、SWI、定量磁化率成像（quantitative susceptibility mapping，QSM）、DTI、ASL、BOLD等，有助于PD诊断、鉴别诊断，监控病程进展的标记物。

一、MR结构成像在PD的研究应用

1. VBM分析在PD的研究应用

VBM分析是以图像中的体素为基本单元，基于SPM统计参数图软件对大脑形态进行客观自动化分析，定量计算分析MR图形中每一个体素的脑灰质及脑白质体积变化，从而对全脑解剖结构变化进行评价。VBM具有客观性强，可重复性好，操作简单，易临床推广等优点。利用VBM技术发现PD患者在额叶、颞叶及扣带回前部体积减小较为显著，而额叶灰质体积的减小与PD患者的执行功能异常有关（图9-1-1）。此外，研究发现PD伴嗅觉异常患者右侧梨状皮层的灰质发生萎缩，而左侧眶额回灰质体积增加；PD中晚期患者的右侧杏仁核萎缩程度与嗅觉异常评分呈正相关；早期PD患者的梨状皮层和眶额皮层的萎缩与其嗅觉异常评分相关，眶额皮层的萎缩随着嗅觉损害进展而加重，提示测量嗅觉相关区域的脑形态改变也许可以作为一个早期诊断PD的敏感指标。

2. SWI和QSM在PD的研究应用

SWI利用不同组织磁敏感性的差异而产生图像对比。由于黑质的铁沉积较明显，因此，在SWI序列上能很清晰显示。正常人群SWI显示黑质致密部背外侧区呈现“燕尾”状高信号即“燕尾征”，而PD患者该区域高信号消失，称为“燕尾征”消失。研究显示，“燕尾征”消失征象用于诊断PD的灵敏性较高，约＞88%，而特异度变化较大，为37%～95%。QSM是在SWI基础上发展起来的新技术，通过其特殊的重建方法重建出磁化率图像，使用磁化率值定量测量铁含量，其结果通常以百万分之几（ppm）给出。研究证实QSM与铁含量高度线性相关，能够用于定量测量组织磁化特性，通过计算物体本身固有的磁化率值，能较准确地评估脑内铁含量。目前公认的QSM研究结果显示PD患者的黑质的铁沉积明显高于正常对照组（图 9-1-2），而且黑质的铁沉积增多程度和 PD 的 H-Y 分期呈正相关，提示黑质中铁沉积增多情况在 PD 的诊断及病情评估方面具有重要应用价值。

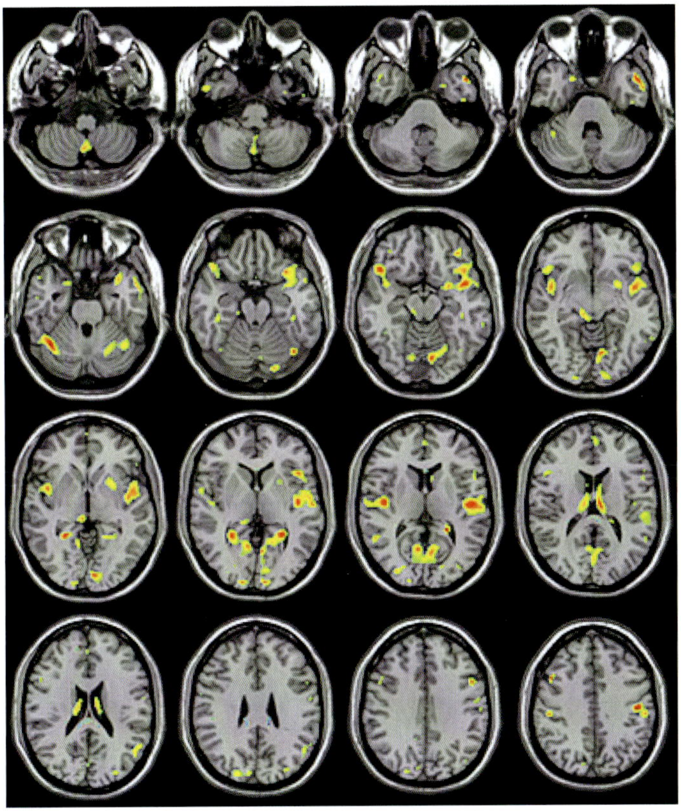

VBM 分析得出 PD 患者的脑体积发生明显萎缩，主要脑区包括左侧壳核、双侧中央前回、双侧颞叶，双侧小脑半球、双侧枕叶；部分脑区的体积增加，主要分布在胼胝体压部和扣带回。黄红色为减低区域，蓝绿色为增高区域

图 9-1-1　PD 患者与正常对照组脑体积差异

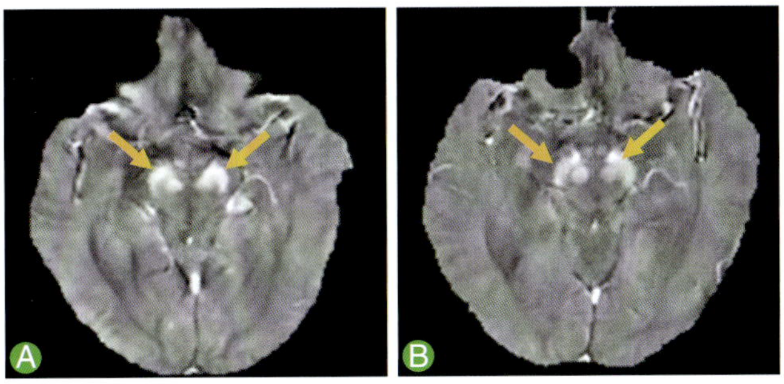

PD 患者 MRI 的 QSM 检查黑质区域 QSM 值为 115 ppm（图 A）明显高于正常对照组黑质区域的 QSM 值 86 ppm（图 B），提示 PD 黑质区域的铁沉积明显高于正常对照组；箭头：黑质区域铁沉积

图 9-1-2　PD 和正常对照组黑质的铁沉积差异

3. DTI 在 PD 的研究应用

DTI 可以无创性追踪脑白质纤维束并反映其解剖连通性，直观地显示白质纤维的走向、绕行、交叉解剖状况及稀疏推挤、中断、破坏等异常表现，通过 MD、FA 值等不同参数成像，以量化的形式反映神经纤维组织的完整性。MD 反映每个体素内水分子的扩散程度，是评价细胞膜或髓鞘等扩散屏障大小的一个指标。FA 是表示脑白质等组织各向异性及完整性的一个度量指标。组织结构微环境的改变、有髓纤维的数量减少等因素均可使 FA 值发生变化。研究发现，PD 患者的双侧钩束、后扣带束、上纵束的 FA 值较正常对照组明显降低，双侧后扣带束及右侧上纵束的 MD 值较正常对照组增加，反映了 PD 患者脑内主要受损害的白质纤维束。PD 患者在双侧眶额皮层、小脑、颞下回、顶叶及左侧中央前回的 FA 值和 MD 值较正常对照组有明显异常改变（图 9-1-3）。PD 伴嗅觉异常患者左侧小脑白质的 FA 值与患者异常的嗅觉识别阈呈正相关，而右侧小脑的白质 MD 值与嗅觉识别阈呈负相关，提示小脑的异常结构改变可能与 PD 患者的嗅觉异常有关。

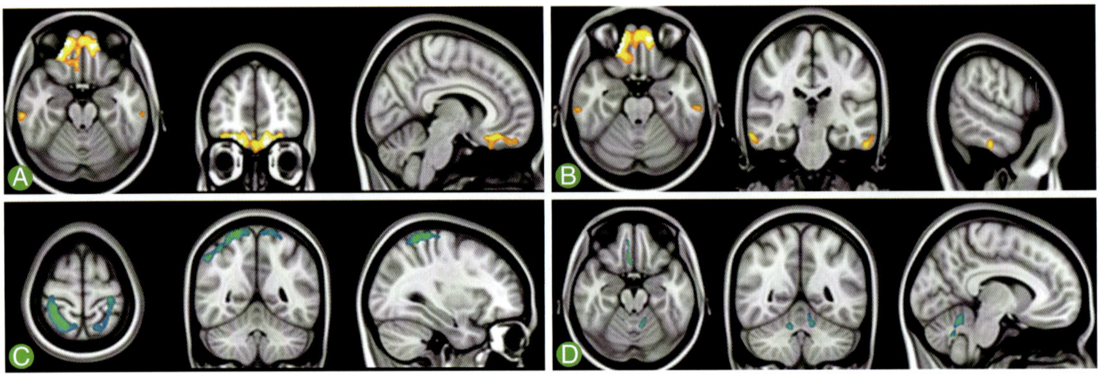

A. PD 患者双侧眶额皮质 MD 值升高；B. PD 患者双侧颞下回灰质 MD 值升高；C. PD 患者双侧顶叶及左侧中央前回 MD 值降低；D. PD 患者双侧小脑及右侧直回的 FA 值降低。黄色代表值的升高，而蓝绿色代表值的降低

图 9-1-3　PD 患者和正常对照组 DTI 参数差异脑区

二、ASL 在 PD 的研究应用

ASL 技术通过对射频脉冲激发血液中的水分子进行标记，使其成为内源性对比剂，从而进行无创性 MR 灌注成像，能够较好地反映脑血流灌注功能。利用 ASL 技术，研究发现，PD 患者右侧小脑脚、左侧额中回、左侧额下回和左侧尾状核 CBF 值降低。另有研究发现，PD 患者不仅全脑的血流灌注绝对值减低，而且其皮质下基底节及丘脑血流灌注绝对值亦显著减低，但是相对于自身全脑平均灌注水平，两侧基底节及丘脑的 rCBF 是增高的，提示 PD 患者全脑血流灌注普遍减低的同时可能发生重新分布。同时研究还发

现，PD 患者的左侧额中回和左侧尾状核的 CBF 值与非运动神经心理学评分的 MMSE 和 MoCA 评分呈正相关，表明 CBF 降低可能与 PD 认知功能下降有关。

三、BOLD-fMRI 在 PD 的研究应用

BOLD-fMRI 是 fMRI 中研究 PD 应用最多的技术，包括任务态 fMRI 和 RS-fMRI，任务态 fMRI 的优点是可以针对患者的特定症状设计相应的任务。运动障碍是 PD 的核心症状，因此，任务态 fMRI 研究也以运动任务居多，包括外部引发、自主运动、运动想象与运动执行、运动学习、反应抑制、复杂运动与简单运动等。其他如认知或双重（如运动和认知任务同时进行）甚至多重任务态 fMRI 也有应用。与任务态 fMRI 相比，RS-fMRI 的最大优点之一是设计简单，不同的研究之间可以保持实验设计一致，有利于进行大样本研究，有临床应用潜能。RS-fMRI 的各种分析局部脑活动和网络连接的方法，在 PD 研究中几乎都有应用。近期一项荟萃分析发现 PD 患者静息态局部脑活动主要特征是左侧壳核 ALFF 减低。PD 患者有大范围神经网络受累，临床症状与特定脑网络功能受损密切相关，其中黑质 – 纹状体 – 丘脑 – 皮质环路对 PD 运动症状的生成和进展至关重要，因此，已有大量研究利用功能连接阐释 PD 神经机制。fMRI 被广泛用于研究 PD 临床症状、前驱期或神经调控的神经机制，以及建立影像生物标记物。

1. PD 基底节环路研究

基底节环路调节异常是造成 PD 临床症状的重要原因。基底节 – 丘脑 – 皮质环路对了解基底节功能，揭示运动障碍疾病特别是 PD 的病生理基础具有重要意义。基底节主要由纹状体（包括尾状核和壳核）、苍白球、黑质和 STN 组成。目前已发现多条基底节 – 丘脑 – 皮层环路，包括运动、动眼、联合、边缘系统和眶额叶环路等。在 PD 研究中应用最广的是直接 – 间接基底节运动环路模型，即运动、体感等皮层的兴奋冲动通过壳核传导到基底节，而传出冲动可由纹状体直接投射到内侧苍白球和黑质网状部（SNr）（直接通路），或通过外侧苍白球（GPe）和 STN 投射 GPi/SNr（间接通路），GPi/SNr 再经由丘脑传导冲动到大脑皮层调节运动。直接通路对运动是易化作用，而间接通路的作用是抑制运动，两条通路的平衡对于维持正常运动十分重要。两条通路都受多巴胺调节，多巴胺可以兴奋直接通路并抑制间接通路，从而实现两条通路的平衡。PD 患者由于多巴胺缺乏使纹状体对 GPe 的抑制性增强，并使 STN 去抑制化。STN 异常兴奋造成 Gpi/SNr 过度兴奋，导致丘脑皮层和脑干运动中心过度抑制，从而引起 PD 典型临床表现。后期研究发现还存在另一条“超直接”（皮层 -STN-GPi/SNr）通路，即皮层的兴奋冲动不经过纹状体，直接传导到 STN。现有基底节环路模型能较好地解释一些 PD 临床症状，如运动发起困难。但仍有很多显著问题，如不能很好解释 PD 震颤和肌张力增高原因及很多非运动症状，需要进一步完善。

fMRI 技术已广泛用于 PD 基底节环路研究。纹状体是基底节直接 – 间接运动环路的关键节点，fMRI 研究发现，PD 患者后部壳核与皮层或脑干运动区功能连接显著减弱，且减弱程度与患者运动症状严重性相关。STN 是间接环路和“超直接”环路的关键区域，fMRI 研究发现 STN 与皮层运动区的功能连接在 PD 患者显著增强。这些发现证明 PD 患者基底节直接通路功能连接减弱，而间接和“超直接”通路连接增强，从而导致对皮层运动区易化作用降低、抑制作用增强，是运动障碍发生的重要原因。

2. PD 临床症状神经机制研究

PD 的临床症状包括运动症状和非运动症状，目前 PD 临床症状的神经机制仍不完全清楚，阻碍了有效治疗方法和治疗靶点的研发。因此，fMRI 被应用于 PD 常见运动症状和非运动症状的研究，有助于了解其病理改变与临床表现的关系。

（1）运动症状　运动迟缓是指运动缓慢及运动幅度减小或运动速度减慢，是造成 PD 患者运动障碍的最重要原因。PD 运动迟缓不同于其他神经系统疾病（如脑卒中）造成的运动障碍，主要源于多巴胺系统受损导致的中枢运动控制机制异常。PD 运动迟缓有一些特征性表现，如运动发起比运动执行过程受累更显著、自发运动困难而外源诱发运动能相对顺利进行、运动自动化障碍等。运动迟缓的神经生理机制仍不明确，针对运动迟缓的影像学研究多采用任务态 fMRI。PD 任务态 fMRI 研究的荟萃分析发现 PD 患者壳核后部激活减低，且减低程度与运动症状严重程度相关。PD 患者自发运动时另一典型表现为辅助运动区（SMA）激活降低，纹状体和皮层运动区，如初级运动皮质、前运动区和辅助运动区之间功能连接减弱（图 9–1–4）。辅助运动区是基底节运动环路的重要信号接收区域，其对运动控制的主要作用包括运动计划和发起等。左旋多巴治疗使 PD 患者运动迟缓改善并使辅助运动区活动和网络功能连接趋于正常化。这些发现表明黑质多巴胺系统损害导致的纹状体 -SMA 通路功能受损是导致 PD 运动迟缓发生的重要原因。其他一些环路如小脑 –

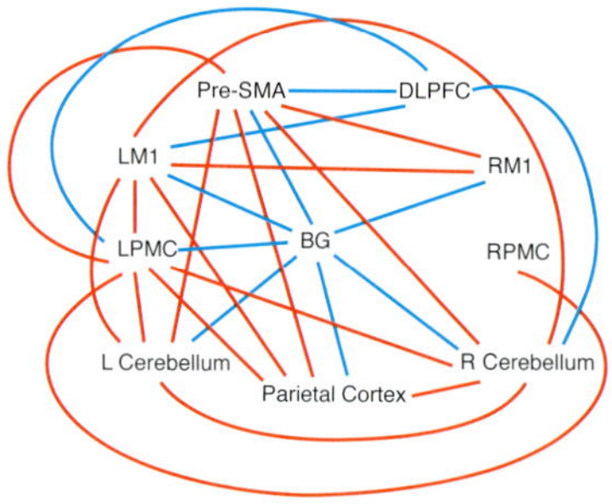

冷色 / 暖色分别代表 PD 患者比对照组功能连接增强 / 减弱。BG：基底节；DLPFC：背外侧前额叶；Pre-SMA：前部辅助运动区；LM1：左侧初级运动皮质；RM1：右侧初级运动皮质；LPMC：左侧运动前区；RPMC：右侧运动前区；L Cerebellum：左侧小脑；R Cerebellum：右侧小脑；Parietal Cortex：顶叶

图 9–1–4　PD 患者运动迟缓相关神经网络连接变化

皮层等功能连接增强，可能反映了病理状态下神经环路的重组和代偿作用。

运动自动化障碍也是造成运动迟缓的原因之一。运动自动化是指经过长期训练，一些运动技能不需专注于细节即可正确执行。PD 多数运动迟缓症状与运动自动化障碍有关，表现为日常运动行为变慢和幅度减小，比如运动发起困难、摆臂幅度减小、冻结步态和“小写征”等。fMRI 研究发现在健康人群中随着运动自动化过程皮层（特别是前额叶）神经活动减少、相反壳核后部（运动纹状体）活动逐渐增强并与皮层运动区功能连接增强，证明运动自动化伴随神经网络效率提高，壳核后部在自动化程序生成及储存中有重要作用。PD 患者运动自动化障碍典型影像学表现为纹状体－皮层运动通路功能连接减弱，壳核后部活动降低而前额叶活动增强，提示导致 PD 运动自动化障碍的主要神经机制包括运动网络效率降低、壳核后部不能生成自动化程序并且不能存储患病前获得的自动化运动技能，导致患者失去了原有的自动化技能，并且难以学习并存储新的运动技能，从而出现运动障碍。作为代偿患者被迫使用大量注意力控制的方法来执行日常运动，是 PD 患者容易出现疲劳的原因之一。

冻结步态（freezing of gait，FOG）是一种短暂发作性的步态受阻，常表现为起始犹豫、迈步不能、突然难以行走，是 PD 患者常见的病理步态，也是临床常见的运动迟缓表现。FOG 多为突然发生，是患者跌倒和致残的重要原因，对自由活动造成限制，严重影响患者的日常生活能力和生活品质，而药物和手术治疗效果均不理想。FOG 的病理生理学机制尚不明确，认知障碍特别是执行功能障碍在 FOG 形成中可能有重要作用。影像学研究提示，PD-FOG 患者有顶叶、颞叶、枕叶、背外侧前额叶、丘脑、尾状核、脑干等脑区萎缩，以及运动、执行－注意、视觉等多网络局部活动或功能连接受损，特别是基底节、脑桥核、前额叶、辅助运动区等脑区局部结构、脑功能及网络连接受损，且受损程度与 FOG 症状严重性相关。这些影像学研究为选择治疗靶点提供了理论依据，上述脑区已成为 DBS 或经颅磁刺激（transcranial magnetic stimulation，TMS）等神经调控治疗 FOG 常用的靶点。

震颤是 PD 的另一主要运动症状，表现为特征性静止震颤，即震颤在患者静止时显著，随意运动时减轻。PD 震颤通常首先在一侧上肢远端出现，随病程进展可累积头部、下肢等。由于震颤会对 fMRI 信号造成干扰，因此，多数 fMRI 研究都选择没有或只有轻度震颤的患者，导致 PD 震颤相关的 fMRI 研究极少。采用在 fMRI 扫描过程中同步记录肌电图、脑电图的方法，有助于过滤震颤对 fMRI 信号的干扰及分析震颤的生成和幅度与 fMRI 数据的关系。研究发现，震颤的产生与基底节运动环路相关，而震颤的幅度与小脑－丘脑环路的连接相关。这一研究提示 PD 震颤产生的基础是基底节环路病变，但必须同时伴有小脑－丘脑环路功能受损才会出现临床震颤症状，随后的研究进一步证实了小脑在

PD震颤病生理机制中的重要作用。但是利用连续性θ节律串经颅磁刺激小脑发现对PD震颤没有改善作用，因此，小脑－丘脑环路在PD震颤病理生理机制中的作用仍需进一步研究。

（2）非运动症状　PD患者还表现多种非运动症状，如认知障碍、精神症状、嗅觉减退、睡眠障碍等，一些非运动症状如嗅觉减退、睡眠障碍在典型运动症状出现前，即前驱期即可出现。因此，研究PD非运动症状的神经机制，对研发有效治疗方法和早期诊断具有重要意义，也是国内外研究的热点。

认知障碍是PD常见的临床症状，在前驱期部分患者即可出现MCI，临床起病时约24%的PD患者有认知障碍，在起病3年内半数患者认知能力持续下降，而在起病20年后，PDD累积患病率可高达80%。PD认知障碍症状呈现异质性，主要影响注意力和执行功能、记忆、心理运动速度和视空间能力。依据不同的临床表现、对治疗的反应及预后，分为两种存在重叠的认知综合征：额叶纹状体障碍（主要与多巴胺能失衡有关）和后皮层综合征（与多巴胺缺乏无关）。后皮层综合征可能和灰质突触核蛋白病理和（或）阿尔茨海默病类型病理相关，更易发展为痴呆。

fMRI相关研究主要针对DMN，DMN包括楔前叶/PCC、内侧前额叶、顶下小叶、内外侧颞叶和海马等脑区。复杂网络分析发现PD-MCI的网络特征为局部连接增强而长距离连接减弱，随着认知功能逐渐下降，网络连接度降低和连接模式异常更加显著，DMN在PD认知障碍患者中有显著改变。PCC与双侧前额叶、左侧顶－枕叶和右侧颞回的功能连接减弱。ICA发现PD-MCI患者背侧注意网络与右侧前岛叶和相邻额叶脑区连接减弱，而后部皮层区与DMN连接增强。PDD比PD-MCI脑网络改变更为显著，腹侧前额叶、顶叶、颞叶、枕叶和基底节网络的连接异常随认知障碍进展而加重，还伴有内侧前额叶和PCC功能连接减弱，以及左右侧海马功能连接增强。

精神症状也是PD常见的非运动症状，有些精神症状为多巴胺治疗诱发，如冲动控制障碍（impulse control disorder，ICD），而其他精神症状主要由疾病本身的病理生理改变引起。后者中以淡漠、焦虑、抑郁等症状常见，在PD的各个阶段甚至在运动症状发生前已经出现。PD抑郁与边缘系统相关，颞叶特别是杏仁核和海马的萎缩程度与抑郁严重性相关。fMRI研究发现杏仁核活动增强且与抑郁严重程度相关。同时杏仁核与额－顶叶和边缘系统的功能连接强度减弱。杏仁核在整合外界刺激和产生情感反应过程中有重要作用，杏仁核活动异常增强可能反映了PD抑郁患者过度和不受控制的情感过程。影像学研究还提示PD抑郁和焦虑伴有OFC、背外侧前额叶和腹内侧前额叶、ACC、丘脑等脑区结构功能改变，以及皮层－边缘系统功能连接异常。

PD淡漠患者的楔前叶、顶下小叶、OFC、背侧ACC等脑区萎缩，以及OFC和ACC

静息态脑功能活动的增加。OFC功能受损可能造成异常下行控制，从而导致过度回避行为。背侧ACC参与情感自我控制、问题解决、错误识别和适应应答，其功能异常可能是淡漠认知、情感成分的重要原因。此外，PD淡漠患者有SMA活动降低，SMA主要控制运动计划和发起，它的活动降低可能导致淡漠患者缺乏活动积极性。

ICD是指在强烈欲望驱使下，难以自我控制，不顾后果，而做出影响自身或他人的一组异常行为，包括病理性赌博、强迫性购物、性欲亢进、强迫性进食、偷窃癖等。PD患者中ICD的发生率为5.9% ~ 13.7%。ICD主要涉及边缘系统和腹侧纹状体，这些脑区在决策和奖赏行为中有重要作用。分子影像研究证明腹侧纹状体多巴胺摄取提高。目前仅有少量针对PD-ICD的fMRI研究，发现PD-ICD伴随DMN和突显网络功能连接增强，以及纹状体、边缘系统、皮层运动区等脑区间功能连接减弱。

嗅觉减退不仅是PD最常见的非运动症状之一（患病率50% ~ 90%），也是PD最早出现的症状之一，嗅球是早期α突触核蛋白病理累及的部位，因此，嗅觉减退可能成为PD早期诊断的标志物。PD嗅觉减退伴有嗅球体积和嗅沟深度减少及梨状皮层和OFC萎缩。嗅觉减退的PD患者比没有嗅觉减退的患者纹状体DAT摄取明显降低。fMRI研究发现伴嗅觉减退的PD患者嗅觉相关脑区（杏仁核、嗅回、OFC、旁海马回和岛叶）ReHo值显著降低，同时边缘/旁边缘脑区间，以及杏仁核功能连接减弱。

（3）PD前驱期神经机制研究　PD的发生发展经历由前驱期到临床期的过程，病理改变累及基底节后出现典型运动障碍症状为临床期，但在此之前有一个长达数年甚至十数年的前驱期，α突触核蛋白异常聚集可能首先从周围神经出现，如交感神经、副交感神经和胃肠道，逐渐传播到脑干、中脑、基底节和皮层。根据Braak分级，α突触核蛋白聚集在脑干后，出现快速眼动睡眠行为障碍（rapid eye movement sleep behavior disorder，RBD）、嗅觉减退、便秘等非运动症状，成为PD首发症状。由于临床期没有有效手段治愈疾病，在前驱期早期诊断、及时干预，才有可能推迟乃至阻止PD发病。但前驱期神经机制不清楚，缺乏能在前驱期早期诊断预警的方法，因此，前驱期生物标记物已成为国内外研究的热点，目前研究对象主要针对出现RBD、嗅觉障碍等症状或携带PD致病基因突变的高危人群。

由于RBD具有向PD的高转化率，约2/3的PD患者在运动症状出现前具有RBD的表现，约30%的RBD患者在3年内、50% ~ 75%的RBD患者10年内发展为PD，因此RBD是研究PD前驱期病理生理改变，研发早期诊断标记物的理想研究对象。分子影像学研究发现RBD患者已有多巴胺能、乙酰胆碱能、5-羟色胺能、交感神经能等多系统异常。利用神经黑色素MR成像和扩散MR成像发现RBD患者黑质、蓝斑萎缩和信号强度减弱，以及黑质FA降低。fMRI发现RBD患者与早期PD患者有模式相似的基底节环路连接减弱，且基底节环路连接异常能较好地区别 RBD 和健康对照（敏感度 96%、特异度 74%），证明 RBD 与 PD 有相似的神经病生理改变，为阐释 RBD 向 PD 的高转化率提供了理论依据。fMRI 在无症状 PD 致病基因突变携带者也发现基底节运动环路连接异常，包括后部壳核－皮层运动区连接减弱，同时伴有前部壳核－皮层、小脑－皮层等环路连接增强。这些研究都证实 PD 临床期之前已有基底节环路功能连接异常，可能成为早期诊断预警 PD 的影像学标志物。但目前国内外相关影像学研究均存在样本量较小、随访时间短的问题，仍需大样本长期研究才能建立可用于早期预警诊断的影像学标志物。

（4）PD 影像学标记物研究　已有大量研究尝试利用 fMRI 作为 PD 辅助诊断的工具，这些研究在区分 PD 患者和健康个体时，报道的敏感度和特异度通常可达 90% ~ 95%（图 9-1-5），但由于研究数量有限，且多数研究样本量小，仍难以得出结论，而且这些发现均限于群组水平，不能做到在个体水平诊断、鉴别诊断。由于 fMRI 信噪比较低，可能会限制这项技术作为 PD 影像学标记物的价值。除了扫描、分析技术的进一步完善，与其他 MR 成像技术结合可能会有助于提高诊断的准确性。

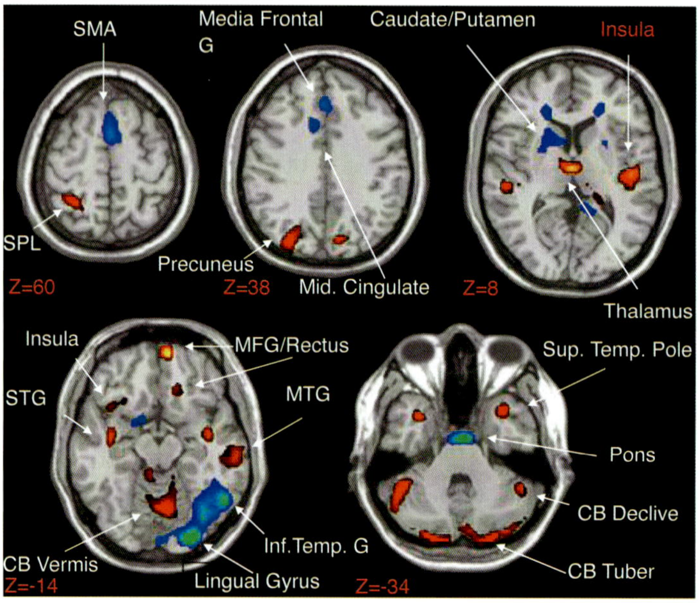

利用 fMRI 和模式识别方法建立的 PD 相关空间协方差模式（PDRP），区分 PD 患者和健康对照组的准确度可达到 95%，冷色 / 暖色分别为 PD 患者比对照组脑活动降低 / 升高的区域；SPL：顶上小叶，Media Frontal：内侧额叶，Precuneus：楔前叶，Mid. Cingulate：扣带回中部，Caudate/Putamen：尾状 / 壳核，Insula：岛叶，Thalamus：丘脑，STG：颞上回，Insula：岛叶，MFG/Rectus：额中回 / 直回，MTG：颞中回，CB Vermis：小脑蚓部，Inf.Temp. G：颞下回，Lingual Gyrus：舌回，Sup. Temp. Pole：颞上极，Pons：桥脑，CB Declive：小脑山坡，CB Tuber：小脑蚓结节

图 9-1-5　PD 相关空间协方差模式

PD 缺乏客观监测疾病进展的标记物，这也是影像学研究的一个热点。目前 fMRI 在这一领域只有少量报道，一项为期 3 年的随访研究发现，PD 患者运动和枕叶的功能网络连接随病程进展持续减弱。其他研究还发现，颞叶和枕叶的局部活动随病程进展降低，而临床早期网络连接改变最显著，主要影响楔前叶 / 后部扣带回、右侧顶叶、左侧枕下回和左侧舌回，枕叶和颞叶间的功能连接随疾病进展逐渐减弱。

（5）神经调控机制研究　药物或手术调控治疗可改善 PD 临床症状，但这些治疗也有一定不良反应，限制了神经调控治疗的临床应用，明确神经调控机制有助于提高治疗效果、减少不良反应。多数 fMRI 研究关注于左旋多巴治疗的神经机制，发现给予左旋多巴可使异常的脑局部活动或网络连接相对正常化。左旋多巴治疗 5 ~ 10 年后约半数患者出现左旋多巴诱发异动症（levodopa-induced dyskinesia，LID），是药物治疗常见运动并发症，限制了左旋多巴长期临床应用。LID 的发病机制仍不清楚，由于 LID 患者异动显著，难以进行影像扫描，相关影像学研究极少。对 LID 患者给予单剂量左旋多巴治疗后持续进行 fMRI 扫描直到发生异动症状的研究结果显示，左旋多巴治疗后出现 LID 的患者与没有出现 LID 的 PD 患者比较，SMA、初级运动皮质和壳核活动及这些脑区间功能连接均显著增强，证明这些运动区对左旋多巴治疗过于敏感是导致 LID 发生的重要因素，从而阐释了导致 LID 发生的动态网络变化规律。

脑深部电刺激（deep brain stimulation，DBS）是 PD 最常用的手术治疗方法，但其神经调控的机制仍不清楚。尽管目前的刺激电极已被证明在 1.5 T MR 成像进行 fMRI 研究是安全的，但多数研究机构对安全性仍有顾虑，导致 DBS 治疗 PD 的 fMRI 研究极少，且均为小样本研究或个例报道。一项对 STN DBS 治疗前后脑网络变化的研究发现，STN-DBS 改善了皮层 – 纹状体和丘脑 – 皮层的效应连接。

fMRI 已广泛用于 PD 研究，取得的研究成果有助于提高对 PD 基底节环路改变、临床运动 / 非运动症状神经机制、前驱期神经机制及神经调控机制的理解，有助于研发 PD 新的治疗方法和治疗靶点，显示了 fMRI 在 PD 神经生理机制研究方面的优势。fMRI 也有可能成为 PD 辅助诊断或评估病程进展的影像标记物，但仍需要大量研究来证实。

（吴　涛）

第二节 PET 成像在帕金森病的研究应用

一、PD 及不典型帕金森综合征

PD 约占帕金森综合征的 75%，其他常见不典型帕金森综合征包括 MSA、PSP 和皮质基底节变性（corticobasal degeneration，CBD）等，临床表现与 PD 多有类似，早期鉴别诊断困难。特发性震颤（essential tremor，ET）与早期 PD 在临床表现上也非常容易混淆，而两者的治疗与预后截然不同。

MSA 是一种罕见的致命性神经系统变性疾病，在起病时累及锥体外系、锥体系、自主神经系统的时间先后不同，造成的临床表现也各不相同，但随着疾病的进展，患者均最终出现中枢神经系统多个解剖结构的病理损伤和临床表现，因此被称为 MSA。MSA 包含帕金森样症状、小脑症状及自主神经功能障碍等多种临床表现，分为以帕金森病症状为主要表现的帕金森综合征亚型（MSA-P）和以小脑症状为主要表现的小脑亚型（MSA-C）。该病临床表现多种多样，尤其在疾病早期，临床表现缺乏明显特异性，容易误诊。MSA 的发病机制不明，通常被认为是一种散发病，然而研究者近年来发现 MSA 亦有遗传易感性。MSA 的基本病理特点是脊髓中间外侧柱、脑桥横纤维、脑桥基底部核团、延髓下橄榄核、小脑中脚、小脑半球、中脑黑质、苍白球、壳核等处的神经细胞变性、脱失和胶质细胞增生，以及特定白质纤维的变性。其病理学显著特征是少突胶质细胞的胞质内出现成分为 α 突触核蛋白的胶质细胞包涵体（glial cytoplasmic inclusions，GCIs）。

PSP 是一种较为常见的非典型帕金森综合征。PSP 的发病年龄一般为 50 ~ 70 岁，平均病程为 5 ~ 9 年，特征性的临床表现为姿势不稳、轴性肌张力障碍、垂直性核上性眼肌麻痹、假性延髓麻痹、痴呆等。但近年来以病理诊断为基础的病例研究结果显示，PSP 的临床表现变异较大，其中典型 PSP（Richardson syndrome）约占 2/3，其他则早期以帕金森综合征、纯少动伴 FOG、皮质基底节综合征、非流利性变异型原发性进行性失语、额颞叶功能障碍和小脑型共济失调等为主要临床表现，易被误诊。PSP 的诊断仍以病理诊断为

“金标准”，临床尚缺乏客观的生物学标志。目前 PSP 的出生前诊断仍缺乏客观的生物学检测指标。PSP 的病因尚不完全明确，目前认为其属于一种 tau 蛋白病。它可出现皮层及皮层下结构的受累，临床表现与多巴胺能、GABA 能、乙酰胆碱能、去甲肾上腺素能通路受损有关。PSP 病理主要受累部位是 STN、苍白球、上丘、顶盖前区、导水管中央灰质、黑质、脑桥核和额叶特别是皮质运动区，出现神经元脱失、胶质增生和异常蛋白沉积。

CBD 最初被认为是一种特定的临床病理单元，称为“神经元染色不良性皮质齿状核黑质变性”。CBD 以临床及病理基础进行定义，临床主要表现为皮质基底节综合征（corticobasal syndrome，CBS），在病理学方面，CBD 的神经元及神经胶质细胞存在广泛分布的过度磷酸化的 tau 蛋白，以及转录反应 DNA 结合蛋白 TDP-43。CBD 主要表现为以不对称性额顶叶皮质及基底节病变为基础的运动及认知损害症状。CBD 发病年龄 45 ~ 77.2 岁，平均 63.7 岁，病程为 2.2 ~ 12.5 年，平均 6.6 年。大部分患者无类似家族史。PET 显像作为功能成像手段在 PD、帕金森病综合征（MSA、PSP、CBD 等）的诊断、病程及治疗监测、病理分子机制的探索等方面有着广泛的应用前景。针对疾病的分子病理机制，PET 显像主要集中在代谢显像、受体及蛋白显像、炎症显像、乏氧显像等方面。近年来，利用统计参数图对代谢显像进行脑网络分析的方法在 PD 及帕金森病综合征等的鉴别诊断中发挥了很大优势。受体和蛋白显像通过多种显像剂可反映用于研究疾病的不同分子病理特征，如多巴胺能、α 突触核蛋白的沉积等。且随着 PET/MR 的发展，联合了功能和结构的多模态显像将发挥更大的作用。

二、PET 显像方法及临床价值

1. 黑质纹状体多巴胺能神经递质系统 PET 显像

目前 PD 临床诊断和研究最常用的 PET 显像方法是多巴胺能神经递质系统显像。显像原理为：左旋多巴（L-dopa）在多巴脱羧酶（AADC）的作用下生成多巴胺，后者经 2 型囊泡单胺转运体（VMAT2）储存到突触囊泡内，并最终由囊泡释放到突触间隙。释放到突触间隙的多巴胺与突触后膜的多巴胺受体结合发挥作用后，一部分被降解，一部分被突触前膜上的 DAT 摄取回收。评价 AADC、VMAT2 和 DAT 功能属于突触前多巴胺能显像，评价多巴胺受体功能属于突触后多巴胺能显像，常用的显像剂如图 9-2-1 所示。

^{18}F-DOPA PET 显像主要反映纹状体多巴胺能神经元末梢的密度和 AADC 的活性，在 PD 患者表现为纹状体摄取减低，其摄取水平反映了黑质残存多巴胺能神经元的数量，但在病程早期，可能会因为 AADC 活性的代偿性上调而低估神经变性的严重度。^{11}C-CFT、^{18}F-FP-CIT 等 DAT 显像仅见于多巴胺能神经元的树突和轴突末梢，因此也反映了黑质纹状体神经投射的完整性。DAT PET 显像的表现与 ^{18}F-DOPA 相似，早期诊断 PD 的敏感度

约为 90%。但与 ^{18}F-DOPA 相反，在病程早期，DAT 水平的代偿性下调可以造成高估神经变性的严重度。^{18}F-DTBZ VMAT2 显像结果介于上述两者之间，目前被认为可能最可靠反映多巴胺能神经元的存活情况。所有突触前多巴胺能显像在 PD 均表现为病程早期，纹状体对显像剂的摄取呈不对称性减低，通常起病肢体对侧的壳核后部减低最明显，但同侧、即无症状肢体对侧壳核后部亦出现轻度减低，表明其具有早期诊断价值；病程中晚期，双侧壳核对显像剂的摄取均明显减低，尾状核亦可出现减低。ET 患者 DAT 显像结果正常，可以与 PD 相鉴别；而 MSA 和 PSP 患者均可出现突触前多巴胺能显像异常，难以与 PD 相鉴别。RAC 多巴胺 D_2 受体显像表现为：PD 早期纹状体多巴胺受体分布上调性提高，然后恢复到正常水平，而 MSA 和 PSP 的多巴胺受体分布持续减低，这一点可以鉴别 PD 和不典型帕金森综合征，但不能进一步区分 MSA 和 PSP。

黑质纹状体多巴胺能神经递质系统 PET 显像能敏感地检测出有症状和有风险的帕金森综合征患者脑内多巴胺系统的缺失。纹状体正常的 DAT 分布可以排除多巴胺缺乏综合征，并且预后良好有关。2015 年的 MDS-PD 指南中也指出多巴胺能神经成像可以帮助区分 PD 和非 PD 表现患者，如原发性震颤患者，但同时指出，多巴胺能神经成像并不能作为 PD 和非典型帕金森综合征的鉴别诊断标准。

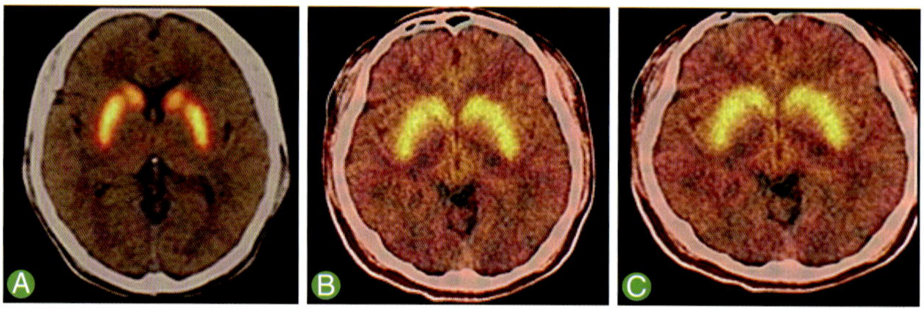

从左往右依次为 DAT 横断位显像 ^{11}C-CFT（图 A）、VMAT2 囊泡显像 ^{18}F-DTBZ（图 B）、DA 能递质显像剂 ^{18}F-DOPA（图 C）

图 9-2-1　正常人黑质纹状体多巴胺能神经递质

2. 脑葡萄糖代谢 PET 显像

静息状态下脑部葡萄糖的利用情况可以反映脑局部的突触活性和生化稳态状况，后者的异常能以疾病特异性的方式改变跨越全脑的功能连接。在 PD 患者中有着特征性的表现。近年来通过图像分析算法的进步，葡萄糖代谢显像的临床应用价值大大增加。

既往研究利用 SPM 对全脑代谢进行分析，发现 PD 患者的双侧丘脑、豆状核及小脑葡萄糖代谢增高；并且通过计算相对糖代谢率进一步验证这些区域的代谢随着病情的加重越来越高，而双侧顶叶代谢则随着病情的加重而降低。上述脑区代谢的变化可以用 PD 中大脑运动皮质 - 基底节 - 丘脑 - 大脑运动皮质通路的改变来解释。PD 发生后，黑质纹状体多巴胺含量减低，导致在直接通路上对内侧苍白球的直接抑制作用减弱；在间接通路上，由于 STN 的过度兴奋，使其对内侧苍白球的兴奋性加强。两种通路的共同作用使内侧苍白球对丘脑的抑制作用过强，导致丘脑运动核团对相应皮质的兴奋性减低，使 PD 患者出现行动迟缓，肌僵直等运动症状。豆状核高代谢可能由于接受来自 STN 的传入性冲动增加引起。丘脑由于接受来自豆状核的抑制性冲动增加，代谢也增高。丘脑高代谢的另外一个解释是由于从脚桥核、丘脑板内核及运动皮质传入的兴奋性冲动过度活动所致。而运动前区接受的来自丘脑的兴奋性冲动减少，导致顶叶代谢下降。

PD 相关脑代谢网络模式（parkinson disease-related pattern，PDRP）是新近发现的基于 ^{18}F-FDG PET 图像的 PD 影像学标志物，是由于基底节 – 丘脑 – 皮质环路和相关功能 / 解剖通路异常而造成的特殊的脑代谢网络。这种异常脑代谢网络具有疾病特异性，其主要特征是苍白球、丘脑、脑桥和小脑代谢相对升高，而运动前区、辅助运动区和后顶叶代谢相对减低。研究表明，PDRP 既可以用于 PD 的早期诊断，对原发性 PD 和帕金森叠加综合征的鉴别也有很好的价值，甚至也可以用于 DBS 后疗效的客观评估。虽然目前各研究中所采用的静息状态下成像方法各不相同，但是 PDRP 已在多个国内外独立的患者群体中得到证实。

葡萄糖代谢 PET 显像可用于 PD 的早期诊断，PDRP 值在运动症状出现前约 2 年即表现为异常，这提示异常的功能网络活动可能是运动前期 PD 的一个特征，反映了运动症状出现前脑代谢功能的失代偿，可作为 PD 早期诊断，甚至是运动前期诊断的有效方法。RBD 指在快速动眼睡眠期正常骨骼肌失弛缓，导致暴力动作、运动活动增加和做梦，其中 90% 经多导睡眠图被检测，被认为是 PD 的前驱期症状，可转化为 PD、MSA 和 DLB 等神经退行性疾病（图 9–2–2）。RBD 患者脑内葡萄糖代谢的异常改变，有预测其疾病转化的应用前景。

PDRP 不仅可作为 PD 早期诊断，甚至还是运动前期诊断的有效方法，而且可以反映病情的严重程度。国外研究观察了 15 个偏侧运动症状的 PD 患者脑代谢纵向随访的变化，发现症状前期（无症状肢体对侧）大脑半球的壳核代谢率稳定增加，PDRP 值在运动症状出现前约 2 年即表现为异常，这提示异常的功能网络活动可能是运动前期 PD 的一个特征，反映了运动症状出现前脑葡萄糖代谢功能的代偿；同时发现随着 PD 的进展，丘脑底核、内侧苍白球、背侧脑桥和运动皮质的葡萄糖代谢增加，而额前叶和顶叶葡萄糖代谢减少，PDRP 值随 PD 病程的延长而增高，与纹状体 DAT 的减少、运动评分的增加呈正相关，均表明 PDRP 可以用于 PD 严重度的客观评估和疗效的监测，有望用于 PD 治疗新方法的客观评估。

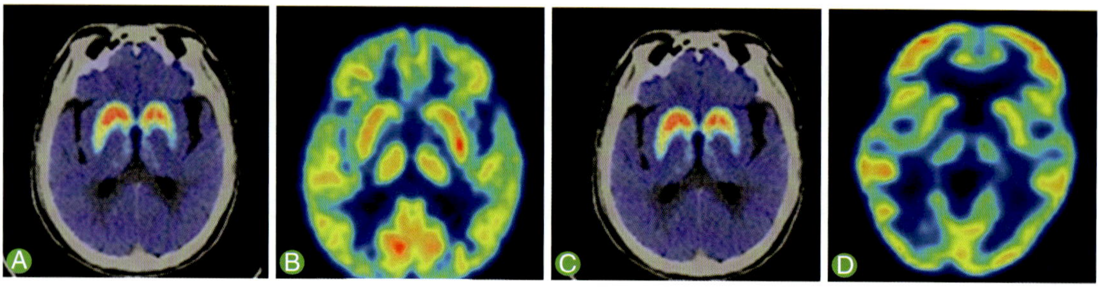

A、B. PD 患者，男，64 岁，主诉右侧肢体不自主抖动 1 年余，PET 横轴位表现为双侧壳核 DAT 分布减少，左侧明显，并且双侧壳核葡萄糖代谢增高；C、D. MSA 患者，女，56 岁，主诉行动不稳 2 年余，加重 2 月余，PET 表现为双侧壳核 DAT 分布减少，并且双侧壳核葡萄糖代谢减低

图 9-2-2 PD 及 MSA 患者的 DAT 和 FDG PET 表现

3. 脑 PET 图像分析方法的比较

应用合理的图像分析可以最大限度地提取 ^{18}F-FDG PET 图像中的有用信息用于 PD 的诊断与鉴别诊断，从而进一步扩大 PET 在临床的影响力和决策力。传统的感兴趣法，通过勾画 ROI，计算区域内的放射性计数，与参照区放射性相比后得到的数值进行统计分析，从而得到结果。感兴趣法虽然直观、方便，但主观性强、重复性差，容易漏掉 PET 图像间的小区域像素差别。

目前通用的三室模型是在 Sokoloff 的动力学模型基础上，考虑了去磷酸化过程，修正了动力学模型而形成的，^{18}F-FDG 的三室模型由血浆 ^{18}F-FDG、脑组织 ^{18}F-FDG 和组织中的 ^{18}F-FDG-6-PO_4 这三部分组成，^{18}F-FDG-6-PO_4 不再进一步参与代谢。在平衡状态下，葡萄糖利用率为一常数，假设没有糖原合成与分解，那么，葡萄糖的磷酸化率等于糖酵解率，且糖酵解过程中任何一步的速率等于糖酵解总过程的速率，这样测定处于滞留和平衡状态的 ^{18}F-FDG-6-PO_4 即能计算出葡萄糖的代谢率。葡萄糖代谢定量的方法在临床和科研中比较烦琐，在葡萄糖代谢定量过程中，要不停地从动脉中采血，测定血液中放射性示踪剂及其代谢产物的含量，并且需要对受检脑部位进行动态显像，最后通过葡萄糖定量公式得到各脑区的葡萄糖代谢率，因此，在临床和科研中葡萄糖代谢定量方法并不常用。

鉴于感兴趣法的缺点和葡萄糖代谢定量分析的烦琐性，SPM 软件很快替代了手工的感兴趣法，成为国际上脑功能影像学研究的公认方法，在国内 SPECT 和 PET 脑功能研究中已有初步应用。

SPM 是结合受试者 PET 图像和统计方法的软件，通过对 PET 图像中体素之间所含差异值的统计比较，将其参数统计模型假定于每个体素上，再使用一般的线性模型去观察图像体素水平上的变化，然后生成统计参数表。通过 SPM 分析可将患者的脑 ^{18}F-FDG 图像与年龄、性别等匹配的一组正常人进行比较分析，获得与正常人相比，患者脑内葡萄糖代谢增高或减低区域，进而与特定疾病脑功能模板比较，对特定疾病的确诊有重要价值，如PD与帕金森综合征诊断与鉴别诊断等。

SPM分析属于单因素分析法，只能单纯基于像素水平直接比较患者和健康对照者成像数据，无法获知各脑区间的相互联系。与其不同的是，PCA技术作为一种基于多因素的空间协方差分析方法，能通过对不同脑区间功能的相互作用进行评价，确定存在网络水平的异常，建立和验证疾病特异性脑代谢网络模式，弥补了以往单因素分析直接比较患者和健康对照者成像数据的不足，尤其适用于涉及神经环路的神经退行性疾病。此外，随着基于像素的计算法则的发展，PCA通过在像素水平上客观定量葡萄糖代谢，可进一步实现在个体中计算模式的表达值。

近年来，在传统PCA的基础上进行^{18}F-FDG PET图像微小信号识别能力的改进，对于进一步提高脑代谢模式在前驱期预测诊断中的应用价值具有重要意义。与传统PCA不同的是，深度学习具有下列特点：①允许数量较多的特征或者说成分的存在，因而在图像分析及网络建立中能够对复杂的疾病特异性和非特异性因素进行识别、提取及分类；②强调分析模型层次的深度，通常有5层、6层、甚至10层的隐层节点；③明确突出优异的特征学习能力。深度学习凭借其上述优势可对^{18}F-FDG PET数据进行深度挖掘，并且在此基础上建立的帕金森综合征相关脑代谢网络模式，从理论上将具备诊断早期疾病的更高灵敏性、与疾病相关的更高特异度、能最大程度上排除非疾病因素所造成的干扰等。

4. 脑^{18}F-FDG PET显像正常数据库的建立

目前脑^{18}F-FDG PET主要仍是医师根据个人经验通过视觉分析进行影像诊断，尽管SUV的出现使得诊断有了一定的依据，但并无一个比较统一的诊断标准。因此有必要通过多中心的合作，收集大量正常人脑^{18}F-FDG PET图像，对其进行标准化并测量各脑区SUV，建立一个基于^{18}F-FDG PET的正常人各脑区葡萄糖代谢标准数据库，为PD等神经退行性疾病的PET影像学诊断提供客观的参考值和诊断标准，避免肉眼观察的误差，并满足不同医疗机构交流、远程会诊的要求，为神经功能网络数据库的建立和交流打下基础。

复旦大学附属华山医院PET中心团队曾对255名正常人脑PET图像按年龄分组后应用数据驱动标准化算法对图像及数据进行处理和分析，建立了该PET中心正常人脑葡萄糖代谢标准数据库，数据库显示各脑区葡萄糖代谢随年龄增加呈递减趋势。通过该算法分析认为右侧旁中央小叶区域及右侧小脑区域作为参考区域进行脑标准化受年龄因素影响最小。同时，正常人脑各脑区葡萄糖代谢标准数据库有助于正常与非正常人之间的鉴别，对于不同的神经退行性疾病，可以通过建立相应脑疾病的数据库，使脑疾病诊断更直观和客观。

三、鉴别诊断

1. MSA 的 PET 显像方法

^{18}F-DOPA PET 显像显示：MSA 患者纹状体和红核的摄取明显减少。与 PD 不同的是，纹状体 ^{18}F-DOPA 的摄取在疾病早期不出现代偿性增加（上调效应）。VMAT2PET 显像显示 MSA 患者纹状体的多巴胺囊泡分布减低。DAT PET 显像显示 MSA 患者纹状体的突触前多巴胺能显像异常，难以与 PD 相鉴别。多巴胺 D_2 受体显像表现为 MSA 患者纹状体的突触后多巴胺受体减低。与 PD 不同的是，纹状体突触后多巴胺受体分布在疾病早期不出现代偿性上调。

2. PSP 的 PET 显像方法

VMAT2 PET 显像显示 PSP 患者纹状体的多巴胺囊泡分布减低。DAT 显像仅见于多巴胺能神经元的树突和轴突末梢，因此反映了黑质纹状体神经投射的完整性。PSP DAT 显像显示 PSP 患者纹状体的突触前多巴胺能显像异常，难以与 PD 相鉴别。tau 蛋白 PET 显像（比如 ^{18}F-AV1451）显示 PSP 患者的苍白球、壳核、尾核、丘脑、丘脑核、中脑和小脑核摄取 ^{18}F-AV1451 比正常人更高，且根据异常沉积的部位不同可以帮助鉴别 AD 和 PSP。

3. CBD 的 PET/CT 显像方法

VMAT2 和多巴胺 D_2 受体 PET 显像显示 PSP 患者纹状体的多巴胺囊泡和多巴胺受体正常或轻度减低，但主要以病例报道为主，有待进一步研究。DAT 显像仅见于多巴胺能神经元的树突和轴突末梢，因此反映了黑质纹状体神经投射的完整性。CBS 表现为纹状体 DAT 分布减少，且纹状体分布减少的不对称性比 PD 明显（图 9-2-3）。tau 蛋白显像可以帮助 CBD 与 AD 的鉴别诊断。另外，小胶质细胞 PET 显像显示 CBD 患者在尾状核，壳核，黑质，脑桥，前 / 后中央回和额叶的小胶质细胞增生活跃。

4. PET 影像学鉴别诊断要点

帕金森综合征的鉴别诊断主要是 PD 与不典型帕金森综合征之间的鉴别，以及鉴别其他伴有运动障碍的疾病。

（1）帕金森综合征　^{18}F-FDG PET 显像对 PD 的鉴别诊断能力被证明优于黑质纹状体多巴胺能神经递质系统 PET 显像。研究发现 PD 和不典型帕金森综合征具有各不相同的脑葡萄糖代谢特点：PD 主要表现为顶枕叶和额叶葡萄糖代谢减低，MSA 主要表现为双侧壳核和小脑葡萄糖代谢减低，PSP 主要表现为前额叶、尾状核和中脑葡萄糖代谢减低，CBD 主要表现为不对称性的皮层和壳核葡萄糖代谢减低。但上述定性诊断的准确性欠佳。而近几年，基于 ^{18}F-FDG PET 脑显像的疾病相关脑代谢模式具有更高的诊断准确性，可以通过计算模式表达值进行定量分析，在个体水平上实现对 PD 的诊断与鉴别诊断，以及病程进

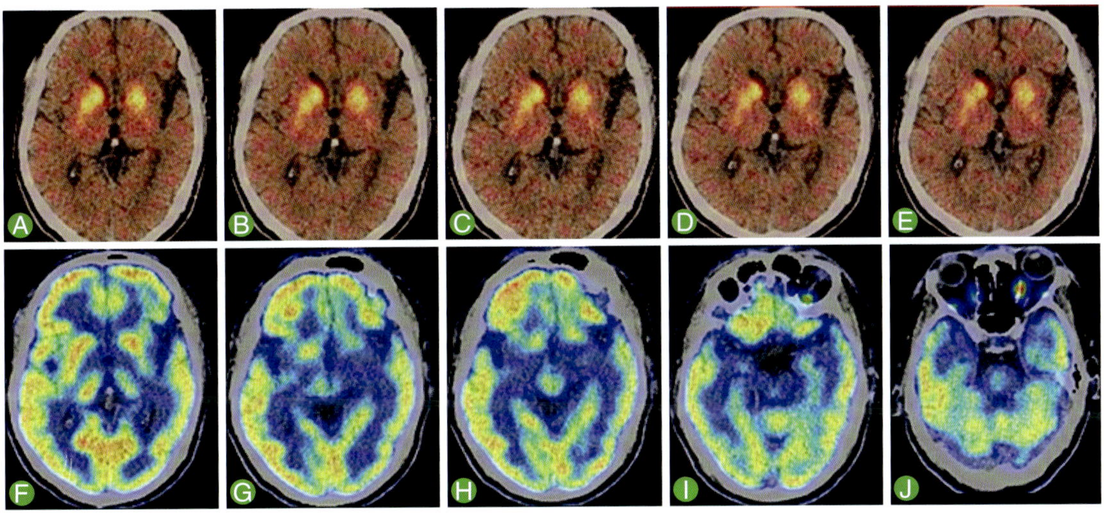

CBD患者，男，60岁，PET横轴位图像表现为双侧尾状核及壳核DAT分布减少（图A ~ E），左侧基底节、左侧丘脑、中脑及脑桥葡萄糖代谢减低（图F ~ J）

图 9-2-3 CBD 患者的 DAT PET 和 FDG PET 显像

展与临床疗效的监测。PDRP 的特点是：苍白球 / 壳核、丘脑、脑桥和小脑葡萄糖代谢增高，而运动前区和后顶叶葡萄糖代谢减低；MSA 相关脑代谢模式的特点是双侧壳核和小脑葡萄糖代谢减低；PSP 相关脑代谢模式的特点是双侧内侧前额叶、腹外侧前额叶、额叶眶区、尾状核、内侧丘脑和中脑葡萄糖代谢减低。

基于 ^{18}F-FDG PET 显像的疾病相关脑代谢网络模式在鉴别诊断方面价值更大。对最常见的两种帕金森综合征，即 MSA 和 PSP 进行 ^{18}F-FDG PET 显像，分别得到了两者疾病相关的脑代谢网络模式，即 MSA 相关脑代谢网络模式（MSARP）和 PSP 相关脑代谢网络模式（PSPRP）。MSARP 的特点是双侧壳核和小脑葡萄糖代谢减低；PSPRP 特点是双侧前额叶内侧部、前额叶腹外侧部、尾状核、内侧丘脑和上位脑干葡萄糖代谢减低。在此基础上发展出了基于疾病相关脑代谢网络模式的自动化鉴别诊断程序，能够在个体水平上计算每个患者罹患 3 种疾病的可能性，从而做出最后诊断。研究显示，这种方法诊断 PD 的敏感度、特异度、阳性预测值和阴性预测值分别是 84%、97%、98% 和 82%，而对于 MSA（敏感度 85%、特异度 96%、阳性预测值 97% 和阴性预测值 83%）和 PSP（敏感度 88%、特异度 94%、阳性预测值 91% 和阴性预测值 92%）的诊断效力同样出色。因此，基于脑代谢网络模式的鉴别诊断可以成为鉴别诊断和确定临床试验入组的有用工具。目前认为对于根据临床症状难以诊断的患者，可采用黑质纹状体多巴胺功能显像协助正常与帕金森综合征鉴别诊断，进一步通过 ^{18}F-FDG PET 协助鉴别各类帕金森综合征（如原发性 PD、MSA、PSP、CBD 等）。

（2）亨廷顿病　亨廷顿病（Huntington disease，HD）是一种常染色体遗传性神经系统变性疾病，主要表现为缓慢进行性加重的不自主运动、精神症状和认知功能损害，好发于30 ~ 50 岁，多数有阳性家族史。本病是由于三核苷酸（CAG）的重复序列拷贝数异常增多所致，致病基因位于第 4 号染色体短臂上。HD 主要病理变化位于纹状体和大脑皮层，神经元大量变性、丢失。纹状体多巴胺 D_1 和 D_2 受体首先受累，PET 显像表现为显像剂与受体的结合减少，减少程度与病程及临床严重度相关。D_2 受体显像还与 CAG 的重复序列拷贝数相关，随病程进展，大脑皮层 D_2 受体与显像剂的结合也减少。^{18}F-FDG PET 显像主要表现为纹状体和大脑皮层，尤其是额叶的葡萄糖代谢减低，在病程早期即可发现。与PD 类似，通过特殊后处理可以获得 HD 相关脑代谢模式，特征为尾状核、壳核和扣带回葡萄糖代谢减低，而内侧丘脑、小脑、运动皮层和枕叶葡萄糖代谢增高。对基因突变携带者前瞻性研究显示，该模式在 HD 临床症状出现前即可检测到，其表达值增高，而随着病程进展其表达值减低，其丘脑葡萄糖代谢活性减低与临床症状出现有关。

（3）原发性震颤　原发性震颤也称特发性震颤，呈常染色体显性遗传，震颤是唯一的临床表现，疾病缓慢进展或长期不进展，ET 患者 DAT 显像结果正常，可以与帕金森综合征相鉴别。

（左传涛）

第三节　PET/MR 成像在帕金森病的研究应用

PD 的主要发病机制是选择性、进行性地黑质多巴胺能神经元丢失。目前，临床上用于 PD 诊断的 PET 示踪剂包括 ^{18}F-FDG 及多巴胺能神经元突触功能 PET 示踪剂。^{18}F-FDG PET 可以较好地反映 PD 患者 PDRP。多巴胺能神经元突触功能 PET 脑显像包括突触前膜和突触后膜功能显像。前者主要包括以 DAT 为靶向的分子探针显像（示踪剂为 ^{11}C-CFT）和以 VMAT2 为靶向的分子探针显像（示踪剂为 ^{18}F-AV133）。一体化 PET/MR 可以一站式获得 PD 患者的脑代谢、结构、功能及血流等多模态影像信息。通过不同 PET 靶向示踪剂和不同 MR 序列联合成像，更好地探讨 PD 多巴胺神经元功能受损与脑血流、铁沉积、脑功能及结构等异常改变之间的关系，有助于全面阐述 PD 的发病机制，更好地鉴别 PD 和其他帕金森综合征表现的神经退行性疾病，如 MSA、PSP 等。

一、PD 的 MR 脑结构和 PET 葡萄糖代谢模式的相关性

1. 脑体积改变和葡萄糖代谢异常的关系在 PD 的研究应用

PD 患者常常伴有 PD-MCI，长期发展后伴有 PDD 的发病率高达 80%，认知功能的下降直接影响着 PD 患者的生活质量。对于 PD-MCI 患者来说，寻找相对特异的分子影像学标志物监测认知功能至关重要。既往研究利用 PET/MR 检查对 PD 伴和不伴认知障碍的脑结构和代谢关系进行了探讨，结果发现 PD 伴认知功能障碍患者具有广泛的灰质体积减小和葡萄糖代谢减低，而无论 PD-MCI 患者还是 PDD 患者，其皮层葡萄糖代谢减低程度与相应皮层的萎缩情况并不十分匹配，部分皮层的代谢减低程度高于相应皮层的萎缩程度，而部分皮层的代谢减低程度低于相应皮层的萎缩程度；在 PD-MCI 患者中发现颞叶、顶叶和额叶皮层的局部萎缩，其颞枕叶、颞顶叶交界处及额叶皮层的代谢减低，提示 PD-MCI 患者的皮层葡萄糖代谢降低早于相应皮层的萎缩；PD-MCI 患者双侧角回、顶下小叶、额上回、右眶额中回、额中回、颞中回和舌回葡萄糖代谢减低程度超过相应皮层的萎缩程度，而运动和辅助运动脑区的皮层萎缩程度超过相应皮层代谢减低程度。上述研究结果提示 PD 伴认知功能障碍患者脑皮层葡萄糖代谢情况较萎缩改变能够更好地反映其认知功能水平，PD 相关的脑皮层代谢减低和萎缩可能是其认知障碍发展过程中的连续阶段。PDD 患者的枕叶、顶叶及额叶皮层代谢减低程度大于相应皮层萎缩程度，而中央运动和辅助运动区、右侧颞叶、左侧海马、双侧壳核、苍白球和左侧丘脑的葡萄糖代谢降低程度小于相应脑区的萎缩；与 PD 不伴痴呆患者相比，PDD 患者在双侧内侧额叶和右侧顶叶的葡萄糖代谢下降；同时研究发现 PDD 患者较 PD 非痴呆患者大脑枕叶皮层葡萄糖代谢减低，而痴呆患者较非痴呆患者的海马和额叶皮质有更加明显的萎缩。提示 PD 患者痴呆进展可能与枕叶皮层广泛代谢减低及海马和额叶萎缩有关。PD 患者的脑皮层代谢变化和结构变化之间的相关性仍需要进一步探讨，而一体化 PET/MR 能够同时获得脑代谢和结构信息，为研究 PD 认知障碍的发病机制提供了最佳研究手段。

2. 神经黑色素减少和特异性多巴胺转运蛋白的关系在 PD 的研究应用

PD 发病是由黑质中多巴胺能神经元的减少所致，黑质中的神经黑色素含量减少程度能够反映黑质多巴胺神经元损伤程度，但其与纹状体多巴胺能神经元完整性的关系目前尚不清楚。目前可以联合神经黑色素敏感 MR 成像（neuromelanin-sensitive MRI，NM-MRI）和特异性多巴胺转运蛋白及多巴胺神经元突触前功能靶向 PET 示踪剂来显示三者之间的相关性。利用 ^{18}F-AV133 PET 靶向示踪剂，一体化 PET/MR 检查可以全面显示黑质区域的神经黑色素减少程度和多巴胺神经元突触前功能受损情况（图 9-3-1）。同时可以联合 NM

成像和 DAT PET 显像来评估黑质中神经黑色素水平和纹状体多巴胺转运蛋白减少之间的关联性，发现 PD 患者黑质腹侧比背侧的神经黑色素含量低，但尚未发现黑质中神经黑色素含量减少与纹状体多巴胺转运蛋白减少存在着明显相关性，而 PD 患者临床上较为严重的一侧对应的黑质腹侧神经黑色素减少和相应纹状体中投射区域多巴胺转运蛋白减少之间存在显著相关性。

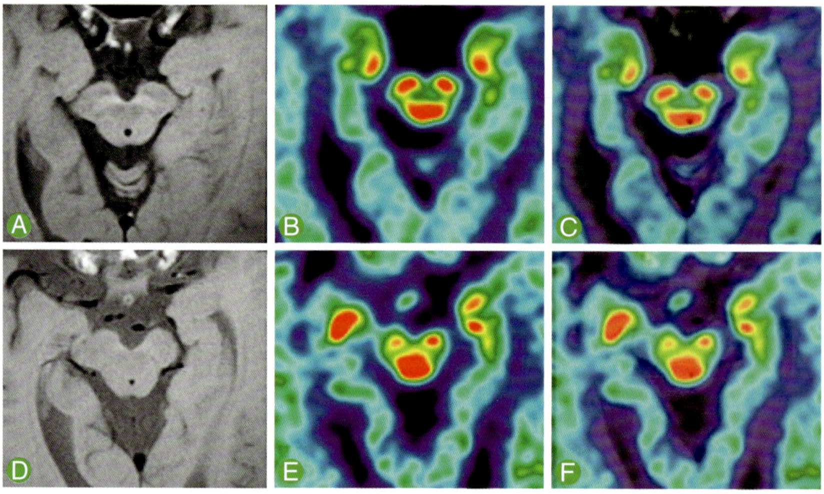

A ~ C. 健康受试者；D ~ F. PD 患者。健康受试者的 NM 成像横轴位图示双侧黑质正常神经黑色素高信号，未见信号减低和形态改变（图 A）；^{18}F-AV133 PET 横轴位图（图 B）及 ^{18}F-AV133 PET/MR 融合图（图 C）示双侧黑质 ^{18}F-AV133 摄取良好。PD 患者的横轴位 NM 成像（图 D）图示双侧黑质神经黑色素高信号范围减少，以右侧为著；^{18}F-AV133 PET 横轴位图（图 E）及 ^{18}F-AV133 PET/MR 横轴位融合图（图 F）示双侧黑质 ^{18}F-AV133 摄取减少，以右侧为著

图 9-3-1　健康受试者和 PD 患者的一体化 ^{18}F-AV133 PET/MR 神经黑色素成像

3. 脑铁沉积和葡萄糖代谢及多巴胺神经元功能受损情况的关系在 PD 的研究应用

铁元素参与脑组织许多正常生化过程，如神经元发育、酶功能、DNA 合成、氧化磷酸化、神经递质合成及线粒体呼吸。脑内铁沉积是正常脑老化过程的一部分，而铁沉积过量往往被认为导致各种神经退行性疾病的发生如 PD、AD 和 HD，主要假说如铁过量沉积会增加自由基的形成，促进铁超载细胞的氧化应激和神经元死亡等。QSM 序列是目前唯一能够定量脑内铁沉积的 MR 成像测定技术，可以用于反映 PD 患者脑中铁过量沉积。研究发现 PD 患者黑质明显表现出更多的铁沉积，尤其是在 PD 疾病晚期，这证实了黑质中的铁沉积程度与 PD 的病程相一致，黑质中铁沉积程度与 PD 的临床症状有一定相关性，研究发现不同亚型 PD（以震颤为主的 PD、以运动迟缓 / 强直为主的 PD 和混合性运动症状 PD）之间黑质区存在铁沉积差异，其中以运动迟缓 / 强直为主的 PD 亚型的黑质中的铁

过量沉积最为明显。目前铁过量沉积和多巴胺能神经元受损情况是否存在相关性尚不清楚，利用一体化 PET/MR 可以较好地探讨 PD 患者的黑质铁沉积情况和葡萄糖代谢之间的关系。单体形式和聚集形式的 β 淀粉样斑块可以结合铁，导致铁在 β 淀粉样蛋白斑块中积累及从 Fe^{3+} 转化为 Fe^{2+}。既往研究利用 ^{11}C-PIB PET 对 PD 伴痴呆和不伴痴呆患者的大脑皮层 β- 淀粉样蛋白斑块沉积情况进行了比较，结果发现两组患者的大脑皮层 β- 淀粉样蛋白斑块沉积情况比较无明显差异，说明 PD 痴呆者在脑内 β- 淀粉样蛋白斑块沉积上与非痴呆者相比无明显差异，提示 PD 痴呆症状的出现可能与 PD 本身的独特生物学过程相关。脑铁沉积增加与 AD 相关的认知功能下降之间存在一定的联系，既往研究发现 β- 淀粉样蛋白斑块沉积与铁沉积情况可能和健康老年人认知能力有一定的相关性。关于多巴胺神经元受损情况与铁沉积之间关系目前尚不清楚，利用多巴胺能神经元突触功能 PET 脑示踪剂（如 ^{18}F-AV133）的一体化 ^{18}F-AV133 PET/MR 检查对于研究 PD 的脑铁沉积与多巴胺能神经元功能受损之间的关系也提供了一种直接的多模态影像学检查手段（图 9-3-2）。

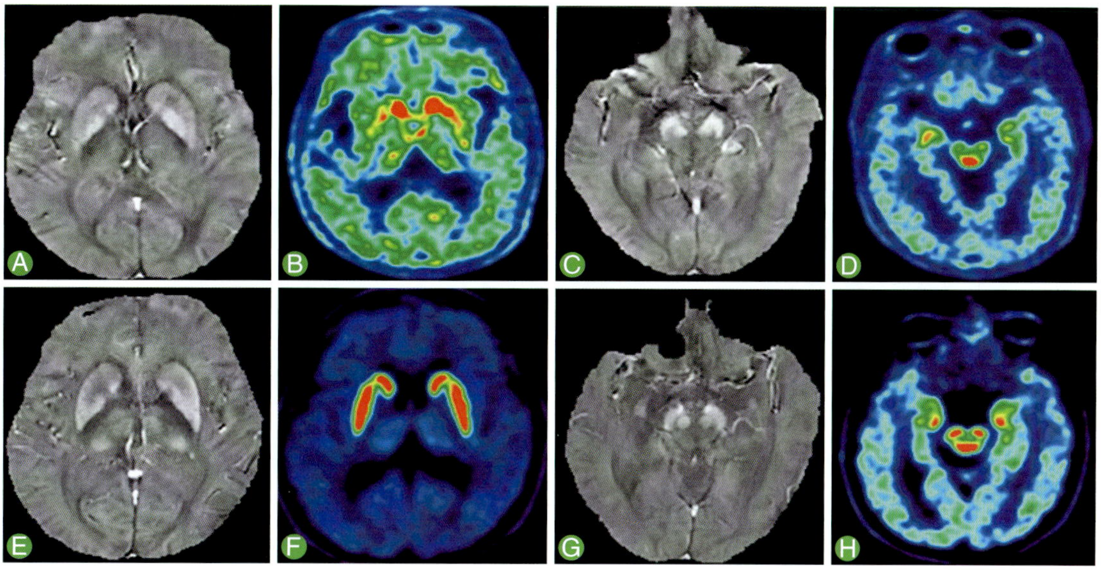

A ~ D. PD 患者；E ~ H. 健康受试者。A. PD 患者横断位 QSM 图示壳核铁沉积情况；B. 横断位 ^{18}F-AV133 PET 图示双侧壳核的 ^{18}F-AV133 摄取不对称减低，以后部为著；C. 横断位 QSM 图示黑质铁沉积（115 ppm）高于正常对照组（86 ppm）；D. 横断位 ^{18}F-AV133 PET 图示黑质的 ^{18}F-AV133 摄取减低；E. 健康受试者的横断位 QSM 图示壳核铁沉积情况；F. 横断位 ^{18}F-AV133 PET 图示双侧壳核区域 ^{18}F-AV133 摄取分布对称；G. 横断位 QSM 图示健康受试者的黑黑质铁沉积情况；H. 横断位 ^{18}F-AV133 PET 图示黑质的 ^{18}F- AV133 摄取分布对称

图 9-3-2 PD 患者和正常对照组的一体化 ^{18}F-AV133 PET/MR

二、PD 的 MR 脑功能与 PET 葡萄糖代谢模式的相关性

1. RS-fMRI 和葡萄糖代谢关系在 PD 的研究应用

目前 RS-fMRI 研究发现未服药物的 PD 患者在尾状核头与 DMN、尾状核体部与突显网络（FPN）、尾状核尾部与视觉网络之间的功能连接均降低，在接受药物治疗的 PD 患者中，内侧 PFC 的尾状核头部网络及背外侧 PFC 的尾状核体部网络功能连接得到改善。PD 患者存在 PDRP，而 PD 患者的 RS-fMRI 和 PET 葡萄糖代谢模式二者之间的关系目前尚不明确。一体化 PET/MR 检查解决了 PET 和 MR 成像时间同步性问题，可以同时获得 PD 患者的 PET 和 fMRI 图像，适合研究 PD 患者 RS-fMRI 和 ^{18}F-FDG PET 葡萄糖代谢之间的相互作用，是研究 PD 患者脑功能和代谢关系的最佳影像学手段（图 9-3-3）。然而，目前一体化 PET/MR 对于 PD 的研究仍处于早期阶段，有待于进一步探讨。

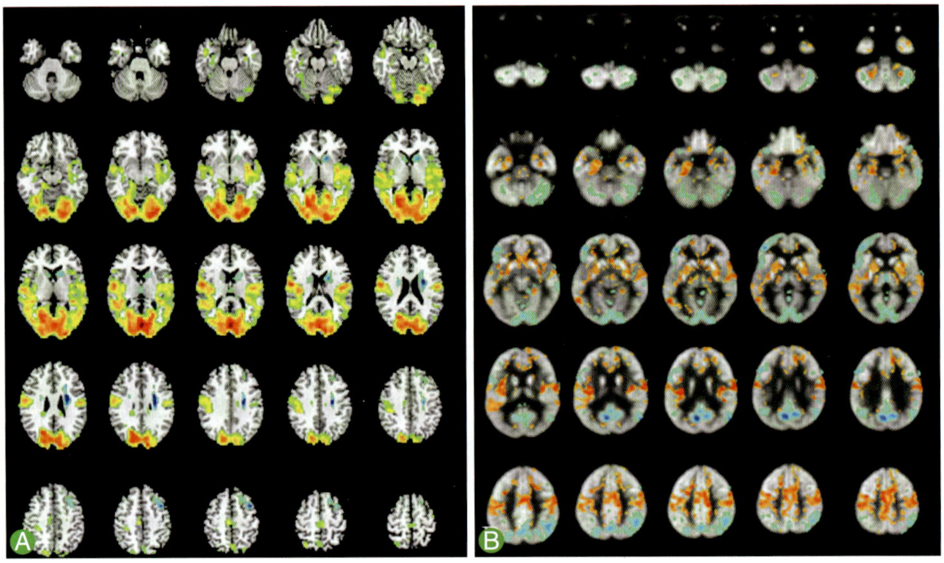

A. 正常对照组与 PD 患者以左侧运动皮质为种子点的功能连接差异，暖色区域代表正常人高于 PD 患者，冷色区域代表正常人低于 PD 患者；B. PD 患者较正常对照组增高和减低的葡萄糖代谢模式，暖色区域代表 PD 患者高于正常对照组，冷色区域代表 PD 患者低于正常对照组

图 9-3-3　PD 患者利用一体化 PET/MR 进行 RS-fMRI 和 PET 同步化研究

2. ASL 脑血流和葡萄糖代谢关系在 PD 的研究应用

一体化 PET/MR 成像技术能够同时获得 ^{18}F-FDG PET 显像和 ASL 成像定量数据，为 PD 脑血流灌注特征、糖代谢特征同步化采集及探讨二者的相关性提供一种最佳的研究手段。以往研究联合 PCASL 和 ^{18}F-FDG PET 成像技术对 PD 患者的脑血流和脑代谢进行一体化评估，发现 PD 患者的双侧颞叶、岛叶、顶叶后部、顶下小叶、枕叶外侧和 PFC 的脑血流降低，而小脑和脑桥、右侧丘脑、苍白球、感觉运动皮层、中央小叶和 SMA 脑血流增

加；同时发现 PD 患者的双侧颞叶、后顶叶、顶下小叶、枕叶、PFC 和 SMA 的葡萄糖代谢降低，而小脑和脑桥、丘脑和苍白球、感觉运动皮层、边缘联想皮层、中央小叶的葡萄糖代谢增加（图 9–3–4）。研究发现 PD 患者的脑血流和脑代谢发生改变的脑区具有部分重叠之处，提示 PD 患者的脑血流和脑葡萄糖代谢模式改变存在一定的相关性。

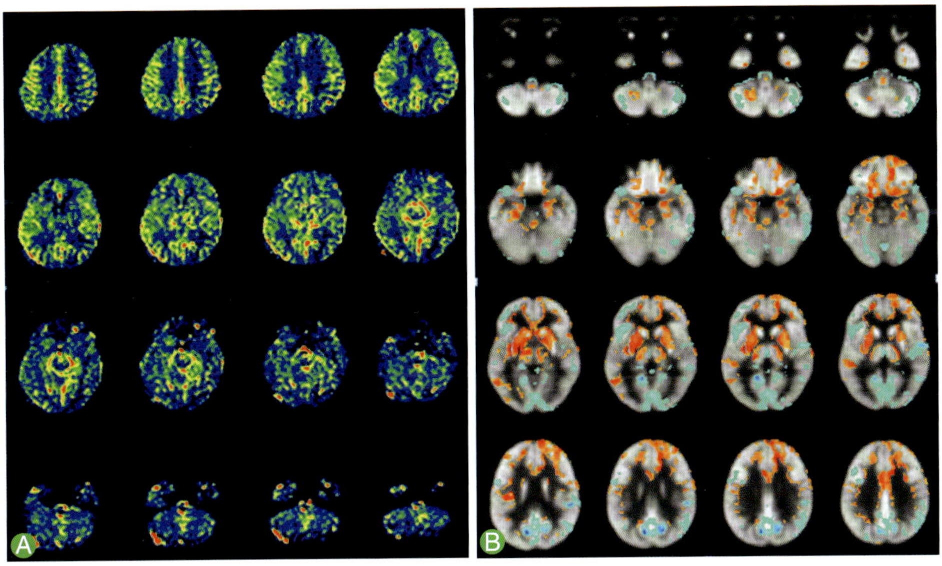

A. PD 患者 ASL 序列生成的 CBF 图，显示双侧颞叶、岛叶、顶叶后部、顶下小叶、枕叶外侧和 PFC 的脑血流降低；B. PD 患者显示小脑和脑桥、丘脑和苍白球、感觉运动皮层、边缘联想皮层、中央小叶的葡萄糖代谢增加

图 9–3–4 PD 患者利用一体化 PET/MR 扫描进行 ASL 和 PET 的同步化研究

三、PD 鉴别诊断和治疗的研究应用

1. PD 和其他帕金森综合征的鉴别诊断

帕金森综合征主要包括 PD、PSP、MSA。MSA 对左旋多巴治疗反应不良，并伴有锥体束征、小脑功能障碍和自主神经功能障碍。由于 MSA 的某些临床特征与 PD 有所重叠，临床上很难早期区分 PD 和 MSA。联合 DTI 和 ^{18}F-FDG PET 成像技术发现多系统萎缩 - 帕金森型（MSA-P）的壳核后部的 MD 较 PD 增高，葡萄糖代谢较 PD 减低，提示 MSA-P 患者在壳核的微结构损伤与葡萄糖代谢减低之间存在一定的相关性。组织病理学研究也表明，MSA 患者神经元核糖体中铁的浓度增加导致神经元变性。SWI 能够准确检测到与铁沉积增加相对应的信号减低，较高的铁沉积会导致壳核的 SWI 信号减低，与 PD 相比，MSA-P 在 SWI 上壳核背外侧或后侧信号明显减低，与 PD 相比，MSA-P 患者双侧壳核后部的葡萄糖代谢明显减低，提示铁介导的氧化应激在 MSA 患者中较为严重，可能是导致

其葡萄糖代谢减低的原因。壳核后部的铁沉积明显增多联合葡萄糖代谢明显减低可以较好地将 MSA 与 PD 进行鉴别（图 9-3-5）。一体化 PET/MR 可同步获得 ^{18}F-FDG PET 与 CBF 图，联合两种模态图像，有助于鉴别 PD、PSP 和 MSA 三种帕金森综合征。研究发现 PD 患者尾状核、壳核、中脑、脑桥和小脑的糖代谢和血流灌注均高于 MSA 和 PSP 患者；小脑 SUV_{mean} 和 CBF_{mean} 可用于 PD 与 MSA 的鉴别（AUC 分别为 0.892 和 0.792）；中脑 SUV_{mean} 和尾状核 CBF_{mean} 则可用于 PD 与 PSP 的鉴别（AUC 为 0.896 和 0.903）。未来有望通过一体化 PET/MR 成像同时获得多巴胺能神经功能信息和脑血流灌注信息，从而为帕金森综合征的诊断和鉴别诊断提供更为简便、高效和可行的方法。

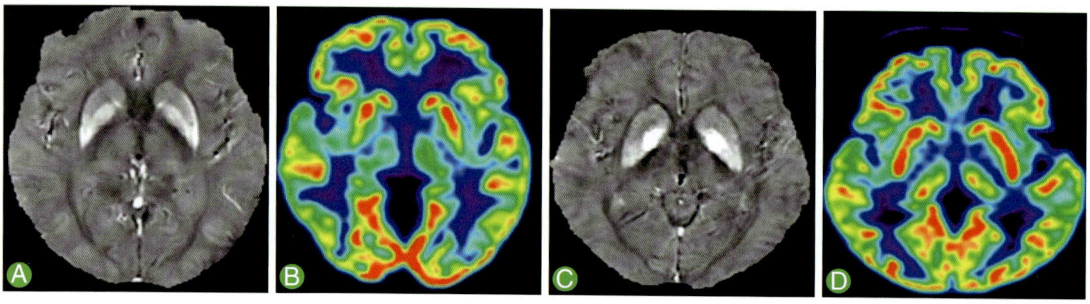

A. MSA-P 型患者横断位 QSM 图示双侧壳核后部铁沉积明显增高；B. 横断位 ^{18}F-FDG PET 图示双侧壳核后部 ^{18}F-FDG 摄取明显减少，以右侧为著；C. PD 患者横断位 QSM 图示双侧壳核铁沉积情况；D. 横断位 ^{18}F-FDG PET 图示双侧壳核区域 ^{18}F-FDG 摄取明显增高

图 9-3-5　MSA-P 型患者和 PD 患者的一体化 ^{18}F-FDG PET/MR

2. PD 疗效评价

利用 MR 引导聚焦超声（MRgFUS）进行丘脑底核毁损疗法已成为一种潜在的 PD 治疗方法。既往研究利用一体化 ^{18}F-FDG PET/MR 成像技术对 8 例 PD 患者单侧 MRgFUS 丘脑底核毁损术前、术后的脑葡萄糖代谢进行了研究，结果发现丘脑底核毁损后，小脑、丘脑底核、苍白球内侧、运动皮质及扣带回的葡萄糖代谢较术前降低，在顶叶后部和枕叶区域发现葡萄糖代谢较术前增加。MRgFUS 治疗还可以导致 PD 患者的 PDRP 表达显著下降，同时这些代谢改变与 UPDRS 运动评分相关的临床症状改善相关，提示一体化 PET/MR 成像技术能够很好地对 PD 手术治疗相关机制进行研究。

3. PD 基础研究和药物测试价值

一体化 PET/MR 成像技术在 PD 的基础研究和药物测试方面具有巨大潜力，该检查有助于帮助临床医师理解 PD 患者脑中多巴胺能神经药物的具体作用机制，同时可以对黑质纹状体区的多巴胺受体拮抗作用及血流动力学变化进行可视化研究。目前 PET 有 DAT 和 α 突触核蛋白等新型示踪剂，结合 MR 成像结构功能学信息，可能为研究 PD 发病机制开辟新的方向。

一体化 PET/MR 可以同步获得 PD 患者的脑功能、结构和代谢等多模态影像学信息，有助于全面了解 PD 疾病发生的病理生理学机制，从而有助于 PD 的早期诊断和鉴别诊断。另外，一体化 PET/MR 作为目前影像学评估 PD 的最佳工具，可以为阐明药物及手术治疗 PD 的机制提供客观全面的分子影像学依据。

（宋天彬　杨延辉）

参考文献

[1] LEHÉRICY S，VAILLANCOURT D E，SEPPI K，et al. The role of high-field magnetic resonance imaging in parkinsonian disorders：pushing the boundaries forward. Mov Disord，2017，32（4）：510–525.

[2] WU T，HALLETT M. A functional MRI study of automatic movements in patients with Parkinson's disease. Brain，2005，128（10）：2250–2259.

[3] HERZ D M，EICKHOFF S B，LKKEGAARD A，et al. Functional neuroimaging of motor control in Parkinson1s disease：a meta-analysis. Hum Brain Mapp，2014，35（7）：3227–3237.

[4] GAO L L，WU T. The study of brain functional connectivity in Parkinson's disease. TranslNeurodegener，2016，28（5）：18.

[5] WU T，WANG L，HALLETT M，et al. Effective connectivity of brain networks during self-initiated movement in Parkinson's disease. Neuroimage，2011，55（1）：204–215.

[6] BAUDREXEL S，WITTE T，SEIFRIED C，et al. Resting state fMRI reveals increased subthalamic nucleus-motor cortex connectivity in Parkinson's disease. Neuroimage，2011，55（4）：1728–1738.

[7] HASLINGER B，ERHARD P，KÄMPFE N，et al. Event-related functional magnetic resonance imaging in Parkinson's disease before and after levodopa. Brain，2001，124（3）：558–570.

[8] WU T，HALLETT M. The Cerebellum in Parkinson's Disease. Brain，2013，136（3）：696–709.

[9] LEHÉRICY S，BENALI H，VAN DE MOORTELE P，et al. Distinct basal ganglia terri-

tories are engaged in early and advanced motor sequence learning. Proc Natl Acad Sci USA. 2005，102（35）：12566–12571.

[10] FLING B W，COHEN R G，MANCINI M，et al. Asymmetric pedunculopontine network connectivity in parkinsonian patients with freezing of gait. Brain，2013（8），136：2405–2418.

[11] HELMICH R C，JANSSEN M J，OYEN W J，et al. Pallidal dysfunction drives a cerebellothalamic circuit into Parkinson tremor. Ann Neurol，2011，69（2）：269–281.

[12] BAGGIO H C，SALA-LLONCH R，SEGURA B，et al. Functional brain networks and cognitive deficits in Parkinson' s disease. Hum Brain Mapp，2014，35（9）：4620–4634.

[13] HUANG P，XUAN M，GU Q，et al. Abnormal amygdala function in Parkinson' s disease patients and its relationship to depression. J Affect Disord，2015（183）：263–268.

[14] SKIDMORE F M，YANG M，BAXTER L，et al. Apathy，depression，and motor symptoms have distinct and separable resting activity patterns in idiopathic Parkinson disease. Neuroimage，2013（81）：484–495.

[15] TESSITORE A，DE MICCO R，GIORDANO A，et al. Intrinsic brain connectivity predicts impulse control disorders in patients with Parkinson' s disease. Mov Disord，2017，32（12）：1710–1719.

[16] SU M，WANG S，FANG W，et al. Alterations in the limbic/paralimbic cortices of Parkinson' s disease patients with hyposmia under resting-state functional MRI by regional homogeneity and functional connectivity analysis. Parkinsonism Relat Disord，2015，21（7）：698–703.

[17] ROLINSKI M，GRIFFANTI L，PICCINI P，et al. Basal ganglia dysfunction in idiopathic REM sleep behaviour disorder parallels that in early Parkinson' s disease. Brain，2016，139（8）：2224–2234.

[18] HELMICH R C，THALER A，VAN NUENEN B F，et al. Reorganization of corticostriatal circuits in healthy G2019S LRRK2 carriers. Neurology，2015，84（4）：399–406.

[19] WU T，MA Y，ZHENG Z，et al. Parkinson' s disease-related spatial covariance pattern identified with resting-state functional MRI. J. Cereb. Blood Flow Metab，2015，35（11）：1764–1770.

[20] MANZA P，ZHANG S，LI C S R，et al. Resting-state functional connectivity of the striatum in early-stage Parkinson' s disease：cognitive decline and motor symptomatology. HumBrain Mapp，2016，37（2）：648–662.

[21] WU T，LONG X，ZANG Y，et al. Regional homogeneity changes in patients with Parkinson’s disease. Hum Brain Mapp，2009，30（5）：1502–1510.
[22] HERZ D M，HAAGENSEN B N，CHRISTENSEN M S，et al. Abnormal dopaminergic modulation of striato-cortical networks underlies levodopa induced dyskinesias in humans，Brain，2015，138（6）：1658–1666.
[23] 中华医学会核医学分会神经学组 . 多巴胺转运蛋白 PET 脑显像技术操作和临床应用专家共识 . 中华核医学与分子影像杂志，2020，40（5）：298–302.
[24] WANG J，ZUO C T，JIANG Y P，et al. F-18-FP-CIT PET imaging and SPM analysis of dopamine transporters in Parkinson’s disease in various Hoehn & Yahr stages. J Neurol，2007，254（2）：185–190.
[25] BERG D，POSTUMA R B，ADLER C H，et al. MDS research criteria for prodromal Parkinson’s disease. Mov Disord，2015，30（12）：1600–1611.
[26] 王元元，吴平，左传涛，等 . 不同重建算法对帕金森病相关脑功能网络的影响 . 中国医学计算机成像杂志，2013，19（6）：549–552.
[27] 左传涛，管一晖 . ^{18}F-FDG PET 显像单病例统计参数图分析在帕金森综合征中的鉴别诊断价值 . 中华核医学与分子影像杂志，2019，38（6）：331–336.
[28] ASANUMA K，TANG C，MA Y，et al. Network modulation in the treatment of Parkinson’s disease. Brain，2006，129（Pt 10）：2667–2678.
[29] 吴平，林春颖，张慧玮，等 . 基于 ^{18}F-FDG PET 显像建立帕金森病脑代谢网络模式 . 中华核医学与分子影像杂志，2013，33（4）：275–278.
[30] 李玲，吴平，邬剑军，等 . 多巴胺转运体 PET 显像对帕金森病和进行性核上性麻痹的鉴别诊断价值研究 . 中国临床神经科学，2018，26（3）：262–268.
[31] 左传涛，葛璟洁，蒋承峰，等 . ^{18}F-FDG PET 脑显像对帕金森病诊断及鉴别诊断价值的再认识 . 中华核医学与分子影像杂志，2019，38（6）：321–324.
[32] JOKINEN P，SCHEININ N，AALTO S，et al.[（11）C]PIB-，[（18）F]FDG-PET and MRI imaging in patients with Parkinson’s disease with and without dementia. Parkinsonism RelatDisord. 2010，16（10）：666–670.
[33] GONZÁLEZ-REDONDO R，GARCÍA-GARCÍA D，CLAVERO P，et al. Grey matter hypometabolism and atrophy in Parkinson’s disease with cognitive impairment：a two-step process. Brain. 2014，137（Pt 8）：2356–2367.
[34] MARTÍN-BASTIDA A，LAO-KAIM N P，ROUSSAKIS A A. et al. Relationship between neuromelanin and dopamine terminals within the Parkinson’s nigrostriatal system. Brain.

2019，142（7）：2023-2036.

[35] AN H，ZENG X，NIU T，et al. Quantifying iron deposition within the substantianigra of Parkinson’s disease by quantitative susceptibility mapping. J Neurol Sci. 2018（386）：46-52.

[36] VAN BERGEN J M G，LI X，QUEVENCO F C，et al. Simultaneous quantitative susceptibility mapping and Flutemetamol-PET suggests local correlation of iron and β-amyloid as an indicator of cognitive performance at high age. Neuroimage. 2018（174）：308-316.

[37] TEUNE L K，RENKEN R J，DE JONG B M，et al. Parkinson’s disease-related perfusion and glucose metabolic brain patterns identified with PCASL-MRI and FDG-PET imaging. NeuroimageClin. 2014（5）：240-244.

[38] BAUDREXEL S，SEIFRIED C，PENNDORF B，et al. The value of putaminal diffusion imaging versus 18-fluorodeoxyglucose positron emission tomography for the differential diagnosis of the Parkinson variant of multiple system atrophy. Mov Disord. 2014，29（3）：380-387.

[39] YOON R G，KIM S J，KIM H S，et al. The utility of susceptibility-weighted imaging for differentiating Parkinsonism-predominant multiple system atrophy from Parkinson’s disease：correlation with 18F-flurodeoxyglucose positron-emission tomography. NeurosciLett. 2015（584）：296-301.

[40] 孙逊，刘芳，阮伟伟，等. 帕金森综合征 PET/MR 同步采集 ^{18}F-FDG 显像与 ASL 脑血流灌注成像相关性及鉴别诊断价值. 中华核医学与分子影像杂志，2019，38（6）：337-343.

[41] RODRIGUEZ-ROJAS R，PINEDA-PARDO J A，MARTINEZ-FERNANDEZ R，et al. Functional impact of subthalamotomy by magnetic resonance-guided focused ultrasound in Parkinson’s disease：a hybrid PET/MR study of resting-state brain metabolism. Eur J Nucl Med Mol Imaging. 2020，47（2）：425-436.

第十章

PET/MR 成像在癫痫的临床应用

癫痫是由大脑神经元异常放电引起的反复发作性脑功能异常。据统计，全球约有 650 万名癫痫患者，癫痫致残率、致死率、各种并发症及高额的治疗费用给家庭及社会带来沉重的负担。过去几十年，随着对癫痫认识的加深，癫痫的诊断、分类经历了一系列的变迁，但是癫痫发病机制至今尚不清楚。近年来伴随神经影像学的进步，磁共振新技术的出现，包括磁共振结构成像、MRS、DTI、PWI、fMRI 及 PET 等，促进了癫痫研究的快速发展，包括手术计划制订、癫痫认知功能及癫痫的病理生理学机制。这些研究结果加深了我们对癫痫的理解，并拓宽了癫痫患者手术治疗的指征。

第一节　MR 成像在癫痫的研究应用

MR 成像可多序列、多方位成像，提供远优于 CT 的软组织分辨率及更多的诊断信息，能够发现海马硬化、皮质发育不良及继发的皮质损害等多种 CT 扫描不能发现的细微结构改变，在癫痫病因诊断、术前定位与术后评估中发挥着重要作用，是难治性癫痫患者术前定位评估中重要的影像学检查项目。

一、MR 结构成像在难治性癫痫的研究应用

VBM 分析已经广泛应用于癫痫研究。VBM 利用三维容积 T_1 成像技术能够提供较好的灰白质对比度，并进行任意平面重建。海马硬化是 MRI 扫描最常见的漏诊原因之一，利用个体化的脑结构自动分割技术能够定量海马体积，可以辅助海马硬化的诊断。现有的研究证实 TLE 并不是一个局灶性疾病，而是累及了诸多的皮层及皮层下结构，共同促进其发展的网络性疾病。运用 VBM 分析发现，TLE 患者除海马硬化外，还伴随着同侧丘脑及全脑皮质不同程度的体积萎缩（图 10-1-1）。除了常用的 1 mm 结构像之外，利用更高分辨率海马结构图像进行手动分割，能够得到海马亚区的精确显示，进一步提高定位准确性。全自动分割软件的发展可以替代手绘行海马亚区全自动分割，与病理结果一致，且批量处理可以提高分析效率。

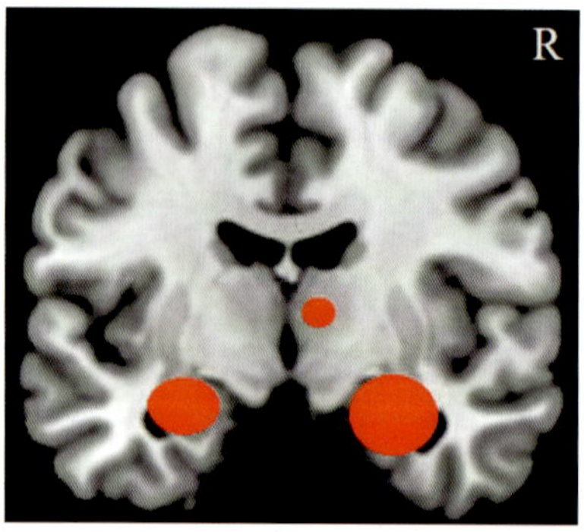

利用 VBM 分析发现，右侧内侧 TLE 患者与健康志愿者组间比较，除双侧海马出现萎缩之外，致痫灶同侧丘脑出现萎缩表现。红色表示体积缩小

图 10-1-1　右侧 TLE 患者海马及同侧丘脑萎缩

丘脑无论是对于伴有海马硬化的 TLE 还是在 MR 成像阴性的其他类型癫痫患者，都是十分重要解剖结构。丘脑是癫痫发生、发展过程中的重要节点，其最初受累部位为背内侧 - 颞叶相连部分，继而传播至大脑皮层。尸体研究也证实 TLE 患者海马病变同侧的丘脑背内侧核神经元密度显著减低。研究发现 TLE 患者无论是否伴有内侧颞叶硬化，均出现双侧丘脑的萎缩，而伴内侧颞叶硬化者丘脑的萎缩程度更为严重。内侧 TLE 患者海马拓扑结构的差异性也许是导致术后癫痫能够控制的因素之一。研究者们根据内侧 TLE 海马、杏仁核及内嗅皮质亚区微结构的不同程度萎缩，进行 TLE 分型，术后随访结果显示不同分型术后预后不同，指出术前内侧 TLE 结构分型对于术后疗效具有较好的预测价值，提示术前微结构的形态学变化或许可以作为预测手术疗效的标志物。此外，尚有文献报道 TLE 患者皮层外萎缩与癫痫术后复发有关，可能是癫痫长期反复发作对大脑皮层产生兴奋性毒性累积所致。

运用 MR 成像脑结构后处理技术能发现常规 MR 成像检查不能显示的海马病灶和全脑的异常，对癫痫术前定位及手术疗效评价有一定价值，但仍需进一步研究实现个体化分析。

二、扩散张量成像在难治性癫痫的研究应用

DTI 通过对比脑组织中水分子的布朗运动，可无创性地推断神经轴突及髓鞘结构的完整性。癫痫发作时大脑皮层神经元异常放电，白质纤维为癫痫放电的传播活动提供基础构架，白质结构连接的改变，对于癫痫患者的术前评估和手术定位有非常重要的作用。

DTI 技术主要使用部分 FA 和 MD 等参数来评估脑白质改变。FA 指总扩散张量中各向异性部分所占比，是最常用评估白质结构完整性的定量指标，FA 降低反映轴索纤维退变和髓鞘降解。MD 指器官组织中水分子的扩散能力，是每个方向扩散张量的大小相加后取其平均值。MD 升高反映细胞膜内水分子含量降低，细胞膜外水分子含量升高，提示神经元退变。DTI 显示 TLE 患者患侧脑白质 FA 值减低，主要累及穹窿、海马旁纤维束、钩束、扣带束，以及更为广泛的颞叶外部位，包括前后纵束、内外囊、胼胝体及深部灰质核团（如下丘脑、壳核等）（图 10–1–2）。Wieshmann 等运用 DTI 研究发现，发作间期患侧海马 MD 值显著升高、FA 值显著降低。由于海马水分子扩散的 FA 不如白质明显，MD 值对于海马病变检出及定位的价值更大。DTI 所示的大脑白质纤维网络广泛受累，也证实了 TLE 可导致全脑结构网络异常。而颞叶外的结构受累，或许是导致术后复发的重要原因之一。

DTI 除了可用于癫痫术前定位外，还可评估术后脑功能的恢复。研究人员对行前颞叶切除术后的患者进行随访研究，发现同侧外囊、内囊后肢及放射冠 FA 值增高与术后语言功能恢复相关。对于非颞叶的新皮质癫痫，DTI 研究较少。

DTI 技术无法对单一体素内多重纤维的方向进行解析，为了解决这一问题，基于概率

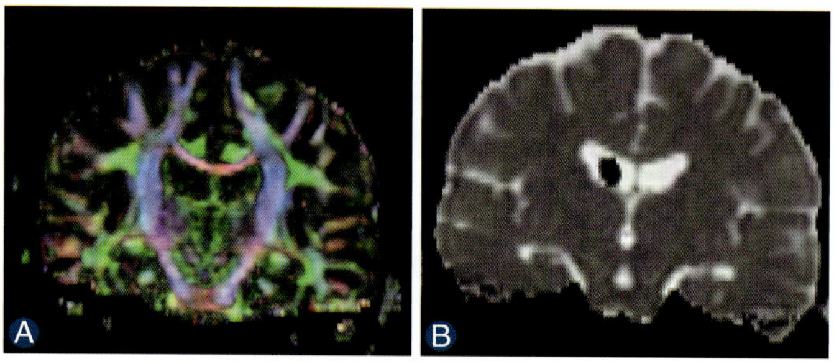

A. 左侧颞叶（患侧）FA 值减低（左侧海马 0.58，右侧海马 0.62）；B. 左侧颞叶（患侧）MD 值升高（左侧海马 1.2，右侧海马 0.88）

图 10-1-2　DTI 显示 TLE 患者脑白质参数改变

密度函数的新技术如 Q-ball 成像技术，高角解析度扩散成像和扩散谱成像技术逐渐兴起。研究人员利用高角解析度扩散成像技术构建结构连接网络，并将这些网络与颅内视频脑电图时域、频域特定的功能网络进行关联，从而量化了结构与功能之间的耦合，结果发现从发作前期到发作期的转化过程中，结构－功能耦合显著增加，且短程结构连接是耦合增加的主要原因，基于结构和功能的耦合研究将有利于癫痫治疗新方法的发展。此外，尚有研究者利用扩散谱 DSI 成像技术研究 TLE 患者皮层与皮层下核团间的相互关系，结果发现全局连接、节点构筑及局部连接均出现不同程度的改变。

基于扩散的白质成像技术的发展，将有利于更加精准的癫痫患者术前致痫灶的定位，在癫痫发病机制的进一步研究中发挥着重要作用。

三、磁共振波谱在难治性癫痫的研究应用

MRS 可以无创地检测脑代谢标志物，提供一些反应神经代谢的特征性指标，开辟了从代谢的角度研究癫痫的途径。^{1}H-MRS 在检测癫痫患者代谢物改变中发挥着重要作用。NAA 仅合成于神经元细胞线粒体中，而神经胶质细胞中肌酸含量相对较高。NAA 峰的下降意味着神经元细胞缺失或者发育不全，而肌酸峰的升高则提示胶质增生。因此，大量研究将 NAA/Cr 值作为评估神经－胶质单元功能的指标，但结果显示该参数反映的是功能不良的神经－胶质单元而不是神经元细胞的缺失，在判断脑组织萎缩方面具有一定价值。研究证实 MRS 对内侧 TLE 定侧诊断的敏感性高于海马结构的变化，检出致痫灶的特异性也较高。大多数文献采用 NAA/（Cho+Cr）比值作为定位诊断标准，多数学者报道采用单体素 MRS 检查，NAA/（Cr+Cho）的正常最低值是 0.72，低于此值 0.05 为异常，提示海马硬化（图 10-1-3），说明神经元丢失和（或）功能障碍。此外，Cho 和 Cr 升高，提示反应性胶质细胞增生。由于患侧海马异常放电经海马联合或后联合传递至对侧海马形成镜影病

灶，长期癫痫发作亦可导致对侧海马出现代谢异常，但是改变程度较患侧轻。MR 成像阴性的 TLE 患者，AA/Cr、NAA/Cr+Cho 降低有助于定位，是定量诊断癫痫较为敏感的指标。有文献报道 MRS 显像中 NAA 峰与癫痫发作频率呈负相关，即随着癫痫发作频率的增加，NAA 峰值呈逐渐下降趋势，且在常规 MR 成像、视频脑电图（video EEG，VEEG）尚未发现异常时，MRS 可表现为异常改变。海马 ^{1}H-MRS 异常对预测手术疗效亦有重要价值，双侧海马 MRS 异常预示患者术后疗效较差。其他代谢物如 γ- 氨基丁酸、谷氨酸等，作为脑内神经递质传递的激活剂或抑制剂，在致痫灶的定位或者癫痫患者对药物治疗的反应方面或许有重要价值，需要进一步研究。MRS 可在活体内无创地测定脑代谢（图 10-1-3），间接反映病灶内的病理改变。

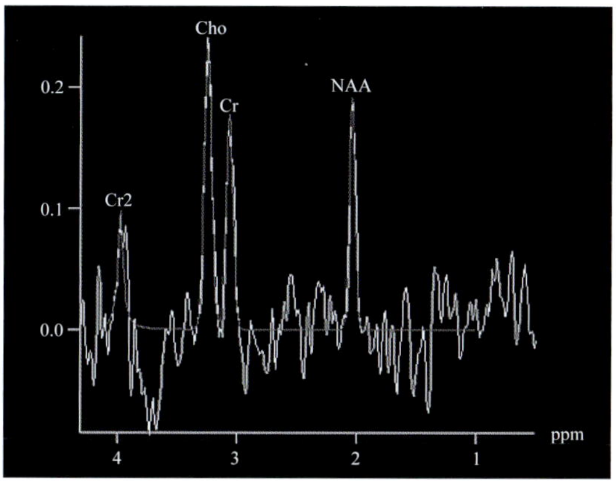

海马体部 MRS 显示 NAA 峰明显降低，Cho 峰轻度升高

图 10-1-3　海马硬化的 MRS

四、ASL 在难治性癫痫的研究应用

ASL 技术与其他灌注成像技术相比具有非侵袭性、无放射性及无过敏反应危险、成本低、简单快速、容易获得等优势，已应用于癫痫的定侧、定位诊断及动态随访评估中。

癫痫活动引起的高灌注机制尚不完全清楚，发作期致痫区域 CBF 通常由于病理性的神经元活动而增加，可能与周围血管系统一过性丧失自我调节功能或与神经元放电增加区域释放谷氨酸等兴奋性神经刺激物有关。发作间期由于致痫灶的功能和活性通常较低，CBF 减低（图 10-1-4）。

研究者运用 ASL 技术对 12 例难治性 TLE 患者进行 CBF 测量及对照研究，结果发现患者双侧颞叶的 CBF 呈现不对称性，癫痫侧的 CBF 较对侧降低。尚有研究者探讨了内侧 TLE 患者 CBF 与脑葡萄糖代谢的相关性，研究纳入了 10 例内侧 TLE 患者，同时采集了

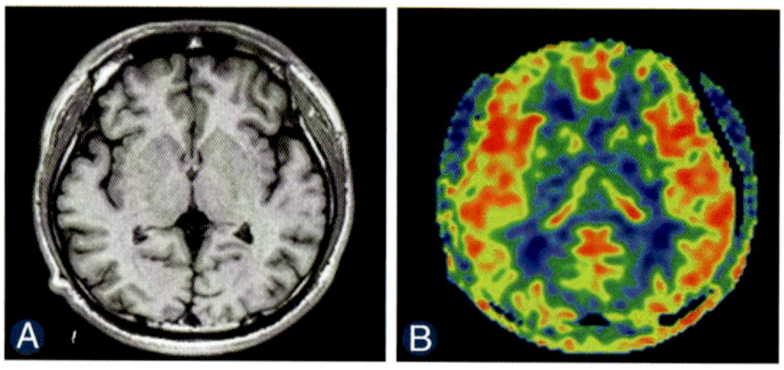

MRI 横轴位 T_1WI（图 A）未见明显异常，ASL（图 B）显示右侧枕叶血流灌注较对侧减低

图 10-1-4　海马硬化患者 ASL

癫痫发作间期的 ASL 和 PET 影像数据，并对区域脑血流量进行了定量分析，结果显示病变侧 CBF 较对侧明显下降，对比两种技术的研究结果，ASL 和 PET 在颞叶区域平均脑血流量的测量无显著差异。该研究结果为 ASL 在癫痫中的临床应用研究奠定了基础。

ASL 的一个明显优势是它可以结合结构磁共振成像（structural magnetic resonance imaging，sMRI）为内侧颞叶硬化症和新皮质癫痫提供可靠的影像学评估。ASL 研究显示 TLE 患者出现多个脑区的 CBF 的降低，包括双侧海马、海马旁回、额叶、丘脑、扣带回等区域，其中患侧颞叶的 CBF 降低程度高于对侧，对 TLE 鉴别诊断的敏感度达 76%，特异度 78.3%。特发性全面性癫痫（idiopathic generalized epilepsy，IGE）患者的 ASL 研究结果显示额叶、颞叶及丘脑、基底节等多个脑区的 CBF 下降，诸多基于 ASL 技术的癫痫研究均观察到癫痫患者多个脑区 CBF 降低，且 CBF 发生改变的脑区要显著多于形态学分析发现异常的脑区。

硬膜下和（或）脑深部电极监测是定位致痫灶公认的金标准，但其损伤大、操作难度大及费用昂贵使其临床应用受到限制。随着近年来影像技术的快速发展，PET、SPECT 及 MR 功能成像等技术成为目前难治性癫痫外科术前定位检查最常用的方法。有学者通过 ASL 与 ^{18}F-FDG PET 对难治性新皮质癫痫患者致痫灶定位对比研究发现，ASL 与 ^{18}F-FDG-PET 具有较好的一致性（κ=0.84），可用于难治性新皮质癫痫患者致痫灶的术前定位。国内有学者将 TLE 患者（伴和不伴内侧颞叶萎缩）双侧海马头、杏仁核及内侧颞叶作为 ROI，应用 ASL 技术测量其 rCBF 并计算其不对称指数（asymmetry indices，AI），发现伴或不伴内侧颞叶萎缩的癫痫患者，其 rCBF 和 AI 差异均具有统计学意义，有助于致痫灶的术前定位。以上研究结果表明 ASL 技术结合其他影像技术能提高致痫灶的定侧、定位准确度。

使用 ASL 评估癫痫脑灌注的另一个优点是可以在发作前、发作中和发作后多次进行。有研究首次报道了利用 3.0 T MR ASL 技术动态观察致痫灶 CBF 的改变情况，患者发作后立即行 ASL 检查显示右顶枕叶皮质区 CBF 增高，一周后再次行 ASL 检查显示相同区域呈低灌注，该研究表明 ASL 可以用于常规动态检测癫痫患者血流改变情况。国内研究应用 ASL 技术对 48 例内侧 TLE 患者颞叶 CBF 与病程的相关性研究发现，内侧 TLE 患者 CBF 与病程呈负相关性，即发病时间越长，患侧颞叶 CBF 越低。

以上对 ASL 的基础及临床研究均表明，ASL 技术能够显示癫痫患者全脑灌注的变化，灌注参数变化，在致痫灶定侧、定位方面具有一定参考价值，并为理解癫痫的病理生理机制提供新的影像学依据。

五、BOLD 在难治性癫痫的研究应用

1. 任务态 fMRI 在癫痫中的应用

任务态 fMRI 在临床癫痫诊疗中主要用于制订手术计划，包括癫痫患者初级运动皮质、辅助运动皮层、语言区等功能区术前定位及术后的功能评估。无论是 1.5 T 或者 3.0 T 的 MR，任务态 fMRI 对于躯体运动、感觉相关大脑激活区的显示及 Broca、Wernicke 语言区的术前定位都显示出重要的临床价值。任务态 fMRI 发现，执行运动任务范式的大脑激活程度要显著高于执行语言范式的大脑激活程度，而且大脑运动区激活的变化受场强因素的影响小；同样执行语言范式任务者在 3.0 T 设备要比 1.5 T 设备具有更高的激活率。

语言优势侧别的定位是 TLE 术前评估的重要环节，虽然临床上 Wada 实验被认为是语言优势定侧的金标准，但因其属于有创检查、存在一定的操作风险，导致临床广泛应用受到限制。研究发现利用 fMRI 能够获得与 Wada 实验较为一致的语言优势侧别判断能力，且 fMRI 具有无创、重复性好、空间定位信息更全面等优势。术后记忆功能下降是 TLE 常见的一种并发症，利用记忆任务相关 fMRI 研究发现，在术前记忆相关任务中没有出现额叶激活的患者术后记忆功能明显下降，而出现额叶激活者术后记忆功能相对保留较好，揭示了记忆不仅仅取决于海马单一结构的功能变化，而且涉及大脑多个结构组成的记忆环路，额叶在记忆环路中具有十分重要的作用。任务态 fMRI 显示左侧 TLE 患者执行任务编码时，左侧海马激活越强，口头记忆越好；而右侧 TLE 患者执行任务编码时，右侧海马激活越强，视觉记忆越好；说明不同侧别海马受累与记忆缺陷的模式相关。

对青少年肌阵挛性癫痫的任务态 fMRI 研究发现，随着认知任务范式难度的增加，患者运动皮层与额、顶叶认知相关脑区之间功能耦合的强度增加，从而易化区域间癫痫放电的传播，提示在青少年肌阵挛癫痫患者中功能连接的改变可能是情绪或认知异常引发运动症状发生的潜在基础。脑电图研究也证实认知任务对癫痫样放电或肌阵挛性痉挛具有最强烈的诱发效应。

任务态 fMRI 也有一定局限性，它需要患者按照特定的设计要求去执行任务，能否获得较为可靠的 fMRI 结果则取决于受试者执行任务的能力，这对于神经功能障碍患者具有

较大难度，可导致受试者在执行任务时存在异质性，进而影响结果的准确度与可重复度。此外，可能需要对任务进行反复尝试才能获得所需的激活图，这将增加受试者的扫描时间。任务态 fMRI 的另一个局限性在于评估不同临床功能需要设计不同的任务（如运动和语言），临床实施相对复杂。这些因素都在一定程度上阻碍了任务态 fMRI 在癫痫临床应用中的广泛开展。

2. RS-fMRI 在癫痫中的应用

相比较任务态 fMRI，RS-fMRI 操作简单、开展方便，在临床研究中应用更为广泛。TLE 是最常见的难治性癫痫、也是接受手术治疗最多的癫痫类型，手术主要目的是控制癫痫发作。致痫灶精准定位决定患者是否可以接受手术及手术的成败，大约 30% 的难治性 TLE 患者因致痫灶定位不明确而无法接受手术治疗。MR 成像被认为是无创性定位致癫痫灶的最佳方法。MR 高分辨结构成像对于致痫灶检出起到关键作用，但部分患者术前 MR 成像与 VEEG 或 EEG 的结果存在矛盾，难以确定 MRI 检出的脑内异常信号是致痫灶还是癫痫继发的大脑结构改变。此外，30% ~ 40% 的患者 MR 结构成像无法显示病灶，这也是 MR 结构成像在癫痫术前评估的局限性所在。目前认为，TLE 往往累及颞叶之外的脑区，是与大脑网络异常相关的疾病。RS-fMRI 在 TLE 定侧方面开展了一系列的研究。单侧 TLE 患者，致痫侧内侧颞叶出现 ALFF 的增加，且增加的程度与 EEG-fMRI 所记录到的同侧棘波的数量呈正相关，推测 ALFF 或许是能够反映 TLE 棘波的一种指标，从而能够间接定位 TLE 的侧别。ReHo 研究也同样发现在内侧 TLE 出现致痫灶 ReHo 值的增加。基于 RS-fMRI 的功能连接（functional connectivity，FC）研究显示 TLE 致痫灶与同侧大脑半球功能连接减低，而与健侧大脑半球的功能连接增加，提示 TLE 在静息状态下的脑活动具有偏侧化现象。单侧 TLE 的 rs-FC 研究进一步证实了偏侧化现象的存在，表现为致痫侧海马与同侧大脑半球间 FC 的变化更为显著。将机器学习结合到 RS-fMRI 有助于准确定位 TLE 的侧别，选择 ALFF、fALFF、ReHo 及 FC 矩阵作为分类特征，可实现 TLE 侧别的预测分类精确度达到 83%。

TLE 的偏侧性对于预测癫痫手术预后具有一定价值，与术后无复发组相比较，复发组患者偏侧化 FC 更弱。基于 ICA 的脑网络分析显示，TLE 术后患者发作解除可能是由于致痫侧额顶网络与感觉运动网络、突显网络间异常的 FC 遭到手术破坏，削弱了网络间异常连接，阻断了癫痫主要传播通路（图 10-1-5）。DMN/ 执行控制网络间 FC 与视空间 / 执行功能呈显著性正相关。

认知障碍是癫痫常见并发症，严重影响患者生活质量，其危害等同于甚至超过癫痫本身给患者带来的伤害。引起癫痫认知功能障碍可能的机制包括：①由于癫痫发作期和发作间期癫痫样放电引起神经元之间的突触连接破坏，导致脑内传导束的不可逆损伤；②长

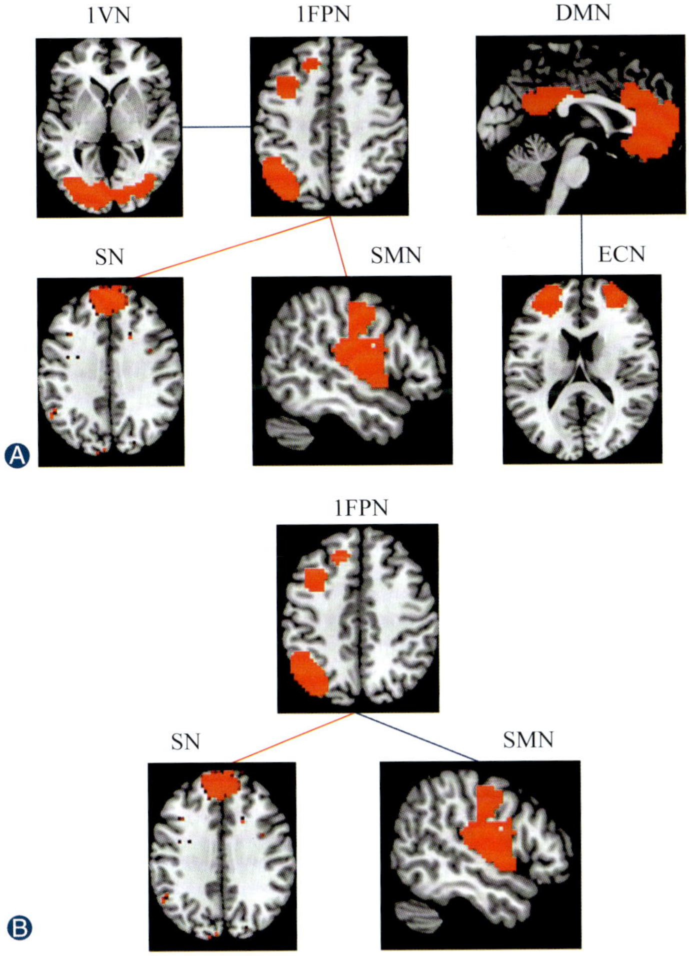

A. 左侧 TLE 患者术前静息态脑网络连接与健康对照组对比；B. 左侧 TLE 患者术后与患者术前静息态脑网络连接对比（红色线表示 FC 增加，蓝色线表示 FC 降低；lVN：外侧视觉网络，lFPN：左侧额顶网络，SN：突显网络，SMN：感觉运动网络，ECN：执行控制网络）

图 10-1-5 TLE 术前术后静息态脑网络间功能连接差异

期服用抗癫痫药物引起的神经元兴奋性改变导致神经损伤；③脑白质体积减小；④患者大脑中 5-HT 受体数量异常和（或）5-HT 受体功能障碍。

各种认知功能的实现是在不同脑区组成的功能网络相互协调的基础上完成的，长期癫痫放电活动破坏了正常脑网络间的联系，可能是引起大脑高级认知功能受损的神经机制。与 TLE 记忆能力改变相关的经典模型为致痫灶同侧海马的功能储备模型及对侧海马功能代偿性模型，然而海马单一结构的变化不能解释患者海马切除术后记忆转归的差异性。记忆功能的研究涉及以多个脑结构协同工作为基础的记忆环路，与 TLE 的偏侧化紧密联系。基于 RS-fMRI 研究发现 TLE 患者额叶区域（包括前额叶皮层和语言区域）活性出现异常，这种异常脑活动与TLE患者执行功能和语言能力密切相关。伴记忆障碍的TLE患者出现执行控制网络的网络内FC减低及前额叶功能异常，提示执行控制网络对TLE患者认知障碍的发生起到关键作用。利用ICA发现，TLE患者执行功能与DMN/执行网络间的FC呈正相关（图10-1-5），提示执行控制网络间的FC异常也是导致执行功能障碍的另一原因。基于种子点的功能/结构连接研究显示，TLE执行功能障碍者表现为致痫侧的丘脑与前额叶皮层间异常的功能/结构连接，然而异常连接的强度与执行功能评分没有相关性，提示丘脑-前额叶通路的变化可能是癫痫异常放电传播通路的代偿性改变（图10-1-6）。RS-fMRI显示TLE不同的记忆模式所涉及的脑内结构有所不同：口头记忆力与同侧内颞叶、扣带回后部的FC强度呈负相关，非口头记忆能力与对侧内颞叶和内额叶皮层的FC呈正相关。另有研究发现TLE患者致痫侧海马与对侧大脑半球结构的FC增加程度与记忆表现能力呈正相关，提示致痫侧海马与对侧大脑半球的FC增加为记忆功能的维持提供了可能的记忆代偿通路。TLE情景记忆能力与DMN内的FC紧密相关，FC越低，其记忆表现越差。感觉运动网络是癫痫放电活动累及的重要网络结构，也参与到多种认知功能环路。fMRI研究显示感觉运动网络与前额叶网络间FC对于维持人类工作记忆能力十分重要，而其与视觉网络间FC对于维持高级视觉功能具有重要作用。

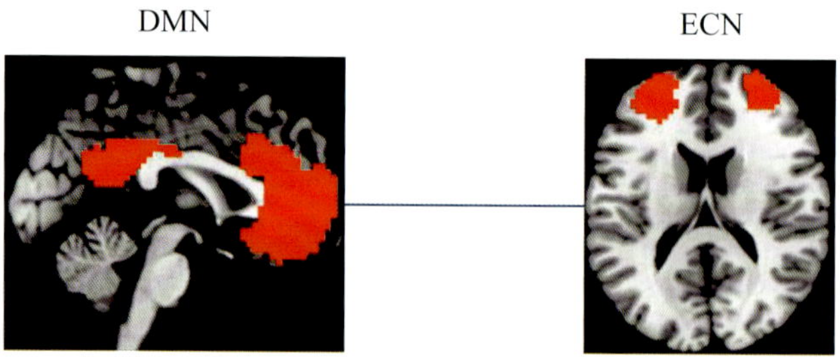

DMN与ECN在3D脑模板投射图，ECN：执行控制网络

图10-1-6　TLE患者伴执行控制功能障碍与不伴执行控制功能障碍患者差异

RS-fMRI发现全面强直-阵挛性发作癫痫（epilepsy with generalized tonic-clonic seizure，GTCS）患者同样存在DMN活动受到抑制，癫痫放电活动导致DMN内FC降低，患者出现认知行为、抽象推理、计划和思考能力障碍。研究发现DMN内部rs-FC的降低包括腹侧前额叶、楔前叶、PCC及颞下回，并且这种降低的FC与患者的病程呈显著的负相关。而静息态网络间的FC，比如DMN与注意网络间的FC降低也可导致GTCS患者认知功能障碍。

TLE默认状态网络中的ALFF降低，与EEG-fMRI所显示默认状态网络“停用”结果一致；在GTCS患者DMN中同样出现ReHo值的降低，表明由于癫痫活动增加导致人脑静息状态下 DMN 自主活动的暂停。GTCS 患者在发作间期脑内 ALFF 增加呈对称性分布，以双侧丘脑、基底节区、岛叶、小脑及 ACC 为主；ALFF 减低区域主要包括双侧楔前叶、内侧前额叶及 PCC。GTCS 患者的发病频率与双侧丘脑、小脑的 ALFF 呈正相关，与内侧前额叶、左侧楔前叶、PCC 及双侧部分枕叶皮质的 ALFF 呈负相关。上述研究结果提示了 GTCS 患者大脑存在广泛的脑活动异常。

研究显示左、右侧 TLE 的 FC 连接模式不同，左侧 TLE 出现双侧海马与 PCC FC 减低，右侧 TLE 则仅右侧海马与 PCC FC 减低，左侧 TLE FC 降低更为显著、累及的脑区更为广泛，这或许能够解释左侧 TLE 患者更容易出现认知功能的损害。约 1/3 的癫痫患者存在负激活与正激活并存的状态，RS-fMRI 研究显示负激活常分布在 DMN，反映了癫痫患者在发作间期异常放电可引起 DMN 的“中断挂起”。GTCS 患者 DMN 的功能在癫痫发作间期受到了较大的影响，大尺度脑网络分析发现，与正常人相比，患者的额中回、豆状核、丘脑、杏仁核的节点拓扑属性都要增高，而 DMN 的节点拓扑属性降低，包括 PCC，颞下回等，功能结构耦合程度也降低。除此之外，感觉运动网络、视觉网络、听觉网络、DMN 和背侧注意网络内部功能连接都出现了不同程度的降低。GTCS 患者 DMN 功能连接的强度与患者年龄及疾病的病程有着密切的联系，DMN 内功能 – 结构网络的耦合度下降且与患者癫痫病程呈负相关，这种功能和结构网络间失耦合可能反映了长时间脑损害的进程，或许可作为潜在特征以更精确地检测癫痫脑异常。

GTCS 患者发作间期的 DMN 活性显著降低，癫痫放电期间 DMN 活动受到抑制，可能是导致患者失神发作的重要因素。研究认为丘脑可能与失神性癫痫全面性棘慢波发放有关，而 DMN 的额叶、顶叶等脑区的功能抑制可能与失神发作时意识丧失有关。脑电图的研究证实失神癫痫患儿发作前、发作期和发作后的脑网络小世界属性变化不显著，而在发作后网络整体拓扑倾向于随机化，失神癫痫功能连接网络快速重构。

目前，fMRI 技术已经应用到癫痫术前计划制订、脑活动机制及癫痫相关并发症研究中；但由于癫痫发生机制仍不明确，影像学手段亦存在一定的局限性，功能影像在癫痫的临床实践中还有较大的提升空间。相信随着磁共振软硬件的不断发展，尤其是磁共振新技术与脑电、人工智能相结合将会极大地推进癫痫的研究、提高其在癫痫中的临床应用价值。

（张　超　臧玉峰　卢　洁）

第二节　PET 成像在癫痫的研究应用

PET 是一种正电子发射计算机断层显像，属于分子影像检查，具有无创性，在癫痫的临床诊断和研究应用中发挥着重要作用。PET 脑显像作为功能代谢显像，能够从分子水平揭示致痫灶的代谢、氧耗及血流灌注等，随着设备及分子探针的发展，PET 成像逐渐成为临床实践中癫痫灶定位、癫痫术前及术后评估中不可或缺的检查方法之一。

一、癫痫的 PET 影像表现

葡萄糖是大脑的主要能源，葡萄糖代谢与神经元活动紧密相关。癫痫 PET 检查常用的示踪剂为 ^{18}F-FDG，主要用来评估大脑突触与神经元活动中的葡萄糖代谢。^{18}F-FDG 通过葡萄糖转运蛋白从血液转运到细胞中，一旦进入细胞，FDG 被己糖激酶磷酸化，形成 FDG-6- 磷酸，FDG-6- 磷酸的进一步代谢受到限制，并且其基本上被捕获在细胞中。发作间期典型的 ^{18}F-FDG PET 显像表现为致痫灶放射性摄取减低（图 10–2–1A）。低代谢的原因包括神经元丢失、失联络及突触密度降低。致痫灶的低代谢可能与癫痫的持续时间、发作频率及严重程度有关。癫痫发作时，脑组织代谢和血流量增加，^{18}F-FDG PET 显像表现为致痫灶放射性摄取增加，但由于大多数癫痫发作不可预测且持续时间短，因此很难进行发作期 PET 显像。除致痫灶外，PET 显像有时会出现远隔部位的代谢减低，称为“神经功能联系不能”，例如同侧丘脑及对侧小脑的代谢减低。对侧小脑代谢减低（即“交叉性小脑失联络”现象）多见于原发致痫灶位于额叶或顶叶的癫痫患者（图 10–2–1B），同侧丘脑代谢减低大多出现在额叶或颞叶皮质的癫痫，背侧丘脑的低代谢尤其与内侧颞叶的致痫灶密切相关。有时，低代谢还可在对侧的对称区域发现，体现了这些区域的功能在海马体对称的情况下通过胼胝体纤维（胼胝体失联络）或穹隆受抑制。

二、PET 在癫痫术前定位的研究应用

癫痫的常规治疗方法为药物治疗，但 20% ~ 30% 的患者无法用药物治疗控制癫痫发作，称为难治性癫痫。对于难治性癫痫患者，手术治疗是控制癫痫不发作的有效手段，这其中的关键即为对致痫灶的术前评估。癫痫术前评估的基础是确定一个独立的致痫区域，

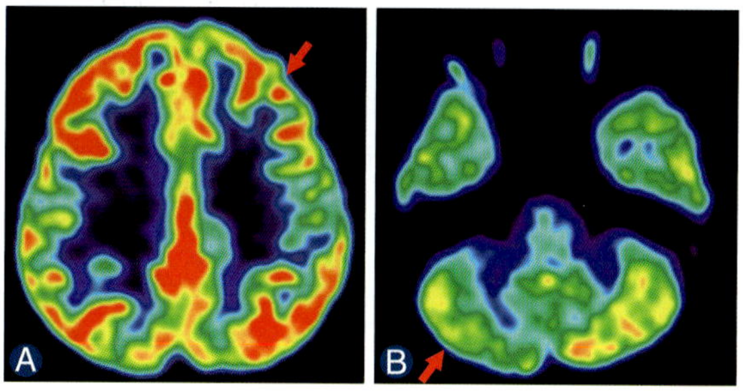

患者女，26岁，发作性肢体强直20年。行癫痫切除术，术后病理左侧额叶局灶性皮质发育不良。术前发作间期 ^{18}F-FDG PET 显像示左侧额叶（图 A，箭头）及右侧小脑半球代谢减低（图 B，箭头）

图 10-2-1 癫痫发作间期患者 ^{18}F-FDG PET 显像

切除该区域后可完全控制癫痫发作，而不会造成任何不可接受的神经功能丧失。尽管近年来 MR 成像技术在检测细微结构异常的灵敏度上有明显提高，但仍有很大比例（约 20%）的癫痫患者行 MR 成像检查不能发现病变。^{18}F-FDG PET 作为一种代谢成像方法，可以有效弥补 MR 成像的不足，尤其适用于 MR 成像阴性的癫痫患者。

近 20 年来，^{18}F-FDG PET 在 MR 成像阴性患者局灶性癫痫的定侧和（或）定位中发挥了重要作用。在定位 TLE 致痫灶时，^{18}F-FDG PET 的灵敏度为 85% ~ 90%；然而 ^{18}F-FDG PET 对颞叶外癫痫（extratemporal lobe epilepsy，ETLE）的定位灵敏度为 38% ~ 55%，其中对额叶癫痫病灶定位的灵敏度最高，为 45% ~ 92%（通常为 55% 左右），对枕叶癫痫定位很不敏感。Menon 等对 117 例癫痫患者行 ^{18}F-FDG PET 术前评估，结果显示 TLE 患者定位准确度为 78.0%，ETLE 患者定位准确度仅 28.6%。在癫痫灶定侧方面，^{18}F-FDG PET 对 TLE 定侧错误只发生在 1% ~ 3% 的难治性癫痫患者，然而只有 67% 的 ETLE 患者在发作间期表现出与其发作期相匹配的低代谢区，且低代谢区通常更广泛地涉及颞叶。另有研究显示 68.8%TLE 患者在 ^{18}F-FDG PET 的术前评估中受益，而在 ETLE 患者仅有 23.3%；对于 MR 成像阴性的患者，术前 ^{18}F-FDG PET 评估有效改变了 85.4% 的 TLE 患者的手术决策，而对 ETLE 患者的影响仅为 33.3%。除此之外，^{18}F-FDG PET 还可协助提高 MR 成像对致痫灶的检出率。有学者研究发现在 67 例 MR 成像阴性的 ETLE 患者中，68.6% 的患者在同期 ^{18}F-FDG PET 显像中有阳性发现，并且上述 67 例 MR 成像初诊阴性患者中有 58.2% 的患者在 ^{18}F-FDG PET 的指引下在 MR 成像再次阅片中发现了病变。

^{18}F-FDG PET 对致痫灶定位的敏感度高但特异性差，癫痫患者发作间期显像代谢减低范围常大于致痫灶，即表现为致痫皮层及其他皮层的代谢减低，此时需结合视频脑电结果综合分析其意义。TLE 患者频繁的发作间期癫痫样放电（interictalepileptiform discharges，IEDs）会改变颞叶以外周围脑组织的代谢；ETLE 患者也会出现颞叶异常放电及颞叶相关的临床症状（如不自主运动），并常表现出癫痫远隔部位功能异常，而不是出现癫痫原发

灶所对应的功能异常；上述改变可能与癫痫发作起始区周围抑制作用的改变有关。Hartl 等对 63 例 ETLE 患者的研究发现，ETLE 患者同时出现致痫皮层以外的皮层低代谢与癫痫发作的症状密切相关，并常伴随有该皮层的 IEDs；其中以额叶癫痫患者出现同侧颞叶代谢减低最常见。该研究中 ETLE 患者出现 TLE 症状并脑电图颞叶 IEDs 和 FDG PET 颞叶低代谢占 87.5%，没有颞叶 IEDs 和颞叶低代谢的患者仅占 31.0%。总之，在解读术前 PET 检查结果及其对癫痫发生区定位的意义时，应结合脑电结果，尤其是对 MR 成像阴性的患者，以避免定位错误。

三、PET 在评估癫痫手术预后的研究应用

^{18}F-FDG PET 在癫痫患者手术预后的评估方面也有一定作用。TLE 患者颞叶的代谢越低，术后癫痫控制效果越好。丘脑的葡萄糖代谢可以独立预测 TLE 的术后效果，与同侧丘脑低代谢或丘脑未显示低代谢相比，癫痫病灶对侧丘脑的低代谢与手术预后不良相关。也有文献报道 ^{18}F-FDG PET 显像结果与术后效果没有联系。这些差异可能和纳入的研究对象、设备分辨率、显像分析方法等不同有关。比较确定的是，术后恢复与低代谢累及范围有一定关系。Chassoux 等对 97 例内侧 TLE 患者术后进行了长达 6 年以上的随访，证实 ^{18}F-FDG PET 可以预测癫痫患者的术后疗效，显示完全恢复组患者（Engle IA 级）^{18}F-FDG PET 仅表现为局部的前内侧颞叶低代谢，次优恢复组（Engle IB-D，Ⅱ级）在局部前内侧颞叶低代谢外多伴有一些颞叶外的低代谢，最差恢复组（Engle Ⅲ，Ⅳ级）表现为双侧海马和多颞叶区域的低代谢。尽管如此，对个体患者术后达到无癫痫发作状态的有效预测指标仍需进一步探索。依靠多模态影像学数据，寻找更综合性的指标或许能发现更加完善的预测指标。

此外，^{18}F-FDG PET 还能提供其他重要的预后信息。例如，单侧 TLE 患者表现为双侧颞叶葡萄糖代谢降低与记忆力低下有关，前额叶低代谢与执行功能受损有关。类似的，同侧岛叶皮质低代谢与情绪和躯体感觉症状有关；双侧颞叶外侧与双侧额叶内侧的低代谢与发作间期的攻击性行为相关，可能是因为解除了内侧颞叶新皮质（也可能是内侧 PFC）的抑制作用。

四、其他

除 ^{18}F-FDG 外，还有一些其他代谢途径、受体及组胺类型的示踪剂可用于癫痫显像。例如苯二氮䓬类受体显像剂 ^{11}C-FMZ，可特异性与 γ- 氨基丁酸 A 苯二氮䓬受体 α 亚基相结合，尤其适用于内侧 TLE 伴海马硬化的患者；与 ^{18}F-FDG 相比，其显像时皮质代谢更低，海马体显影更清晰。5-HT 为中枢和外周神经系统中的抑制性神经递质，与癫痫发作密切相关。5-HT 受体显像剂多分布在边缘系统，海马、杏仁核、颞极和岛叶；适合于

TLE 患者致痫灶的诊断。促代谢型谷氨酸受体 –5 是一种突触后 G 蛋白偶联受体，主要表达在神经元和星形胶质细胞突触后的周围。促代谢型谷氨酸受体 –5 显像剂主要用于 TLE 患者致痫灶的诊断；与 ^{18}F-FDG 显像相比，其更容易检出海马硬化的患者。

随着探针技术的发展，学者们也对癫痫患者 ^{18}F-FDG PET 代谢情况与其他生物标志物影像间关系进行了探讨。有研究比较了 11 个癫痫患者在多个脑区葡萄糖代谢和谷氨酸盐浓度的关系，发现在发作间期致痫区域葡萄糖和谷氨酸均表现为低代谢，发作期致痫区二者均表现为高代谢，相关性分析显示致痫区及非致痫区葡萄糖和谷氨酸代谢均存在显著正相关；而葡萄糖代谢和 γ- 氨基丁酸 A 型受体（$GABA_A$ 结合）在全脑灰质范围并不存在显著相关。葡萄糖代谢和基于 RS-fMRI 的 ReHo 和 ALFF 在全脑灰质范围并不存在显著相关。

综上，虽然 ^{18}F-FDG PET 显像弥补了很多 MR 成像阴性癫痫灶定位的不足，但其空间分辨率差。联合 ^{18}F-FDG PET 和 MR 成像不仅可提高癫痫灶定位的空间分辨率，而且可提高细微结构异常的检测率，因此一体化 PET/MR 的应用将为癫痫患者的临床诊治带来更大的福音。

（王静娟　卢　洁）

第三节　PET/MR 成像在癫痫的研究应用

新型 PET 示踪剂、多模态 MR 成像的快速发展及正常的人脑数据库的建立使 PET/MR 在癫痫的术前定位和疗效评估方面有了明显的提高。目前，最常用到 PET 示踪剂是 ^{18}F-FDG，利用从中获取的葡萄糖代谢率及 SUV 等参数可以对癫痫进行术前定位。一体化 PET/MR 检查 PET 扫描与 MRI 信号采集同步进行，实现了两种图像中信息真正意义上的同步，将 PET 代谢高灵敏性与 MRI 高空间分辨率相结合，为癫痫灶外科手术和癫痫网络研究提供了全新的平台和视角。

一、一体化 PET/MR 成像在癫痫手术中的应用

MR 成像是难治性癫痫术前定位癫痫灶的首选检查，但是 30% ~ 40% 患者 MR 成像扫描未见异常。^{18}F-FDG PET 对癫痫术前定位具有较高的敏感度，尤其对 MR 成像阴性或

者 MR 成像扫描结果与发作期 EEG 结果不一致的患者，具有重要的定侧定位价值。由于 ^{18}F-FDG PET 的空间分辨率差，解剖定位不准确，因此，^{18}F-FDG PET/MR 融合技术已经成为临床癫痫术前评估的必需手段。多项研究都发现其能够提高 86% 患者的预后，而未进行融合显像的患者经过相同的随访周期，只有 30% ~ 76% 患者具有良好的术后结果。

Salamon 等发现术前 ^{18}F-FDG PET/MR 融合技术的应用能够提高局灶性皮质发育不良（focal cortical dysplasia，FCD）的检出率，尤其是 FCD Ⅰ型或 MR 成像阴性的癫痫患者，此外还可以减少使用颅内电极植入术，为术前无创定位、制订准确手术方案起到重要作用。在 FCD Ⅱ型的研究中，发现 44% 和 59% 患者可以单独依靠 ^{18}F-FDG PET 和 MR 成像发现病灶，但将二者融合后病灶检出率可以提高到 83%。对 MR 成像阴性的 ETLE 患者研究，Ding 等应用 ^{18}F-FDG PET/MR 融合技术指导 MR 成像二次阅片，发现 58.2% 患者首次 MR 成像显示为轻微异常或者非特异性异常，经过图像融合后均证实为致痫灶，这种改变增加了 ETLE 患者进行手术治疗的机会，并且 88% 患者具有良好的预后。结果还显示，融合显像发现颞叶外低代谢灶的灵敏性为 94%，远远高于单独应用 ^{18}F-FDG PET（68.6%），高分辨率 MR 成像的融合，改善了 PET 显像的空间分辨率，增加了致痫灶检出的可能。这些研究都说明术前 ^{18}F-FDG PET/MR 融合显像技术可以显著改善致痫灶的检出，进一步指导临床治疗决策的制订，进而改善预后。

目前，一体化 PET/MR 在癫痫研究中的报道较少，且都为小样本研究。最初 Garibotto 等报道一体化 PET/MR 在神经系统疾病中的临床应用价值，其中包括 6 例癫痫患者，提出一体化 PET/MR 可以通过一次扫描同时获得 PET 和 MR 成像信息，最大限度地减少了患者的不适，且最大化利用并优化影像学信息。有研究比较了 11 名癫痫患者与 6 名正常对照 117 个脑区（96 个脑皮层，21 个皮层下区域）SUV 值及 AI，发现癫痫患者双侧中央后回呈葡萄糖代谢增高而右侧颞极呈葡萄糖代谢减低，AI 发现更多的双侧葡萄糖代谢不对称性，一致率为 96.2%，认为 PET/MR 作为新型的、无创的影像学方法，在癫痫患者的评估中发挥着重要作用，且有助于癫痫发作的病因学探讨。Shin 等首次评估了一体化 PET/MR 在难治性癫痫术前定位中的价值，比较了一体化 PET/MR 与 3 T MRI、^{18}F-FDG PET 在癫痫术前定位的准确性，发现一体化 PET/MR 可以提高潜在致痫灶的检出率。随着病例的增加及患者术后的随访，发现一体化 PET/MR 在检出潜在病变方面具有较高的灵敏性（78% ~ 82%），高于单独 MR 成像扫描（71% ~ 77%）和 PET 扫描（68% ~ 71%）；此外，27 例接受了手术治疗的患者，24 例术后缓解，证实 PET/MR 是发现致痫灶最敏感的影像学方法，完整切除病灶有助于控制癫痫发作。在儿童癫痫术前定位致痫灶的研究中，Paldino 等比较了 PET/MR 和 PET/CT 的准确度，虽然两种影像学手段获得的 ^{18}F-FDG PET 图像衰减矫正方法不同，但是结果显示二者图像质量没有明显差别，基于 MR 衰减矫

正获得的 ^{18}F-FDG PET 图像在定位儿童癫痫病灶的准确性上并没有优于基于 CT 衰减矫正获得的 ^{18}F-FDG PET 图像，但 PET/MR 的辐射剂量较 PET/CT 明显减低，因此可以作为临床上儿童癫痫术前定位的替代工具。

癫痫发作期局部 CBF 增加，而在发作间期呈脑血流减低，ASL 是基于 MR 灌注显像的无创显像方法，可以用于评估癫痫发作间期的脑血流灌注情况。Boscolo G 等利用一体化 PET/MR 显像评估 20 例 MR 成像阴性的癫痫患者的定位价值，与临床多学科综合定位的致痫灶相比，ASL 获得的灌注信息和 ^{18}F-FDG PET 获得的代谢信息在定侧和定位方面具有高度一致性，而且加入左右脑区血流和代谢 AI 后，明显提高了病灶的检出率，增加了医师的诊断信心。Wang 等同样应用 ^{18}F-FDG PET/MR 同步获得 ASL 和 PET 对 12 例单侧颞叶内侧癫痫患者进行研究，发现 ASL 所显示的血流灌注减低区与 SEEG 定位的致痫灶高度一致，而且血流减低和代谢减低之间具有显著相关性，提示 ASL 可以作为一种无创、无辐射、可靠的术前诊断手段。在此基础上，本单位也对血流结合代谢情况对致痫灶的术前定位进行了进一步的探讨，研究纳入了 20 例 MR 成像阴性的 TLE 患者进行术前 ^{18}F-FDG PET/MR 扫描定位致痫灶，并与术后病理结果比较，发现 12 例患者 PET 和 ASL 发现的病灶位置与病理结果一致（图 10-3-1，图 10-3-2）；6 例患者 ASL 结果为阴

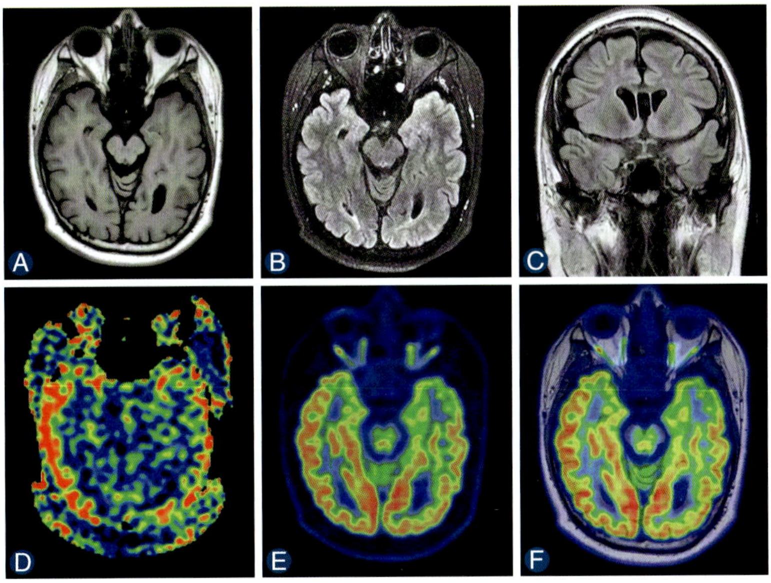

患者男，17 岁，反复癫痫发作伴意识丧失 16 年余。MRI 横轴位 T_1WI（图 A）、T_2 FLAIR（图 B），冠状位 T_2 FLAIR（图 C）未见明显异常，ASL（图 D）示左侧颞叶血流灌注较对侧减低，横轴位 ^{18}F-FDG PET（图 E）及 ^{18}F-FDG PET/MR 融合图像（图 F）示左侧颞叶葡萄糖代谢较对侧减低。术后病理提示左侧颞叶 FCD I 型

图 10-3-1 癫痫患者 ^{18}F-FDG PET/MR 显像

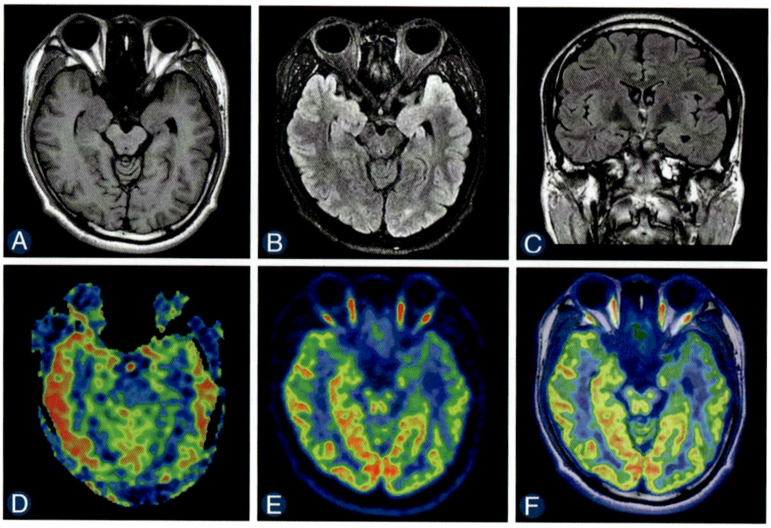

患者男，23 岁，癫痫发作 20 年。MRI 横轴位 T_1WI（图 A）、T_2 FLAIR（图 B），冠状位 T_2 FLAIR（图 C）示左侧颞角扩大，左侧海马体积较对侧缩小，信号略高，ASL（图 D）示左侧颞叶血流灌注较对侧减低，横轴位 ^{18}F-FDG PET（图 E）及 ^{18}F-FDG PET/MR 融合图像（图 F）示左侧海马及颞叶葡萄糖代谢较对侧减低。术后病理提示左侧颞叶 FCD I 型伴海马硬化 I 型

图 10-3-2　癫痫患者 ^{18}F-FDG PET/MR 显像

性，PET 可以发现致痫灶；2 例患者 PET 未发现异常或 PET 无法定侧，ASL 可以定位病灶。ROC 分析发现单独应用 PET 和 ASL 对致痫灶定位的敏感度和特异度分别为 100%、81.8% 和 83.3%、54.5%，二者结合后敏感度和特异度分别为 100% 和 90.9%，再次验证了 PET 和 ASL 的联合应用能够明显提高 MR 成像阴性 TLE 的病变定位准确度和特异度。同时还应用 PET 和 ASL 的 AI，将患者组与正常对照组进行了分析比较，结果显示代谢和血流不对称区域与病理结果高度一致。上述研究都证实了 PET/MR 多参数显像在难治性癫痫术前定位中具有重要的临床价值，但仍需要进一步扩充病例数进行证实。

二、一体化 PET/MR 成像在癫痫脑网络机制的研究应用

多模态成像克服了单一成像技术的内在缺陷与不足，对复杂的疾病能够进行综合研究，是目前疾病机制研究的趋势。在癫痫方面，对脑网络的深入研究已成为目前临床诊疗的迫切需求。一体化 PET/MR 可以在同样生理病理状态下获得葡萄糖代谢和大脑功能活动信息，将代谢显像、功能显像和结构显像有机结合，为研究癫痫脑网络机制提供了有力支持。目前有学者应用 PET/fMRI 研究正常人生理状态下能量代谢和功能指标 ReHo、fALFF 和 DC 之间的相关性，发现葡萄糖摄取和 fMRI 功能指标的空间分布具有显著相关性，但这种相关性在不同的解剖区域和功能网络之间具有空间异质性，在边缘网络的相关性最

低，在 DMN 的相关性最高。与 DC 相比，ReHo 和 fALFF 与 PET 的相关性更高。这一结果为研究疾病条件下代谢和功能连接耦合的改变提供了基础。在癫痫神经网络研究方面，目前尚无利用一体化 PET/MR 进行多模态研究的报道，加入了代谢信息后可以互相印证、弥补不足，并分析二者相关性的改变情况，有助于进一步探讨癫痫的发病机制，为临床治疗提供新的思路。

PET 和 fMRI 都是研究脑功能网络的重要手段，有学者纳入了 9 例 TLE 患者和 8 例正常对照，分别采集 ^{18}F-FDG PET、^{11}C-FMZ PET 和 fMRI 图像，得到全脑葡萄糖代谢、GABA 代谢及 fMRI 指标 [ALFF、ReHo 和全脑连接（global connectivity，GC）]，结果发现葡萄糖代谢与 ALFF、ReHo 和 GABA 代谢之间具有显著正相关性，GABA 代谢与 ALFF 也具有正相关性。与正常人相比，在 TLE 患者中，葡萄糖代谢与 ALFF 的相关性减低，与 GC 的相关性升高，GABA 代谢与 ALFF 的相关性减低。这提示 TLE 的代谢与功能相关性受到破坏，以及谷氨酸能与 ALFF 异常相关可能与大脑广泛区域异常放电有关，阐明这一过程可能成为治疗 TLE 的新靶点。但该研究样本量太少，且影像数据是在不同时间获得的，不同生理病理状态对大脑功能和代谢信息具有一定的影响，因此需要一体化 PET/MR 进一步验证。笔者也开展了内侧 TLE 伴海马硬化患者代谢和静息态功能活动之间偶联机制的研究，分别纳入 26 例患者和与患者性别、年龄匹配的正常对照组，运用一体化 PET/MR 同步采集 ^{18}F-FDG PET 和 RS-fMRI 图像，组间比较 SUVR、ALFF 和 ReHo 等参数，此外，还分析了代谢参数和功能参数与预后的关系，结果显示无论是患者还是正常对照，代谢和功能参数呈显著正相关，但是患者组海马网络内的代谢与功能活动具有更强的偶联，不同预后表现患者偶联性具有显著差异，该研究初步探讨了内侧 TLE-HS 患者反复发作可能会干扰生物信息耦合，且这种耦合与预后的关系，为内侧 TLE-HS 的发病机制理解及利用非侵入手段指导癫痫手术提供了新的思路。

PET/MR 能够一站式完成多种脑成像，同步采集、图像自动配准技术从根本上避免了后期图像融合可能产生的偏差；而且可以在同样的生理病理状态下获得结构、灌注、功能、代谢等信息，对癫痫患者术前的无创精准定位及研究其发病机制具有独特优势。首先 MR 成像的高分辨率为 ROI 的勾画提供了精确的解剖图像，克服了 PET 分辨率较低的局限性，提高了致痫灶定位的敏感度和准确度，能精准定位致痫灶的手术切除范围并改善预后。其次，PET/MR 克服了单一成像技术的内在缺陷与不足，实现了对疾病发病机制的多模态研究，将有助于更好地理解复杂的神经系统疾病的病理学改变。

（尚 琨 卢 洁）

参考文献

[1] THURMAN D J，BEGHI E，BEGLEY C E，et al. Standards for epidemiologic studies and surveillance of epilepsy. Epilepsia，2011，52（Suppl 7）：2–26.

[2] DEL FELICE A，BEGHI E，BOERO G，et al. Early versus late remission in a cohort of patients with newly diagnosed epilepsy. Epilepsia，2010，51（1）：37–42.

[3] DE TISI J，BELL G S，PEACOCK J L，et al. The long-term outcome of adult epilepsy surgery，patterns of seizure remission，and relapse：a cohort study. Lancet，2011，378（9800）：1388–1395.

[4] YOUSRY T A，SCHMID U D，ALKADHI H，et al. Localization of the motor hand area to a knob on the precentral gyrus：a new landmark. Brain，1997，120（1）：141–157.

[5] RYVLIN P，CROSS J H，RHEIMS S. Epilepsy surgery in children and adults. Lancet Neurol，2014，13（11）：1114–1126.

[6] TYNDALL A J，REINHARDT J，TRONNIER V，et al. Presurgical motor，somatosensory and language fMRI：technical feasibility and limitations in 491 patients over 13 years. Eur Radiol，2017，27（1）：267–278.

[7] MEDINA L S，BERNAL B，RUIZ J. Role of functional MR in determining language dominance in epilepsy and nonepilepsy populations：a bayesian analysis. Radiology，2007，242（1）：94–100.

[8] SIDHU M K，STRETTON J，WINSTON G P，et al. A functional magnetic resonance imaging study mapping the episodic memory encoding network in temporal lobe epilepsy. Brain，2013，136（6）：1868–1888.

[9] VOLLMAR C，O’MUIRCHEARTAIGH J，BARKER G J，et al. Motor system hyperconnectivity in juvenile myoclonic epilepsy：a cognitive functional magnetic resonance imaging study. Brain，2011，134（6）：1710–1719.

[10] SU L，AN J，MA Q，et al. Influence of resting-state network on lateralization of functional connectivity in mesial temporal lobe epilepsy. AJNR Am J Neuroradiol，2015，36（8）：1479–1487.

[11] YANG Z，CHOUPAN J，REUTENS D，et al. Lateralization of temporal lobe epilepsy

based on resting-state functional magnetic resonance imaging and machine learning. Front Neurol，2015（6）：184.
[12] ZHANG C，YANG H，LIU C，et al. Brain network alterations of mesial temporal lobe epilepsy with cognitive dysfunction following anterior temporal lobectomy. Epilepsy Behav，2018（87）：123–130.
[13] ZHANG C，ZHANG H，XU K，et al. Impaired prefrontal cortex-thalamus pathway in intractable temporal lobe epilepsy with aberrant executive control function：MRI evidence. Clin Neurophysiol，2019，130（4）：484–490.
[14] IBRAHIM G M，MORGAN B R，LEE W，et al. Impaired development of intrinsic connectivity networks in children with medically intractable localization-related epilepsy. Hum Brain Mapp，2014，35（11）：5686–5700.
[15] WANG Z，LU G，ZHANG Z，et al. Altered resting state networks in epileptic patients with generalized tonic-clonic seizures. Brain Res，2011（1374）：134–141.
[16] ELGER C E，HELMSTAEDTER C，KURTHEN M. Chronic epilepsy and cognition. Lancet Neurol，2004，3（11）：663–672.
[17] MCGILL M L，DEVINSKY O，KELLY C，et al. Default mode network abnormalities in idiopathic generalized epilepsy. Epilepsy Behav，2012，23（3）：353–359.
[18] GROSS D W. Diffusion tensor imaging in temporal lobe epilepsy. Epilepsia，2011，52（Suppl 4）：32–34.
[19] WIESHMANN U，SYMMS M，CLARK C，et al. Wallerian degeneration in the optic radiation after temporal lobectomy demonstrated in vivo with diffusion tensor imaging. Epilepsia，1999，40（8）：1155–1158.
[20] DESALVO M N，DOUW L，TANAKA N，et al. Altered structural connectome in temporal lobe epilepsy. Radiology，2014，270（3）：842–848.
[21] HOEFT F，BARNEA-GORALY N，HAAS B W，et al. More is not always better：increased fractional anisotropy of superior longitudinal fasciculus associated with poor visuospatial abilities in Williams syndrome. J Neurosci，2007，27（44）：11960–11965.
[22] KUZNIECKY R，HUGG J W，HETHERINGTON H，et al. Relative utility of 1H spectroscopic imaging and hippocampal volumetry in the lateralization of mesial temporal lobe epilepsy. Neurology，1998，51（1）：66–71.
[23] 沈连芳，张志强，卢光明，等 . 内侧颞叶癫痫患者颞叶及颞叶外低灌注的动脉自旋标记 MRI. 中华放射学杂志，2012，46（3）：220–224.

[24] 沈连芳，张志强，王正阁，等 . 脑灌注磁共振成像观察内侧颞叶癫痫部分及继发全面发作 . 中国医学影像技术，2012，28（4）：626–629.

[25] KUMAR A，CHUGANI H T. The role of radionuclide imaging in epilepsy，part 1：Sporadic temporal and extratemporal lobe epilepsy. J Nucl Med Technol，2017，45（1）：14–21.

[26] MENON R N，RADHAKRISHNAN A，PARAMESWARAN R，et al. Does F-18 FDG-PET substantially alter the surgical decision-making in drug-resistant partial epilepsy? Epilepsy Behav，2015（51）：133–139.

[27] HARTL E，RÉMI J，VOLLMAR C，et al. PET imaging in extratemporal epilepsy requires considerationof electroclinical findings. Epilepsy Res，2016（125）：72–76.

[28] DING Y，ZHU Y，JIANG B，et al. ^{18}F-FDG PET and high-resolution MRI co-registration for pre-surgical evaluation of patients with conventional MRI-negative refractory extra-temporal lobe epilepsy. Eur J Nucl Med Mol Imaging，2018，45（9）：1567–1572.

[29] CHASSOUX F，ARTIGES E，SEMAH F，et al. ^{18}F-FDG-PET patterns of surgical success and failure in mesial temporal lobe epilepsy. Neurology，2017，88（11）：1045–1053.

[30] VALENTÍN A，ALARCÓN G，BARRINGTON S F，et al. Interictal estimation of intracranial seizure onset in temporal lobe epilepsy. Clin Neurophysiol，2014，125（2）：231–238.

[31] NUGENT A C，MARTINEZ A，D' ALFONSO A，et al. The relationship between glucose metabolism，resting-state fMRI BOLD signal，and $GABA_A$-binding potential：a preliminary study in healthy subjects and those with temporal lobe epilepsy. J Cereb Blood Flow Metab，2015（35）：583–591.

[32] RIEDL V，BIENKOWSKA K，STROBEL C，et al. Local activity determines functional connectivity in the resting human brain：a simultaneous FDG-PET/fMRI study. J Neurosci，2014（34）：6260–6266.

[33] THIJS R D，SURGES R，O' BRIEN T J，et al. Epilepsy in adults. Lancet，2019，393（10172）：689–701.

[34] LEE K K，SALAMON N. [^{18}F]fluorodeoxyglucose-positron-emission tomography and MR imaging coregistration for presurgical evaluation of medically refractory epilepsy. AJNR Am J Neuroradiol，30（10）：1811–1816.

[35] SALAMON N，KUNG J，SHAW S J，et al. FDG-PET/MRI coregistration improves

detection of cortical dysplasia in patients with epilepsy. Neurology，2008，71（20）：1594–1601.

[36] DESARNAUD S，MELLERIO C，SEMAH F，et al. ^{18}F-FDG PET in drug-resistant epilepsy due to focal cortical dysplasia type 2：additional value of electroclinical data and coregistration with MRI. Eur J Nucl Med Mol Imaging，2018，45（8）：1449–1460.

[37] GARIBOTTO V，HEINZER S，VULLIEMOZ S，et al. Clinical applications of hybrid PET/MRI in neuroimaging. Clin Nucl Med，2013，38（1）：e13–18. DOI：10.1097/RLU.0b013e3182638ea6.

[38] DING Y S，CHEN B B，GLIELMI C，et al. A pilot study in epilepsy patients using simultaneous PET/MR. Am J Nucl Med Mol Imaging，2014，4（5）：459–470.

[39] SHIN H W，JEWELLS V，SHEIKH A，et al. Initial experience in hybrid PET-MRI for evaluation of refractory focal onset epilepsy. Seizure，2015（31）：1–4.

[40] JORGE D O，HAE W S，AMIR H K，et al. Subsequent experience in hybrid PET-MRI for evaluation of refractory focal onset epilepsy. Seizure，2018（61）：128–134.

[41] MICHAEL J P，ERICA Y，JEREMY Y J，et al. Comparison of the diagnostic accuracy of PET/MRI to PET/CT-acquired FDG brain exams for seizure focus detection：a prospective study. Pediatr Radiol，2017，47（11）：1500–1507.

[42] BOSCOLO GALAZZO I，MATTOLI M V，PIZZINI F B，et al. Cerebral metabolism and perfusion in MR-negative individuals with refractory focal epilepsy assessed by simultaneous acquisition of ^{18}F-FDG PET and arterial spin labeling. Neuroimage Clin，2016（11）：648–657.

[43] WANG Y H，AN Y，FAN X T，et al. Comparison between simultaneously acquired arterial spin labeling and ^{18}F-FDG PET in mesial temporal lobe epilepsy assisted by a PET/MR system and SEEG. Neuroimage Clin，2018（19）：824–830.

[44] SHANG K，WANG J，FAN X，et al. Clinical value of hybrid TOF-PET/MR imaging-based multiparametric imaging in localizing seizure focus in patients with MRI-negative temporal lobe epilepsy. AJNR Am J Neuroradiol，2018，39（10）：1791–1798.

[45] AIELLO M，SALVATORE E，CACHIA A，et al. Relationship between simultaneously acquired resting-state regional cerebral glucose metabolism and functional MRI：a PET/MR hybrid scanner study. Neuroimage，2015（113）：111–121.

第十一章

PET/MR 成像在脑肿瘤的临床应用

近年来，脑肿瘤的发病率呈逐年增高趋势，（8.3 ~ 11）/10 万。胶质瘤是最常见的颅内原发性肿瘤，约占中枢神经系统肿瘤的 30%，约占成年人原发性脑肿瘤的 70%。手术切除是治疗的首选方案。按照 WHO 分级可分为低级胶质瘤（WHO Ⅰ级、Ⅱ级）及高级胶质瘤（WHO Ⅲ级、Ⅳ级）。胶质瘤预后较差，预后依赖于患者的发病年龄，肿瘤的部位、术式、术后辅助治疗，以及肿瘤的分子及遗传学分型。低级胶质瘤的预后优于高级胶质瘤。胶质瘤的术前准确分级对治疗计划的制订及预后预测均有重要意义。常规 MR 成像依据肿瘤强化程度、占位效应、水肿和坏死等征象对胶质瘤进行分级诊断有较大局限性，比如一些低级胶质瘤可能会出现强化，而一些高级胶质瘤也可不强化。原发中枢神经系统淋巴瘤（primary central nervous system lymphoma，PCNSL）是非霍奇金淋巴瘤的一个少见亚型，侵袭性高，对放疗及化疗均比较敏感，近些年来在免疫正常人群中的发病率增加。PCNSL 可累及脑实质、脑膜、脊髓。病理上绝大多数为大 B 细胞淋巴瘤。临床上多见于免疫功能低下人群，但也可见于免疫正常人群。PCNSL 平均确诊年龄约 60 岁，女性多见。患有获得性免疫缺陷综合征的淋巴瘤患者其发病年龄相对年轻。脑转移瘤也是成年人最常见的颅内肿瘤，15% ~ 40% 癌症患者出现脑转移，随着诊疗手段的进步及神经影像检查手段的发展，脑转移的发现率越来越高。肺癌、乳腺癌、黑色素瘤、结直肠癌及泌尿生殖系统的癌症容易发生脑转移。最常见的转移途径是血行转移，尤以大脑中动脉供血区转移多见。初诊时约 50% 转移瘤为孤立性转移灶，多见于大脑半球（60%）、小脑半球（30%）及脑干（10%）。如果脑转移瘤为多发，且有已知肿瘤病史，诊断较容易。若脑转移瘤发现时肿瘤病史不明，则诊断较为困难，尤其是对于孤立性脑转移瘤，需要多种影像学手段结合，才能做出正确诊断。

第一节 MR 成像在脑肿瘤的研究应用

自 CT 和 MR 成像出现以来，影像学对脑肿瘤外科手术治疗和放疗的指导作用越来越大。常规 MR 成像技术能够定位脑肿瘤的部位，显示其形态、边缘、信号特点及强化特征，通常这些常规图像即可帮助诊断并指导治疗。然而，有些患者仅靠常规图像不能确诊，需要增加鉴别诊断信息，尝试进行肿瘤分级，以帮助更精准地制订治疗计划；另有一部分患者，需要观察肿瘤引起的功能变化及确定肿瘤与功能区的关系，这就需要运用更为先进的 MR 功能成像技术。fMRI 是 90 年代以来发展的一项新成像技术，广义而言 fMRI 包括 DWI、PWI、DTI、BOLD、MRS 及 SWI。这些新的 MR 成像技术，不仅提高了术前评估的准确度，促进了术式的改进，并且能够很好地协助制订放化疗方案，成为治疗预后评估的关键工具。

一、DWI 在脑肿瘤的研究应用

DWI 可以通过肿瘤组织扩散情况反映肿瘤的功能信息。DWI 定量指标 ADC 能反映 DWI 图上不同方向水分子自由扩散的速度和范围，是组织在扩散梯度作用下水分子扩散的定量指标，与细胞数目、大小、排列、细胞外间隙、核浆比及微循环血流灌注等因素有关。通过 ADC 值的测量可以进行肿瘤分级及分子分型预测、判断治疗反应及预后评估。DWI 还可以对脑肿瘤的扩散情况进行定量分析。

脑肿瘤扩散受限程度对脑肿瘤的定性诊断有帮助。与正常脑实质相比，肿瘤性病变由于细胞密度大、细胞外间隙的减少而出现不同程度的扩散受限。DWI 可以帮助判定脑转移瘤的组织来源。通常分化良好的腺癌在 DWI 上为低信号，而小细胞及大细胞神经内分泌癌转移瘤在 DWI 上为较高信号。DWI 还可以用来鉴别脑肿瘤与脑脓肿，对环形强化肿瘤与脑脓肿的鉴别诊断帮助巨大。脑脓肿的脓腔内 ADC 值明显减低，而肿瘤液化坏死的瘤内腔一般不会出现明显的扩散受限，反而表现为肿瘤瘤壁扩散受限。高级别胶质瘤细胞增生速度快，细胞密度高，细胞外间隙小，核质比进一步加大，限制了水分子的运动，DWI 上信号增高，ADC 值减低（图 11-1-1，图 11-1-2），而低级别胶质瘤 ADC 值相对较高（图 11–1–3）。以 ADC 值 1.185 × 10^{-3} mm^2/s 作为界值可以鉴别低级胶质瘤和高级胶质瘤，其敏感度为97.6%，特异度为53.1%。一项对ADC值鉴别胶质瘤级别的荟萃分析表明，术前 ADC 值在鉴别高低级别胶质瘤中具有较高的准确度，总敏感度、特异度分别为 0.85、0.80，阳性似然比和阴性似然比分别为 4.25 和 0.18，AUC 为 0.90，定量 ADC 值在区分高级别和低级别胶质瘤方面有较高的准确度。

2016 年 WHO 中枢神经系统肿瘤分类在组织学分型基础上，将分子型引入胶质瘤分型，其中异柠檬酸脱氢酶（isocitrate dehydrogenase，IDH）突变为重要的分子生物学标志物，将胶质瘤分为IDH突变型和IDH野生型。研究发现IDH野生型胶质瘤ADC值（图11–1–1）低于 IDH 突变型（图 11–1–2，图 11–1–3），其中最小 ADC 值为 0.9 × 10^{-3} mm^2/s 预测 IDH 野生型的敏感度及特异度最高，分别为 91% 和 76%。相对平均 ADC 可预测 IDH 突变状态而不受肿瘤 WHO 级别的影响，其鉴别 IDH 突变型和野生型胶质瘤的最佳临界值为 1.2，灵敏性为 81.9%，特异度为 74.6%，AUC 可达 0.790。

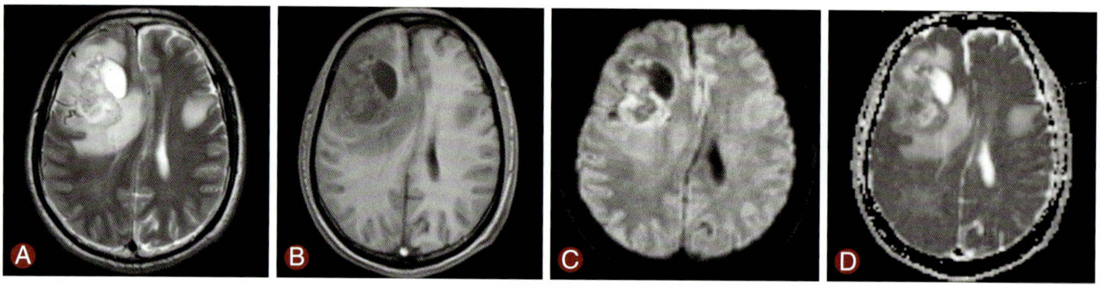

患者男，56 岁，MR 成像示右侧额叶不规则异常占位，信号明显不均匀，内见囊变、坏死，肿瘤实性成分在 T_2WI 呈等、稍高信号（图 A），T_1WI 呈稍低信号（图 B），DWI 呈高信号（图 C），ADC 呈低信号，肿瘤实质部分扩散受限（图 D）

图 11–1–1　IDH 野生型胶质母细胞瘤，WHO Ⅳ级

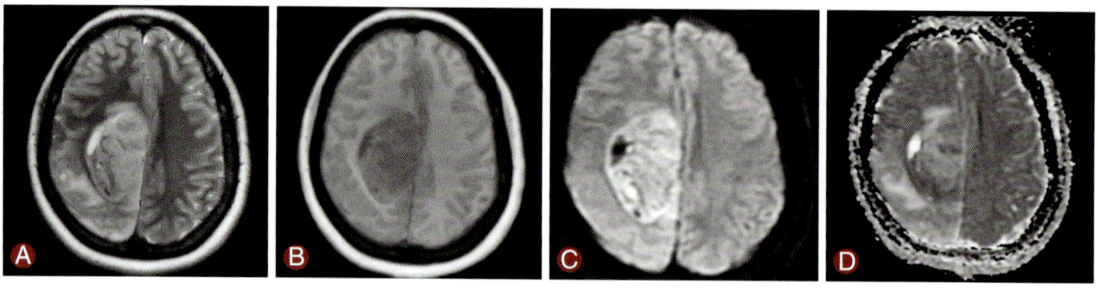

患者女，46 岁，MR 成像示右侧顶叶卵圆形占位性病变，病灶内部信号欠均匀，横轴位 T_2WI 呈等、稍高信号（图 A），横轴位 T_1WI 呈稍低信号（图 B），横轴位 DWI 呈等、高信号（图 C），横轴位 ADC 图呈低、高信号，肿瘤实质部分区域扩散受限（图 D）

图 11–1–2　IDH 突变型间变性少突胶质细胞瘤，WHO Ⅲ级

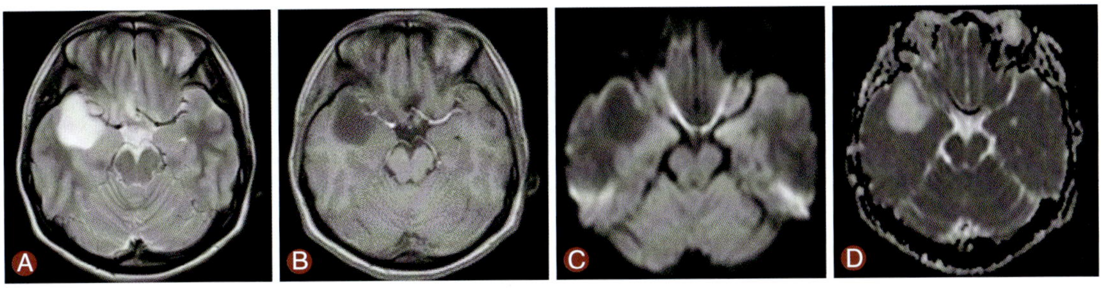

患者女，26 岁，MR 成像示右侧颞叶类圆形异常病灶，信号均匀，横轴位 T_2WI 呈高信号（图 A），横轴位 T_1WI 呈低信号（图 B），横轴位 DWI 呈低信号（图 C），横轴位 ADC 图呈高信号，无扩散受限（图 D）

图 11-1-3 IDH 突变型少突胶质细胞瘤，WHO Ⅱ级

PCNSL 近些年来在免疫正常人群中的发病率增加。常规影像学上 PCNSL 表现多样，常导致诊断及鉴别诊断困难。DWI 对 PCNSL 的诊断及鉴别诊断有重要价值。PCNSL 由于细胞密度高表现为扩散受限，DWI 图上呈高信号，ADC 值减低（图 11-1-4）。尽管胶质母细胞瘤及转移瘤也可以表现出扩散受限，但通常 PCNSL 的 ADC 值更低。另外 ADC 值还可以帮助预测预后，研究显示 PCNSL 治疗前肿瘤强化区的 ADC 值越低，患者生存期越短。另外，ADC 值还可以用来检测治疗反应，PCNSL 采用不同化疗方案后复查 ADC 值，可以观察到 ADC 值出现明显变化，这些变化与患者生存期明显相关，研究显示治疗前淋巴瘤的最小 ADC 值＜ 384×10^{-6} mm^2/s 的患者病情进展更快、预后更差。

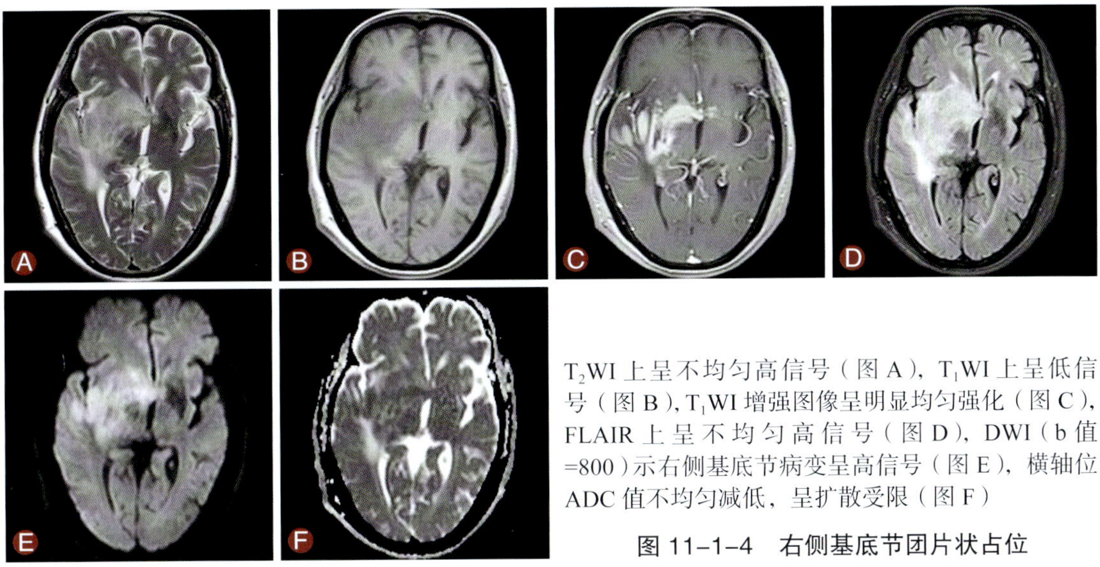

T_2WI 上呈不均匀高信号（图 A），T_1WI 上呈低信号（图 B），T_1WI 增强图像呈明显均匀强化（图 C），FLAIR 上呈不均匀高信号（图 D），DWI（b 值 =800）示右侧基底节病变呈高信号（图 E），横轴位 ADC 值不均匀减低，呈扩散受限（图 F）

图 11-1-4 右侧基底节团片状占位

二、DTI 在脑肿瘤的研究应用

DTI 是在扩散加权成像基础上进一步发展得到的新型成像技术，可对水分子在病灶的扩散运动方向及定量予以精确显示，应用于脑肿瘤时，医师可通过测量脑组织 FA、ADC 值来判断脑组织中水分子的扩散运动方向，还可反映神经纤维结构的完整性及白质纤维束与肿瘤的关系，帮助制订更精细的手术计划。Holodny 等用 DTI 技术显示皮质脊髓束与邻近脑肿瘤的位置关系，帮助确定手术切除范围。浸润性生长的脑内肿瘤与邻近皮质脊髓束间存在三种不同关系模式：①皮质脊髓束未被肿瘤累及；②肿瘤紧邻皮质脊髓束，可疑受累；③肿瘤浸润侵及皮质脊髓束，并引起白质纤维断裂、移位、变形。在一项随机前瞻性研究中，Wu 等术前对胶质瘤患者进行 DTI 检查，发现皮质脊髓束受累的患者，若术中切除范围更大，术后患者能更好地保留神经功能，存活时间比那些不做术前评估的患者长。Chen 等用 DTI 对胶质瘤肿瘤周围水肿区的脑白质纤维进行成像，发现纤维束的破坏程度可直观体现肿瘤细胞的浸润程度，有助于确认肿瘤细胞浸润区的边界。应用 DTI 重建有效锥体束为主的脑白质纤维束，指导术中最大限度切除肿瘤并保护有效锥体束，发现术后 3 个月致残率较常规肿瘤全切术显著下降。因此，在 DTI 技术引导下进行累及重要神经纤维束的胶质瘤切除，不仅可以指导术者最大范围切除肿瘤，更能够降低术后致残率，以提高患者术后生活质量。

三、PWI 在脑肿瘤的研究应用

目前评估脑肿瘤血流动力学改变的磁共振灌注成像方法主要有：DSC-PWI、动态对比增强技术（dynamic contrast enhanced MRI，DCE-MRI）和 ASL。DSC-PWI 和 DCE-MRI 这两种灌注技术均需要注射对比剂，通过检测对比剂团注引起的信号变化，获得信号强度 – 时间曲线，并将其转为组织对比剂浓度 – 时间曲线，通过不同的数学模型拟合计算出局部血流动力学参数。DSC-PWI 常用的参数有相对性脑血容量（rCBV）、rCBF、MTT、TTP，在脑肿瘤的评价中，以参数 rCBV 最为常用。DCE 常用的参数是 K^{trans}、Ve、Vp、Kep，以 K^{trans} 为最常用，由于 DCE 参数量化复杂，临床应用受限。ASL 灌注技术无须注射对比剂，以人体自身动脉血氢质子作为内源性示踪剂，能够无创提供脑组织血流灌注信息，可准确评估肿瘤血管生成情况。

早期研究表明，rCBV 的升高与更活跃的血管生成和恶性肿瘤的侵袭性有关，是术前肿瘤分级的潜在影像学生物标志物。高级别脑肿瘤与低级别脑肿瘤的 rCBV 值存在显著差异。高级别胶质瘤（WHO Ⅲ级、Ⅳ级）rCBV 值高于低级别胶质瘤（WHO Ⅰ级、Ⅱ级），但目前划分高、低级别胶质瘤的 rCBV 界值尚无统一标准。有研究将 $rCBV_{max}$ 设定为 1.7

作为鉴别二者界值，也有研究将鉴别二者的 $rCBV_{max}$ 界值推荐为 2.02。另外，脑肿瘤的病理类型不同，其灌注表现也各不相同。比如少突胶质细胞瘤，即使为低级别肿瘤，其 rCBV 也相对比较高，这可能是由于肿瘤的血管丰富且毛细血管网紧密所致。中枢神经系统淋巴瘤除了表现为扩散受限，其灌注成像也很有特点。常规增强 MR 成像上淋巴瘤呈明显强化，与胶质母细胞瘤、脑脓肿、脱髓鞘病变等表现接近，有时难以区分，但是灌注成像显示，与胶质母细胞瘤等病变相比，淋巴瘤呈低灌注，该成像特点有助于鉴别诊断。

灌注扫描还可以帮助确定胶质瘤的分子特征。多项研究发现，与 IDH 野生型相比（图 11-1-5），IDH 突变型胶质瘤的 rCBV 值相对较低（图 11-1-6），IDH 野生型胶质瘤无论其组织学分级如何，血流灌注均明显增高。这可能与 IDH 野生型胶质瘤具有较活跃的血管生成和较少的异质性微环境有关。rCBV 可作为预测 IDH 突变状态的一种稳健、无创的影像生物标志物。除此以外，DSC-PWI 还可以用来鉴别胶质瘤的治疗反应，尤其是临床关注的肿瘤假性进展与肿瘤复发的鉴别，肿瘤假性进展的灌注程度低于肿瘤复发，可能

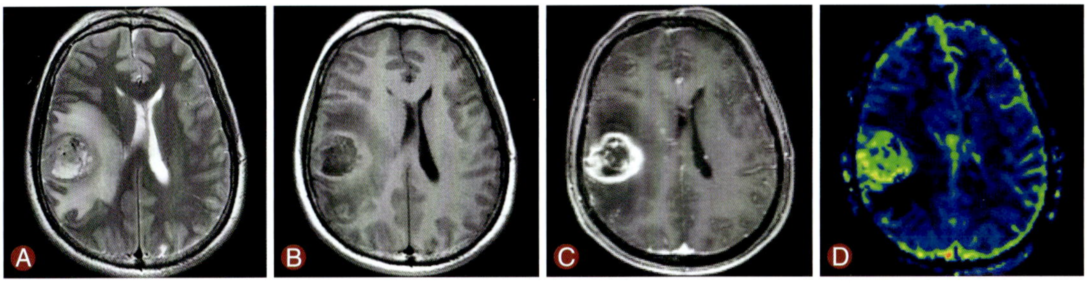

患者男，53 岁，MR 成像示右侧顶叶类圆形肿块，横轴位 T_2WI 呈不均匀高低混杂信号（图 A），横轴位 T_1WI 呈不均匀等低信号（图 B），周围见指状水肿信号，增强扫描病变呈明显不均匀环形强化（图 C），病变实性成分 CBV 明显升高（图 D），相对平均 CBV 和相对最大 CBV 值分别为 2.78 和 6.63

图 11-1-5 IDH 野生型胶质母细胞瘤，WHO Ⅳ级

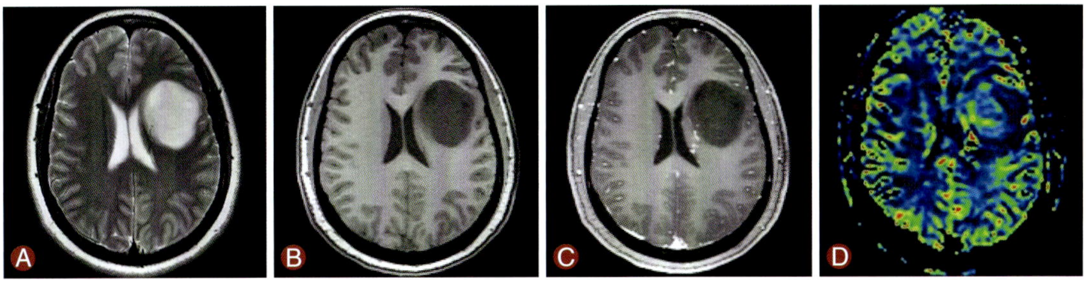

患者女，31 岁，MR 成像示左侧额 - 顶叶类圆形肿块，横轴位 T_2WI 呈不均匀高信号（图 A），横轴位 T_1WI 呈均匀低信号（图 B），病灶周围未见明显水肿信号，增强扫描病变未见明显强化（图 C），病变 CBV 较对侧略升高（图 D），相对平均 CBV 和相对最大 CBV 值分别为 0.83 和 3.24，均低于 IDH 野生型胶质瘤

图 11-1-6 IDH 突变型星形细胞瘤

是由于假性进展的病灶细胞密度和血管化程度均较低，而肿瘤复发时多形成新生血管，病变内血供增加，引起 rCBV 的升高。研究表明，无论 DSC-PWI 的 rCBV 值还是 DCE 的 K^{trans} 均可以很好地区分放射性坏死和肿瘤复发。有研究取 1.23 作为 rCBV 的界值，鉴别二者的敏感度为 88%，特异度为 75%；K^{trans} 的界值取 28.76，鉴别二者的敏感度为 89%，特异度为 97%。

ASL 灌注成像以其方便、快捷等特点在胶质瘤术前分级、治疗随访及鉴别诊断中也发挥重要作用。高级别的胶质瘤 rCBF 明显高于低级别胶质瘤（图 11-1-7），有研究显示 ASL 灌注扫描不能鉴别 WHO Ⅲ、Ⅳ级胶质瘤，原因可能是 WHO Ⅲ级胶质瘤多为呈高灌注的少突胶质细胞瘤，而 WHO Ⅳ级胶质瘤多为胶质母细胞瘤，可因为瘤内囊变坏死而表现为多样性灌注改变。ASL 还可以帮助鉴别高级别脑胶质瘤治疗后脑反应，胶质母细胞瘤放化疗术后非常重要的评估点是鉴别 MRI 中 T_1 增强区域是肿瘤复发还是肿瘤假性进展，研究显示二者 rCBF 有显著差异，脑肿瘤术后复发的 rCBF 明显高于肿瘤假性进展，可很好地进行鉴别。研究显示，ASL 还可以方便快速鉴别 PCNSL 和胶质母细胞瘤，PCNSL 的 CBF 明显低于胶质母细胞瘤，二者鉴别诊断的 AUC 值＞ 0.9。

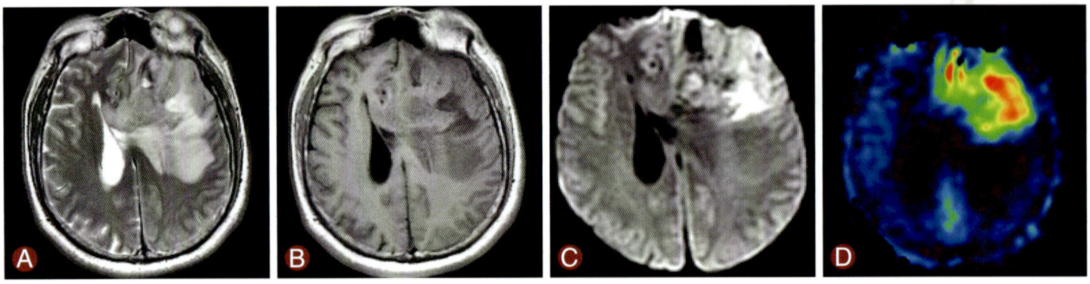

患者男，48 岁，MR 成像示左侧额 – 颞叶可见不规则肿块，横轴位 T_2WI 呈不均匀高信号（图 A），横轴位 T_1WI 呈均匀等低信号（图 B），横轴位 DWI 呈高低混杂信号（图 C），病变 CBF 较对侧明显升高（图 D）

图 11-1-7　IDH 突变伴 1p/19q 联合缺失型少突胶质细胞瘤

四、氢质子 MRS 在脑肿瘤的研究应用

MRS 能够提供脑肿瘤内不同代谢物的信息，有助于脑肿瘤的诊断及鉴别诊断，在脑肿瘤活检定位、分级、治疗评估、预后判断方面均能提供有价值的信息。MRS 分为单体素波谱成像和多体素波谱成像。单体素波谱成像容易操作，适合临床应用；多体素波谱能够在一次成像中评价一个病变内代谢物的空间分布，对评价病变范围、恶性程度、制订治疗方案及确定活检部位都有帮助。

不同类型与级别的脑肿瘤，在 MRS 上有不同表现。多数脑肿瘤在 MRS 上表现为 Cho 峰的增高，NAA 峰降低，Cho/Cr、Cho/NAA 比值增高，Cho 峰升高与肿瘤细胞密度增加、细胞膜 Cho 代谢加速有关，NAA 峰降低与神经元功能降低、肿瘤区域神经元结构破坏有关。一般来说，Cr 峰在低级别胶质瘤中变化不大，但是在高级别胶质瘤中呈现降低改变。然而，尽管高级别胶质瘤多出现 Cho/Cr 和 Cho/NAA 增加，但不同级别的肿瘤之间 MRS 表现有交叉重叠。正常脑组织不出现乳酸峰（Lac 峰）和脂质峰（Lip 峰），而在肿瘤组织尤其是高级别肿瘤内可见此峰。Lac 峰可见于各级别的胶质瘤，联合 Lac 峰和 Lip 峰可鉴别高级别（图 11-1-8）及低级别胶质瘤（图 11-1-9）。

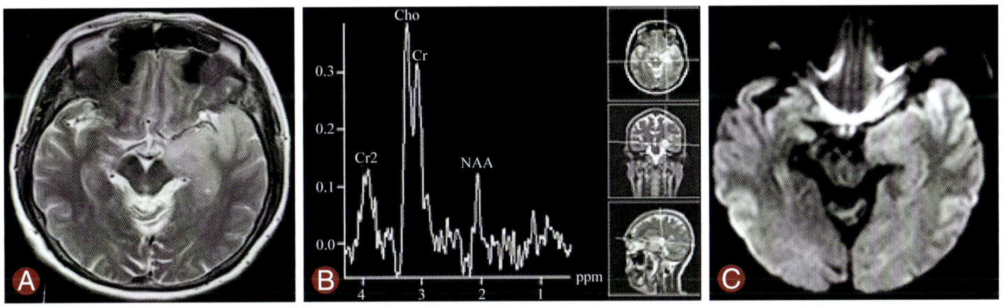

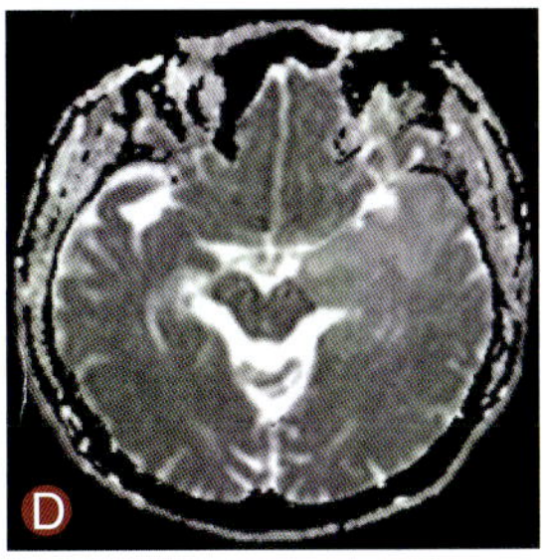

MR 成像示左颞叶胶质瘤，横轴位 T_2WI 呈高信号（图 A）。多体素氢质子 MRS 表现 Cho/Cr 升高，NAA/Cr 减低（图 B）。横轴位 DWI（b 值 =800）示左颞叶肿块呈混杂信号，以等高信号为主（图 C），ADC 值无明显减低（图 D）

图 11-1-8　左颞叶胶质瘤，WHO Ⅱ级

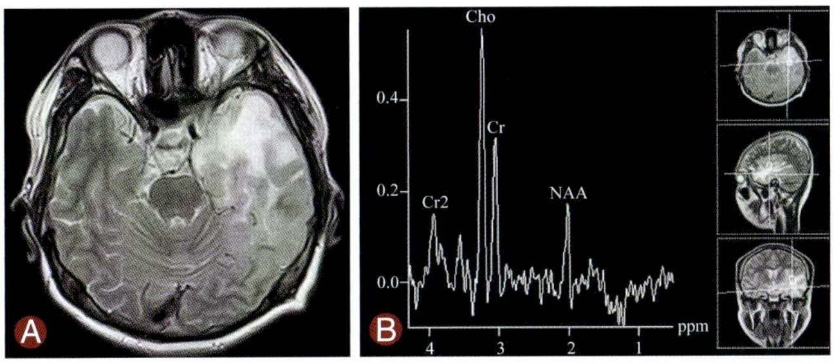

MR 成像横轴位 T_2WI 示左颞叶为高信号（图 A），多体素氢质子 MRS 显示病灶 Cho/Cr 升高，NAA/Cr 减低，1.33 ppm 处可见倒置 Lac 峰（图 B）

图 11-1-9　左颞叶 WHO Ⅲ级胶质瘤

PCNSL 的 MRS 也表现为 Cho/Cr 和 Cho/NAA 比值升高，但研究发现超过 90% 的病例内出现乳酸脂质峰，与病变内坏死程度不成比例，这一点可以用来鉴别 PCNSL 与胶质母细胞瘤。MRS 还可以用来鉴别脑肿瘤与非肿瘤性病变，但单独依赖 MRS 常造成鉴别诊断困难。如急性脱髓鞘病变可表现为 Cho/Cr 升高，NAA/Cr 减低，与肿瘤 MRS 表现类似。

对类似病变，结合常规 MR 表现和临床表现很重要。Meta 分析显示，MRS 也可以用来鉴别高级别胶质瘤的治疗反应与肿瘤真性进展，二者鉴别诊断的敏感度可达 91%，特异度达 95%，所有指标中，Cho/Cr 比值鉴别诊断意义最大。

五、SWI 成像在脑肿瘤的研究应用

目前 SWI 并未成为头颅 MR 成像检查的常规序列，胶质瘤的出血、钙化形态及分布对肿瘤的诊断及鉴别诊断具有重要的价值，而常规 SE 序列的 T_1WI 和 T_2WI 很难显示瘤内钙化及微出血，而 SWI 成像可以很好地显示钙化、出血，其中相位图可以将二者鉴别开来，因此是无创性评价中枢神经系统胶质瘤的一个有价值的工具。SWI 能够提高脑肿瘤内出血的发现率，对肿瘤定性诊断和指导临床手术具有重要意义。SWI 也可以更好地显示肿瘤的边界，主要依赖肿瘤组织间磁敏感差异形成图像对比。在脑肿瘤定性方面，SWI 可从血管增生和微出血两个角度来获得定性诊断的有用信息。基底节生殖细胞瘤早期常表现为基底节斑片状病变，无明显占位效应，伴同侧脑沟、中脑萎缩，容易与脑梗死混淆，SWI 图像可帮助发现生殖细胞瘤内的新生血管而帮助早期诊断。脑内孤立性强化结节，可能为孤立性肉芽肿、脱鞘性假瘤、淋巴瘤或胶质母细胞瘤，有时鉴别诊断困难，SWI 可提供有价值的鉴别诊断信息，研究显示 SWI 上几乎所有胶质母细胞瘤内均出现代表血液代谢产物、钙化及静脉的低信号，而非肿瘤性病变及淋巴瘤则很少出现，以此可进行鉴别诊断，这一征象的鉴别特异度接近 100%。

侵袭性脑肿瘤具有瘤内血管增长迅速、多发微出血的倾向。脑胶质瘤生长过程中，微 VEGF 分泌增加，促使不成熟的新生微血管生长，微血管密度提高，发现瘤内的这些变化有助于脑肿瘤的定性诊断。同时微血管密度与脑胶质瘤的病理分级呈正相关。SWI 上肿瘤内有无低信号、低信号占整个肿瘤的比例、低信号的形态均可帮助进行肿瘤术前分级评估。研究人员发现 SWI 在肿瘤分级方面与 T_1 增强接近。Mittal 等发现 PWI 上高 rCBV 值与 MRS 上 Cho/Cr 比值较高的脑肿瘤在 SWI 上显示更多低信号。肿瘤内是否存在钙化及钙化的形态、程度等也是脑肿瘤评价的重要方面。SWI 有助于显示脑肿瘤内的钙化成分。亦有研究者发现在探测少突胶质瘤等脑肿瘤的钙化时，加入 SWI 序列可使检测肿瘤内钙化的敏感度在统计学上显著提高（从 33% 提高到 86%），但特异度没有变化。SWI 还有助于鉴别前庭神经鞘瘤和桥小脑角的脑膜瘤，神经鞘瘤内可见微出血灶，而脑膜瘤内未见微出血灶。

六、fMRI 在脑肿瘤的研究应用

颅脑肿瘤切除术的原则是最大范围安全切除肿瘤，难点在于把握彻底切除病灶和保

留功能之间的平衡点。由于脑功能区之间存在个体差异、病灶对功能区的推挤移位和功能区重塑等多种因素的影响，使得功能区定位较为困难，凭术者的主观判断进行功能区定位和保护极不可靠，客观准确地定位脑功能区，成为决定功能区脑肿瘤手术效果的关键技术。目前定位脑功能区的最常用的影像学方法是 fMRI。基于脑肿瘤患者的任务态 fMRI 研究能够发现并确定语言功能区，其敏感度和特异度可达 90%，再加上 fMRI 操作方便且无创，因此任务态 fMRI 已经成为脑肿瘤手术中定位语言皮层的重要手段。同时，fMRI 显示运动网络或运动脑区的能力与侵入性的检查技术接近，是术前评估运动功能脑区的简单有效的方法。术前任务态 fMRI 对运动区和辅助运动区的定位效果较好，融入神经外科导航系统后常用于评估脑肿瘤与邻近功能区之间的空间位置关系，从而指导手术切除治疗（图 11-1-10）。

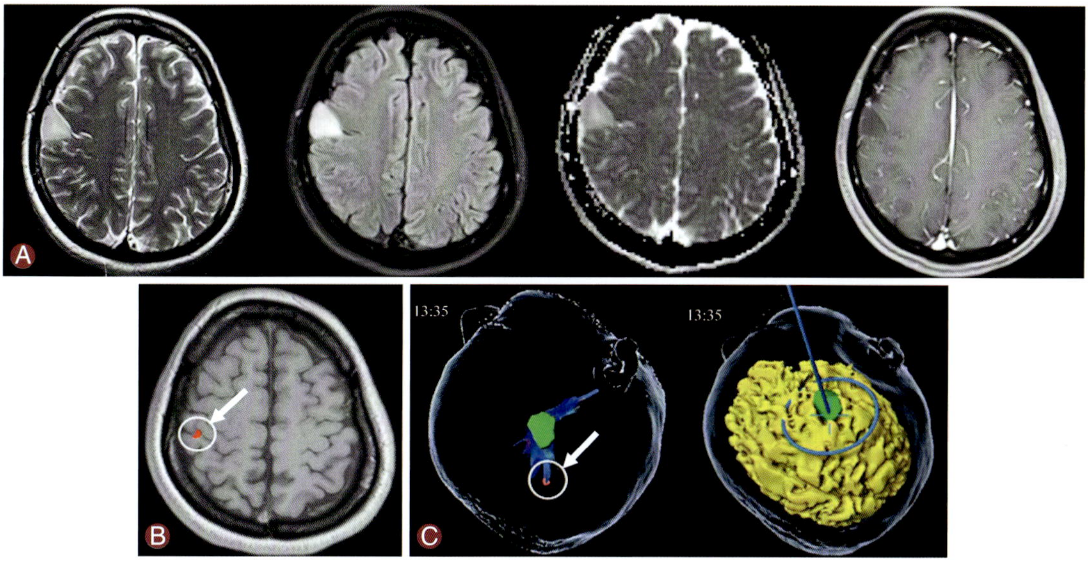

患者女，27 岁，发现右额叶占位 3 个月。A. 患者术前 MR 成像，基于术前影像发现病变邻近运动区；B. 患者术前动手 fMRI 运动激活图；C. 将肿瘤边界与功能激活图融入 3D 导航，协助手术规避该运动激活区；箭头：运动激活区域

图 11-1-10　右额叶少突胶质细胞瘤，WHO Ⅱ级

而在实际手术过程中，由于颅骨打开、脑脊液的流失及牵拉等，术中病灶的实际部位经常发生“漂移”现象。在绝大多数开颅手术中，脑组织的位移可达到或超过 1 cm，使手术精确度降低不少。自 iMRI 技术开创以来，手术过程中应用 MR 成像技术实时获取脑组织变形和脑移位误差得以实现，导航定位精度得以提升。大量研究表明，通过 iMRI，患者肿瘤切除率、术后生存率明显提升，其远期临床疗效已得到肯定。而将术中 fMRI 应用于脑肿瘤手术也能够帮助神经外科医师很好地规避功能皮层，实现精准切除。Wu 等已

经将术中 fMRI 用于 Broca 区胶质瘤患者的切除术中，他们结合术中麻醉唤醒，在患者清醒麻醉状态下进行语言任务，同时采集 fMRI 信息，实时获取术中患者的语言功能皮层的激活信息，在最大化切除肿瘤的同时，保护了患者的语言功能。

随着现代神经外科的进步，人们对脑肿瘤认识逐渐加深与神经影像学的进展是密切相关的。目前，越来越多的神经外科医师在术前应用先进的神经影像成像方法来帮助制订手术计划。多数 MR 功能成像重复性好，无离子辐射，且费用相对较低。对脑肿瘤手术方案的制订、预后的估计、减少手术造成的功能性损害和术后并发症、提高患者治疗后的生存质量及促进术后神经功能的进一步康复均有重要意义。

（赵志莲　齐志刚）

第二节　PET 成像在脑肿瘤的研究应用

随着影像检查技术的飞速发展，PET 成像在脑肿瘤的诊断和临床诊疗工作中的应用逐渐普及，在显示肿瘤整体标记的表达情况方面具有独特优势。目前 PET 成像已经成为分析肿瘤分子病理学特征及筛选靶向药物的新方法，能够从分子和细胞水平直接直观显示肿瘤生物学过程，直接测定糖、蛋白质、脂肪及核苷酸代谢，广泛应用于脑肿瘤的诊断、分级及疗效评估。不同的 PET 显像剂可以反映肿瘤细胞的不同特征。

一、常用的正电子显像剂

1. 葡萄糖代谢类

FDG 是目前最常用的正电子显像剂，反应组织细胞的糖酵解。^{18}F-FDG PET 显像的病理学基础是恶性肿瘤细胞对葡萄糖的摄取和利用明显高于正常组织细胞。大部分脑肿瘤呈葡萄糖高代谢，^{18}F-FDG 的摄取程度与肿瘤恶性程度相关，恶性程度相对较低的中枢系统肿瘤 ^{18}F-FDG 摄取与正常脑白质相似，而恶性程度相对较高的肿瘤 ^{18}F-FDG 摄取增加，但往往类似于正常灰质。

2. 氨基酸类和胆碱类

目前应用较多的氨基酸转运类正电子显像剂有 ^{11}C-MET、^{18}F-FET、^{11}C-CH 等。目前临床研究最成熟的氨基酸类显像剂是 ^{11}C- 蛋氨酸，其在胶质瘤中的浓聚主要反映氨基酸转运活性的增加，即肿瘤细胞蛋白质合成增加。正常情况下，除脑垂体外，脑组织对 ^{11}C-MET 的摄取很低，因此其是良好的脑肿瘤显像剂。^{11}C-MET 显像对胶质瘤的诊断、鉴别肿瘤复发与坏死、早期评估治疗效果，尤其对肿瘤周边组织及低度恶性胶质瘤的诊断要优于 ^{18}F-FDG 显像。但 ^{11}C-MET 半衰期较短（约 20 分钟），限制了其在临床中的应用。^{18}F- 酪氨酸｛O-(2-[^{18}F]fluoroethyl)-L-tyrosine，^{18}F-FET｝较 ^{11}C-MET 有更长的半衰期（110 分钟），且其摄取不依赖血脑屏障的破坏，在临床应用中获得了更高认可。^{18}F-FET PET 成像有助于鉴别脑内肿瘤与非肿瘤性病变，在诊断原发性颅内肿瘤时具有较高的灵敏度和特异度。此外，^{18}F-FET PET 动态扫描获得的时间活度曲线有助于脑胶质瘤的分级诊断，高级别脑胶质瘤在注射 ^{18}F-FET 后 10 ~ 15 分钟达到摄取量的早期峰值，随后下降，而低级别脑胶质瘤的 FET 摄取值则通常有延迟而且平稳上升。一项包含 23 个研究共 994 例患者的 Meta 分析显示 ^{18}F-FET PET 对胶质瘤术前分级的灵敏度明显高于 ^{18}F-FDG PET 成像，分别为 88% 和 63%；而 ^{18}F-FDG PET 对胶质瘤术前分级的特异度更高，分别为 89% 和 57%。2016 年 WHO 中枢神经系统肿瘤分类新增了分子亚型的内容，规定必须结合组织形态学、WHO 分级和生物标志物 3 个层次对胶质瘤做出综合诊断，其中最重要的是异柠檬酸脱氢酶（isocitrate dehydrogenase，IDH）突变和染色体 1p/19q 联合性缺失状态，其与胶质瘤分子分型、个体化治疗方案、术后放化疗疗效等关系密切，^{18}F-FET PET 成像在预测胶质瘤基因型方面也具有一定的价值。^{18}F-FET PET 在预测预后、鉴别放射外科手术后肿瘤转移和复发等方面也具有一定的临床价值。^{11}C-CH 是目前应用最多的胆碱类显像剂，能够反映 Cho 在肿瘤内的代谢情况。^{11}C-CH 显像可以获得比 ^{11}C-MET 显像更高的肿瘤与周边组织摄取比，因此可以获得比 MET 对比更好的图像，但是 ^{11}C-CH 属于非特异性肿瘤显像剂，对肿瘤检查可能存在假阳性和假阴性结果，如结核性脑膜炎 ^{11}C-CH 显像阳性，部分低级别胶质瘤会出现 ^{11}C-CH 阴性显像。

3. 细胞增生类

^{18}F- 脱氧胸苷（^{18}F-FLT）是常用的反映细胞增生活跃程度的正电子显像剂。胸腺嘧啶类似物 FLT 可与胸苷激酶 I 反应，进入细胞参与代谢，该过程与 ^{18}F-FDG 和己糖激酶反应类似。与胸苷嘧啶不同的是，^{18}F-FLT 与线粒体胸苷激酶 II 的亲和力低，是特异性靶向细胞周期的示踪剂，因此 ^{18}F-FLT PET 可以对有丝分裂活性及细胞分裂进行定量测量。^{18}F-FLT 对脑肿瘤的诊断具有一定的特异性，是因为只有处于增殖 S 期的肿瘤摄取 ^{18}F-FLT。在评价放疗效果方面 ^{18}F-FLT 的摄取值降低较 ^{18}F-FDG 出现早，因此可用于鉴别

放射性坏死和肿瘤复发。^{18}F-FLT PET 对于高级别胶质瘤复发诊断的准确度及其与预后的相关性均优于 ^{18}F-FDG PET。

4. 其他

缺氧是恶性肿瘤进展和耐药的重要因素，因此 PET 乏氧显像在代谢显像中占有十分重要的地位，尤其对于放疗后的脑肿瘤，可以作为一种无创性评估方法。^{18}F-FMISO 是目前临床应用最多的乏氧显像剂，能自由穿越血 – 脑屏障，并快速在组织内扩散至平衡，该过程不受血流灌注的影响，只有严重缺氧的细胞才会摄取 ^{18}F-FMISO。^{18}F-FMISO PET 图像需要利用血液样本校准，计算肿瘤组织与血液中 FMISO 的摄取比值，该值＞1.2 表明低氧组织 ^{18}F-FMISO 摄取高于正常组织，该比值结合 MRI 解剖图像勾画 ROI 计算肿瘤的缺氧体积是判断恶性胶质瘤预后不良的独立因素。

二、PET 在脑肿瘤中的应用

PET 显像反应肿瘤组织的生化、代谢和功能状况，颅内肿瘤种类繁多，约 90% 的颅内肿瘤经 CT、MR 成像检查后已经完成定位、定性诊断而不需要 PET 检查，本章节重点叙述 PET 显像在胶质瘤、颅内淋巴瘤及脑转移瘤中的应用。

1. 脑胶质瘤

脑胶质瘤约占全部颅内肿瘤的 40% ~ 50%，不同级别胶质瘤 ^{18}F-FDG 摄取表现不同，有研究指出在 ^{18}F-FDG 摄取减低的胶质瘤中，86% 为Ⅰ~Ⅱ级，而 ^{18}F-FDG 摄取较高者，94% 为Ⅲ~Ⅳ级（图 11–2–1）。然而，^{18}F-FDG PET 显像在脑肿瘤临床分级中也存在一定的不足。^{18}F-FDG 是一种葡萄糖类似物，可直接反映细胞能量代谢，有些脑肿瘤过量表达已糖激酶Ⅱ，由于其对 ^{18}F-FDG 的催化作用，使得 PET 显像在一定程度上高估了这些肿瘤的葡萄糖代谢水平，造成假阳性结果，如毛细胞型星形细胞瘤和神经节细胞胶质瘤。此外，炎症、活动性结核、肉芽组织及一些良性肿瘤也可以出现 ^{18}F-FDG 高摄取。由于大脑皮层葡萄糖代谢相对较高，因此在精确勾画肿瘤组织边界，与周围正常组织区分上存在困难，这种情况下通过 ^{18}F-FDG 延迟显像，利用放射性示踪剂在肿瘤中的滞留时间比在灰质中的滞留时间长的特点，可提高肿瘤和正常组织间的鉴别能力。^{18}F-FDG PET 显像在脑肿瘤中的另一重要价值在于鉴别肿瘤复发和放射性坏死，复发的脑肿瘤葡萄糖摄取增加，而放射性坏死呈葡萄糖代谢量降低。最新的一项 Meta 分析报道，^{18}F-FDG PET 诊断原发性脑胶质瘤复发的准确度尚可，诊断灵敏度为 0.77（95% CI：0.66 ~ 0.85），特异度为 0.78（95% CI：0.54 ~ 0.91），而且适用于任意组织学分型的胶质瘤。需要注意的是，有时在临床上不管是以灰质还是白质为参考标准，^{18}F-FDG PET 都不能明确地区分肿瘤复发与放疗所致损伤，主要原因可能为放射治疗后正常脑组织葡萄糖摄取会相对增加，而放射性损伤引起的局部炎性改变也会存在不同程度的 FDG 摄取。

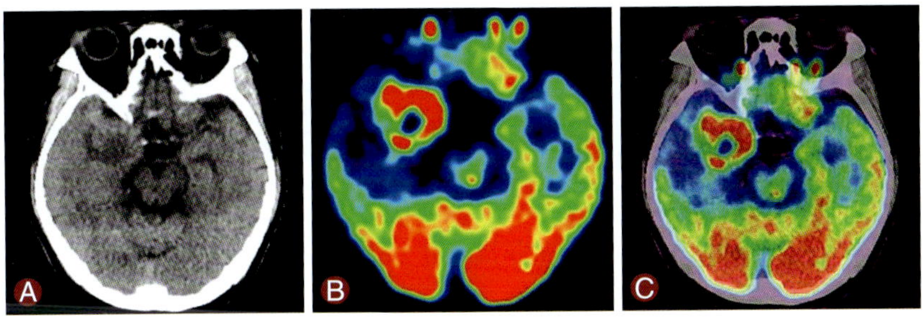

患者男，52 岁，颅脑 CT 横轴位示右侧颞叶可见肿块影，中心可见低密度，边缘呈稍高密度（图 A）；横轴位 ^{18}F-FDG PET（图 B）和 ^{18}F-FDG PET/CT 融合图（图 C）示边缘葡萄糖代谢明显增高，最大 SUV 为 5.75，周围可见大片葡萄糖代谢缺损区，提示肿瘤周围水肿

图 11-2-1　右侧颞叶高级别胶质瘤

利用 ^{11}C-MET 行脑胶质瘤 PET 显像，90% 以上都可以获得阳性结果，低度恶性原发性脑肿瘤也可见 ^{11}C-MET 明显浓聚，与正常脑组织分界清晰。^{11}C-MET 还可以对放化疗后高复发风险的恶性胶质瘤病灶进行识别和定位。最近一项关于胶质瘤治疗后复发的 Meta 分析表明，在高级别胶质瘤中 ^{11}C- 蛋氨酸 PET 的准确性较好，灵敏度 70%（95% CI：50% ~ 84%），特异度为 93%（95% CI：44% ~ 100%）。

^{18}F-FET 是目前胶质瘤 PET 显像最常用的示踪剂，不同级别胶质瘤 ^{18}F-FET 摄取存在重叠，^{18}F-FET PET 显像肿瘤 – 脑组织靶本比（tumor-to-brain ratio，TBR）鉴别高、低级别胶质瘤的灵敏度为 71% ~ 80%，特异度 56% ~ 85%，鉴别高、低级别胶质瘤的平均 TBR 和最大 TBR 的阈值分别为 1.9 ~ 2.0 和 2.5 ~ 2.7。一项包含 23 个研究共 994 例患者的 Meta 分析显示 ^{18}F-FET PET 对胶质瘤术前分级的灵敏度明显高于 ^{18}F-FDG PET 显像，分别为 88% 和 63%；而 ^{18}F-FDG PET 对胶质瘤术前分级的特异度更高，分别为 89% 和 57%。除可提供胶质瘤术前分级信息，^{18}F-FET PET 显像还可辅助预测脑胶质瘤分子亚型（图 11-2-2，图 11-2-3）。Verger 等将 90 例初诊且未经治疗的脑胶质瘤分为 IDH- 突变伴 1p/19q 联合缺失（16 例）、IDH 突变星形细胞瘤（27 例）及 IDH 野生型胶质母细胞瘤（47 例）3 组，发现平均及最大 TBR、TTP 和斜率均有助于鉴别 IDH 突变型星形细胞瘤与 IDH 野生型胶质母细胞瘤，其中平均 TBR 诊断效能最高，最佳阈值为 1.95，灵敏度、特异度及准确度分别为 89%、67% 和 81%；平均和最大 TBR、TTP 和斜率均有助于预测 IDH 突变状态，多参数联合预测的准确度高达 73%。

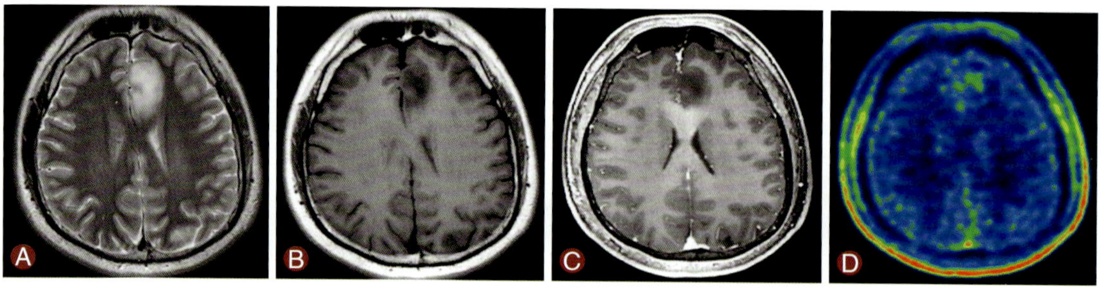

患者男，19 岁，MR 成像示左侧额叶卵圆形肿块，横轴位 T_2WI 呈不均匀高信号（图 A），横轴位 T_1WI 呈低信号（图 B），周围未见明显水肿信号，增强扫描病变未见明显强化（图 C），横轴位 ^{18}F-FET PET 显像显示病灶表现稍高摄取（图 D）

图 11-2-2　左侧额叶少突胶质细胞瘤，WHO Ⅱ级

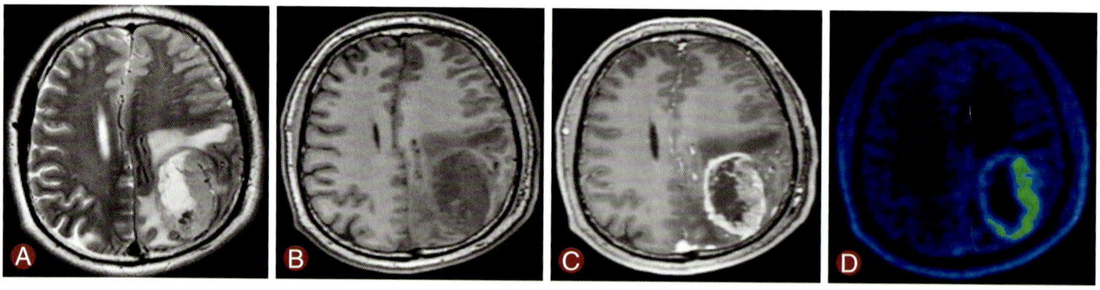

患者男，41 岁，MR 成像示左侧顶叶卵圆形肿块，横轴位 T_2WI 呈不均匀等高混杂信号（图 A），横轴位 T_1WI 呈低信号（图 B），周围见指状水肿信号，增强扫描病变呈明显环形强化（图 C），横轴位 ^{18}F-FET PET 显像显示病灶呈明显高摄取（图 D）

图 11-2-3　左侧顶叶胶质母细胞瘤，WHO Ⅳ级

2. 颅内淋巴瘤

PCNSL 是一种罕见的中枢神经系统恶性肿瘤，属于侵袭性结外非霍奇金淋巴瘤，病理类型多为弥漫性大 B 细胞淋巴瘤。虽然其发病率低，但恶性程度很高。原发性颅内淋巴瘤一般不累及全身，多发生于免疫力减弱的患者，如 AIDS，或者器官移植后长期接受免疫抑制治疗的患者。好发于额叶、颞叶、基底节区、胼胝体区、脑室周围白质和小脑，可单发或多发。目前，PCNSL 的初步诊断依赖 CT、MR 成像，但因颅内 PCNSL 与颅内其他常见占位性疾病（如胶质瘤、恶性肿瘤的颅内转移病灶）在 CT、MR 成像的影像学表现上存在诸多相似之处，因此误诊率仍然较高。^{18}F-FDG PET/CT 显像是融合解剖与功能信息的影像学模式，综合解剖结构信息和葡萄糖代谢状态分析病灶特点有助于颅内原发性淋巴瘤的诊断。^{18}F-FDG PET 显像对于尚未经治疗的颅内淋巴瘤表现为边界清晰的放射性浓聚灶，浓聚程度常较高（图 11-2-4），但仍需与单发的颅内转移瘤鉴别诊断。^{18}F-FDG PET 显像还可以用于原发性颅内淋巴瘤治疗效果的评估。^{11}C-MET 显像也可以显示清晰的放射性浓聚灶，但浓聚灶的范围大于 CT 所示病灶范围。

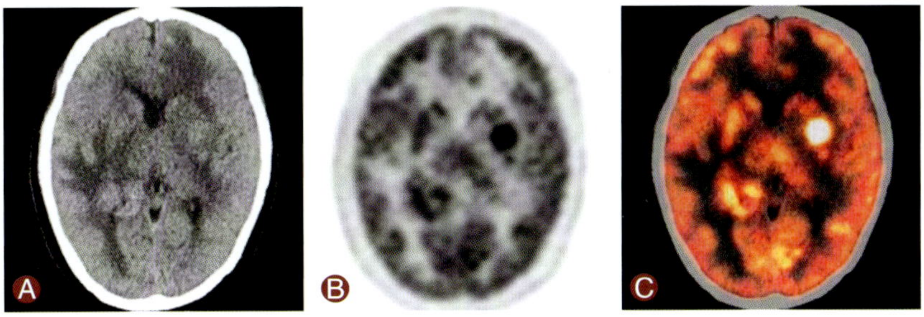

患者女，68 岁，颅脑 CT 横轴位示左侧基底节区、左侧额叶及右侧侧脑室后角旁多发高密度肿块影，周围片状低密度影（图 A），横轴位 ^{18}F-FDG PET（图 B）和 ^{18}F-FDG PET/CT 融合图（图 C）显示上述病变葡萄糖代谢明显增高，最大 SUV 为 10.49，周围可见大片水肿

图 11-2-4 中枢神经淋巴瘤（弥漫性大 B 细胞型）

3. 脑转移瘤

MR 成像检查可以获取大量关于脑转移瘤的信息，除了常规结构成像，还包括扩散、灌注、波谱成像获得的功能代谢信息。PET 显像作为 MR 成像的有益补充，能进一步提供脑转移瘤代谢方面的信息（图 11-2-5）。^{18}F-FDG 在脑转移瘤中的显像原理与原发性颅内肿瘤一致，在临床应用中也存在诸多不足，高背景的皮层和基底神经节显著降低信噪比，其次 PET 分辨率相对较低，也限制其更加广泛的临床应用。除 ^{18}F-FDG 外，其他示踪剂如反映氨基酸代谢水平的示踪剂，也可用于脑转移瘤的诊断、疗效评估。氨基酸类示踪剂主动转运过程不依赖于血脑屏障的破坏，即可提供代谢信息。此外，氨基酸示踪剂的脑本底活性明显低于 ^{18}F-FDG 是一个很大的优势。但无论是 ^{18}F-FDG 还是氨基酸 PET 显像都不能准确地区分脑转移瘤和常见的颅脑原发性恶性肿瘤，如胶质母细胞瘤。虽然在高级别胶质瘤中，^{18}F-FET 的摄取可能比低级别胶质瘤高，但其摄取值在胶质母细胞瘤、转移瘤及多发性硬化等炎性病变中存在重叠，甚至致痫灶也可能导致 FET 的异常摄取。一项运用 ^{18}F-FET 诊断颅脑占位性病变的大型研究中提示，HGG 和非肿瘤性病变的标准化摄取值并没有差异。而且对于微小转移灶，^{18}F-FET PET 显像的灵敏性低。为克服临床应用上的限制，新型的 PET 示踪剂正在加紧研发中。

PET 在脑转移瘤治疗方案的制订中也发挥着重要作用，一项关于 MR 成像和 ^{11}C-MET 评估 γ 刀治疗脑转移瘤复发的研究中报道，与 MR 成像引导下制订的照射视野相比，MET PET 勾画的照射野更小，但患者生存时间却更长，提示 ^{11}C-MET 能够更有效地指导放射性靶区的勾画。^{18}F-FET 显像也表现出相同的结果。脑转移瘤体积的增加并不是肿瘤进展的标志。类似于胶质细胞瘤中观察到的，辐射效应所产生的变化有可能被误认为肿瘤进展。PET 检查有助于鉴别放射性坏死，在 ^{11}C-MET 上，脑转移瘤的摄取大于放射性坏死，灵敏度为 79%，特异度为 75%，^{18}F-FET 的摄取与 ^{11}C-MET 的摄取显著相关（r=0.84）。动

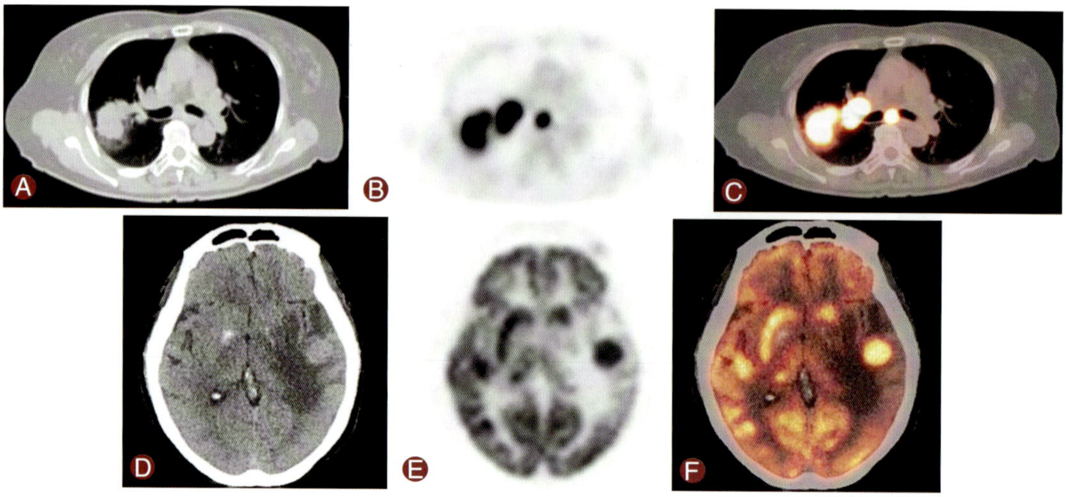

患者男，70 岁，横轴位 ^{18}F-FDG PET/CT 示右肺上叶软组织肿块影，边缘分叶及毛刺（图 A），横轴位 ^{18}F-FDG PET（图 B）和 ^{18}F-FDG PET/CT 融合图（图 C）示右肺病变、右肺门及纵隔转移淋巴结葡萄糖代谢明显增高；横轴位颅脑 ^{18}F-FDG PET/CT 显示左侧颞叶高密度结节影（图 D），横轴位 ^{18}F-FDG PET（图 E）和 ^{18}F-FDG PET/CT 融合图（图 F）示病变葡萄糖代谢明显增高，周围可见大片水肿，提示转移性病变

图 11-2-5　右肺上叶肺腺癌伴纵隔、右肺门及颅脑转移

态 ^{18}F-FET 显像结果显示结合肿瘤 / 脑本底比值（> 1.9）、曲线模式，其诊断准确度高达 93%。基于影像学检查寻找评价疗效的早期标志物有助于改进患者的治疗策略，是目前研究热点之一，无论是基于 MR 成像还是 PET 扫描，都需要充分开发和验证以配合其临床使用。

（郭　坤　卢　洁）

第三节　PET/MR 成像在脑肿瘤的研究应用

虽然 MR 成像是脑肿瘤的常规检查手段之一，但是常规 MR 结构成像可能无法可靠地预测病变的恶性程度或生长潜力。此外，由于肿瘤术后损伤、放化疗诱发坏死导致正常脑结构破坏，以及炎症、水肿、脱髓鞘、局部缺血和金属植入物等导致的非特异性治疗信号，MR 成像的应用价值变得越来越具有挑战性。诸如抗血管生成或免疫疗法等新的治疗策略可能掩盖或导致病变区域强化，从而进一步影响了评估治疗后反应的诊断准确性。在经过放疗的神经胶质瘤患者中，常规 MR 成像对胶质瘤复发检测特异度可能低至 50%，而在 MR 成像表现出无明显强化的低级别胶质瘤影像特征的肿瘤中，最终病理证实可能有 40% 包含高级别成分。功能磁共振和 PET 扫描等功能成像技术可进一步反映组织特定生物学特性，将 PET 与 MR 成像技术相结合在进一步提高总体诊断准确性进而改善患者管理中具有潜在意义。

一、一体化 PET/MR 较传统设备的优势

近年来，多项研究强调了一体化 PET/MR 多参数成像在脑肿瘤中的潜在应用价值，早期主要侧重于基于一体化 PET/MR 的多模态影像技术的实用性和一致性研究，而很少涉及诊断准确率的研究。最早的一项 PET/MR 准确率研究是对比 PET/CT 与 PET/MR 在评价原发性中枢神经系统肿瘤的关系，发现 PET/MR 与 PET/CT 成像质量均符合诊断标准，基于二者成像计算的 TBR 表现出极好的一致性，皮尔森相关系数为 0.98；除此之外，相对于 PET/CT，PET/MR 的灵敏度更高，在所有图像中均未发现伪影和失真现象。一体化 PET/MR 实现了 PET 和 MR 成像同时采集，可在单次扫描期间比较采集的不同成像参数之间的直接相关性，从而有助于探索不同模态提供的代谢或解剖学信息的互补价值。

PET/MR 研究初期多是双模态研究，主要比较单独使用氨基酸 PET 代谢显像和 MR 成像检查获得的信息的一致性及差异性。^{18}F-FET PET 显像可显示脑胶质瘤的肿瘤恶性程度和活性，PWI 可显示肿瘤组织的微血管增生及灌注情况，Christian 等比较脑肿瘤患者 ^{18}F-FET PET 和 PWI 图像提供的影像信息间的差别，研究入组 56 例脑胶质瘤和 8 例脑膜瘤患者，分别计算 TBR，^{18}F-FET PET 显像和 PWI 图像中肿瘤体积、空间分布一致性及二者局部热点间的距离。结果发现，^{18}F-FET PET 显像可将肿瘤组织与正常区域明显区别开，而 rCBV 图则较困难，且 ^{18}F-FET PET 显像显示的胶质瘤 TBR 和体积明显大于 rCBV 图显示的肿瘤 TBR 及体积［TBR：2.28 ± 0.99 *vs.* 1.62 ± 1.13，$P < 0.001$；肿瘤体积（24.3 ± 26.5）cm^3 *vs.*（8.9 ± 13.9）cm^3；$P < 0.001$］；二者的空间一致性较差，局部热点间的平均距离为（25.4 ± 16.1）mm，而脑膜瘤患者的 ^{18}F-FET PET 显示的肿瘤 TBR 明显大于 rCBV 图显示的肿瘤 TBR（5.33 ± 2.63 *vs.* 2.37 ± 0.32，$P < 0.001$），但二者显示和肿瘤空间分布类似。这说明在脑胶质瘤患者中，使用 ^{18}F-FET PET 和 rCBV 进行肿瘤成像可得出不同的信息。与 rCBV 图相比，^{18}F-FET PET 显示出更高的 TBR 和更大的肿瘤体积，这两个参数的空间一致性差，局部热点的位置差异很大。综合以上结果，PWI 的 rCBV 不能反映氨基酸 PET 所描绘的神经胶质瘤的代谢活跃肿瘤组织。除 PWI 外，DWI 指标如最小 ADC 是否可在临床上用于术前肿瘤分级和治疗计划也存在争议。为了建立最小 ADC 与病理相关性，

Rose 等对初诊多形胶质母细胞瘤患者的最小 ADC 与最大 ^{18}F-FDOPA PET 摄取之间的关系进行了研究。于术前获得 15 例患有高级别脑肿瘤（WHO Ⅲ或Ⅳ级）患者的 MR 成像和 ^{18}F-FDOPA PET 数据，分析 ^{18}F-FDOPA PET 图像中定义的肿瘤体积内最小 ADC 值与 ^{18}F-FDOPA TBR 最大值的相关性。结果发现在显示最小 ADC 值和最大 ^{18}F-FDOPA TBR 值的病灶区域之间有较小的解剖重叠；与肿瘤组织内最大 ^{18}F-FDOPA TBR 值（2.45 ± 0.88）相比，最低 ADC 值部位对应的肿瘤区域的 ^{18}F-FDOPA TBR 值明显减小（1.36 ± 0.22，P=0.0001）。由此可知，最小 ADC 值与高级别胶质瘤的最可能的恶性成分之间的相关性较差。这项研究表明，其他因素如组织压迫和局部缺血，可能是导致胶质母细胞瘤扩散受限的原因。在临床上使用最小 ADC 作为肿瘤分级的标志物及在手术前指导肿瘤活检时应谨慎。

二、一体化 PET/MR 的临床应用

1. 指导术前穿刺活检

随着 PET/MR 在脑肿瘤临床应用中的逐渐推进，研究发现 PET/MR 在脑肿瘤术前穿刺活检中具有指导意义。Tetsuya 等报道了一名表现为行走和站立障碍的 53 岁男性恶性淋巴瘤患者，MR 成像显示双侧额叶多发病变，增强扫描明显强化，^{18}F-FDG PET 检查显示病变 FDG 摄取量不均匀明显增高。在 PET 和 MR 配准成像的引导下进行穿刺活检后组织学检查证实为恶性淋巴瘤，说明配准的 PET/MR 成像有助于确定脑肿瘤最活跃的病变部分。MRS 和 PET 均为与增生相关的细胞代谢非侵入性成像方法，并可以检测更高度活跃的肿瘤区域。有研究者尝试将术前 MRS 和 PET 图像融合至术中导航系统，指导脑胶质瘤的手术活检和肿瘤采样，以提高术中肿瘤组织表征和成像生物标志物验证，结果证实这种方法能够使神经外科医师根据生理和分子成像标记物对肿瘤区域进行采样。在一个穿刺案例中，在一个病理证实为 WHO Ⅱ级的星形细胞瘤内部，发现未见明显强化但伴有局部 Cho 峰升高且 MET 高摄取的区域，穿刺活检证实其为肿瘤早期恶性转化区域。MR 成像是确定脑胶质瘤部位和范围的最常用手段，Pauleit 等通过一项前瞻性研究探索 MR 成像结合 FET-PET 能否提高诊断准确率。将拟诊胶质瘤的 31 例患者的 FET-PET 和 MR 成像图像配准，并在 MR 成像信号异常且 FET-PET 代谢增高（匹配）、MR 成像信号异常但 FET-PET 代谢正常或 MR 成像信号正常但 FET-PET 代谢升高（不匹配）的区域穿刺活检，共取得 52 个穿刺样本。结果发现仅参照 MR 成像进行穿刺活检的诊断效能（ROC 曲线下面积 AUC）为 0.80，识别肿瘤组织的敏感度为 96%，特异度仅为 53%，MR 成像结合 FET-PET 后的诊断效能提升至 0.98，敏感度 93%，特异度 94%。结果说明 MR 成像和 FET-PET 在脑胶质瘤患者中的联合使用显著促进了胶质瘤肿瘤组织的识别，并可有助于肿瘤组织学诊断，对胶质瘤诊断性活检和治疗靶区选择意义重大。

多项研究证实，氨基酸 PET 显像与常规 MR 成像平扫和增强检查显示的脑胶质瘤的范围不同（图 11-3-1），二者的结合有助于指导手术切除范围及放疗靶区确定。Lohmann 等回顾性分析 50 例新发且未经任何治疗的胶质母细胞瘤患者 ^{18}F-FET PET 显像与 MR 成像增强、FLAIR 显示的肿瘤体积（V_{PET}、V_{MRI}），结果发现 43 例患者（86%）的 V_{PET} 明显大于 V_{MRI} [（21.5 ± 14.3）mL *vs.*（9.4 ± 11.3）mL；$P < 0.001$]，40 例患者（80%）同时表现为 PET 高摄取和明显强化，二者显示肿瘤体积空间相似性较低，且有 10% 患者的 FET-PET 显示的示踪剂摄取区域位于 FLAIR 显示异常信号区域之外。该研究证实，^{18}F-FET PET 显像显示的肿瘤体积明显大于 MR 增强显示的肿瘤体积，建议结合二者信息指导初诊胶质母细胞瘤患者的诊疗过程。研究者认为 MR 成像增强扫描不能反映脑胶质瘤的全部浸润范围，而氨基酸示踪剂 ^{18}F-DOPA 显示胶质瘤具有较高的 TBR 及敏感度，因而对比 10 例胶质瘤患者 PET 与常规 MR 成像显示的肿瘤范围，并在代谢 / 强化匹配或不匹配区域取得 23 个穿刺样本，结果发现 16 个病理组织学证实为高级别胶质瘤的样本中有 13 个取自代谢增高区域，而仅有 6 个样本在增强图像中显示强化特征。该研究认为 ^{18}F-DOPA PET 代谢可以更准

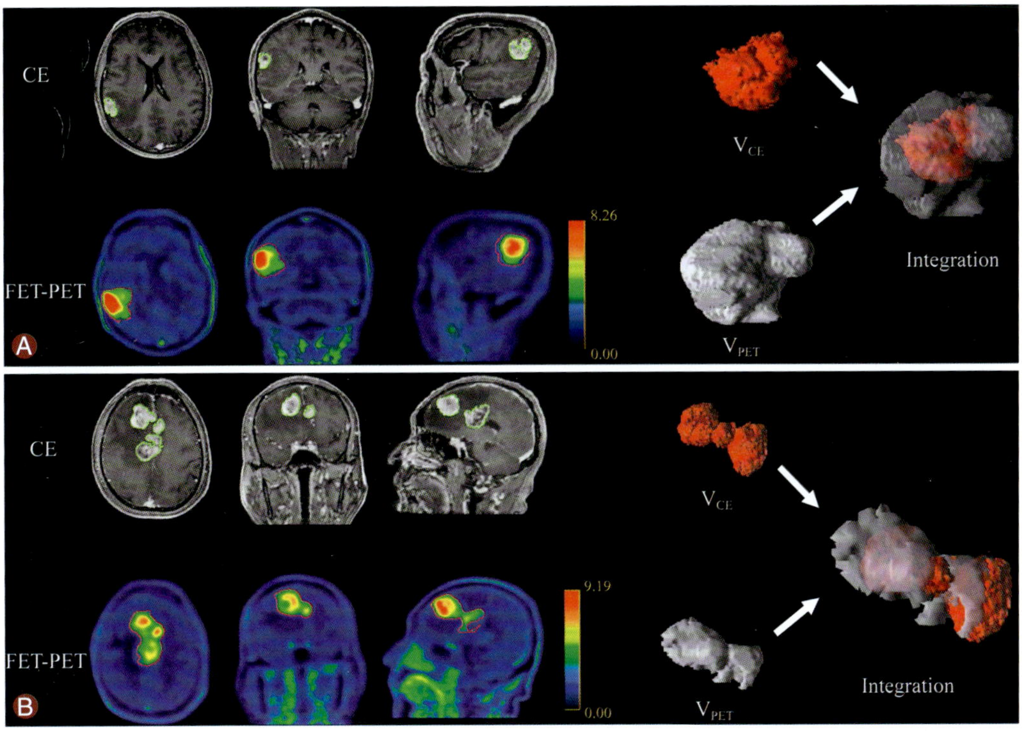

^{18}F-FET-PET 和 CE MR 成像示肿瘤的空间相似性较低但重叠性较高，V_{PET} 明显大于 V_{CE} 且大部分 V_{CE} 包含在 V_{PET} 中（图 A）。V_{PET} 和 V_{CE} 的空间差异性较高（图 B），二者在显示肿瘤全貌的作用上相辅相成，互为补充；箭头：Integration 融合

图 11-3-1 一体化 ^{18}F-FET PET/MR 提高脑胶质瘤空间分布显示

确地识别脑胶质瘤中更高级别区域，并在指导立体定向活检选择方面具有重要价值。

2. 辅助脑肿瘤术前诊断

PET/MR 在脑肿瘤的术前诊断中也具有重要价值。研究认为仅依据 MR 成像特征鉴别高级别和低级别胶质瘤仍存在争议，因此回顾性分析 127 例在 MR 成像上怀疑为低级别胶质瘤的患者，入组标准为病灶未见明显强化、T_2WI 显示高信号、T_1WI 显示低信号且病变内无出血或坏死。最终病理证实其中有 47 例患者为高级别胶质瘤，7 例患者为非肿瘤性病变；97 例患者表现出 FET 高代谢，其中的 93 例证实为肿瘤性病变；69% 的低级别、89% 的高级别胶质瘤存在 FET 摄取增高；FET 动态分析发现高级别胶质瘤的敏感度为 95%，特异度为 72%，阳性预测值 74%，阴性预测值 95%。由此可知，在 MR 成像怀疑的低级别胶质瘤中，FET 的动力学分析对高级别胶质瘤的检测具有极高的灵敏性。PWI 和 ^{18}F-FET PET 均可为脑胶质瘤提供分级信息，研究人员基于一体化 PET/MR 扫描仪比较 ^{18}F-FET PET 和 PWI 在初诊且未经治疗的脑胶质瘤患者中肿瘤分级的诊断价值，结果发现二者鉴别高低级别胶质瘤的准确度均较高。为进一步揭示分子成像在探索低级别胶质瘤内部异质性中的价值，Kunz 等设计了一项包含 55 例 MR 成像怀疑 WHO Ⅱ级胶质瘤患者的前瞻性研究，通过分析 FET 动态曲线特征将其分为三组：均质性 WHO Ⅱ级胶质瘤组（30 例），均质恶性胶质瘤组（10 例），在不同部位表现出低度和高度恶性特征的异质性胶质瘤组（15 例）。对从中共获得的 373 个活检样品的评估表明，肿瘤级别与摄取动力学特征具有很强的相关性（$P < 0.0001$）。均质模式的摄取动力学特征与病理表现为均质组学相关，而异质性模式则与组织病理学异质性相关；局部表现出恶性胶质瘤特征的热点占整个肿瘤体积的 4% ~ 44%。由此可知，在 MR 成像可疑 WHO Ⅱ级胶质瘤中，^{18}F-FET 摄取动力学特征与肿瘤内部组织病理学密切相关，可帮助准确地确定局部间变性病灶，对预后评估和治疗计划具有重要意义。Johannes 等运用影像组学技术分析 ^{18}F-FET PET/MR 多参数在指导 42 例胶质瘤患者术前分级和基因型预测中的价值，结果发现 MR 增强成像、^{18}F-FET PET 和 SWI 三者联合鉴别高低级别胶质瘤的效能最佳，AUC、敏感度、特异度分别为 0.85、83.1% 和 79.6%，其 AUC 和敏感度低于本研究；其预测胶质瘤 IDH1 突变、1p/19q 联合缺失和 MGMT 启动子甲基化状态的 AUC 分别为 0.887、0.978 和 0.757。研究发现，一体化 ^{18}F-FET PET/MR 的多模态成像技术可无创预测脑胶质瘤 IDH 突变状态，并鉴别 IDH 野生型胶质母细胞瘤（图 11-3-2）和 IDH- 突变不伴 1p/19q 联合缺失型星形细胞瘤（图 11-3-3），为胶质瘤术前精准诊断、指导临床治疗决策和评估患者预后提供影像学依据；然而其在鉴别 IDH- 突变伴 1p/19q 联合缺失型少突胶质细胞瘤和 IDH- 突变不伴 1p/19q 联合缺失型星形细胞瘤（图 11-3-4）中的价值有限，仍有待进一步研究。

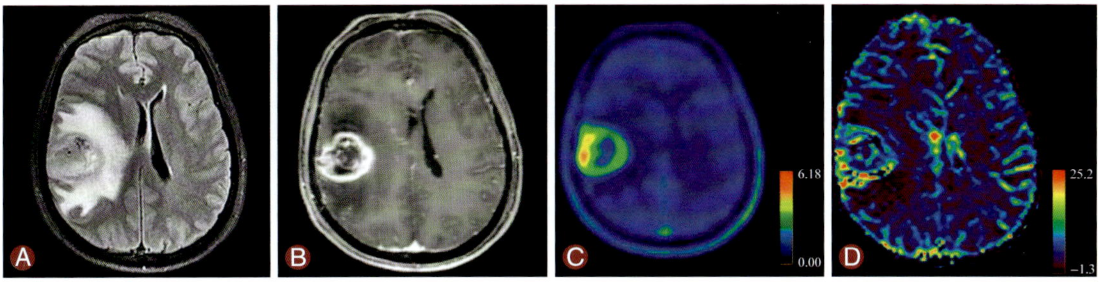

患者男，53 岁，一体化 PET/MR 示右侧顶叶一类圆形肿块，横轴位 FLAIR 呈不均匀高低混杂信号（图 A），周围见指状水肿信号，增强扫描病变呈明显不均匀环形强化（图 B），横轴位 ^{18}F-FET PET 示病灶呈明显高摄取（图 C），TBR_{mean} 和 TBR_{max} 分别为 2.48、4.83，病变实性成分 CBV 明显升高（图 D），相对平均和最大 CBV 值分别为 2.78 和 6.63

图 11-3-2 IDH 野生型胶质母细胞瘤，WHO Ⅳ级

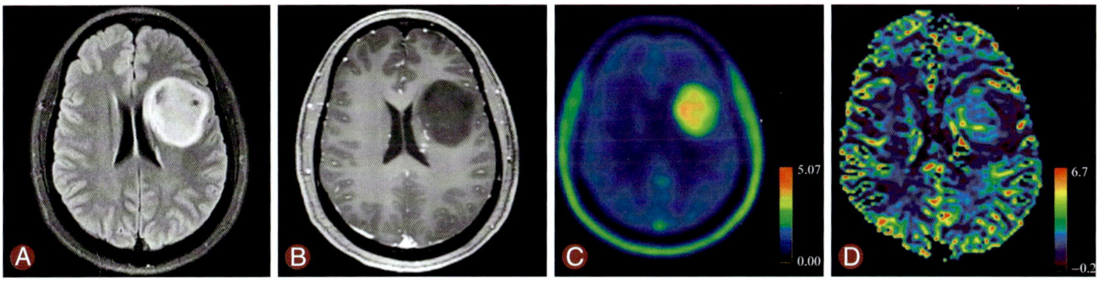

患者女，31 岁，一体化 PET/MR 示左侧额－顶叶一类圆形肿块，横轴位 FLAIR 呈不均匀高信号（图 A），病灶周围未见明显水肿信号，增强扫描病变未见明显强化（图 B），横轴位 ^{18}F-FET PET 见病灶呈明显高摄取（图 C），TBR_{mean} 和 TBR_{max} 分别为 2.35、3.74，均低于 IDH 野生型胶质母细胞瘤和 IDH- 突变伴 1p/19q 联合缺失型少突胶质细胞瘤，病变 CBV 较对侧略升高（图 D），相对平均和最大 CBV 值分别为 0.83 和 3.24，均低于 IDH 野生型胶质母细胞瘤和 IDH- 突变伴 1p/19q 联合缺失型少突胶质细胞瘤

图 11-3-3 IDH- 突变不伴 1p/19q 联合缺失型星形细胞瘤

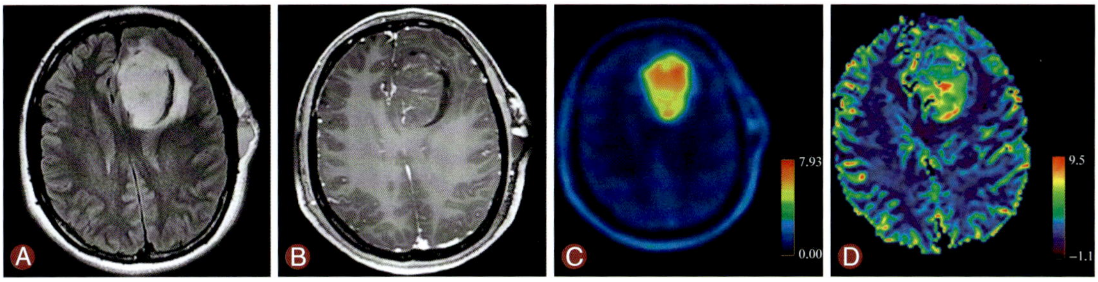

患者女，34 岁，一体化 PET/MR 检查左侧额叶一类圆形肿块，FLAIR 呈不均匀高信号（图 A），病灶周围见斑片状水肿信号，增强扫描病变内部见轻度点片状强化（图 B），^{18}F-FET PET 见病灶呈明显高摄取（图 C），TBR_{mean} 和 TBR_{max} 分别为 3.98、7.35，病变 CBV 明显升高（图 D），相对平均和最大 CBV 值分别为 1.08 和 3.33

图 11-3-4 IDH- 突变伴 1p/19q 联合缺失型少突胶质细胞瘤，WHO Ⅲ级

3. 评估脑肿瘤治疗疗效及预后

PET/MR 是随访并评估脑肿瘤治疗疗效（图 11-3-5）、鉴别真性复发与假性进展、预后预测中的重要手段。研究发现对 16 例进行标准放疗的脑胶质瘤患者治疗前行 ^{18}F-FET PET/CT 和 ^{18}F-FDG PET/MR 扫描，包括 DWI、PWI 等，分析多模态影像学参数与肿瘤复发的相关性，发现放射治疗前的多参数成像是可行的，并且在体素水平复发和未复发组间可观察到显著的参数差异，通过逻辑回归模型组合参数可以预测胶质瘤患者的复发概率，其中 ^{18}F-FET 被证明是最重要的预测参数。有研究使用定量体积（3D-VOI）病变分析方法研究了一体化 ^{18}F-FET PET/MR 对复发性胶质瘤与治疗后相关反应鉴别的诊断潜力。在这项回顾性研究中，评估了 42 例患者的复发情况，其中包括 32 例经组织学证实为胶质瘤复发的患者和 10 例 PTRE 患者，计算平均（相对）表观扩散系数（ADC_{mean}，$rADC_{mean}$）、TBR。结果发现脑胶质瘤复发的 ADC_{mean} 和 TBR_{max} 值均高于 PTRE 组（$P < 0.05$）；ADC_{mean} 和 TBR_{max} 在区分胶质瘤复发和 PTRE 方面均具有可靠的诊断性能；基于 ADC_{mean} 和 TBR_{max} 的双变量分析显示出最高的诊断准确度高达 90%，对临床有指导作用。

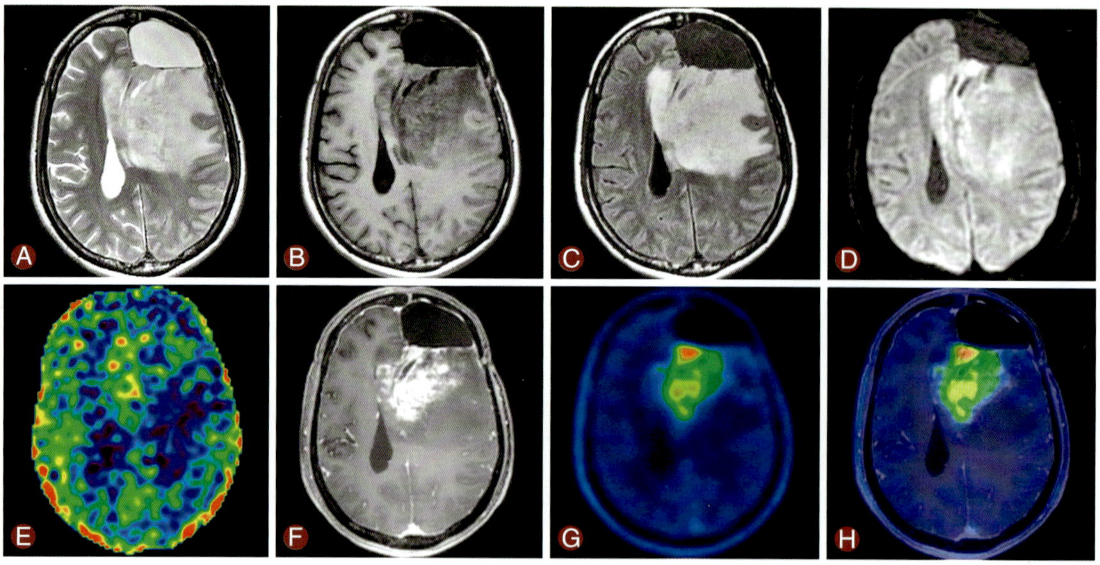

一体化 PET/MR 示左侧额 - 顶叶不规则肿块，病灶前方见术后残腔，横轴位 T_2WI 呈不均匀高信号（图 A），横轴位 T_1WI 呈不均匀低信号（图 B），横轴位 FLAIR 呈不均匀高信号（图 C），病灶周围见少许水肿信号，横轴位 DWI 呈不均匀高信号（图 D），横轴位 ASL 示病灶 CBF 不均匀升高（图 E），增强扫描病变呈明显强化（图 F），横轴位 ^{18}F-FET PET 见病灶呈明显不均匀高摄取（图 G，图 H）

图 11-3-5　一体化 ^{18}F-FET PET/MR 诊断脑胶质瘤术后复发

综上所述，PET 和 MR 成像的结合在脑肿瘤学中具有很高的临床应用价值，并且无论是分开扫描再融合还是在基于一体化 PET/MR 一站式扫描，在未来几年中其使用都将增加。将氨基酸 PET 与先进的 MR 成像结合使用显示出振奋人心的效果，但是仍需要更多的研究来确定最佳用途。一体化 PET/MR 成像扫描仪有望改善患者的舒适度，并充分发挥其在神经肿瘤学领域的一站式潜力。

（宋双双　卢　洁）

参考文献

[1] WANG L L，LEACH J L，BRENEMAN J C，et al.Critical role of imaging in the neurosurgical and radiotherapeutic management of brain tumors.Radiographics，2014，34（3）：702–721.

[2] LEU K，OTT G A，LAI A，et al. Perfusion and diffusion MRI signatures in histologic and genetic subtypes of WHO grade II-III diffuse gliomas. J Neurooncol，2017，134（1）：177–188.

[3] BARAJAS R F J R，RUBENSTEIN J L，CHANG J S，et al. Diffusion-weighted MR imaging derived apparent diffusion coefficient is predictive of clinical outcome in primary central nervous system lymphoma. AJNR Am J Neuroradiol，2010（31）：60–66.

[4] HUANG W Y，WEN J B，WU G，et al. Diffusion-Weighted Imaging for Predicting and Monitoring Primary Central Nervous System Lymphoma Treatment Response. AJNR Am J Neuroradiol，2016，37（11）：2010–2018.

[5] FARQUHARSON S，TOURNIER J D，CALAMANTE F，et al. White matter fiber tractography：why we need to move beyond DTI. J Neurosurg，2013，118（6）：1367–1377.

[6] DELGADO A F，DELGADO A F. Discrimination between Glioma Grades Ⅱ and Ⅲ Using Dynamic Susceptibility Perfusion MRI：A Meta-Analysis.AJNR Am J Neuroradiol，2017，38（7）：1348–1355.

[7] MORABITO R，ALAFACI C，PERGOLIZZI S，et al. DCE and DSC perfusion MRI diagnostic accuracy in the follow-up of primary and metastatic intra-axial brain tumors treated by radiosurgery with cyberknife. Radiat Oncol，2019，14（1）：65.

[8] NAKAMURA H，DOI M，SUZUKI T，et al. The Significance of Lactate and Lipid Peaks

for Predicting Primary Neuroepithelial Tumor Grade with Proton MR Spectroscopy.Magn Reson Med Sci，2018，17（3）：238–243.

[9] DIMOU S，BATTISTI R A，HERMENS D F，et al. A systematic review of functional magnetic resonance imaging and diffusion tensor imaging modalities used in presurgical planning of brain tumour resection. Neurosurg Rev，2013，36（2）：205–214.

[10] ZULFIQAR M，DUMRONGPISUTIKUL N，INTRAPIROMKUL J，et al. Detection of intratumoral calcification in oligodendrogliomas by susceptibility-weighted MR imaging. AJNR Am J Neuroradiol，2012（33）：858–864.

[11] ZHANG L，MIN Z，TANG M，et al. The utility of diffusion MRI with quantitative ADC measurements for differentiating high-grade from low-grade cerebral gliomas：evidence from a meta-analysis. J Neurol Sci，2017（373）：9–15.

[12] CHEN Z，TIE Y，OLUBIYI O，et al. Reconstruction of the arcuate fasciculus for surgical planning in the setting of peritumoral edema using two-tensor unscented Kalman filter tractography. Neuroimage Clin，2015（7）：815–822.

[13] CHEN W，CLOUGHESY T，KAMDAR N，et al. Imaging proliferation in brain tumors with 18F-FLT PET：comparison with ^{18}F-FDG. J Nucl Med，2005，46（6）：945–952.

[14] SPENCE A M，MUZI M，MANKOFF D A，et al. ^{18}F-FDG PET of gliomas at delayed intervals：improved distinction between tumor and normal gray matter. J Nucl Med，2004，45（10）：1653–1659.

[15] NIHASHI T，DAHABREH I J，TERASAWA T. Diagnostic accuracy of PET for recurrent glioma diagnosis，a meta-analysis. Am J Neuroradiol，2013，34（5）：944–950.

[16] HUTTERER M，NOWOSIELSKI M，PUTZER D et al. [^{18}F]-fluoro-ethyl-L-tyrosine PET：a valuable diagnostic tool in neuro-oncology，but not all that glitters is glioma. Neuro Oncol，2013，15（5）：341–351.

[17] UNTERRAINER M，GALLDIKS N，SUCHORSKA B，et al. ^{18}F-FET PET uptake characteristics in patients with newly diagnosed and untreated brain metastasis. J Nucl Med，2017，58（4）：584–589.

[18] MOMOSE T，NARIAI T，KAWABE T，et al. Clinical benefit of ^{11}C-methionine PET imaging as a planning modality for radiosurgery of previously irradiated recurrent brain metastases. Clin Nucl Med，2014，39（11）：939–943.

[19] GROSU A L，ASTNER S T，RIEDEL E，et al. An interindividual comparison of O-（2-[18F]fluoroethyl）-L-tyrosine（FET）-and L-[methyl-11C]methionine（MET）-PET in

patients with brain gliomas and metastases. Int J Radiat Oncol Biol Phys，2011，81（4）：1049–1058.

[20] CECCON G，LOHMANN P，STOFFELS G，et al. Dynamic O-（2-18F-fluoroethyl）-L-tyrosine positron emission tomography differentiates brain metastasis recurrence from radiation injury after radiotherapy. Neuro Oncol，2016，19（2）：281–288.

[21] JANSEN N，GRAUTE V，ARMBRUSTER L，et al. MRI-suspected low-grade glioma：is there a need to perform dynamic FET PET? Eur J Nucl Med Mol Imaging，2012，39（6）：1021–1029.

[22] KUNZ M，THON N，EIGENBROD S，et al. Hot spots in dynamic（FET）-F-18-PET delineate malignant tumor parts within suspected WHO grade II gliomas. Neuro Oncol，2011，13（3）：307–316.

[23] GALLDIKS N，LANGEN K，POPE W B. From the clinician’s point of view-What is the status quo of positron emission tomography in patients with brain tumors? Neuro Oncol，2015，17（11）：1434–1444.

[24] ALBERT N L，WELLER M，SUCHORSKA B，et al. Response Assessment in Neuro-Oncology working group and European Association for Neuro-Oncology recommendations for the clinical use of PET imaging in gliomas. Neuro Oncol，2016，18（9）：1199–1208.

[25] FINK J R，MUZI M，PECK M，et al. Multimodality brain tumor imaging：MR imaging，PET，and PET/MR imaging. J Nucl Med，2015，56（10）：1554–1561.

[26] CATANA C，DRZEZGA A，HEISS W，et al. PET/MRI for neurologic applications. J Nucl Med，2012，53（12）：1916–1925.

[27] WERNER P，BARTHEL H，DRZEZGA A，et al. Current status and future role of brain PET/MRI in clinical and researchsettings. Eur J Nucl Med Mol Imaging，2015，42（3）：512–526.

[28] FILSS C P，GALLDIKS N，STOFFELS G，et al. Comparison of ^{18}F-FET PET and perfusion-weighted MR imaging：a PET/MR imaging hybrid study in patients with brain tumors. J Nucl Med，2014，55（4）：540–545.

[29] ROSE S，FAY M，THOMAS P，et al. Correlation of MRI-derived apparent diffusion coefficients in newly diagnosed gliomas with [18F]-Fluoro-L-Dopa PET：what are we really measuring with minimum ADC? AJNR Am J Neuroradiol，2013，34（4）：758–764.

[30] PAULEIT D. O-（2-[18F]fluoroethyl）-L-tyrosine PET combined with MRI improves the diagnostic assessment of cerebral gliomas. Brain，2005，128（3）：678–687.

[31] SONG S, CHENG Y, MA J, et al. Simultaneous FET-PET and contrast-enhanced MRI based on hybrid PET/MR improves delineation of tumor spatial biodistribution in gliomas: a biopsy validation study. Eur J Nucl Med Mol Imaging, 2020, 47 (6): 1458–1467.

[32] LOHMANN P, STAVRINOU P, LIPKE K, et al. FET PET reveals considerable spatial differences in tumour burden compared to conventional MRI in newly diagnosed glioblastoma. Eur J Nucl Med Mol Imaging, 2019, 46 (3): 591–602.

[33] PAFUNDI D H, LAACK N N, YOULAND R S, et al. Biopsy validation of F-18-DOPA PET and biodistribution in gliomas for neurosurgical planning and radiotherapy target delineation: results of a prospective pilot study. Neuro Oncol, 2013, 15 (8): 1058–1067.

[34] VERGER A, FILSS C P, LOHMANN P, et al. Comparison of ^{18}F-FET PET and perfusion-weighted MRI for glioma grading: a hybrid PET/MR study. Eur J Nucl Med Mol Imaging, 2017, 44 (13): 2257–2265.

[35] JENA A, TANEJA S, GAMBHIR A, et al. Glioma Recurrence Versus Radiation Necrosis: Single-Session Multiparametric Approach Using Simultaneous O- (2-18F-Fluoroethyl) -L-Tyrosine PET/MRI. Clin Nucl Med, 2016, 41 (5): e228–236. DOI: 10.1097/RLU.0000000000001152.

[36] JENA A, TANEJA S, JHA A, et al. Multiparametric evaluation in differentiating glioma recurrence from treatment-induced necrosis using simultaneous ^{18}F-FDG-PET/MRI: a single-institution retrospective study. AJNR Am J Neuroradiol, 2017, 38 (5): 899–907.

[37] TOMURA N, KOKUBUN M, SAGINOYA T, et al. Differentiation between treatment-induced necrosis and recurrent tumors in patients with metastatic brain tumors: comparison among ^{11}C-Methionine-PET, FDG-PET, MR permeability imaging, and MRI-ADC—preliminary results. AJNR Am J Neuroradiol, 2017, 38 (8): 1520–1527.

[38] LUNDEMANN M, MUNCK A f, Rosenschöld P, et al. Feasibility of multi-parametric PET and MRI for prediction of tumour recurrence in patients with glioblastoma. Eur J Nucl Med Mol Imaging, 2019, 46 (3): 603–613.

第十二章

PET/MR 成像在脑血管病的临床应用

脑血管病是目前世界范围内发病率、致残率、致死率最高的疾病之一，随着我国逐渐步入老龄化社会，脑血管病的发病率呈逐年上升趋势，发病年龄也趋于年轻化，其中以缺血性脑血管病最为多见（占 75% ~ 90%）。缺血性脑血管病的病因繁多，病理机制复杂，通常是由于脑血管壁病变、血液成分改变或者血流动力学改变等原因使脑组织发生缺血、缺氧，导致脑功能障碍甚至脑组织坏死、软化，临床上表现为短暂性脑缺血发作、可逆性缺血性神经功能缺失或者脑梗死，进而引起相应的神经系统症状和体征。尽管缺血性脑血管病多为非致命性，但其致残率很高，因此一直是世界医学领域的重大研究课题之一。神经影像学的飞速发展，尤其是各种功能成像不仅能显示形态学变化，而且能提供脑血流、代谢等方面的信息，对缺血性脑血管病的早期诊断和正确治疗发挥了重要的甚至是决定性的作用。本章重点介绍 MR 成像、PET 及 PET/MR 成像在缺血性脑血管病的病因学、病理生理学及治疗决策制订、疗效评价中的研究进展。

第一节 MR 成像在脑血管病的研究应用

按照脑血管病的病理生理过程，脑血流动力学的改变先于细胞和组织学损伤且处于动态变化中，脑血流动力学改变及由此产生的脑功能改变对于脑血管病的预警及早期诊断、发病机制的研究至关重要，MR 功能成像包括 DWI、扩散峰度成像（diffusion kurtosis imaging，DKI）、DTI、PWI、ASL、MRS、BOLD 成像，能够超早期显示脑缺血病灶、追踪脑白质纤维走行、反映脑组织血流灌注情况、显示组织代谢和生化改变、确定脑功能区定位、反映全脑功能连接和功能网络等。

一、DWI 在脑血管病的研究应用

DWI 技术实际上检测的是人体组织内水分子的扩散运动。通过对施加扩散敏感梯度场前后的信号强度检测，可以计算组织的扩散系数，称为 ADC，可定量反映组织水分子的扩散速度。

DWI 主要用于急性和超急性期脑梗死诊断，由于脑缺血早期即引起细胞毒性水肿，细胞内水含量增加，引起细胞肿胀，细胞外间隙变小，梗死区水分子扩散运动减慢。当脑缺血 30 分钟时，DWI 即可显示异常高信号，在 ADC 图上呈低信号（图 12-1-1）。ADC 值可监测病灶演变进程，急性期脑梗死灶 ADC 值显著降低，亚急性晚期和慢性期出现假正常化，甚至升高。DWI 可准确显示脑梗死范围和程度，预测病情严重程度与动态评价疗效。常规 T_2WI 显示脑梗死灶均为高信号，无法区分新鲜或陈旧的病灶，在 DWI 上急性期病灶为高信号，慢性期为低信号，易于区分。DWI 还提高了较小的缺血性病灶的检出率，特别是常规 CT 和 MR 成像序列容易漏诊的幕下小病灶（图 12-1-2）。

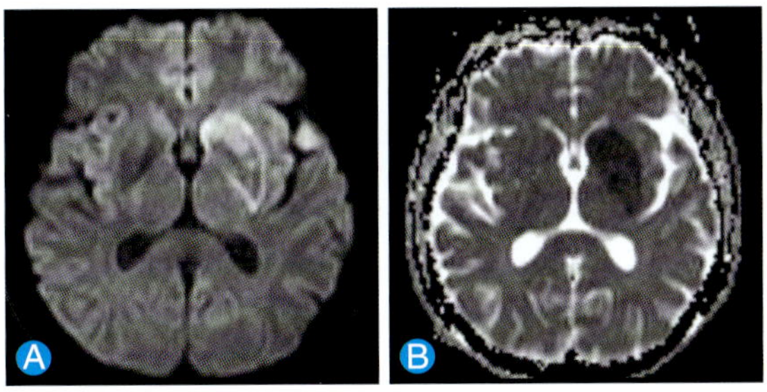

患者男，48 岁，突发右侧肢体无力、麻木。A.MR 成像 DWI 横轴位示左侧基底节区高信号；B.ADC 横轴位示左侧基底节区低信号

图 12-1-1　超急性期脑梗死

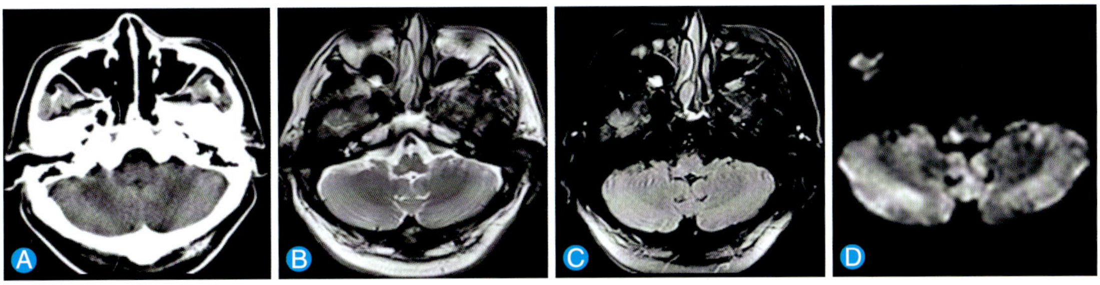

患者女，46 岁，左侧肢体麻木无力 4 小时。A.CT 检查横轴位平扫未见异常；B.MRI 检查 T_2WI 横轴位示延髓右背外侧稍高信号；C.FLAIR 横轴位示延髓右背外侧可疑稍高信号；D.DWI 横轴位示延髓右背外侧高信号

图 12-1-2　急性延髓梗死

DKI 是 DWI 技术的扩展。传统 DWI 的理论前提为水分子扩散呈正态分布，DKI 是描绘组织内非正态分布水分子扩散的一种成像方法，较 DWI 可以更准确显示组织微观结构的变化，早期评价脑梗死灶范围。DKI 可同时得到 DKI 和 DWI 参数，主要包括平均峰度（mean kurtosis，MK）、MD 及 ADC 值等。MK 大小取决于组织结构的复杂程度，而不依赖于组织结构的空间方位，能更准确显示脑梗死灶范围及其内部微观结构的变化。MD 代表三个垂直方向上的平均 ADC 值，即平均扩散系数，主要用于测量水分子的扩散速度，反映细胞大小及完整性，与 ADC 相比，MD 反映扩散运动速度更为全面。在脑缺血急性期，MD 反映组织细胞毒性水肿的范围，MK 则对细胞内骨架结构的崩裂与线粒体水肿更敏感，因此两者异常区域的不匹配代表缺血半暗带，匹配区域代表细胞严重损伤的梗死区（图 12-1-3）。因此，DKI 较 DWI 诊断早期脑梗死更准确，两者对比分析可能在确定缺血半暗带、改善预后等方面有重要意义。另外，DKI 有助于更深入地分析微观组织的病变机制，提供的信息使得临床治疗手段更有针对性。尽管目前 DKI 在缺血性脑卒中方面的研究处于初期阶段，但其对硬件的低要求、较短的扫描时间均使之适合临床推广应用，为脑

梗死的诊断治疗提供了新的思路。

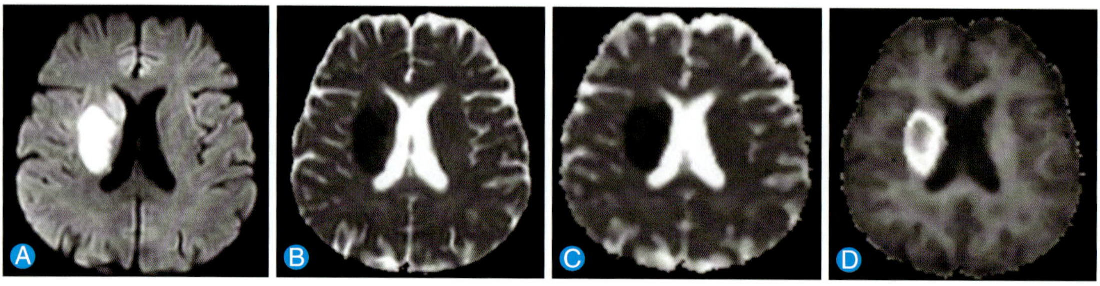

患者男，55 岁，左侧偏身感觉障碍 8 小时。A.MR 成像 DWI 横轴位示右侧侧脑室旁呈均匀高信号；B、C.ADC 及 MD 横轴位呈均匀低信号；D.MK 横轴位示右侧侧脑室旁呈不均匀高信号，与 DWI、ADC 和 MD 在病灶范围上不匹配

图 12-1-3　右侧侧脑室旁急性脑梗死

二、DTI 在脑血管病的研究应用

DTI 参数值可反映神经细胞膜和神经纤维髓鞘的完整性，这些指标在缺血性脑卒中的急性期变化不显著，但在亚急性期和慢性期却出现显著变化，因为此时细胞和（或）髓鞘结构的破坏导致其 FA 丧失。尽管 DWI 广泛应用于急性缺血性脑卒中的评价，但用于慢性缺血性损伤却存在不足，而 DTI 可提供 DWI 不具备的揭示卒中演变信息的能力，在预测缺血性损伤的严重程度及在发病早期预测预后情况等方面发挥重要作用。研究发现脑梗死发生后，FA 值、MD 值随病程演变呈动态变化，具有规律性；FA 值呈持续降低，主要是由于脑梗死后梗死灶上下方白质纤维束出现髓鞘变性溶解和轴突崩解，梗死灶周围神经胶质细胞增生，导致神经纤维完整性受损，结构方向性降低，FA 值变化趋势和时间均符合 Wallerian 变性；MD 值表现为先降低，再逐渐升高的变化过程，是由于脑梗死急性期细胞毒性水肿，使水分子扩散持续受限，引起反映扩散程度的 MD 值显著降低，当细胞毒性水肿进展为血管源性水肿，细胞外间隙水分增加，组织含水总量增加，细胞受损程度进一步加重，细胞膜性结构崩解，产生大量碎屑，使得细胞内黏滞度增加，导致自由扩散程度增加，故引起 MD 值逐渐升高，随着梗死区脑组织坏死、液化，使水分子自由扩散进一步加强，从而导致 MD 值高于正常。监测梗死后 DTI 参数值变化有助于加深对脑梗死后病理生理学演变过程的认识，对脑梗死进行更准确分期。发病早期 Wallerian 变性的严重程度与患者神经功能恢复有关，即早期锥体束变性越明显，患者神经功能损害就越严重，尤其与患者的运动功能更为相关。根据病灶远端锥体束 Wallerian 变性程度，可以预测患者远期运动功能恢复情况，这有助于早期判断患者的预后，从而制订相应的治疗方案，以促进患者的功能恢复。

扩散张量纤维束成像（diffusion tensor tractography，DTT）是利用扩散张量数据，在基础图像层面上确定种子区后应用纤维示踪（fiber tracking 或 tractography）技术进行的成像方法，DTT 能精确显示脑白质纤维束的解剖结构，并描述病灶与特定纤维束的空间关系。DTT 将影像学从单纯早期诊断和评估病灶性状扩展至直接评估病灶与重要白质纤维束之间的关系，来预测患者的预后和功能康复状态。脑梗死患者康复在很大程度上取决于其肢体运动功能的恢复，因此了解脑梗死后运动传导束受损程度有助于早期对患者运动功能的恢复情况进行准确评价。皮质脊髓束作为锥体束中最大的下行束，主要支配肢体的随意运动，在脑卒中患者运动功能恢复过程中发挥决定性作用。利用 DTT 显示脑梗死灶与皮质脊髓束的空间关系，已经成为预测患者运动功能转归的参考依据：①皮质脊髓束走行于梗死灶旁边者，其运动功能几乎不受累，个别患者出现肢体轻度麻木无力，可用短暂的病灶周围水肿所致占位效应来解释（图 12-1-4）；②在皮质脊髓束受压、迂曲的患者中，部分患者的运动功能障碍短期内即明显改善，在慢性期基本痊愈，这可能与梗死灶本身及周围脑组织早期充血、水肿产生的占位效应推挤、压迫白质纤维束，当充血水肿消退后，病灶缩小，对白质纤维束的压迫解除，患者运动功能障碍显著改善有关（图 12-1-5）；③少数病灶累及部分皮质脊髓束使之中断者，其运动功能仍可恢复良好，这可能与未被累及的运动纤维代偿有关；④若皮质脊髓束大部或全部受累，纤维束大部分中断或破坏，患者在急性期表现为严重运动功能损伤，部分患者依靠白质纤维束重构和功能代偿等机制，运动功能可有一定程度恢复，但是与未累及皮质脊髓束的患者比较，其运动功能恢复相对缓慢（图 12-1-6）。

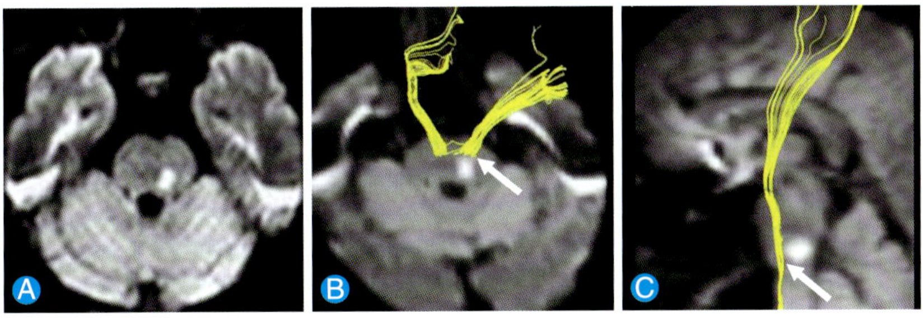

患者男，57 岁，右侧肢体麻木无力 1 天。2 周后患者肢体运动功能障碍即明显恢复。A.MR 成像 DWI 横轴位示左侧脑桥梗死；B、C.MR 横轴位（图 B）和矢状位（图 C）示左侧皮质脊髓束位于梗死灶前方，连续性良好，无受压、中断改变（箭头）

图 12-1-4　左侧脑桥梗死

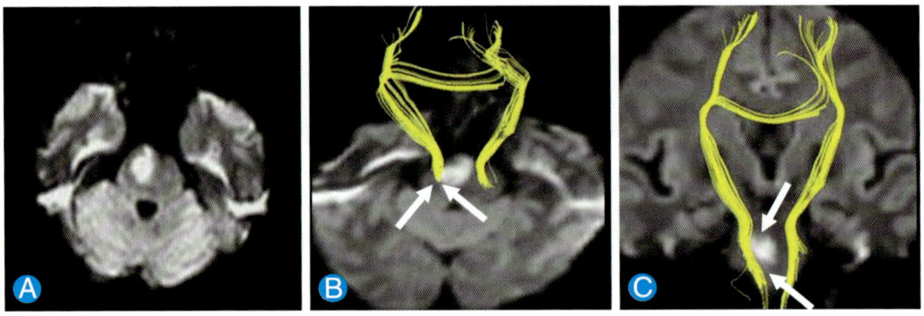

患者男，59 岁，左侧肢体无力伴言语不清 2 天，常规内科治疗及康复训练后 3 个月恢复正常。A.MR 成像 DWI 横轴位示右侧脑桥梗死；B、C.MR 横轴位（图 B）和冠状位（图 C）示右侧皮质脊髓束紧邻梗死灶外侧，呈受压、迂曲改变，但无明显中断（箭头）

图 12-1-5 右侧脑桥梗死

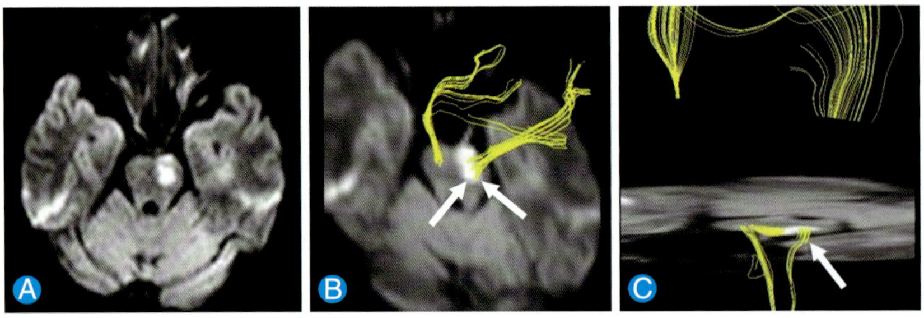

患者女，62 岁，头晕、右侧肢体无力伴言语不清 2 天。常规内科治疗及康复训练后 3 个月仍遗留运动功能障碍。A.MR 成像检查 DWI 横轴位示左侧脑桥梗死；B、C.MR 横轴位（图 B）和矢状位（图 C）示左侧皮质脊髓束从梗死灶中穿过，大部分纤维束中断，梗死灶层面下的纤维束数量减少（箭头）

图 12-1-6 左侧脑桥梗死

尽管大部分皮质脊髓束完全受累的脑梗死患者比皮质脊髓束部分受累者的预后差，但经长期随访观察发现其运动功能还可进一步恢复。通常认为梗死后早期运动功能恢复主要与病灶缺血和水肿改善有关，而晚期运动功能恢复则与脑功能重组密切相关。研究表明，多个皮层区和传导通路参与运动功能重组，除初级运动皮质外，额叶的运动前区、岛叶的辅助运动区和大脑半球内侧均与运动功能恢复有关，这些区域也与脊髓有神经纤维联系。在正常情况下，这些脑区及其下行纤维通路均处于抑制状态，当初级运动皮质及其下行通路损伤时，其抑制即被解除，发挥代偿作用使患者的运动功能得到恢复。胼胝体是连接两侧大脑半球的最大横行神经纤维束，正常人的胼胝体纤维通常也处于抑制状态，以维持两侧大脑运动皮层的功能平衡。一旦单侧大脑半球发生缺血性脑卒中，胼胝体纤维的抑制即被解除，使健侧皮质脊髓束发出的神经纤维经胼胝体横行至患侧，再沿梗死灶下行，代偿受损皮质脊髓束的功能（图 12-1-7），也可从健侧皮质脊髓束发出多支桥脑联络纤维至患侧，甚至再向上延伸至患侧大脑半球的运动皮层，以代偿受损伤的运动功能。Jang 等对 40 例放射冠脑梗死患者进行 DTT 研究，根据 DTT 表现将其分为 3 型：A 型无经胼胝体纤维从健侧皮质脊髓束发出，B 型为健侧皮质脊髓束发出的经胼胝体纤维终止于胼胝体或上行至对侧大脑半球皮层；C 型为经胼胝体到达对侧的神经纤维沿梗死灶下行。运动功能严重受损患者的 DTT 结果多为 C 型，表明运动通路严重损伤者，能解除休眠纤维的抑制状态，从而代偿受损神经纤维，并恢复患者的运动功能。受损皮质脊髓束也可在梗死病灶周围进行重组，使患者恢复运动功能，其功能恢复机制被认为是梗死灶周围未受累的正常细胞发生轴突再生、树突侧枝旁生，以及改变突触阈值等方式，调动储备的神经功能，重建神经网络，达到功能重塑的效果，从而代偿受累区域的脑功能。

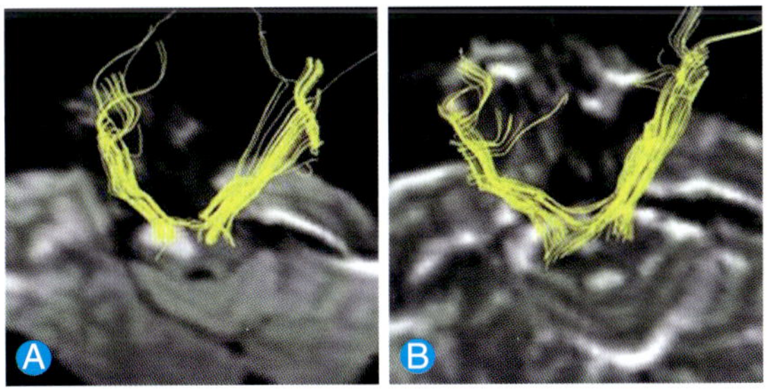

患者男，60 岁，左侧肢体偏瘫伴头晕。A.MR 成像检查 DWI 横轴位示右侧脑桥梗死，DTT 横轴位示右侧皮质脊髓束几乎全部从梗死灶中穿过；B. 发病后 180 天，DTT 显示健侧部分纤维束跨越至梗死侧，沿梗死灶外侧下行

图 12-1-7　右侧脑桥梗死

三、MR 脑灌注成像在脑血管病的研究应用

MR 脑灌注成像包括 DSC-PWI 和 ASL。

DSC-PWI 利用快速扫描和静脉内团注对比剂的方法，根据对比剂所致组织磁化率改变引起 MR 成像信号变化来评价脑组织的血流动力学情况，可计算出相对 rCBF、rCBV、MTT、TTP 等参数。PWI 对早期脑缺血具有高度敏感度，它的异常改变早于 DWI。若同时行 PWI 和 DWI 检查，有助于推测是否存在缺血性半暗带，在脑梗死超急性期，若 PWI 显示血流灌注异常区域大于 DWI 的异常信号区（提示脑梗死区），则提示存在缺血性半暗带，该征象有助于选择溶栓治疗的患者，以尽可能缩小梗死区，实施脑梗死的个性化治疗，并评价溶栓疗效（图 12-1-8）。PWI 用于慢性大脑中动脉 / 颈内动脉狭窄或闭塞患者，有助于发现常规 MR 成像不能显示的脑缺血病灶，表现为 TTP、MTT 延迟，而 CBF、CBV 无明显异常改变，或者表现为 CBF 正常，CBV 轻度升高，说明脑缺血引起脑血管代偿性扩张，循环阻力下降，血流速度减低，同时侧支循环建立，这些代偿机制可以使 CBF 保持在正常范围（图 12-1-9），但是与正常人比较，患者缺血脑区的供血时间延长，脑血流的有效摄取率降低，脑血管的代偿和应激能力均下降，是发生脑梗死的高危脑区，有助于筛选脑卒中高危人群和进行预防性治疗。

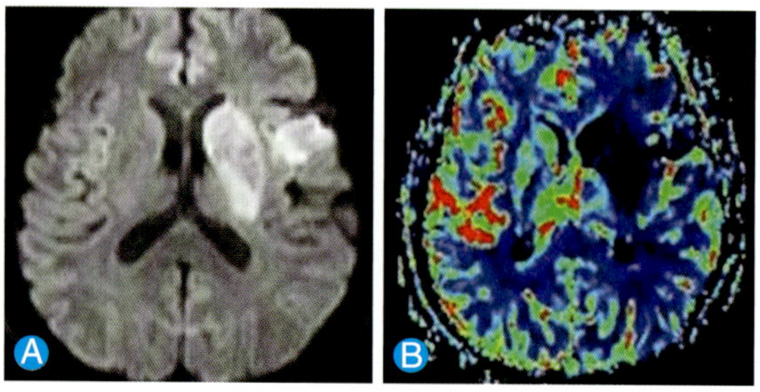

患者男，62岁，右侧肢体无力3小时。A.MR成像DWI横轴位示左侧基底节区、左侧颞叶急性脑梗死；B.PWI横轴位CBF示左侧大脑中动脉供血区血流灌注减低，范围大于DW成像上高信号范围，存在CBF/DWI不匹配，即存在缺血半暗带

图 12–1–8　左侧基底节区、左侧颞叶急性脑梗死

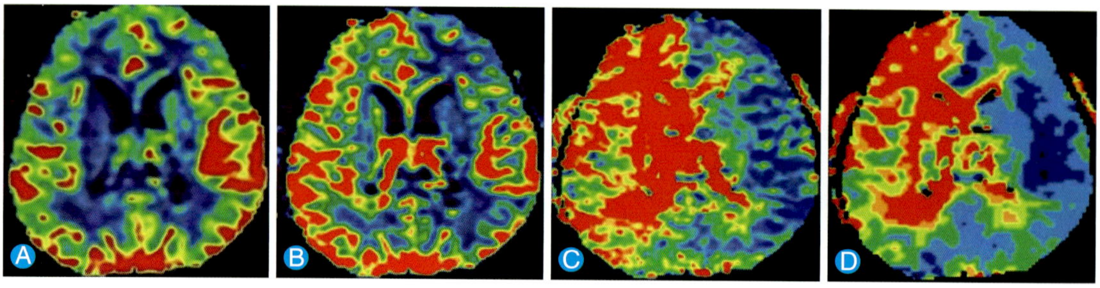

患者男，63岁。MR成像示双侧侧脑室旁腔隙性梗死，PWI横轴位示双侧大脑半球CBF大致对称（图A），右侧大脑半球CBV轻度升高（图B），MTT（图C）、TTP（图D）灌注延迟

图 12–1–9　右侧颈内动脉闭塞

与常规DSC-PWI相比，ASL是一种不需使用钆对比剂的脑灌注成像技术，可用于肾功能不良的患者。根据标记方法将ASL分为四种类型：连续性ASL、脉冲性ASL、准连续ASL及基于流速的ASL，其他技术还包括区域ASL和ASL-血管成像技术。ASL仅能提供单一的CBF参数，在评估急性期脑梗死核心区的效果时不如DWI和PWI，但在显示早期脑缺血改变方面同样具有较高的敏感度（图12–1–10）。Mirasol等研究发现在急性缺血性脑卒中的评估中，ASL显示的CBF减低区与DSC-PWI、CT灌注的低灌注区域有很好的一致性。对于常规MR成像未显示缺血病灶的慢性大脑中动脉/颈内动脉狭窄或闭塞患者，ASL能够显示病变血管侧的脑灌注异常（图12–1–11）。

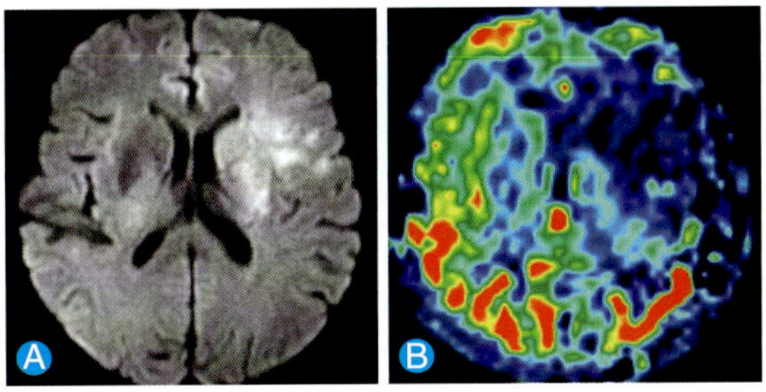

患者女，72 岁，右侧肢体无力伴失语 1 小时。A.MR 成像 DWI 横轴位示左侧额叶、左侧基底节区急性脑梗死；B.ASL 横轴位示左侧大脑中动脉供血区 CBF 降低

图 12-1-10　左侧额叶、左侧基底节区急性脑梗死

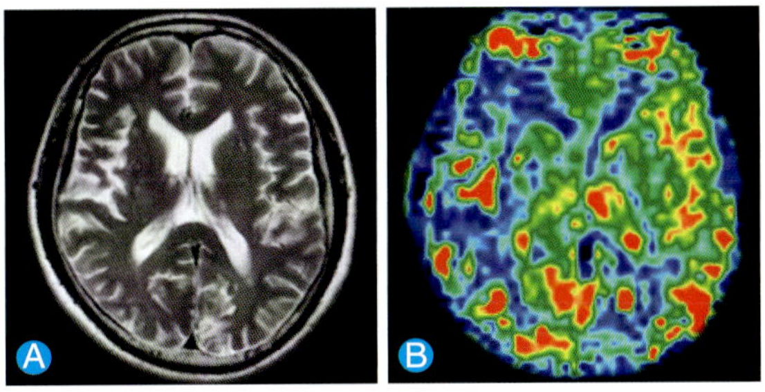

患者男，62 岁，发现右侧大脑中动脉重度狭窄 1 年。A.MR 成像检查 T_2WI 横轴位未见明确异常；B.ASL 横轴位示右侧大脑中动脉供血区 CBF 降低

图 12-1-11　右侧大脑中动脉重度狭窄

ASL 检查中被反转标记之后的血液经一段时间后到达毛细血管，此时即可进行图像采集，从标记到采集的时间间隔即为 PLD 时间，是 ASL 成像的关键参数。PLD 时间的选择会影响 CBF 的判断及灌注评估。在研究慢性缺血性脑血管病中采用两个不同 PLD 时间能够更好地评价实际脑灌注水平，短的 PLD 更容易发现大血管狭窄所致的灌注异常，由于侧支循环供血途径所需时间要长于正常动脉直接供血时间，因此长的 PLD 能够更准确评价实际灌注水平，通过对比两个 PLD 的 CBF 图像，能够反映脑灌注代偿情况或脑血管储备水平，对于准确评估缺血程度、判断预后具有临床实用意义。以儿童的缺血性烟雾病为例，两个不同的 PLD 扫描可以更准确评价灌注代偿水平，以制订个体化治疗方案（图 12-1-12）。Lyu 等采用 2 个 PLD 的 ASL 对单侧大脑中动脉狭窄患者的前向血流及侧支血流进行区分，并提出了 ASL 量化侧支血流的可能性。

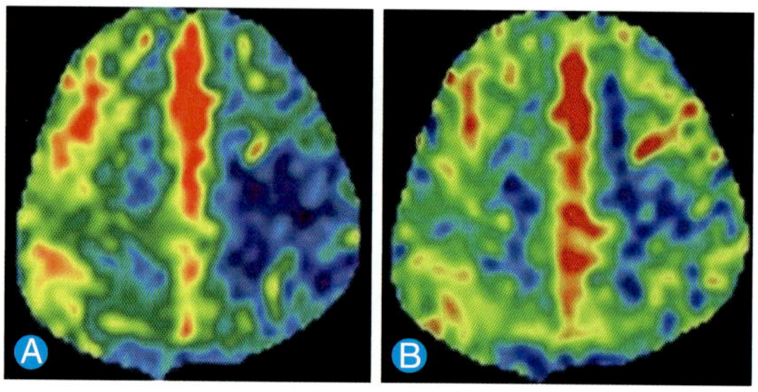

患者男，9 岁。A.MR 成像检查 PLD=1.5 s 的 ASL 横轴位示左侧额顶叶 CBF 降低；B.PLD=2.5 s 的 ASL 横轴位示左侧额顶叶 CBF 降低范围缩小

图 12–1–12　烟雾病

区域 ASL（territory ASL，t-ASL），也称血管选择性 ASL，通过对选定血管内血液进行标记的 ASL 技术，观察近端大血管闭塞后侧支血管对闭塞血管供血区的代偿作用，现广泛应用于颈动脉狭窄及烟雾病患者侧枝血流的判断（图 12–1–13）。

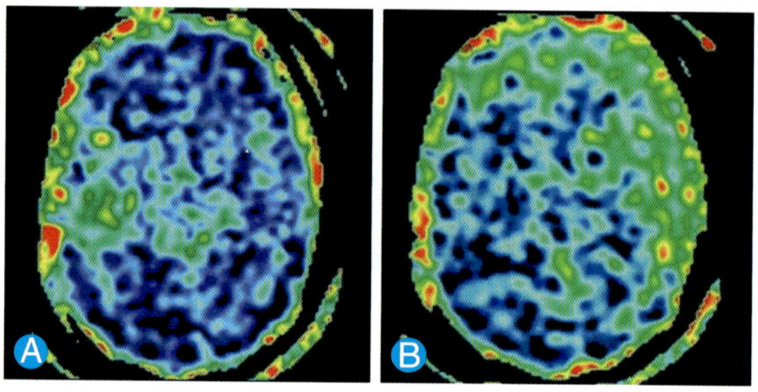

患者男，64 岁。A.MR 成像检查选择性标记右侧颈内动脉，t-ASL 横轴位示右侧额顶叶灌注缺损；B. 选择性标记左侧颈内动脉，t-ASL 横轴位示左侧半球血流灌注正常，右侧额叶前部可见血流灌注，提示左侧颈内动脉向右侧额叶代偿供血

图 12–1–13　右侧颈内动脉重度狭窄

四、MRS 在脑血管病的研究应用

MRS 是活体无创伤评价组织代谢的有效技术，急性脑梗死病灶内的 NAA 呈进行性下降甚至消失，NAA 降低越明显，其预后越差，而胆碱峰和肌酐峰（creatinine，Cr）的降低不如 NAA 显著。Lac 作为一种无氧酵解产物，在正常脑组织不能检出，Lac 浓度升高说明组织缺血缺氧导致正常有氧代谢障碍，脑缺血数分钟后 ^{1}H-MRS 检查就可发现 Lac。此后，Lac 迅速增加，在超急性期即达到高峰，被认为是脑梗死早期阶段的敏感标志物（图 12–1–14）。^{1}H-MRS 对区分脑梗死区和缺血半暗带有重要价值，急性脑梗死 Lac 出现的范围往往大于常规 MRI 已显示梗死灶的区域，因此当 MRI 表现正常，NAA 正常或轻度降低，但出现 Lac 峰时，提示这一区域为缺血半暗带；也可利用 Lac/NAA 比值来判断

梗死区，> 1.0 代表梗死区，< 1.0 为非梗死区。但是否可通过 NAA 和 Lac 变化程度区分梗死核心、缺血半暗带和良性低灌注区仍需进一步探索研究。

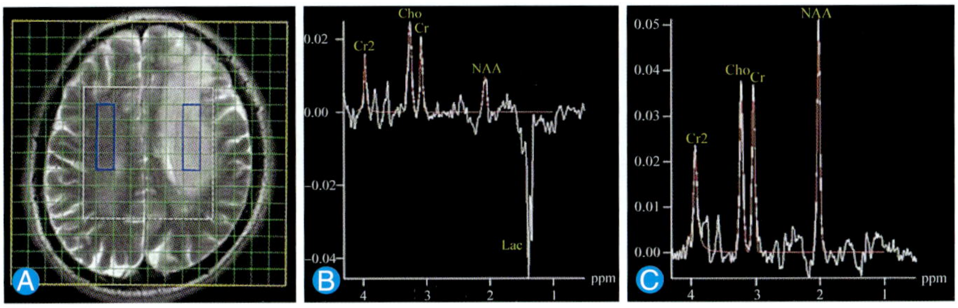

T_2WI 横轴位示左侧半卵圆中心大面积梗死灶，MR 成像检查 ^1H-MRS 定位图：于病灶中心和对侧相应部位各选取对称的 4 个体素（图 A）；梗死灶 ^1H-MRS 曲线显示 NAA 明显降低，Cho 和 Cr 均不同程度降低，于 1.33 ppm 处见较深的倒置 Lac 峰（图 B）；对侧正常脑组织 ^1H-MRS 显示 NAA、Cho 和 Cr 峰，未见 Lac 峰（图 C）

图 12-1-14 ^1H-MRS 定位

对于存在颅内外大血管狭窄或闭塞，但处于代偿期的慢性脑缺血患者，由于受侧支循环代偿供血等因素的影响，脑组织缺血程度与血管狭窄程度并不完全一致，如果进行常规影像学检查，多数患者无异常所见或者仅发现小的腔隙病灶，此时患者的局部脑血流量可能基本处于正常状态，但是其储备能力下降，脑组织有效摄取血流的能力降低，使神经元处于功能抑制和低代谢状态，若发生急性失代偿，则很容易引发脑卒中，导致严重的神经功能障碍。应用 ^1H-MRS 对颈内动脉 / 大脑中动脉慢性狭窄或闭塞患者进行研究，发现常规 MR 成像未见异常改变的脑白质存在代谢异常，表现为 NAA 浓度降低，Cho 浓度升高，部分患者可见 Lac 峰（图 12-1-15）。虽然慢性脑缺血与脑梗死在 ^1H-MRS 呈现的脑代谢改变与脑梗死没有根本区别，但其机制并不完全相同，脑梗死时神经元发生不可逆损伤，细胞含量减少，NAA 进行性下降且不可恢复；而慢性脑缺血患者 NAA 降低反映的功能性改变相对轻微，缺血组织神经元结构仍然保持完整，恢复血运后还可能恢复正常；病变侧 Cho 升高的机制与脑梗死早期相同，均为缺血组织膜性成分降解，释放大量磷脂酰胆碱所致，提示缺血早期尚未发生脑梗死时就可以先出现细胞膜的代谢异常，表明该类患者存在缺血性脑损伤，但脑组织代谢状态尚处于向脑梗死的过渡阶段。Lac 的出现与无氧酵解和梗死灶细胞浸润有关，慢性脑缺血患者出现 Lac 峰，是由于脑组织处于持续缺氧状态引起无氧糖酵解所致，虽然其缺血缺氧程度明显低于脑梗死，但出现 Lac 峰提示该区域的脑血流灌注已经发生较严重的降低，容易发展为脑梗死。因此 ^1H-MRS 能早期发现脑梗死的高危区，有利于对脑缺血程度和患者预后做出准确判断，为处于慢性脑缺血代偿期的患者提供了一种新的评价方法。

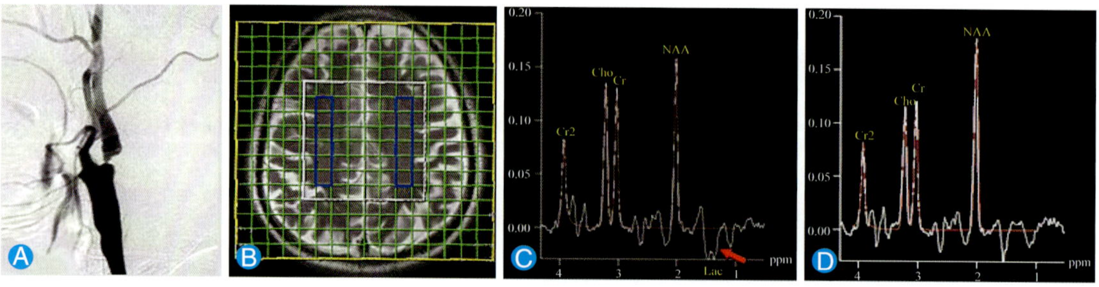

患者男，45 岁，反复发作左侧肢体无力 3 年。A.DSA 示右侧 ICA 起始段重度狭窄；B.^{1}H-MRS 定位图：于中线两侧半卵圆中心各选取对称的 6 个体素；C. 右侧 ^{1}H-MRS 曲线示 NAA 降低，Cho 升高，于 1.33 ppm 处可见倒置 Lac 峰（箭头）；D. 左侧对称部位 ^{1}H-MRS 曲线示 NAA、Cho 和 Cr 峰，未见 Lac 峰

图 12-1-15　右侧 ICA 起始段重度狭窄

五、BOLD 成像在脑血管病的研究应用

BOLD 成像主要应用于慢性期脑血管病，尤其是针对梗死后康复机制的研究。脑梗死后运动功能康复的 BOLD-fMRI 研究发现，在发病早期患者手运动时，健侧大脑半球被广泛激活；在功能缓慢恢复过程中健侧激活范围逐渐缩小，并有患侧半球重新被激活的倾向。健侧半球激活区范围扩大者，多见于恢复较差的患者，提示发病早期患者健侧半球的激活并不是运动功能能否恢复的关键因素，该现象很可能是由患侧对健侧大脑半球非交叉的皮质脊髓束活动的去抑制所致。脑梗死后患侧大脑半球梗死灶周围的非损伤区也具有一定的可塑性，人类和动物研究都已经发现患侧大脑半球梗死周围脑区对运动的恢复能发挥作用。还有研究发现健侧小脑半球激活区体积与患者运动功能恢复呈线性正相关关系，提示小脑在梗死后功能恢复中发挥中介作用。与运动功能相似，脑梗死患者的语言、感觉、认知等功能恢复也与脑组织可塑性和神经网络的动态重组密切相关。对恢复期脑梗死失语患者进行 BOLD-fMRI 研究发现其语言功能激活区从左侧大脑半球向右侧半球转移，其重新分布和重组说明通过感觉输入、学习和经历，大脑皮层语言功能区的位置是可以改变的。应用 BOLD 技术配合简单的语言任务是评价脑梗死失语患者语言功能状态的有效方法，通过监测其相应功能区的动态变化，以及与患者功能恢复的关系，有助于深入了解脑功能恢复的神经机制。

但是，脑梗死患者往往难以配合执行任务、保持任务的一致性，BOLD 成像 GLM 假设患者血流动力学反应正常，而脑灌注减少会导致 BOLD 信号降低，任务态下的 BOLD 成像也忽略了脑区之间的互相连接。随着对脑功能成像研究的逐步深入，研究者们开始关注静息态下 BOLD-fMRI 成像所反映的信息。静息态 fMRI 对于无法执行任务的脑梗死患者具有重要价值，尤其适用于脑梗死患者的大样本、长期纵向研究。脑梗死后脑功能网络出现广泛异常，目前研究表明脑梗死患者运动功能网络破坏，而运动功能改善与脑功能重塑密切相关。全脑功能网络的分析与评价对研究梗死后运动功能重组的动态演变机制具有重要意义。Carter 等对亚急性期脑卒中患者进行横向研究，发现感觉运动脑区同侧半球间功能连接减低，包括双侧初级运动皮质、SMA、次级感觉运动皮层、小脑、丘脑及壳核，其中双侧初级运动皮质的减低与上肢运动功能障碍显著相关，而双侧半球内连接与其无明显相关。随访研究发现脑梗死发作数小时内即可发生双侧半球间初级运动皮质功能连接减低，然后随着运动功能恢复，双侧初级运动皮质的功能连接逐渐增强；脑梗死早期患侧初级运动皮质在双侧半球初级运动皮质间功能连接的偏侧性高，这种不对称性在梗死后 1 个月最强，之后逐渐恢复至正常人水平，与任务 fMRI 显示的双侧半球脑激活再分布一致。皮层下梗死患者纵向随访研究表明发病初期患侧初级运动皮质与相关脑区的功能连接降低，随着恢复过程的逐渐进展，患侧丘脑、小脑与对侧主要运动区功能连接逐渐减低，提示患侧初级运动皮质的连接增强有助于运动功能康复。脑梗死后患侧半球初级感觉运动皮层与双侧运动相关脑区连接的动态变化，与临床运动功能评分呈显著正相关，提示半球运动皮层间的功能连接增强可能是运动功能恢复的脑机制。Lu 等对单侧脑桥梗死患者进行静息态 fMRI 分析，发现桥脑梗死导致病变侧大脑 – 小脑运动通路的功能连接降低（病变侧运动皮层和对侧小脑的连接降低），病变侧大脑 – 小脑非运动通路的功能连接降低（病变侧前额叶皮层和对侧小脑的功能连接降低），这种大 – 小脑的功能失连接证实解剖神经回路是功能连接的生物学基础（图 12–1–16）。另一方面，静息态 fMRI 还可用于观察脑梗死患者白质功能连接受损情况。Wang 等基于脑白质 fMRI 数据探究急性脑桥梗死患者感觉运动系统白质功能张量的改变，发现分别利用 fMRI、DTI 数据追踪得到的脑桥梗死患者脑桥 – 丘脑束形态基本一致；与正常人相比，脑桥梗死患者患侧大脑半球丘脑 – 运动皮层相关纤维束的功能张量值减低，并与随访 6 个月后患者上肢运动评分呈显著正相关，提示静息态 fMRI 可揭示脑梗死患者白质重塑的动态演变规律，并可能作为预测患者运动功

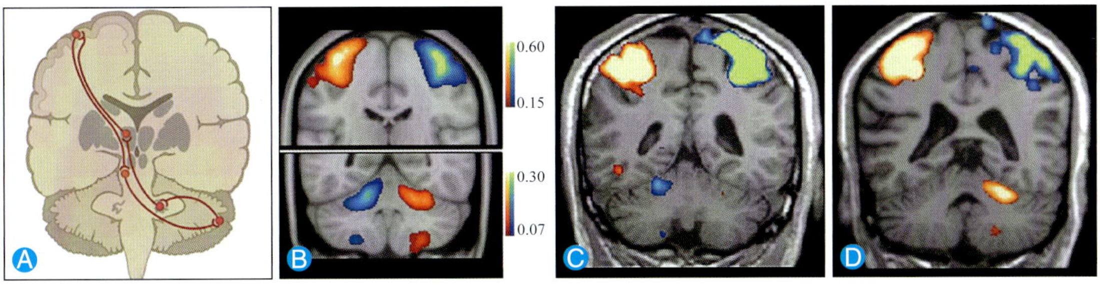

A. 大脑 – 小脑环路的主要组成部分，大脑皮层和脑桥间的多突触传出通路，主要投射到对侧小脑，传入通路首先到达小脑深部核团，然后到丘脑，最后到大脑；B. 健康成年人静息态 fMRI 成像反映两侧大脑小脑存在内在功能连接；C、D. 左侧（图 C）和右侧（图 D）脑桥梗死患者的大脑小脑存在功能连接，虽功能连接在损伤环路受到损害，但在正常环路保持不变

图 12–1–16 大脑 – 脑桥 – 小脑通路冠状位示意

能预后的生物学指标。

然而，目前绝大多数静息态 fMRI 研究后处理方法都基于群组水平的组分析（由于 BOLD 数据信噪比较低，通常采用组分析方法提高信噪比），其结果反映脑功能网络的总体趋势，将个体间差异作为噪声去除，因此不能满足临床脑疾病患者个体化诊治的要求。Lu 等挑战传统分析方法的后处理模式，对正常成年人功能连接的个体差异进行深入分析，研究发现功能连接的个体差异具有脑网络、脑演变进化依赖性，参与高级认知的脑网络（语言、控制、注意网络）个体差异显著，而初级视觉、运动和感觉等脑区的个体差异较小；脑功能连接的变异程度与脑沟深度呈正相关，但与皮层厚度无显著相关；脑功能连接的变异程度与短程连接呈显著负相关，与长程连接呈显著正相关（图 12-1-17）。同时，功能连接个体差异与行为学具有显著相关性，脑功能连接高变异脑区，与行为学提示的执行认知或行为的高变异脑区一致。以上结果证实了功能连接个体差异能够表征人类行为学的不同表现，为制订脑梗死患者的个体化治疗方案提供了理论依据。

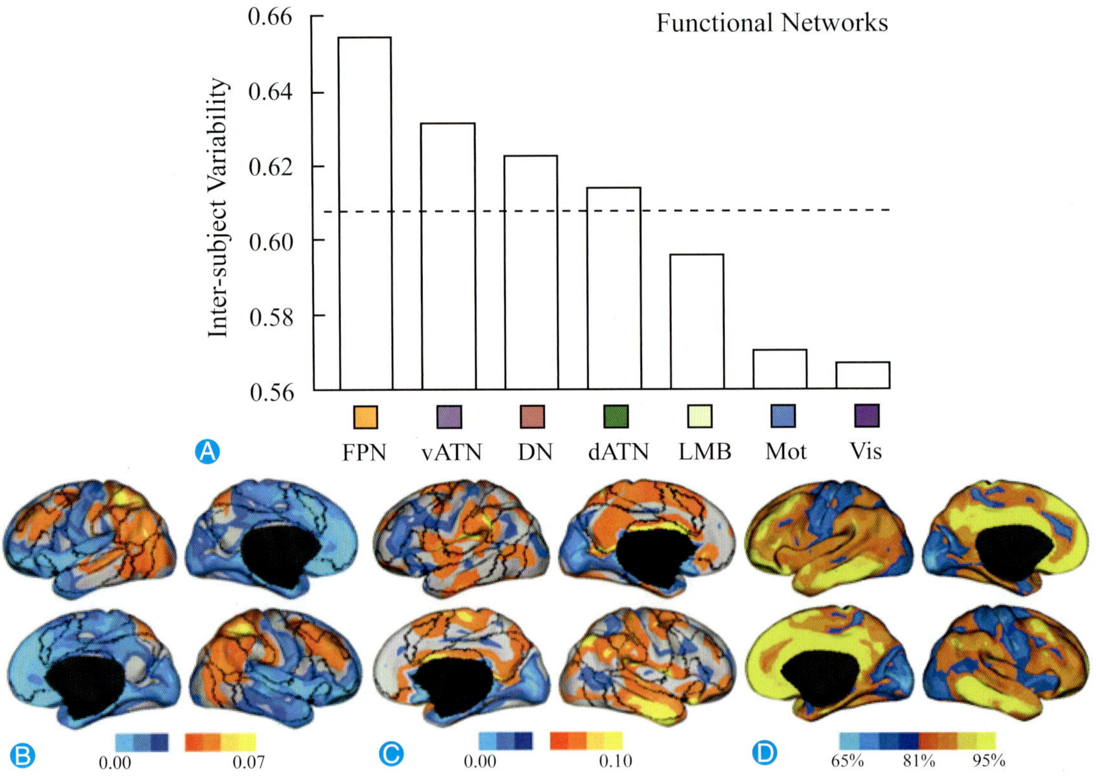

A. 参与高级认知的脑网络（控制和注意网络）变异性更高，而参与感觉、运动、视觉等网络变异性最小；B ~ D. 进化过程中最新形成脑区（额叶、颞叶、顶叶）变异性最高，个体之间差异与皮层脑沟的深度相关（图 B），与皮层厚度无显著相关（图 C），与长距离脑区连接呈正相关（图 D）

图 12-1-17　脑网络功能连接的个体差异

随着静息态 fMRI 成像技术的逐步成熟，数据分析方法趋于完善，通过多角度纵向评价全脑功能连接和功能网络，必将进一步揭示脑梗死后功能重组的脑机制，为临床康复治疗提供有价值的重要信息。

MR 的多种成像技术为脑血管病的评估提供了更多的方法，将组织形态学改变与脑血流动力学、脑代谢及生化改变、白质纤维束完整性、脑功能连接等数据相结合，对于深入理解脑缺血发生发展的病理生理学机制、精准评价缺血脑组织的功能状态有重要意义，在缺血性脑血管病的早期诊断、鉴别诊断、治疗方法选择、病变动态监测、疗效和预后判断等方面发挥着重要的作用。

（张 苗 卢 洁）

第二节 PET 成像在脑血管病的研究应用

缺血性脑血管病绝大多数是由短暂性或永久性脑血管的闭塞或狭窄引起的脑细胞新陈代谢和分子改变，从而导致大脑功能障碍和形态损害。缺血核心区域与周围区域的脑组织血流量和代谢变化可以通过放射性核素成像反应，尤其是 PET 进行评估，现阶段有多种示踪剂如 ^{15}O-H_2O、^{13}N-NH_3·H_2O、^{18}F-FDG、神经炎性因子显像剂、苯二氮䓬受体显像剂、乏氧显像剂等。本节主要介绍 PET 在缺血性脑血管病与动脉粥样硬化斑块中的应用。

一、PET 在缺血性脑血管病中的应用

1.PET 在急性缺血性脑血管病中的应用

CBF 指每 100 g 脑组织单位时间内通过的血流量，对维持脑组织功能和代谢水平起决定作用。^{15}O-H_2O PET 是目前公认定量测量 CBF 的“金标准”，^{15}O-H_2O PET 能够准确定量 CBF 值，明确缺血半暗带的范围，对帮助临床早期诊断和溶栓治疗至关重要。正常全脑的平均 CBF 值约为 50 mL/（100 g· min）；灰质的血流量较高，为 80 mL/（100 g· min）；而白质的平均血流量为 20 mL/（100 g· min）。^{15}O-H_2O PET 除了提供 CBF 值外，还可以提供氧摄取分数（oxygen extraction fraction，OEF）、脑氧代谢率（cerebral blood metabolic rate of oxygen，$CMRO_2$），OEF 是血液流经毛细血管床后被组织摄取氧的百分比，$CMRO_2$

反映脑组织的代谢活动，是衡量脑组织氧代谢利用状况的一个综合指标，生理条件下，静息态 CBF 与 $CMRO_2$、OEF 值保持相对恒定，即 $CMRO_2=CBF \times OEF$。

脑缺血转化为脑梗死是一个动态变化的过程，不可逆的损害从缺血核心区域扩散至边界，对于急性脑缺血患者而言，早期治疗可逆脑组织损伤是治疗急性缺血脑卒中的重要目标，研究表明脑组织梗死核心区 CBF 低于 12 mL/（100 g· min）或局部 $CMRO_2$ 低于 65 μmol/（100 g· min）。当 CBF 降至（12 ~ 22）mL/（100 g· min）时，缺血区域有发生梗死的可能，也有恢复的可能，这个区域又被称为“贫乏灌注”区域，其病理生理机制为代偿性血管舒张的能力增高导致 rCBF 下降，为了满足细胞代谢需求，神经元必须从经过的血液中提取更多的氧气，OEF 会高达 80%（正常 40%），此时 CBF 仍高于 22 mL/（100 g· min），但因缺乏足够的血液供应而未达到正常 CBF 范围，因此定义为灌注不足区域。细胞缺血后功能受损的恢复潜力不仅取决于缺血阶段的残余血流水平，还取决于血流紊乱的持续时间。研究者们使用 PET 对动物脑卒中模型和人的局部缺血的持续时间进行了初步成像研究，研究发现通过 PET 检查局灶性脑缺血可以观察到四个时期，第一时期是区域性脑灌注压下降与区域性脑血管组织下降相匹配，当 CBF 出现下降时，通过血管舒张增加 CBV 来维持 CBF 稳定；第二时期是随着 CBF 降低而 OEF 升高，维持 $CMRO_2$；第三时期脑区的 CBF 和 $CMRO_2$ 降低，通过 OEF 升高来尽可能维持组织的新陈代谢，这个时期的脑组织被定义为缺血半暗带；第四时期 CBF、$CMRO_2$、OEF 都很低，这个时期的状态代表了脑组织不可逆的缺血性损伤或梗死。多项研究表明确定急性脑卒中发作后缺血半暗带是治疗的关键，对于某些患者而言，有效的治疗时间窗可能会很长。

大脑重量仅占总体重的 2%，在静止状态下耗氧量却占人体总基础耗氧量的 20%，几乎全部用于葡萄糖的氧化代谢，生理条件下葡萄糖是大脑能量代谢的唯一底物。^{18}F-FDG 是临床上使用最广泛的葡萄糖代谢显像剂。如葡萄糖代谢一样，^{18}F-FDG 由葡萄糖转运体转运，并被己糖激酶磷酸化为 ^{18}F-FDG-6- 磷酸盐（^{18}F-FDG-6P），^{18}F-FDG-6P 由于缺乏羟基停止进一步代谢，反应产物留在细胞中，因此 ^{18}F-FDG-6P 可以揭示细胞摄取的葡萄糖在体内分布情况。生理条件下，皮层灰质、基底神经节、小脑和脑干中的神经元对葡萄糖的需求最大，从而导致 ^{18}F-FDG 摄取明显增高。葡萄糖代谢率（cerebral metabolic rate of glucose，CMRGlc）是反映人体葡萄糖代谢的客观指标，正常人脑 CMRGlc 值约为 25 μmol/（100 g· min）。CMRGlc 值与 CBF 值具有明显的相关性，研究表明当 rCBF ＞ 40 mL/（100 g· min）时 CMRGlc 维持在正常范围，如果 rCBF 从 35 mL/（100 g· min）下降到 20 mL/（100 g· min），CMRGlc 也会急剧上升，之后再降低，并最终在 rCBF ＜ 20 mL/（100 g· min）时葡萄糖代谢基本停止。在 CBF 减低区域，这种葡萄糖代谢的升高可能具有更加重要的临床意义，并可以作为缺血性半暗带的影像学特征。

尽管 ^{18}F-FDG 的实验性脑卒中的研究已开展了二十多年，但仍局限于动物实验阶段，临床应用相对较少，大多数临床研究也仅局限于亚急性期患者，这可能与 ^{18}F-FDG 制备流程时间长且注射药物后需要等待至少 40 分钟才进行显像的检查方式有一定关系。在小动物和灵长类动物缺血性脑卒中模型的实验研究中显示，梗死核心区 ^{18}F-FDG 摄取减少的趋势是一致的，而梗死周围区域 ^{18}F-FDG 摄取的时空格局变化大，Walberer 团队研究发现在大鼠模型中急性缺血期间未能在梗死周围区域观察到 ^{18}F-FDG 摄取升高，1 天后观察到 ^{18}F-FDG 摄取增加，与神经炎症反应时间更为一致。Heiss 与他的研究团队研究了 16 例急性缺血性脑卒中患者发病及随访 PET 结果，对比了患侧、健侧脑组织 CBF、CBV、$CMRO_2$、OEF、CMRGlc 的前后变化，发现梗死核心区血流与代谢明显低于健侧并且在随访时无明显变化，梗死周围区以 $CMRO_2$ 降低界定时，随访发现该区域 CBF 无变化，但 $CMRO_2$、OEF、CMRGlc 显著减低，最终 CT 证实为梗死区；梗死周围区域以 OEF 升高界定时，只有在 OEF 升高且 $CMRO_2$ 轻微受损的区域，脑组织代谢值才接近正常值（图 12-2-1）。

乏氧标记物在识别缺血组织中起到了重要作用，在组织学受损的缺血核心和随访中完整邻近组织中发现标记的硝基咪唑衍生物的摄取增加，临床上常用的乏氧标记物为 ^{18}F-FMISO。Yeh 等首先使用 ^{18}F-FMISO 对患者的缺血性脑卒中进行研究，发现急性期梗死周围区域 ^{18}F-FMISO 摄取增加，在慢性期高摄取减低表明初期阳性组织已经梗死或恢复。

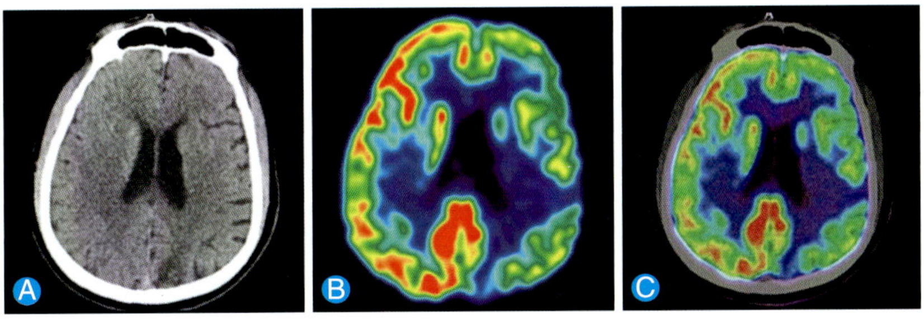

患者男，60 岁。头颅 CT 平扫横轴位示左侧顶叶片状低密度影（图 A）；^{18}F-FDG PET（图 B）和 ^{18}F-FDG PET/CT 融合图（图 C）横轴位示左侧顶叶 ^{18}F-FDG 摄取缺损，较对侧减少 59%，左侧额叶、顶叶 ^{18}F-FDG 摄取减低，较对侧减低 18%

图 12-2-1 左侧颅内动脉狭窄

2.PET 在慢性缺血性脑血管病中的应用

慢性缺血性脑血管病患者大部分是由于颈内动脉、大脑中动脉狭窄或闭塞引起，占全部脑血管病总数约 70%。在慢性期，CBF 仍然是重要的评价指标，但是仅测量 CBF 也不足以达到这一目的。当脑灌注压（cerebral perfusion pressure，CPP）降低时，通过远端阻力血管的自动调节性血管舒张仍可维持正常血流，这种自我调节能力称为脑血管储备功能（cerebrovascular reserve，CVR）。CVR 是指在生理或病理刺激作用下，远端脑动脉的代偿性扩张或收缩使脑血流维持正常的能力。临床上静息态、乙酰唑胺负荷实验法 $^{15}O-H_2O$ PET 是测定 CVR 的重要手段，根据已知的 CBF、CBV 和 OEF 对 CPP 减少的生理反应，对于慢性颈动脉闭塞所致的局部脑血流动力学状态，研究者们提出了 3 个阶段：0 期是由于侧支循环而完全补偿闭塞动脉的 CPP 正常，CBF 和 $CMRO_2$ 紧密匹配，OEF 正常，CBV 没有升高，CBF 对血管舒张刺激的反应是正常的，CVR 正常。Ⅰ期是血流动力学损害反映了 CPP 降低的情况，CBF 通过小动脉的自动调节血管舒张维持，此时 CBV 升高，CVR 下降，CBF 对血管舒张刺激的反应减弱，但 OEF 保持正常。Ⅱ期血流动力学衰竭时，CPP 降低到自动调节的下限以下，CBF 下降较 $CMRO_2$ 下降更为明显，CVR 减低，此时 OEF 增加以维持脑的氧代谢和组织的功能，由于缺血损伤的影响，$CMRO_2$ 可能低于正常水平，这个阶段也称为“贫乏灌注”。Kuroda 等通过对 77 例缺血性脑血管病患者的长期随访，发现 CVR 的受损程度比血管狭窄程度能更好地预测卒中风险，评估 CVR 可以帮助临床尽早发现脑卒中高危人群，早期采取干预措施。

^{13}N 标记物的 PET 示踪剂 ^{13}N- 氨水（^{13}N-ammonia，$^{13}N-NH_3$）为小分子、中性水溶液，可以随血流自由通过血脑屏障进入脑组织，然后转化为谷氨酰胺滞留，应用 $^{13}N-NH_3 \cdot H_2O$ PET/CT 的进行负荷试验发现 $^{13}N-NH_3 \cdot H_2O$ PET 可以反映脑血管的储备能力，提高缺血性脑血管病的诊断率。研究者们联合 $^{13}N-NH_3 \cdot H_2O$ 和 ^{18}F-FDG 对缺血性脑血管病进行脑血流和脑代谢研究，制订一日法脑血流 – 脑代谢联合显像技术，对不同程度脑血管狭窄的慢性脑缺血患者进行评价，以研究其脑功能受损特点，通过定性和半定量分析显示脑血流和代谢存在多种匹配方式，提出联合评价对慢性缺血性脑血管病患者有重要价值，并且应用 $^{13}N-NH_3 \cdot H_2O$ PET/CT 结合醋甲唑胺负荷试验评估患者病情，反映慢性缺血性脑血管病患者 CVR 情况，用于对慢性缺血性脑血管病患者的病情评估（图 12–2–2）。

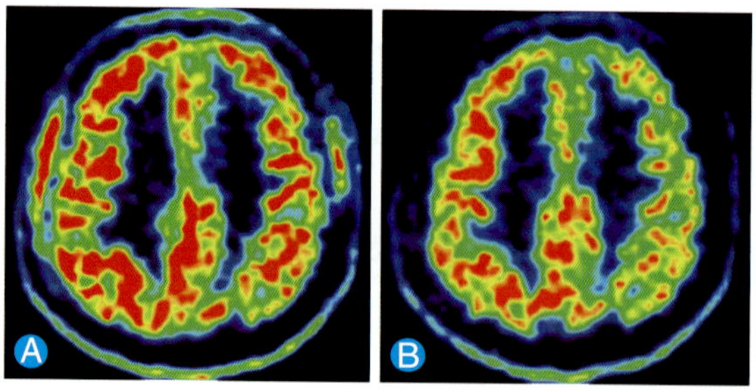

患者男，50 岁。A. 静息态 $^{13}N-NH_3 \cdot H_2O$ PET 横轴位示左侧顶叶血流灌注减低；B. 醋甲唑胺负荷实验后 $^{13}N-NH_3 \cdot H_2O$ PET 横轴位示处左侧顶叶外，左侧额叶出现新的血流减低区

图 12–2–2　左侧颅内动脉闭塞患者行 $^{13}N-NH_3 \cdot H_2O$ PET/CT 醋甲唑胺负荷实验检查

缺血会引起小胶质细胞从静止状态转变为激活状态，发挥吞噬细胞作用，在这个激活的过程中，它们通过改变其形态、增生、释放促炎性化合物并增加免疫调节表面抗原来改变效应器程序，其中转运蛋白 18kDa（TSPO），亦称为苯二氮䓬受体，在活化的小胶质细胞线粒体上上调，因此可以用作炎性生物标志物。^{11}C-PK11195 是临床上常用的炎性示踪剂，研究发现在发生缺血后几天内缺血核心区域及周围区域均观察到 ^{11}C-PK11195 摄取增加。

3.PET 对缺血性脑血管病疗效评价

缺血性脑血管病的防治包括内科治疗和外科治疗等方法。PET 影像评价对手术的术前评估、预后判断具有重要作用。^{15}O-H_2O PET 可以准确测量急性缺血性脑血管病患者脑组织的 CBF、$CMRO_2$ 与 OEF 值，实验结果显示 CBF 小于正常值的 60% 与 $CMRO_2$ 大于正常值的 40% 时可以准确地识别脑卒中患者的缺血半暗带并进行干预治疗，有效逆转缺血半暗带。但是由于 ^{15}O-H_2O 半衰期太短并且需要加速器配合，在急性缺血性脑血管病的临床应用中有明显局限性。外科治疗包括动脉内膜切除术、动脉搭桥术等，颅外动脉 – 大脑中动脉搭桥手术是慢性缺血性脑血管病患者常见的外科治疗方式之一，手术适应证主要是脑供血动脉狭窄或闭塞引起的反复短暂脑缺血发作和轻度神经功能障碍，但无严重偏瘫、失语等症状，灌注检查显示患侧脑区 CBF 减低，内科治疗无效等。搭桥手术通过增加或完全替代一条脑动脉向大脑的供血达到改善患者 CBF，以预防患者再次发生脑卒中。研究人员前瞻性的评估了 40 例症状性单侧血管闭塞患者，发现 OEF 升高的患者发生脑卒中的风险更高，同时随着 OEF 的升高再发脑卒中的风险也明显增加。因此 ^{15}O-H_2O PET 是评价搭桥手术疗效的重要检查手段。Powers 等利用多中心研究随机入组的 195 例症状性动脉粥样硬化颈内动脉闭塞患者药物治疗与手术治疗的疗效，结果证实 ^{15}O-H_2O PET 测量的 OEF 值在鉴别侧支循环不良导致复发性脑卒中高风险患者中起到重要作用，但与单独的药物治疗相比，搭桥手术加药物治疗并不能降低两年复发性同侧缺血性脑卒中的风险。但是该研究因设计和实施不佳而受到批评，因此对于搭桥手术的具体适应证的评价仍在研究中。

^{18}F-FDG PET 同样也被用于评价慢性缺血性脑血管病外科手术和介入治疗疗效。有研究者对 19 例慢性颈动脉狭窄或闭塞的患者进行 ^{18}F-FDG PET 检查，结果发现颈动脉支架置入术后患者的脑葡萄糖代谢和神经认知功能均得到改善。Yu 研究团队对慢性脑缺血患者进行搭桥手术前后的影像评价，发现患侧 CBF、^{18}F-FDG 摄取均较术前有所提高，术后患者所有症状均在一个月内得到改善，在脑灌注不足、^{18}F-FDG 摄取减低区域，手术有助于提高该区域血流量并提高 ^{18}F-FDG 摄取，但是对脑代谢水平的长期变化还未进行深入研究。

二、PET 在动脉粥样硬化斑块中的应用

在我国，颈动脉粥样硬化是导致我国缺血性脑卒中的主要原因，约 70% 的缺血性脑

卒中由颈动脉斑块破裂所致。因此，早期识别易损斑块，评价斑块的稳定性，对于预防和控制缺血性脑卒中事件的发生尤为重要。动脉粥样硬化是一种血管危险因素导致管壁发生的全身系统性慢性炎症疾病，随着其演变进展为易损斑块最终导致脑血管事件发生。研究表明易损斑块破裂形成栓子入血造成血栓栓塞，从而引起缺血性脑卒中。斑块内新生血管和巨噬细胞炎症反应，是导致颈动脉斑块易损性的关键因素。斑块易损性取决于斑块内成分，斑块进展的不同阶段其内炎症反应不同。易损斑块的常见特征是体积较大的脂质坏死核心和表面薄纤维帽，斑块内含有丰富巨噬细胞、T 淋巴细胞和部分平滑肌细胞。

形态学成像在诊断颈动脉易损斑块方面存在局限性，分子成像技术成为该领域研究热点，特别是核成像分子探针。在颈动脉斑块发生、发展为易损斑块的整个过程，其病理生理机制的每一环节均是分子成像的重要靶点，其主要过程包括炎症细胞聚集，内皮细胞活化，巨噬细胞凋亡，斑块内缺乏氧气，新生血管形成并发展为微钙化，纤维帽降解导致斑块破裂，血栓形成，最终导致缺血性脑卒中发生。PET 是常见的分子成像技术能够特异性标记分子示踪剂，对机体内部的细胞代谢活性实现可视化分析。目前许多分子成像方法已成熟应用于肿瘤成像，用于明确肿瘤发生的分子机制，因其具有类似的分子成像靶点，亦可用于颈动脉粥样硬化斑块。然而由于 PET 的分辨力很低，基本上无法辨别各种解剖学特征，近几年出现多模态的影像学成像技术，随着 PET/CT、PET/MR 检查技术的应用，逐步提升了 PET 检测的特异度与灵敏度，结合 CT 或者 MR 成像，能够识别颈动脉斑块成分及炎症反应程度，从而准确评估颈动脉斑块的易损性。

1. ^{18}F-FDG PET 在颈动脉粥样硬化斑块中的应用

^{18}F-FDG 是目前应用于斑块炎症最广泛的分子成像示踪剂。^{18}F-FDG 被已糖激酶磷酸化为 ^{18}F-FDG-6- 磷酸，因其缺少羟基不能进一步糖酵解，停留于细胞内。尤其是对于代谢活性旺盛的炎症细胞，如斑块内激活的巨噬细胞，此即颈动脉炎性易损斑块 ^{18}F-FDG PET 的分子成像基础。动物模型和临床研究发现 ^{18}F-FDG 摄取和巨噬细胞的聚集有着密切的关系。Fabien 等研究表明由 MR 成像证实的非狭窄性颈动脉斑块内富含脂质坏死核心与 ^{18}F-FDG 高摄取有显著相关性。Tawakol 等研究证实 ^{18}F-FDG PET 可用于评估药物治疗后斑块的炎症反应活性。因此，^{18}F-FDG PET 能够监测易损斑块炎症反应程度，从而预测缺血性脑卒中发生的风险，有助于临床对颈动脉粥样硬化患者发生脑卒中进行危险分层并制订个体化治疗方案。

有研究显示近期有症状的颈动脉狭窄患者斑块内炎症相关 ^{18}F-FDG 摄取与早期卒中复发风险相关。应用 ^{18}F-FDG PET 研究表明有症状和无症状斑块及微栓子信号阳性和阴性斑块之间的 TBR 存在显著差异，因此 ^{18}F-FDG PET 能准确识别高危颈动脉斑块，预测动脉粥样硬化疾病进展和血栓形成并发症的风险。

2. 其他 PET 示踪剂在颈动脉易损斑块中的应用

除了 ^{18}F-FDG 之外，仍有许多其他的示踪剂对颈动脉斑块进行成像，从而判断颈动脉斑块的易损性，包括在斑块形成的病理过程中的缺氧、新生血管形成和微钙化的特异性示踪剂，以及动脉粥样硬化的新型 PET 示踪剂。

（1）基于斑块形成过程的其他 PET 示踪剂

1）^{18}F-FMISO：颈动脉粥样硬化斑块内缺乏正常血管，常出现缺氧现象，而缺氧现象与斑块体积和斑块炎症存在着密切关系，^{18}F-FMISO 目前已普遍应用于乏氧成像，有学者发现在高脂血症的兔模型的动脉粥样硬化区域内 ^{18}F-FMISO 摄取明显增高，研究表明 ^{18}F-FMISO PET 能够对动脉粥样硬化的乏氧区域进行可视化分析。

2）^{68}Ga-NOTA-RGD：新生血管形成多发生于颈动脉易损斑块内，在斑块进展的过程中新生血管易破裂出血，造成血栓栓塞，最终导致缺血性脑卒中的发生。^{68}Ga-NOTA-RGD 示踪剂能够靶向整合蛋白 αvβ3 特异性表达于血管内皮细胞和巨噬细胞表面，在动脉粥样硬化小鼠模型和患者血管进行 PET/CT 成像，能够对动脉粥样硬化进行可视化评估。

3）^{18}F- 氟化钠（^{18}F-NaF）：钙化是炎症反应的最终结局，是动脉粥样硬化的重要特征之一。微钙化主要发生于斑块表面的纤维帽，能够导致斑块的易损性。^{18}F-NaF 是常用于骨转移瘤的特异性示踪剂，研究表明 ^{18}F-NaF 能够被动脉粥样硬化的血管壁摄取，并与动脉粥样硬化的危险因素相关。有研究证实 ^{18}F-NaF 在颈动脉易损斑块中的摄取明显高于对侧无症状斑块组和对照组。Li 等通过研究证实 ^{18}F-NaF PET/CT 对于颈动脉粥样硬化的微钙化活性具有重要检测价值，能够评价颈动脉斑块的稳定性，同时低剂量 CT 可以辅助判断斑块的钙化程度及斑块定位（图 12-2-3）。

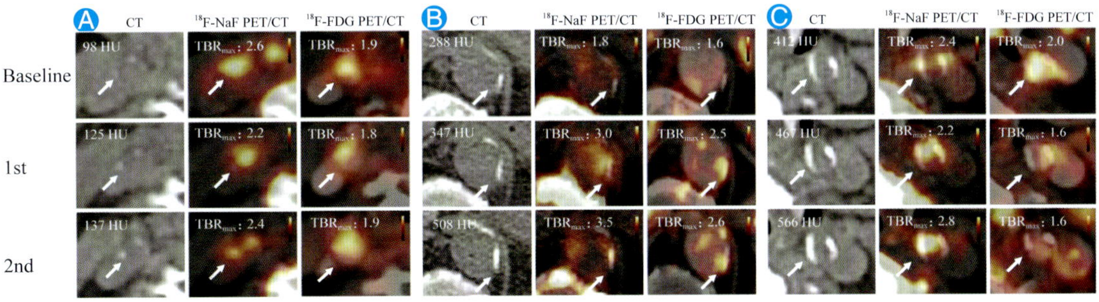

A. 对颈动脉不同程度钙化的骨髓瘤患者进行横轴位 ^{18}F-NaF-PET/CT 扫描。非钙化性病变中，^{18}F-NaF 在颈动脉斑块的摄取位置与 ^{18}F-FDG 一致，二者钙的摄取均增加；B. 轻度钙化病变中，在进行性动脉钙聚集后，^{18}F-NaF 摄取从基线到随访均有显著增加；C. 重度钙化病变中可见致密钙成分；箭头表示钙化病变

图 12-2-3 ^{18}F-FDG PET/CT 与 ^{18}F-NaF PET/CT 在颈动脉粥样硬化进展中的对比研究

（2）新型 PET 示踪剂

1）^{99m}Tc-HYNIC-IL-2：白细胞介素 2（IL-2）与清道夫受体在巨噬细胞表面表达，^{99m}Tc-HYNIC-IL-2 是 IL-2 受体的生物学靶向探针，已广泛应用于颈动脉斑块成像。

2）^{64}Cu-DOTA-DAPTA：作为一类颈动脉粥样硬化的有效分子探针，对各种趋化因子受体有较强的亲和力。

3）^{68}Ga-DOTA-TATE：通过对Ⅱ型生长抑素（SST）受体的特异性亲和力，在激活的巨噬细胞和损伤的内皮细胞内过度表达。研究得出动脉粥样硬化血管对 ^{68}Ga-DOTA-TATE 与 ^{18}F-FDG 的摄取表现为显著相关。

4）^{18}F-FMCH：Cho 在细胞膜形成过程中发挥着重要作用，有研究通过小鼠动脉粥样硬化斑块对 ^{18}F-FMCH（靶向巨噬细胞细胞膜受体）与 ^{11}C- 胆碱进行标记，提高了炎症反应的巨噬细胞检出。

5）^{11}C-PK11195：TSPO 广泛存在于人体的线粒体外膜，部分在巨噬细胞内表达，Gaemperli 等研究通过对颈动脉斑块进行 ^{11}C-PK11195（靶向易位蛋白受体）PET/CT 显像，明显提高了颈动脉易损斑块的检出。

6）^{99m}Tc-RP805：蛋白质水解过程中巨噬细胞会产生多种蛋白酶，其中基质金属蛋白酶（MMP）作为常见的蛋白酶，能够被 ^{99m}Tc-RP805 示踪剂进行特异性标记，已有研究证实其能够用来在动物模型进行斑块成像。

7）^{99m}Tc-cAbVCAM1-5：动脉粥样硬化的炎症反应过程中内皮细胞被激活，其细胞表面的 VCAM-1 可作为示踪剂靶点。研究表明小鼠模型标记的 64Cu-P 选择素单克隆抗体（$T_{1/2}$=12.7h）和 ^{99m}Tc-cAbVCAM1-5 能有效进行易损斑块 PET 成像。

8）^{68}Ga-pentixafor：能够标记动脉粥样硬化进展的巨噬细胞内的趋化因子受体 4（type 4 chemokine receptor，CXCR4），Kircher 等通过回顾性分析 92 例动脉粥样硬化患者进行 ^{68}Ga-pentixafor PET/CT 与 ^{18}F-FDG PET/CT 成像，研究发现 ^{68}Ga-pentixafor PET/CT 对于动脉粥样硬化斑块的检出较 ^{18}F-FDG PET/CT 较多，二者相关性较弱，研究表明 ^{68}Ga-pentixafor 有望成为评估动脉粥样硬化易损斑块有价值的示踪剂。

PET 作为定量脑血流、代谢的分子影像学技术，能够通过其内在联系及动态演变，准确评估脑血管储备功能，为脑缺血患者风险分层提供客观影像学依据，实现对脑梗死的早期预警和患者的个体化精准诊疗，有效降低脑梗死的发生率。

（侯亚琴　李　翔　卢　洁）

第三节　PET/MR 成像在脑血管病的研究应用

MR 成像是脑血管病常用检查手段，能够提供精细的解剖结构图像，以及脑功能、血流灌注、组织生化改变等信息。PET 是研究脑疾病的重要工具，多种特异性示踪剂的开发与应用，对于探究脑血管病发病机制、指导疾病的早期诊断和治疗具有重要作用。一体化 PET/MR 结合了 PET 分子影像学技术和多参数 MR 成像技术，一次检查获得综合影像学信息，既能显示病变脑组织的代谢水平，又能显示病灶的精确解剖部位、血流动力学改变、扩散特征和生化信息，为深入研究缺血性脑血管病的病理生理机制、揭示疾病的发生发展趋势、指导临床个体化治疗提供了有力支持。

一、一体化 PET/MR 在脑血管病中的应用

1. 一体化 PET/MR 无创定量法的应用

一体化 PET/MR 不仅可以实现 PET 和 MR 成像的精确配准融合，而且能够获得脑血流代谢、脑功能网络连接及脑白质纤维束的同步信息。在缺血性脑血管病方面，进一步理解疾病的病理生理机制成为临床迫切需求。CBF 是缺血性脑血管病的重要定量指标之一，前文提到定量 CBF 的“金标准”是 $^{15}O-H_2O$ PET，传统定量 CBF 方法是通过“弹丸”注射 $^{15}O-H_2O$，采集示踪剂到达脑内的动态过程，并在采集过程的不同时间段抽取桡动脉的动脉血，将动脉血作为输入函数，通过图像处理得到所需脑区的时间放射性曲线来计算 CBF 值，但此方法因为需要采集动脉血而较难在临床推广与应用。Su 等提出使用异机 PET 与 MRA 融合图像衍生动脉输入函数（imaged-derived arterial input function，IDAIF）定量 CBF 的方法，通过对 8 名健康志愿者采用动脉抽血法与 IDAIF 法计算全脑 CBF，并对比了两种方法的相关性，结果显示两种方法计算 CBF 的一致性达 0.93，因此 IDAIF 方法可以替代传统的动脉抽血法计算 CBF。一体化 PET/MR 技术具有同步扫描的独特优势，一次扫描同时获得 PET 和 MR 图像，两种图像的精确配准融合，可以简便、准确地获得 IDAIF 信息，更适用于无创、绝对定量的 CBF 研究，2017 年该团队在异机研究的基础上

应用一体化 PET/MR 比较了 7 名健康志愿者抽取动脉血方法与 IDAIF 的计算结果，两种方法计算 CBF 一致性达 0.88，两组测量值在统计学上也没有差异。目前临床上常用 ASL、PWI 技术替代 $^{15}O-H_2O$ PET 进行血流定量测定。Zaro 等利用 $^{15}O-H_2O$ PET 所示的缺血区域指导 PWI 图像，结果发现当 $T_{max} > 6.1$ 秒及 TTP > 4.8 秒时其预测脑灌注临界阈值的准确性最高。融合 $^{15}O-H_2O$ PET 与 PWI 图像评估 PWI 和 PET 所示的灌注差异，解决了目前急性缺血性脑卒中灌注的发展瓶颈，对进一步理解其病理生理学变化具有重要意义。ASL 序列是一种非侵入性 MR 成像技术，也可提供定量的 rCBF 图像，Okazawa 等利用一体化 PET/MR 成像对 11 名健康志愿者进行 $^{15}O-H_2O$ PET 与 ASL 定量对比，结果显示 ASL 定量结果略高于 $^{15}O-H_2O$ PET 定量结果，比较两者差异有助于指导 ASL 的临床应用。Puig O 等也利用一体化 PET/MR 研究了 14 名健康志愿者分别在静息态、换气过渡期间和乙酰唑胺使用后进行 ASL 与 $^{15}O-H_2O$ PET 灌注参数的定量比较，结果显示任何状态下 CBF 值均无显著差异。

2. 一体化 PET/MR 对慢性缺血性脑血管病的评价

PET 研究发现缺血性脑血管病患者中一部分患者会出现“交叉性小脑失联络（crossed cerebellar diaschisis，CCD）”的现象，幕上脑组织损害导致对侧小脑出现血流及代谢减低，该现象最早由 Baron 在 1980 年提出，Baron 等应用无创性 $^{15}O-H_2O$ 率先报道了幕上脑梗死患者对侧小脑半球血流量降低及氧代谢率下降现象，学者们此后运用 $CMRO_2$、CMRGlc 等技术对这种现象进行深入研究，证实了 CCD 的存在。CCD 的发生可能是皮质－脑桥－小脑通路病变所致，在患者发生卒中后即可发生，但成功的再灌注治疗可以逆转这一现象。额叶和丘脑的脑灌注不足与 CCD 发生密切相关。MR 功能显像研究发现在急性、亚急性、慢性缺血性脑血管病患者中均会出现 CCD 显像，亚急性期患者 CCD 的严重程度与神经系统严重程度和临床结果相关。苏黎世大学的研究者们发现利用乙酰唑胺药物负荷试验 BOLD 序列检测在缺血性脑血管病患者中 CCD 发生显像的敏感性与 $^{15}O-H_2O$ PET 检测一致。Kim 等研究发现脑梗死后 CCD 患者 PET 显示对侧小脑代谢降低，DTI 显示小脑中脚的 FA 值也明显降低，提示患者存在皮层－脑桥－小脑通路的损伤。但发生 CCD 的具体机制尚不清楚，CCD 患者的脑功能连接和纤维束的受损情况、动态改变及其与脑血流、代谢改变的关系，目前尚无定论，在急慢性缺血中都可见此现象，在非缺血性病变如脑肿瘤中也观察到类似作用。

脑灌注和脑代谢都与神经活动密切相关，是反映脑功能状况的重要生理学指标。由于神经组织的能量需求非常高，在正常的生理条件下，葡萄糖的氧化代谢几乎是大脑能量代谢的唯一底物。在神经元细胞体内代谢的葡萄糖主要用于支持细胞的营养和维持功能。总体而言，信号传导如动作电位的传播和突触后离子通道消耗的能量占总能量的 87%，而剩余 13% 的能量用于维持膜的静息电位。研究显示血流与代谢存在良好的相关性，并且随着年龄的增长而下降。对于慢性缺血性脑血管病患者而言，早期全面细致进行脑功能评估，并对高危人群及时干预，有助于预防卒中的再发生。笔者之前的研究表明，对于需要搭桥手术治疗的慢性缺血性脑血管病患者，应用一体化 ^{18}F-FDG PET 联合 ASL 序列，可以反映患者术前未发生梗死脑区的血流、代谢情况，手术之后患侧脑区的血流、代谢显著提升，患者症状减轻，对于预防再卒中、评价手术疗效具有重要意义，为了解患者脑缺血后的病理生理改变提供更加全面的影像学依据（图 12-3-1）。同时还分析了 ^{18}F-FDG PET 与 DWI 序列在慢性缺血性脑血管病的联合应用，结果显示梗死核心区 ^{18}F-FDG 摄取减低，梗死周围 MR 结构像正常的脑组织 ^{18}F-FDG 摄取减低并伴有 ADC 值升高，这可能是缺血导致微

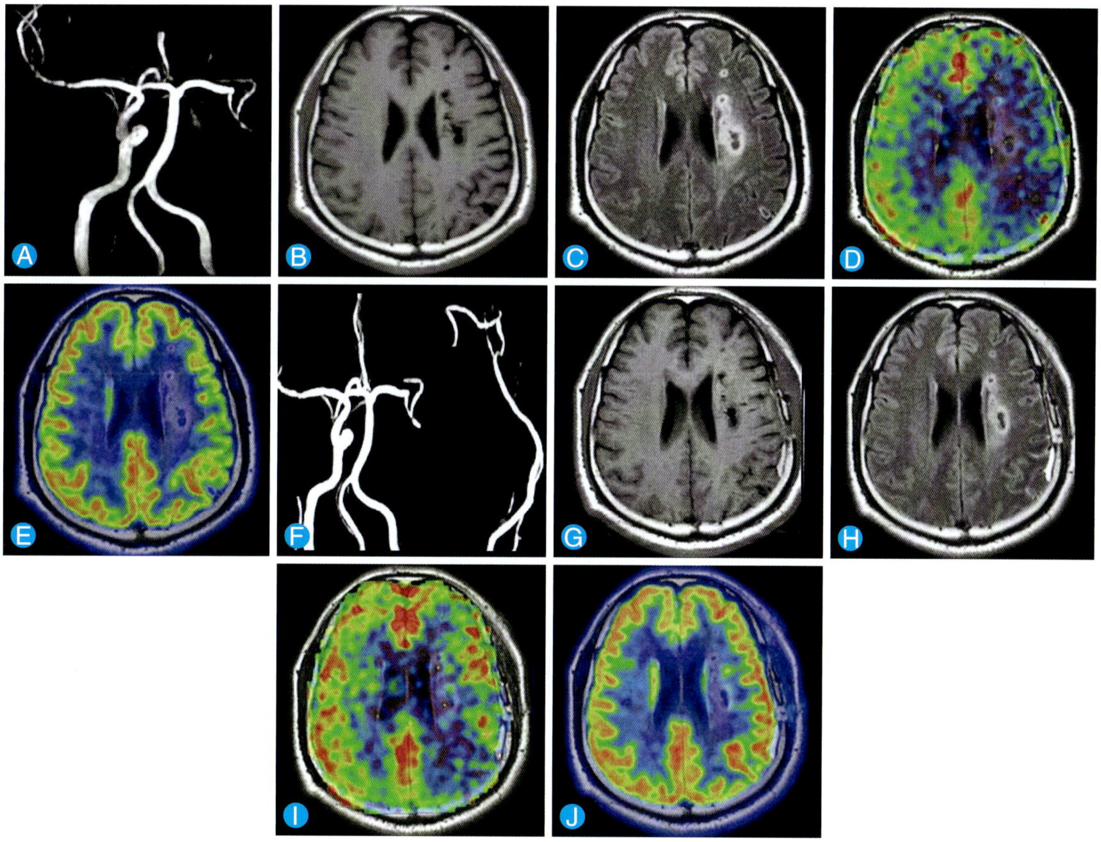

患者男，45 岁，右侧肢体活动不利 7 个月。A ~ E. 搭桥手术前图像；MRA 示左侧颈动脉闭塞（图 A），MR 成像上左侧放射冠可见梗死灶，T_1WI 呈低信号（图 B），FLAIR 呈高信号（图 C），ASL-MR 融合图像示脑血流减低（图 D），CBF 约为 30 mL/（100 g· min），^{18}F-FDG PET-MR 示 FDG 摄取减低（图 E），SUV_{mean} 约为 7.51。F ~ J. 搭桥手术后图像；MRA 可见左侧桥血管（图 F），MRI 上 T_1WI（图 G）和 FLAIR（图 H）左侧放射冠梗死灶同前，ASL-MR 上脑血流（图 I）、^{18}F-FDG-PET-MR 上脑代谢（图 J）均可见升高，CBF 约为 50 mL/（100 g· min），SUV_{mean} 约为 8.0

图 12-3-1　左侧颈内动脉闭塞，行搭桥手术治疗

循环障碍，引起细胞通透性增高，细胞外水分增多等原因所致，确切机制还需进一步研究。

二、一体化 PET/MR 在颈动脉粥样硬化斑块中的应用

PET/MR 作为目前最先进的影像学检查设备，一次检查可完成 MR 成像和 ^{18}F-FDG-PET 同步扫描，实现两种图像的精准融合，同时提供颈动脉粥样硬化斑块形态和分子水平的炎症反应信息，实现了解剖、功能和代谢的实时融合，从而更加准确评估颈动脉斑块的稳定性。同时 MR 成像软组织分辨率高，能更好地显示颈动脉粥样硬化斑块，辐射剂量低，较 PET/CT 具有明显优势。

1. 基于 ^{18}F-FDG 示踪剂的颈动脉粥样硬化斑块研究应用

^{18}F-FDG 作为临床最常用的示踪剂，已有研究证实 ^{18}F-FDG PET/MR 成像在动脉粥样硬化斑块稳定性评价方面具有重要价值。Li 等通过比较 ^{18}F-FDG PET/MR 成像与 ^{18}F-FDG PET/CT 在颈动脉斑块中的价值，研究发现在用静脉血做矫正的情况下，PET 在两台 hybrid 系统中无显著差异，可忽略由于衰减矫正算法不同带来的误差，直接反映出 PET/MR 成像系统的可靠性，同时高分辨 MR 成像的软组织对比度与多序列能够更好地显示颈动脉管壁结构（图 12-3-2）。Rasmus 等对 6 名 HIV 阳性的男性分别进行 ^{18}F-FDG PET/MR 成像与 ^{18}F-FDG PET/CT 颈动脉成像，研究发现两种检查技术对于颈动脉管壁的平均标准摄取值（SUV_{mean}）和最大标准摄取值（SUV_{max}）具有显著相关性（SUV_{mean}：r=0.98；SUV_{max}：r=1.00；P 均< 0.001），研究提示 ^{18}F-FDG PET/MR 成像能够评估颈动脉粥样硬化斑块的稳定性。Mootaz 等研究根据不同的扫描时间分为标准剂量组和低剂量组，对 7 名颈动脉斑块患者进行 ^{18}F-FDG PET/MR 成像，研究得出在保证图像质量和精准量化的前提下，^{18}F-FDG PET/MR 检查的 ^{18}F-FDG 标准剂量可以降低 75%。Rischpler 研究表明颈动脉粥样硬化斑块患者接受药物治疗后，^{18}F-FDG PET/MR 能够检测到颈动脉斑块炎症细胞的代谢变化，对临床药物疗效的检测具有重要价值。

2. 基于其他示踪剂的颈动脉粥样硬化斑块研究应用

除 ^{18}F-FDG 外，新型示踪剂的应用使得 PET/MR 成像对于颈动脉斑块稳定性的评估更加精准和特异。^{68}Ga-pentixafor 示踪剂能够标记动脉粥样硬化进展巨噬细胞内 CXCR4，对于颈动脉斑块的稳定性的定量评估具有重要意义。Li 等通过对 38 例肿瘤患者的动脉粥样硬化病变进行 ^{68}Ga-pentixafor PET/MR 成像，计算 TBR 值，研究得出降主动脉的管壁 TBR 值男性显著高于女性 [（1.9 ± 0.3）*vs.*（1.7 ± 0.2），P < 0.05] 与平均 TRR 值≤ 1.70 的患者相比，平均 TBR > 1.70 的患者糖尿病、高血压、高胆固醇血症和心血管病的发生率显著升高。同时 ^{68}Ga-pentixafor 摄取的重复性良好（r=0.60，P < 0.01），研究表明 ^{68}Ga-pentixafor 高摄取提示患者的心血管危险因素的发生率增加，^{68}Ga-pentixafor PET/MR 成像

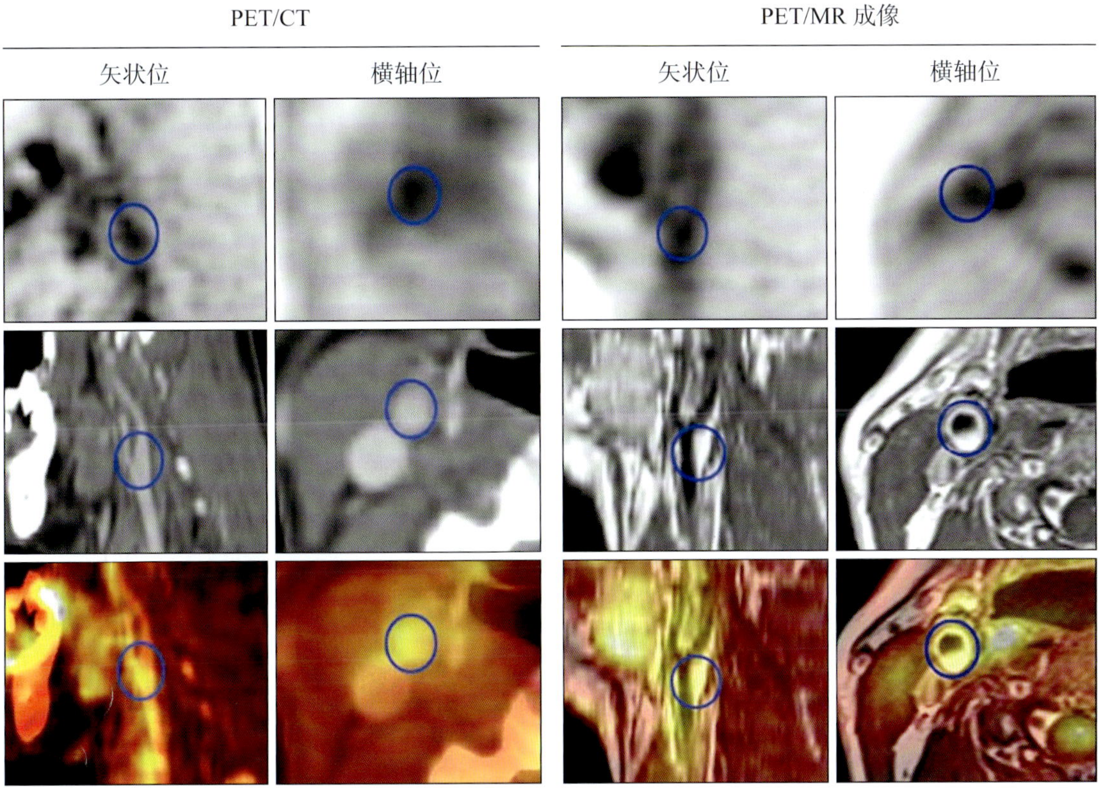

患者男，52 岁，右侧颈动脉斑块示局灶性 ^{18}F-FDG 摄取（颈动脉分叉处斑块呈蓝色圆圈）

图 12-3-2　头颈部肿瘤患者右侧颈动脉 PET/CT 和 PET/MR 融合图像

可以作为评估动脉粥样硬化斑块的稳定性的有力检查手段。随后，Li 等通过对 72 例淋巴瘤患者的不同病变的颈动脉斑块进行 ^{68}Ga-pentixafor PET/MR 成像，并通过组织病理学和免疫组化证实动脉粥样硬化斑块 CXCR4 表达可作为动脉粥样硬化炎症反应替代靶向标记，研究提示 ^{68}Ga-pentixafor PET/MR 成像能够定量颈动脉斑块 CXCR4 表达来评估斑块稳定性（图 12-3-3）。

颈动脉粥样硬化斑块破裂是导致缺血性脑卒中的主要原因，严重危害人类健康。因此早期识别易损斑块、评价斑块的稳定性对于临床早期干预非常重要。高分辨 MR 成像能够准确提供斑块成分的形态学信息，但不能准确评估斑块内炎症反应，PET 作为分子影像学技术能够定量斑块内巨噬细胞炎症，但空间分辨率和组织分辨率较低，因此 PET 联合 HR-MR 成像能够准确评估颈动脉斑块易损性。一体化 PET/MR 成像能够一次检查完成 MR 成像和 PET 同步扫描实现两种图像的精准融合，对颈动脉斑块内炎症反应进行定性和定量分析，同时提供斑块形态结构和炎症细胞代谢信息，从而更加准确评估斑块稳定性，对临床进行早期预警、有效预防缺血性脑卒中具有重要价值。

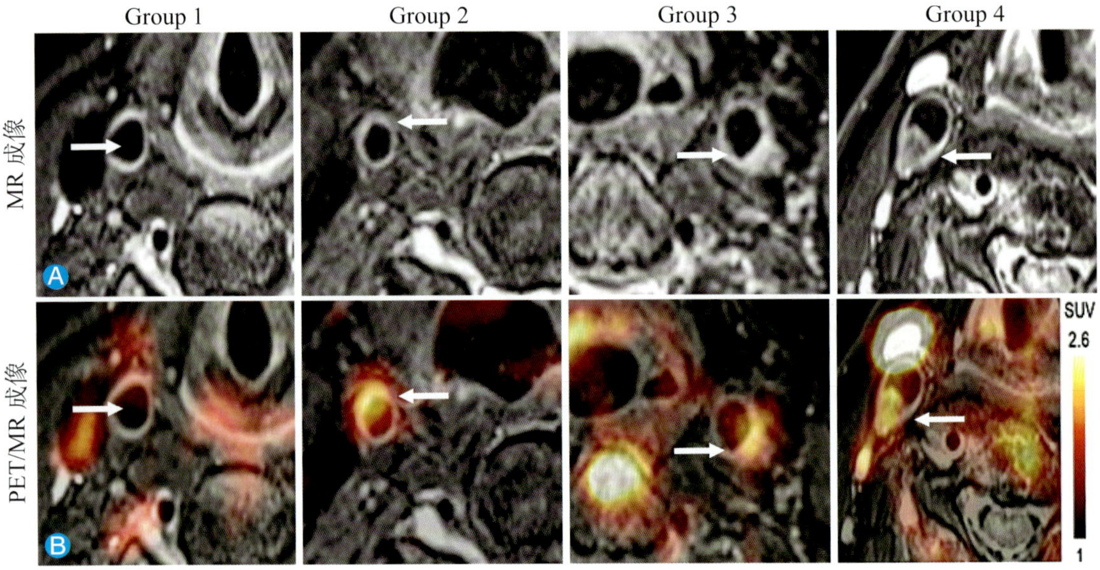

A. 颈动脉 MR 横轴位图像；B. 颈动脉 PET/MR 横轴位融合图像。轻度粥样硬化性颈动脉管壁可见 ^{68}Ga-pentixafor 局灶性摄取，呈轻微偏心性增厚；中重度粥样硬化性颈动脉管壁呈明显偏心性增厚，^{68}Ga-pentixafor 明显摄取；在非显著偏心对照颈动脉中未见示踪剂摄取增加（箭头：感兴趣颈动脉区域）

图 12-3-3 不同病变颈动脉斑块的 ^{68}Ga-pentixafor PET/MR 成像

（张 越 傅 璠 卢 洁）

参考文献

[1] 中华医学会放射学分会质量管理与安全管理学组，中华医学会放射学分会磁共振学组．动脉自旋标记脑灌注 MRI 技术规范化应用专家共识．中华放射学杂志，2016，50(11)：817–824.

[2] MIRASOL R V，BOKKERS R P，HERNANDEZ D A，et al. Assessing reperfusion with whole-brain arterial spin labeling：a noninvasive alternative to gadolinium. Stroke，2014，45（2）：456–461.

[3] LYU J H，MA N，LIEBESKIND D，et al. Arterial spin labeling MRI estimation of antegrade and collateral flow in unilateral middle cerebral artery stenosis. Stroke，2016，47(2)：428–433.

[4] ZHANG M，LU J，JIAO L，et al. Proton magnetic resonance spectroscopy in patients with symptomatic unilateral internal carotid artery/middle cerebral artery stenosis or occlusion. J

Magn Reson Imaging，2011，34（4）：910–916.

[5] SMALL S L，HLUSTIK P，NOLL D C，et al. Cerebellar hemispheric activation ipsilateral to the paretic hand correlates with functional recovery after stroke. Brain，2002，125（7）：1544–1557.

[6] SHEN K，HUTCHISON R M，BEZGIN G，et al. Network structure shapes spontaneous functional connectivity dynamics. J Neurosci，2015，35（14）：5579–5588.

[7] WANG L，YU C，CHEN H，et al. Dynamic functional reorganization of the motor execution network after stroke. Brain，2010，133（Pt 4）：1224–1238.

[8] XU H J，QIN W，CHEN H，et al. Contribution of the resting-state functionalconnectivity of the contralesional primary sensorimotor cortex to motor recovery after subcortical stroke. PLoS One，2014，9（1）：e84729. DOI：10.1371/journal.pone.0084729.

[9] CARTER A R，ASTAFIEV S V，LANG C E，et al. Resting interhemispheric functional magnetic resonance imaging connectivity predicts performance after stroke. Ann Neurol，2010，67（3）：365–375.

[10] GOLESTANI A M，TYMCHUK S，DEMCHUK A，et al. Longitudinal evaluation of resting-state fMRI after acute stroke with hemiparesis. Neurorehabil Neural Repair，2013，27（2）：153–163.

[11] PARK C H，CHANG W H，OHN S H，et al. Longitudinal changes of resting-state functional connectivity during motor recovery after stroke. Stroke，2011，42（5）：1357–1362.

[12] WANG J，YANG Z，ZHANG M，et al. Disrupted functional connectivity and activity in the white matter of the sensorimotor system in patients with pontine strokes. J Magn Reson Imaging，2019，49（2）：478–486.

[13] LU J，LIU H，ZHANG M，et al. Focal pontine lesions provide evidence that intrinsic functional connectivity reflects polysynaptic anatomical pathways. J Neurosci，2011，31（42）：15065–15071.

[14] MUELLER S，WANG D，FOX M D，et al. Individual variability in functional connectivity architecture of the human brain. Neuron，2013，77（3）：586–595.

[15] BASKIN A，BUCHEGGER F，SEIMBILLE Y，et al. PET molecular imaging of hypoxia in ischemic stroke：an update. Curr Vasc Pharmacol，2015，13（2）：209–217.

[16] VAN GOLEN L W，KUIJER J P A，HUISMAN M C，et al. Quantification of cerebral blood flow in healthy volunteers and type 1 diabetic patients：comparison of MRI arterial spin labeling and [^{15}O]H_2O positron emission tomography（PET）. J Magn Reson Imaging，

2014, 40 (6): 1300–1309.
[17] REYNOLDS M R, DERDEYN C P, GRUBB R L, et al. Extracranial-intracranial bypass for ischemic cerebrovascular disease: what have we learned from the Carotid Occlusion Surgery Study? Neurosurg Focus, 2014, 36 (1): E9. DOI: 10.3171/2013.10. FOCUS13427.
[18] POWERS W J, CLARKE W R, GRUBB R L, et al. Extracranial-intracranial bypass surgery for stroke prevention in hemodynamic cerebral ischemia. JAMA, 2011, 306(18): 1983–1992.
[19] WALBERER M, BACKES H, RUEGER M A, et al. Potential of early [^{18}F]-2-Fluoro-2-Deoxy-D-Glucose positron emission tomography for identifying hypoperfusion and predicting fate of tissue in a rat embolic stroke model. Stroke, 2012, 43 (1): 193–198.
[20] KAO H, LIN M, WU W, et al. Improvement of cerebral glucose metabolism in symptomatic patients with carotid artery stenosis after stenting. Clin Nucl Med, 2015, 40 (9): 701–707.
[21] YU Z, SHI X, ZHOU Z, et al. Cerebral glucose metabolism changes in chronic ischemia patients following subcranial-intracranial bypass. Neurosurg Rev, 2020, 43 (5): 1383–1389.
[22] SABA L, ANZIDEI M, MARINCOLA B C, et al. Imaging of the carotid artery vulnerable plaque. Cardiovasc Inter Rad, 2014, 37 (3): 572–585.
[23] RUDD J H, WARBURTON E A, FRYER T D, et al. Imaging atherosclerotic plaque inflammation with [18F]-Fluorodeoxyglucose positron emission tomography. Circulation, 2002, 105 (23): 2708–2711.
[24] VESEY A T, JENKINS W, FORSYTHE R, et al. 18F-Fluoride and 18F-Fluorodeoxyglucose positron emission tomography after transient ischemic attack or minor ischemic stroke: case-control study. J Am Coll Cardiol, 2016, 67 (13): 1616.
[25] SU Y, ARBELAEZ A M, BENZINGER T L, et al. Noninvasive estimation of the arterial input function in positron emission tomography imaging of cerebral blood flow. J Cereb Blood Flow Metab, 2012, 33 (1): 115–121.
[26] SU Y, VLASSENKO A G, COUTURE L E, et al. Quantitative hemodynamic PET imaging using image-derived arterial input function and a PET/MR hybrid scanner. J Cereb Blood Flow Metab, 2017, 37 (4): 1435–1446.
[27] ZARO-WEBER O, MOELLER-HARTMANN W, SIEGMUND D, et al. MRI-based mismatch detection in acute ischemic stroke: optimal PWI maps and thresholds validated

with PET. J Cereb Blood Flow Metab，2017，37（9）：3176–3183.
[28] OKAZAWA H，HIGASHINO Y，TSUJIKAWA T，et al. Noninvasive method for measurement of cerebral blood flow using O-15 water PET/MRI with ASL correlation. Eur J Radiol，2018（105）：102–109.
[29] PUIG O，HENRIKSEN O M，VESTERGAARD M B，et al. Comparison of simultaneous arterial spin labeling MRI and ^{15}O-H_2O PET measurements of regional cerebral blood flow in rest and altered perfusion states. J Cereb Blood Flow Metab，2020，40（8）：1621–1633.
[30] HEISS W，ZARO WEBER O. Validation of MRI determination of the penumbra by PET measurements in ischemic stroke. J Nucl Med，2017，58（2）：187–193.
[31] HEISS W D. Radionuclide imaging in ischemic stroke. J Nucl Med. 2014，55（11）：1831–1841.
[32] 苏玉盛，王红艳，梁志刚，等 . ^{13}N-Ammonia PET/CT 脑血流灌注显像结合醋甲唑胺负荷试验对单侧大脑中动脉或颈内动脉狭窄患者脑血管储备的评定 . 中国康复理论与实践，2016，22（11）：1304–1309.
[33] 崔春蕾，崔瑔，马云川，等 . 一日法 PET 脑血流 – 脑代谢联合显像评价不同程度脑血管狭窄患者的脑血流及代谢特点 . 临床和实验医学杂志，2020，19（4）：427–430.
[34] 崔瑔，马云川，王曼，等 . 脑血管重度狭窄患者脑代谢与脑血流损害特点初步研究 . 国际放射医学核医学杂志，2014（3）：141–147.
[35] 王曼，马云川，吉训明，等 . 脑代谢 – 脑血流同期显像在缺血性脑血管病的影像特征与类型 . 首都医科大学学报，2013，34（1）：43–48.
[36] YIN L，CHENG S，XIAO J，et al. 3D pseudocontinuous arterial spin-labeling perfusion imaging detected crossed cerebellar diaschisis in acute，subacute and chronic intracerebral hemorrhage. Clin Imaging，2018（50）：37–42.
[37] SEBOK M，VAN NIFTRIK C H B，PICCIRELLI M，et al. BOLD cerebrovascular reactivity as a novel marker for crossed cerebellar diaschisis. Neurology，2018，91（14）：e1328–1337. DOI：10.1212/WNL.0000000000006287.
[38] CUI B，ZHANG T，MA Y，et al. Simultaneous PET-MRI imaging of cerebral blood flow and glucose metabolism in the symptomatic unilateral internal carotid artery/middle cerebral artery steno-occlusive disease. Eur J Nucl Med Mol Imaging，2019，47（7）：1668–1677.
[39] 崔碧霄，张苗，马杰，等 . 一体化 ^{18}F-FDG PET/MR 评估缺血性脑血管病 . 中国医学影像技术，2019，35（12）：1817–1822.
[40] LI X，HEBER D，GONZALEZ J C，et al. Association between osteogenesis and

inflammation during the progression of calcified plaque evaluated by ^{18}F-Fluoride and ^{18}F-FDG. J Nucl Med，2017，58（6）：968–974.

[41] KIRCHER M，TRAN-GIA J，KEMMER L，et al. Imaging inflammation in atherosclerosis with CXCR4-directed ^{68}Ga-pentixafor PET/CT：correlation with ^{18}F-FDG PET/CT. J Nucl Med，2020，61（5）：751–756.

[42] CALCAGNO C，RAMACHANDRAN S，IZQUIERDO-GARCIA D，et al. The complementary roles of dynamic contrast-enhanced MRI and ^{18}F-fluorodeoxyglucose PET/CT for imaging of carotid atherosclerosis. Eur J Nucl Med Mol Imaging，2013，40（12）：1884–1893.

[43] HYAFIL F，SCHINDLER A，SEPP D，et al. High-risk plaque features can be detected in non-stenotic carotid plaques of patients with ischaemic stroke classified as cryptogenic using combined ^{18}F-FDG PET/MR imaging. Eur J Nucl Med Mol I，2016，43（2）：270–279.

[44] MATEO J，IZQUIERDO-GARCIA D，BADIMON J J，et al. Noninvasive assessment of hypoxia in rabbit advanced atherosclerosis using ^{18}F-fluoromisonidazole positron emission tomographic imaging. Circ Cardiovasc Imaging，2014，7（2）：312–320.

[45] EVANS N R，TARKIN J M，Buscombe J R，et al. PET imaging of the neurovascular interface in cerebrovascular disease. Nat Rev Neurol，2017，13（11）：676–688.

[46] LI X，HEBER D，RAUSCH I，et al. Quantitative assessment of atherosclerotic plaques on ^{18}F-FDG PET/MRI：comparison with a PET/CT hybrid system. Eur J Nucl Med Mol Imaging，2016，43（8）：1503–1512.

[47] LI X，YU W，WOLLENWEBER T，et al. ^{68}Ga-pentixafor PET/MR imaging of chemokine receptor 4 expression in the human carotid artery. Eur J Nucl Med Mol Imaging，2019，46（8）：1616–1625.

第十三章

PET/MR 成像在脑损伤的临床应用

脑外伤（traumatic brain injury，TBI）是指由创伤即物理外力（如头部受到撞击或外力击打，战争中暴露于冲击波等）作用于头部造成的局部解剖、病理结构的改变，从而进一步引发大脑功能的损害。大脑功能的改变可表现为意识的丧失或降低、精神状态的改变、后对于事件记忆的不全和神经功能的缺陷。一般情况下，通常根据急诊室记录的初始格拉斯哥昏迷量表（glasgow coma scale，GCS）评分、意识丧失持续时间和创伤后遗忘时间（即受伤后的记忆丧失）将 TBI 分为轻度、中度或重度。TBI 高危人群的年龄主要为 4 岁或更小年龄的儿童、15 ~ 19 岁的年轻人和 65 岁以上的老年人。约有 30% 的人群在 TBI 后存在持续的神经、精神类疾病，无法恢复到以往正常水平，严重影响患者的生活质量。在所有损伤原因中，跌倒比例约占 38%，主要发生在儿童和老年人。据估计，mTBI 在创伤性脑损伤中的比例为 80% ~ 90%。mTBI 的高发生率和高患病率造成了巨大的经济和社会负担。

TBI 分为原发性和继发性。与原发性 TBI 相关的神经病理学和微血管变化包括脑白质出血、神经元变性、硬膜外 / 下出血、静脉充血和血管间隙扩大。常见的损伤是轴突拉伸导致的创伤性轴索损伤（traumatic axonal injury，TAI），通常也被称为弥漫性轴索损伤（diffuse axonal injury，DAI）。轴索损伤好发于灰白质交界区、大脑皮层、胼胝体和脑干，尸检结果也证实了这些好发区域的损伤。TAI/DAI 在损伤后的几个月内会发生顺行 / 逆行性退变和断裂，有的可以持续数年。这种轴突变性和断裂可能导致相关的神经认知和行为缺陷。继发性损伤是由创伤引发的细胞破坏过程导致的，与影响脑代谢、改变 CBF、离子稳态和其他重叠于创伤后的应激障碍相关。

近几十年来，随着影像学技术的发展，人们对 TBI 的病理生理学有了更深入的认识。通过各种技术得到的结构和功能成像适用于可视化大脑中的血流动力学和代谢变化。与此同时，以评估初级损害和预防进一步恶化为指导，对 TBI 患者的治疗方法越来越多。常规影像学技术对 TBI（特别是 mTBI）预后症状的预测能力相对薄弱，因此，研发基于 MRI 技术的 TBI 准确诊断与预后识别方法的基础研究，日渐成为国际医学界的热点问题。2012 年发表在 *nature reviews neurology* 上的题为“CT scan does not predict outcome of mild traumatic brain injury”的综述文章明确提出：“在观测的 1292 名患者中，97% 的 mTBI 的 CT 存在漏检，并且 CT 检测结果很难对临床症状做出有效预测。”同时也应意识到：由于 CT 与 MR 成像常规扫描探测出的 TBI 局部损伤情况，对临床症状的预测能力仍相对薄弱，特别是对于 TBI 存在的结构和功能共变的特性分析仍不成熟。目前基于 MR 成像对 TBI 的研究包括大脑损伤机制及伴随神经心理学症状的大脑结构及功能研究，有以下方面：fMRI、3D-T_1WI、DTI、SWI 等。

第一节 MR 成像在脑损伤的研究应用

MR 成像是 TBI 亚急性期及慢性期的首选技术。使用 MR 成像评估颅骨骨折的难度、MR 成像对患者监测的局限性、相对较长的扫描时间及对于头动伪影的敏感度阻碍了该技术在 TBI 急性期的应用。MR 成像在检测弥漫性轴索损伤和非出血性挫伤方面比 CT 更敏感，尤其是在额叶和颞叶区域。MR 成像对小的硬膜下血肿和脑干损伤的检测也更为敏感。1/3 的轻、中度 TBI 患者在慢性期 MR 成像表现为额、颞部局灶性萎缩，并且可预测预后。除了全脑萎缩，病变的数量、大小和深度也与昏迷程度和预后有关，MR 成像扫描显示随着病灶的消退，神经心理测试结果也有所改善。然而，仍然约有 15% 的 MR 成像正常的患者预后不佳，且无法恢复工作。由于病变和预后存在不一致性，因此选择合适的 MR 成像影像学序列十分重要。磁共振序列多参数成像的优点为不同损伤部位、损伤方式的检出提供了新的可能。多年来，T_1 加权和 T_2 加权自旋回波和液体衰减反转恢复（FLAIR）序列是头部损伤中最常用的 MR 成像序列。与 T_1 加权自旋回波序列相比，T_2 加权自旋回波序列在检测挫伤方面似乎更敏感。在评估创伤性病变时，FLAIR 加权序列的敏感性与 T_2 加权自旋回波序列相同或更好。在急性期，FLAIR 加权序列用于检测弥漫性轴索损伤和水肿；在亚急性和慢性阶段，FLAIR 加权序列主要用于检测胶质增生。T_2* 加权梯度回波序列可以显示由于出血导致的血铁黄素沉积，并且优于 T_1 加权和 T_2 加权在 TBI 中的检测，对不同严重程度的 TBI 患者的研究显示，T_2* 加权梯度回波序列的病变数量与结果呈正相关，而在 T_2 加权未能发现明显的相关性。在 mTBI 患者中，72 小时内检测到的 MR 成像异常与神经心理缺陷之间存在关联，但未能发现这些影像学表现与恢复工作时间之间的关系，或者发生脑震荡后遗症的相关性。SWI 是近年发展起来的一种 MR 成像技术，对含铁血黄素具有较高的敏感度，SWI 对 TBI 患者出血病变检测的敏感性可能高于常规磁共振扫描序列。总体而言，如果要在损伤后亚急性期和慢性期发现异常，在使用合适的 MR 成像序列的情况下，MR 成像是首选检查方式。

一、脑外伤 DTI 影像学表现

DTI 是一种相对较新的 MR 成像技术，可以重建中枢神经系统中的白质纤维束。DTI 可通过测量水分子扩散的程度和方向，来观察 TBI 轴索损伤的主要病理基础改变。这种技术基于水分子扩散的程度和方向。水分子在组织中的扩散受其结构环境的影响，在白质纤维束中水分子的扩散方向沿着平行于髓鞘的纤维束扩散最大。通过 DTI 可以计算 MD 和 FA 这两个参数都是衡量轴突完整性的指标。DTI 可以重建扩散方向生成彩色图，显示中枢神经系统中主要白质纤维束的位置和方向。在 mTBI 患者中，急性期 DTI 显示正常出现的白质 FA 减少，主要发生在胼胝体和内囊，最可能的原因是轴索损伤，这种损伤的模式在受伤后几天直至几年的时间里仍被报道（图 13-1-1）。同时，水分子扩散异常程度与格拉斯哥昏迷评分有关。此外，FA 的降低与损伤后一年以上的认知功能障碍有关。到目前为止，关于 TBI 的 DTI 改变结果一直存在差异，这可能与不同的病理生理过程有关。然而，在慢性 TBI 患者中，大脑皮层广泛区域的扩散增加与学习和记忆之间存在正相关关系。总而言之，sMRI 技术，如传统的 CT 和 MR 成像，可以用于描述原发性 TBI。CT 成像提供的信息在损伤早期检出病变最合适，MR 成像方法在恢复阶段更有帮助。然而，常规 CT 和 MR 成像的阴性预测值有限，没有异常并不能保证是最佳结果。DTI 等 MR 成像新技术的应用在 TBI 中的前景十分广阔，由于基于扩散成像的方法间接依赖于细胞的能量状态，因此这些技术还可以提供继发性损伤的信息。同时，由于常规结构 CT 和 MR 成像不能显示大脑功能改变，因此 mTBI fMRI 技术可能在预测患者认知改变和预后方面有更高的应用价值，有助于临床治疗方案的实施。

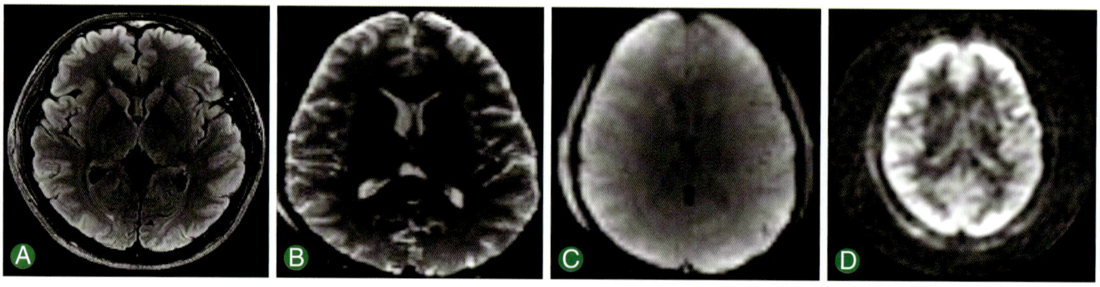

A.MRI 横轴位 T_2FLAIR；B.DTI；C.BOLD 信号成像；D.ASL 成像

图 13-1-1　轻度脑外伤患者的 MRI 表现

二、TBI 功能磁共振影像学表现

fMRI 是基于 MR 成像技术的神经功能成像，通过检测血流变化衡量相关脑部活动。fMRI 是一种无创磁共振检查技术，目前大多数 fMRI 研究都是基于 BOLD 方法应用于 T_2*

加权成像中。脱氧血红蛋白和含氧血红蛋白的磁性不同，脱氧血红蛋白具有顺磁性，氧合血红蛋白具有逆磁性，其相对比例的变化导致靶区相对于周围组织的磁共振信号发生暂时性变化。在特定任务或静息状态时，相应大脑皮层区域局部血流的改变，导致大脑微循环血流量的改变，从而影响耗氧量，发生脱氧血红蛋白与含氧血红蛋白比值的局部变化。功能磁共振是因为结合了 MRI 的解剖精度和功能信息，因此具有很好的临床应用价值。特定语言或认知任务所涉及的大脑区域的激活可以被绘制出来，从而增加我们对神经心理功能障碍的认识。迄今为止，功能磁共振的标准化成像主要是为了评估和可视化涉及认知和行为的大脑区域。

不同程度 TBI 的研究发现大脑活动发生了变化，表明 TBI 后神经网络的改变介导了认知控制，可能是弥漫性轴索损伤间接导致的结果。单纯 DAI 患者与健康对照组相比前额叶区域大脑功能存在代偿性激活。McAllister 团队应用 fMRI 对轻度到中度 TBI 患者工作记忆的研究发现，在受伤后一个月内甚至是超过一年的时间后，在工作记忆回路的激活模式上 TBI 患者与健康对照组之间存在显著差异，在中度工作记忆负荷条件下顶叶和前额叶区域功能磁共振的激活显著高于对照组。任务态功能磁共振在 TBI 患者和对照组之间没有显著差异，这表明在 TBI 后，调节工作记忆的损伤相关变化可能是工作记忆相关认知症状损伤的基础。针对 mTBI 运动员的研究发现，mTBI 患者与健康对照组相比右侧 PFC 激活程度降低，然而足球运动员在没有神经行为表现下降的情况下进行运动排序任务态功能磁共振扫描时大脑的活动幅度更大，激活模式更加广泛，主要分布在顶叶、外侧额叶和小脑区域。综上所述，fMRI 是一种很有效的成像检测手段，用于评估 TBI 后亚急性期和慢性期认知功能。功能磁共振的优势在于可以在短时间内对一名患者进行多次检查，而多次检查均不需要暴露于电离辐射中，具有广泛的研究和临床应用的潜力，这些特征促进了神经功能基线测量的前瞻性研究。

三、基于多模态 MRI 对 mTBI 机制的研究应用

流行病学现状和 mTBI 相关影像学研究反映出 mTBI 已经日渐成为国际医学界研究的兴奋点，但其临床诊治仍然面临诸多挑战。首先，大多数 mTBI 患者“似乎”已经完全康复，早期临床检查发现有持续性症状或出现神经心理缺陷的 mTBI 患者存在一定困难。其次，传统上用于 TBI 的评估手段主要针对更严重 TBI 患者（中度、重度 TBI），导致对于 mTBI 的评估手段不够敏感，无法评估最常见的 mTBI 所造成的细微认知改变和行为后遗症。此外，许多 mTBI 脑损伤的长期结果可能在创伤后数月到数年才能显现出来。例如，早在学龄前，mTBI 可能会改变大脑发展潜力，并在青少年阶段导致药物滥用、情绪障碍

和行为障碍。综上所述，如何早期发现和诊断并评估 mTBI 患者间的个体差异，从而进行有效的治疗是临床的重大需求。

目前研究表明基于多模态磁共振成像技术探究 mTBI 结构和功能共变机制将更加有助于研究 mTBI 患者损伤后认知功能的变化，为临床治疗提供了更加有效的检测技术。mTBI 患者不同于中重度 TBI 患者，可在 CT 图像中呈现出明显的血肿、水肿或挫裂伤等，根据其病理学特征，常表现为 DAI。DAI 是由大脑突然加速、减速，或受到由于旋转扭曲而产生的巨大剪切力所导致的大脑白质纤维束弥散性损伤。研究认为，连接不同脑功能区域的白质纤维束较长且走行弯曲，更容易受到钝力作用的影响，相比于影像上明显存在的颅内水肿、挫伤等，DAI 可能与 TBI 后遗症及神经心理障碍有更为密切的关系，导致高级认知功能损伤。因此，准确发现患者 DAI 的严重程度及范围，对及时采用有效的干预手段、预测患者预后状况及评价 mTBI 治疗效果等都有着非常重大的意义。

鉴于 mTBI 发病机制的复杂性及其临床症状的多样性，使用单个成像手段诊断 mTBI 特定的神经功能障碍具有一定的困难，有学者认为两个或多个成像域的组合会成为 mTBI 的机制研究及精确诊断的有效标记物。迄今为止，大多数对 mTBI 的系统研究都应用了多模态影像技术。

1.*COMT* 基因对 mTBI 患者功能脑网络调控作用研究

Sharp 等的研究发现将纹状体分割为尾状核、壳核及伏隔核三大部分，TBI 患者仅有尾状核与全脑的功能连接分布范围显著减小，连接尾状核与前额叶的白质纤维束也发生了不同程度的损伤。由此说明创伤性脑损伤对患者大脑功能网络损伤的靶点位于尾状核这一关键核团。除此之外，纹状体到额叶的神经投射为多巴胺主要传导通路之一，多巴胺在影响认知功能方面的研究已被广泛认同。*COMT* 是广泛分布于额叶的多巴胺降解酶。*COMT* rs4680 位点基因的突变，使 *Val* 基因被替换为 *Met* 等位基因。*Met*/*Met* 热稳定性差，酶的活性降低，仅为 *Val*/*Val* 基因型的 1/3，相应的含有 *Met*/*Met* 基因型人群前额叶的多巴胺含量更高。由此引发猜想 mTBI 患者中是否存在多巴胺含量与认知功能之间的非线性关系。

一项研究采用 BOLD-fMRI 数据计算尾状核与全脑体素的功能连接，来探究 mTBI 对以尾状核为种子点的功能网络的影响（图 13–1–2），观察比较由 mTBI 引起的功能网络的变化是否受到 *COMT* 基因的调控，并伴随着相应的认知功能改变。该研究发现 *COMT* 基因对 mTBI 功能网络的调控主要集中于额中回、眶额等额叶皮层，并随时间变化。尾状核与额叶之间结构功能连接是多巴胺的重要传导通路，额叶皮层对 mTBI 患者的认知功能具有重要的调节作用。通过非参数置换检验比较健康对照组与 mTBI 患者组的静息态功能脑网络的差异，可以得出 mTBI 患者基于 4 个不同尾状核分区的功能连接度较健康对照组均有大范围的下降，且差异脑区主要位于额叶，包括眶额（BA11）、额上回（BA8）、额下回（BA44）及额中回（BA9）等区域，右腹侧尾状核的差异脑区还包括 ACC（BA32），（图 13-1-3）。*COMT* 基因对尾状核到额叶功能连接的调控作用直接影响 mTBI 患者认知功能障碍的恢复，研究证明携带 *Met* 基因的 mTBI 患者存在持久的认知功能损伤——信息加工速度减慢，而 *Val/Val* 基因型的患者认知功能有所恢复。这进一步证实了 mTBI 患者损伤表现的异质性，为深入探究 mTBI 发病机制及对 mTBI 的干预治疗提供支持。

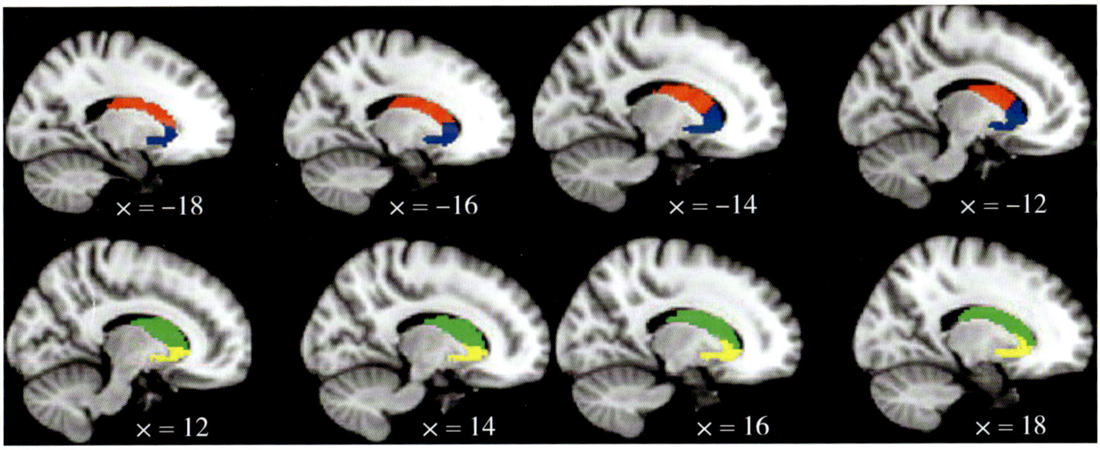

图 13-1-2　4 个尾状核分区

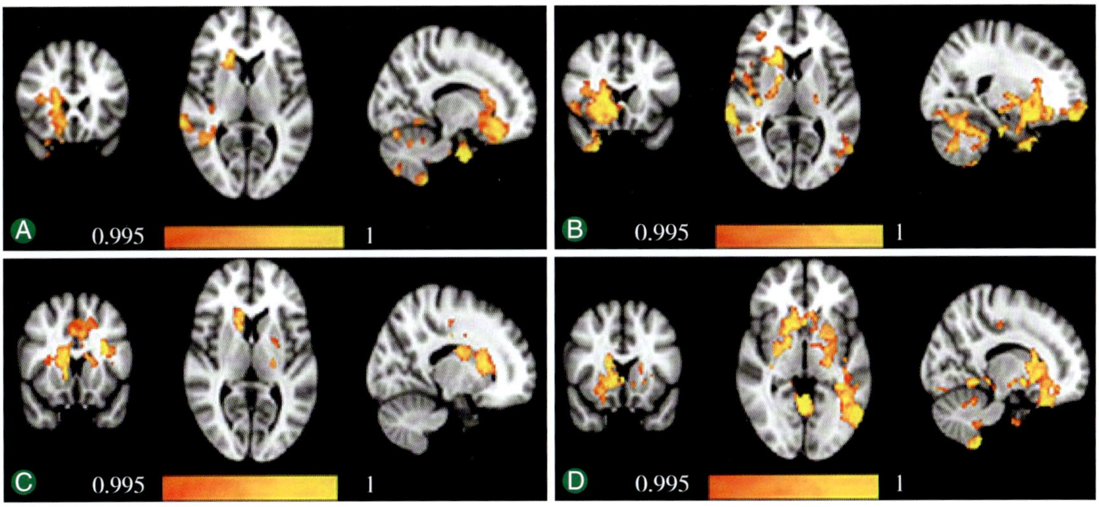

A.LV 尾状核激活的 mTBI 功能网络降低；B.LD 尾状核激活的 mTBI 功能网络降低；C.RV 尾状核激活的 mTBI 功能网络降低；D.RD 尾状核激活的 mTBI 功能网络降低

图 13-1-3　mTBI 患者功能连接度降低

2.*BDNF* 基因对 mTBI 患者皮层厚度调控作用研究

BDNF 是一种可促进神经元生长、增殖和分化的神经营养因子，对包括下丘脑等核团在内的大脑皮层的形态结构具有调控作用，在学习、记忆和情绪调节方面也起着重要的作用。*BDNF* 的基因突变使得活性依赖的 *BDNF* 含量降低，导致神经退行性疾病的易感性。Liguori 等在多发性硬化的研究中发现，携带 *Met* 等位基因的患者大脑灰质体积显著降低，且发生全脑灰质萎缩的风险更高。同时携带 *Met* 基因的患者在情景记忆任务中海马与后扣带皮层的功能连接显著增强。*BDNF* 在额叶及包括海马在内的颞叶中表达丰富，并具有调节皮层可塑性功能。额叶及包括海马在内的颞叶区域则在恐惧消退过程中起着重要的作用，是治疗 PTSD 及其他情感障碍的关键靶点。研究表明具有 PTSD 症状的患者血清中的 *BDNF* 含量下降，且 PTSD 患者恐惧记忆形成和消失与 *BDNF* 水平相关。因此有研究联合了 MR 结构成像数据和 *BDNF* 基因多态性，研究 mTBI 引起的大脑结构损伤，并深入探究了 *BDNF* 基因对 mTBI 患者大脑结构损伤及 PTSD 严重程度的调控作用。该研究证实 mTBI 是诱发 PTSD 的潜在因素，且 mTBI 患者 PTSD 症状随时间变化（图 13-1-4）。该研究采用混合线性模型等分析手段发现 *BDNF* 对 mTBI 患者局部大脑皮层厚度的调控主要集中于额叶、扣带回和枕叶区域（图 13-1-5）。大脑额叶与边缘系统（如杏仁核、海马等区域）存在广泛的连接，是恐惧消退学习过程中的关键靶点。PCC 整合了视觉认知与情感加工，对负面情绪也具有调节作用。而 PTSD 的核心症状皆与恐惧情绪有直接联系，额叶及扣带回形态结构的变化会引发大脑内在的功能网络失连，进而导致情绪控制策略失调，无法应对 PTSD 产生的恐惧刺激。此外，研究发现携带 *Met* 基因的 mTBI 患者在伤后 3 个月至半年仍存在持续的 PTSD 症状，且受伤初期 PCC 皮层厚度越薄 PTSD 症状越严重，证实了 *BDNF* 基因对 mTBI 患者 PTSD 症状的变化具有调控作用，可作为一种生物标记物，联合影像学手段为具有 PTSD 症状的 mTBI 患者提供了有效的干预治疗方案。

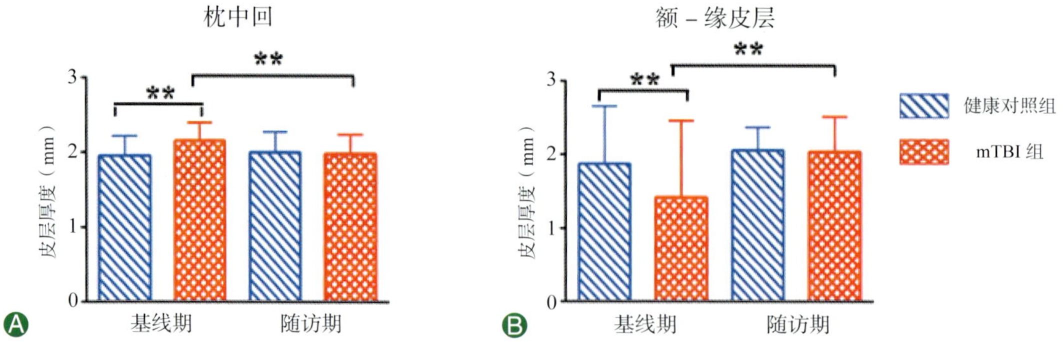

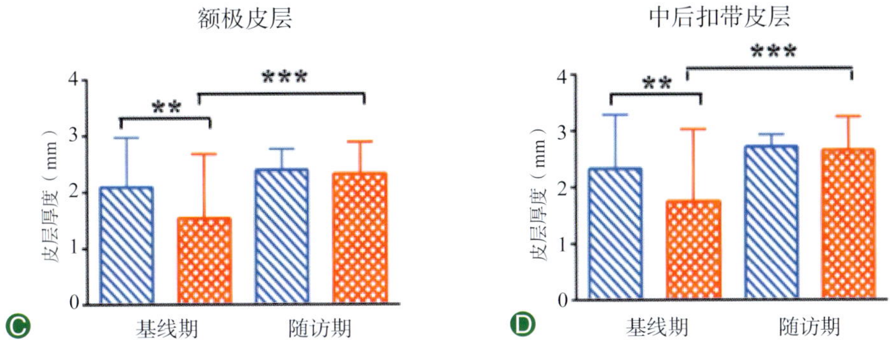

A.*Met* 基因对枕中回皮层厚度的影响；B.*Met* 基因对额－缘皮层厚度的影响；C.*Met* 基因对额极皮层厚度的影响；D.*Met* 基因对扣带中后部皮层厚度的影响

图 13-1-4　携带 ***Met*** 基因受试者大脑皮层厚度的变化

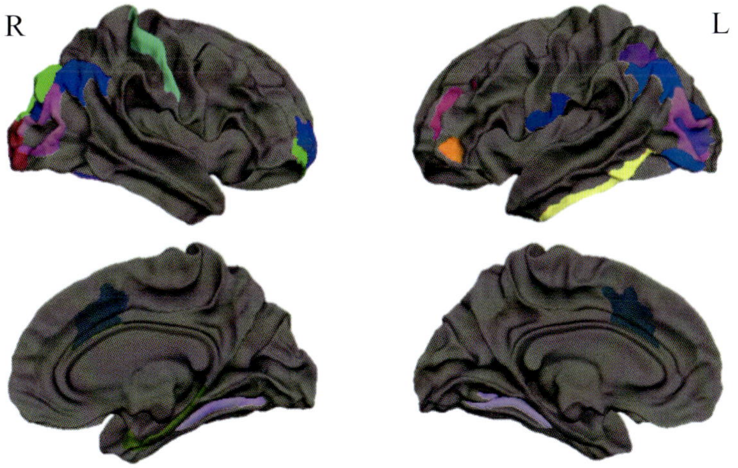

图 13-1-5　mTBI 患者大脑皮层厚度的变化

3. 基于机器学习算法的 mTBI 患者亚型自动诊断方法

mTBI 会造成患者持续性的认知功能损伤，并存在显著的 PTSD 症状。传统影像技术对具有持续认知障碍或可能发展为慢性 PTSD 的 mTBI 患者的早期诊断十分困难。同时，mTBI 大脑损伤的异质性及可变性使得 mTBI 患者的管理及干预治疗也成为棘手的问题。联合机器学习方法及 MR 成像技术对疾病进行诊断分类已用于多种神经退行性疾病的研究中，如多动症、AD 及 PD 等。目前，基于机器学习对 TBI 分类的研究应用仅限于提取特征区分 TBI 患者及健康受试者，很少有研究对不同病理亚型的患者进行分类。

一项研究结合 DTI 成像技术与机器学习算法开发了一种客观准确的 mTBI 亚型自动诊断分类方法，为临床上不同亚型 mTBI 患者的早期诊断提供技术支持。该研究采用表征大脑白质纤维束微结构损伤的 FA 值作为分类特征，采用留一交叉验证法对 SVM 分类模型进行训练，并采用 5000 次置换检验来检验该分类器性能。基于 SVM 的诊断分类分为特征提取、特征选择、分类训练与测试及分类器性能评估 4 个步骤。结果表明，这一诊断分类模型能够客观有效地将不同预后表现的 mTBI 患者分开（图 13-1-6），其准确率可达 84%。置换检验结果 $P < 0.001$，表明其显著优于随机经验分布，具有统计学意义。该研究可为临床 mTBI 患者的分类诊断方法提供科学依据，从一定程度上说明 FA 等影像参数可作为 mTBI 的一种影像学生物标记物。

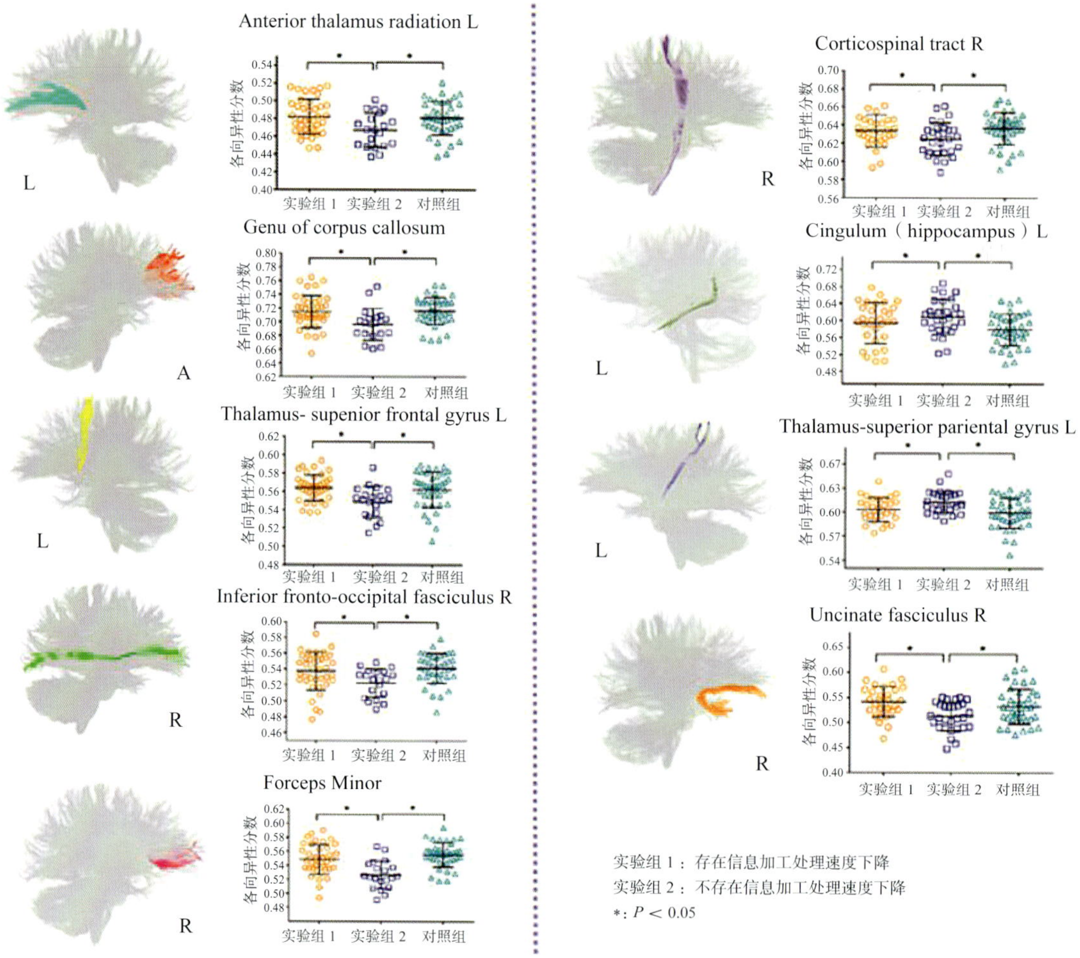

丘脑－额上回、前丘脑辐射束、扣带束、钩束、胼胝体膝部纤维束的弥散值可实现对患者受伤后 6 ~ 12 个月是否存在信息加工处理速度下降这一认知域损伤的有效早期识别，为高风险人群的鉴别提供了可行方法

图 13-1-6　结合早期 DTI 及 SVM 分类器实现对 mTBI 患者伤后 6 ~ 12 个月信息加工处理速度下降的识别研究

来源：BAI L J，BAI G H，WANG S，et al. Strategic white matter injury associated with long-term information processing speed deficits in mild traumatic brain injury. Human Brain Mapping，2020，41（15）：4431-4441.

四、脑结构－功能耦合效应的TBI诱发认知老化损伤研究

TBI经常导致长距离白质连接的损伤，常规磁共振扫描通常以白质高信号为早期表现。研究认为，白质高信号的产生原因可能是因为脑白质纤维束的损伤和小血管的断裂，不仅如此，TBI可以导致半球间完整性的缺失，特别是胼胝体（corpus callosum，CC）的损伤。DTI的研究结果表明，FA的降低反映了TBI后CC微观结构的损伤。CC在大脑半球间结构连通性中的特殊作用和其不同亚区经CC发出的纤维束至大脑皮质投射功能区域在解剖结构上的对应性，为mTBI导致的CC损伤对认知功能的影响提供了更加精确的研究可行性，用于分析CC不同亚区的结构损伤和相应区域的大脑功能连接共变特性。

据报道，CC结构连接可能对大脑跨半球间镜像同伦功能连接（voxel-mirrored homotopic connectivity，VMHC）的稳定性起到决定性作用。然而，不同模式的研究结果存在一定的异质性，这可能是由于对mTBI损伤后结构和功能的共变机制研究的局限性，从而阻碍了系统水平病理学观点得到汇聚性的结论。另外，CC作为半球间最大的连合纤维在认知功能中起着至关重要的作用，CC结构完整性的丧失将直接导致执行功能的下降。CC的异常对mTBI的特异性和对大脑半球间的功能连接和认知功能的影响表明，CC在其中起到了重要的协调作用，并且在回归大脑白质高信号后显示出广泛且持续的变化，表明白质损伤导致的白质纤维束的核心损伤区域可能位于CC。

一项研究发现，在损伤后的一年时间内，CC不同部位完整性的丧失表现出明显的持续性和时间依赖的区域特异性。损伤范围从损伤后首发（T-1）14天内在CC的Ⅱ区，到3个月时（T-2）的CC Ⅰ区、Ⅱ区、Ⅵ区、Ⅴ区，再到6～12个月后（T-3）CC的所有子区域（Ⅰ～Ⅴ区）（图13-1-7）。此外，CC受损导致的半球间结构连接与半球间功能连接损伤改变的区域一一对应。DLPFC半球间功能连通性下降也导致mTBI患者执行功能的损伤。CC促进了大脑半球间信息的传播，通过CC的五个不同亚区连接的双侧大脑半球的多个区域影响了mTBI的恢复（图13-1-8），正如先前的研究中所表明的，mTBI是一种广泛的大脑网络紊乱的概念。

CC纤维束在回归大脑白质信号前后，体现出广泛且持续的差异，这一现象表明，胼胝体白质纤维微结构的损伤可能是由白质高信号导致的，CC可能是白质高信号影响mTBI的核心损伤微结构纤维束。一项研究发现伴随FA值的降低，CC Ⅱ区最早出现损伤。这一区域一般位于CC中部的前端，这与以往研究显示的亚急性期CC损伤位于体部和膝部有所不同。而有其他研究表明亚急性期（21天内）CC膝部FA值显著增加。造成这一争议的部分原因可能是由于：①样本数量上的差异；②损伤时间上：从损伤到MR成像首次采时间上的主要差异；③损伤类型上：部分研究包含运动相关的脑震荡，没有对mTBI患

者是否存在常规影像学扫描的异常进行限定；④ DTI 分析技术：研究中，CC 的测量区域基于正中矢状位并且主要将 CC 分为 3 个部分或 5 个亚区。这些差异可能部分解释了结果的多样性。

此外，在受伤后的几个月里临床症状持续出现，持续时间甚至超过一年，一些神经心理学评估未能显示出任何改善的趋势。这一结果表明 mTBI 的恢复是一个非线性的过程，对一些患者来说，完全恢复的时间过程可能是漫长的，不像其他报告显示认知症状在 3 个月内就得到了恢复。其中可能的解释是：在 mTBI 亚群体的患者中，可能有些患者的临床症状永远无法实现完全康复。鉴于 CC 这种跨半球的白质纤维束在认知功能协调中的核心作用，最近的一项研究探讨了 PD 中 CC 的萎缩及其与认知障碍的关系。他们发现，大多数认知受损的受试者（痴呆患者）与认知完好的受试者在 CC 体多个节段的体积损失上存在差异。因此，mTBI 后 CC 损伤范围扩大可能是 PD、AD 等神经退行性疾病的危险因素。

大脑半球间的沟通是人脑的重要组织原则，反映了大脑发育过程中的个体差异。鉴于 CC 在协调半球间功能连接中的作用及 CC 在形态学上对于半球间功能连接的影响，mTBI 引起的 CC 损伤应当格外受到关注。最近的一项研究对肌萎缩侧索硬化症患者的大脑半球间结构和功能连接进行了研究，表明 CC 介导的大脑半球间神经通讯受损可能促进大脑半

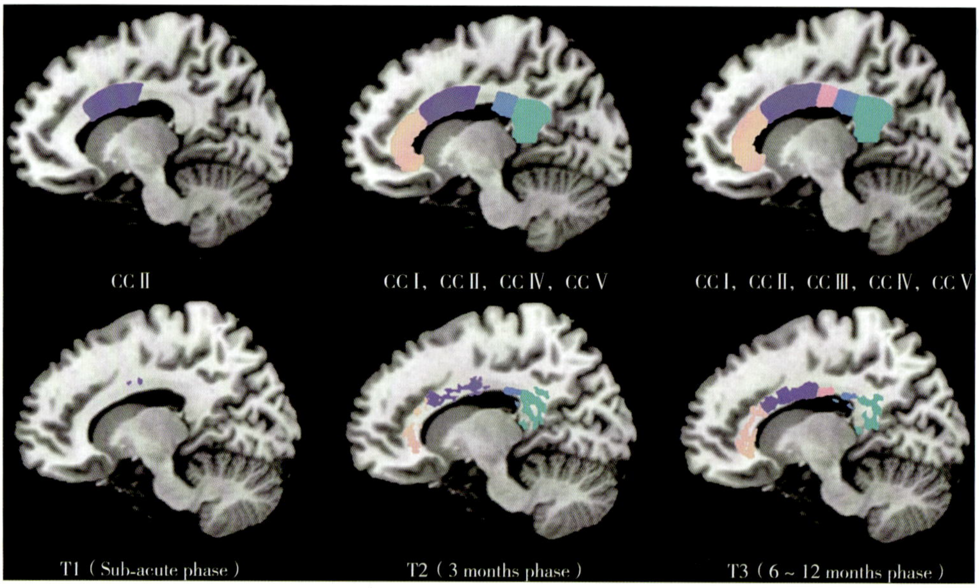

采用一般线性模型和 Bonferroni 校正方法对不同阶段 mTBI 与健康对照组胼胝体亚区损害进行比较，调整后的水平为 $P < 0.01$。胼胝体亚区亚急性期和随访时间点的损伤部位发现（第一行）与组件比较的 FA 值减少的统计图（第二行）之间的空间对应关系。胼胝体Ⅱ区（T-1）出现损伤；胼胝体Ⅰ、Ⅱ、Ⅳ、Ⅴ区（T-2）出现损伤；胼胝体所有 5 个亚区（Ⅰ - Ⅴ）（T-3）均出现损伤

图 13-1-7　脑损伤后的一年时间内，CC 不同部位完整性的丧失表现

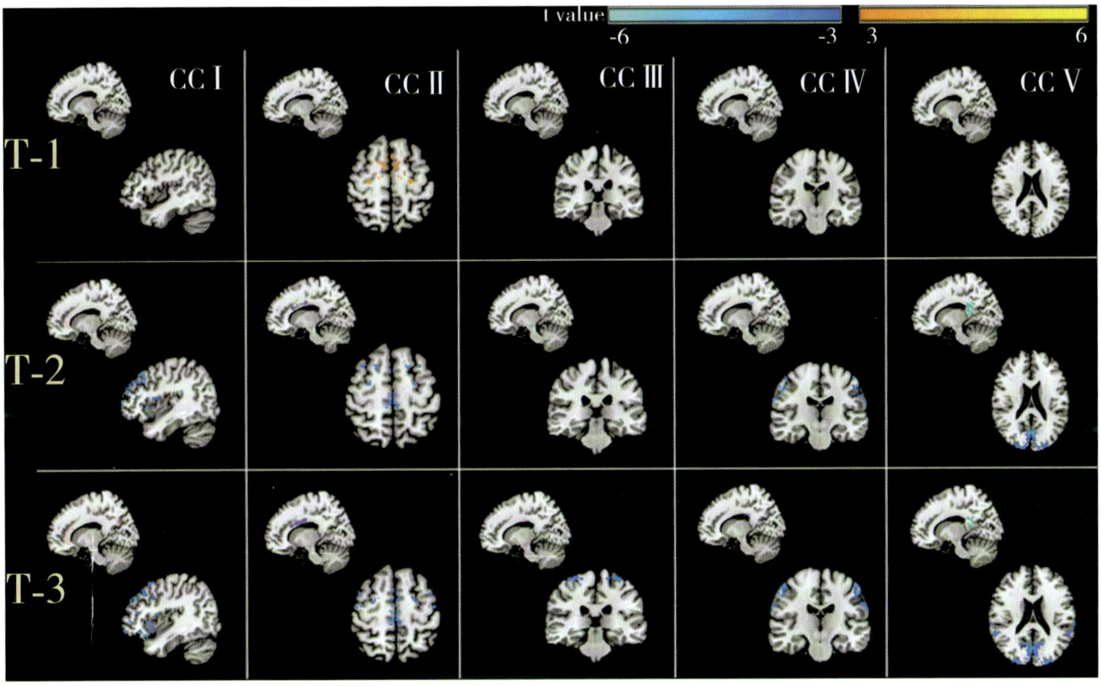

颜色条表示mTBI和健康对照组的VMHC显著对比t值的统计图。聚类大小为> 160 mm^3的多重比较校正，$P < 0.05$为显著性水平。胼胝体FA减少的对应子区域显示在不同的列中（从亚急性期到随访时间）的冠状面和轴位图像，图上左边代表左侧大脑半球。T-1：亚急性期；T-2：受伤后3个月；T-3：受伤后6～12个月

图 13-1-8 扩散指标（FA值）降低与半球间体素镜像同伦功能连接（VMHC）变化之间的空间对应关系

球间功能连接的改变。研究发现，与健康运动员相比，运动相关脑震荡亚急性期SMA的区域一致性增强。另外一项研究结果率先表明即使在神经生理学发生快速变化的损伤后14天之内，使用VMHC分析半球间功能连接也出现了功能连接增高的问题。最近的一项研究表明，急性应激经历会使大脑进入一种促进快速防御机制的状态，这种机制可以促进包括颞叶相关区域在内的网络内部功能连接的增高。来自实验室TBI的证据也表明，这种功能连接的增强只在受伤后7天达到，但在受伤后4周时没有持续。有人认为，这种“修剪”可能是指示重组的初始生理反应，通过共激活输入发生突触强化，从而表现出功能连接广泛的增强。mTBI结构损伤的扩大可能影响其相应功能投射区的连通性，从而影响认知功能。

研究发现，在损伤后7个月或28个月（平均值）后，前额叶、前运动区/辅助运动区和颞－顶－枕叶联合皮层区域的功能连接受损。我们还发现6～12个月后（T-3）初级运动皮质VMHC的下降。mTBI患者通常表现为记忆、信息处理速度和注意力方面的损伤，

因此运动相关皮质的 VMHC 减弱可能进一步表明损伤 6 个月甚至更长时间后的多系统损害。一项研究强有力地证明，早期诊断 PD 中与运动相关的功能障碍可以减轻 mTBI 的损伤负担。不仅如此，从 CC 对应的投射功能区对应的大尺度功能网络中，前额叶作为大脑默认模式网络的核心区域，在 mTBI 中存在持续的功能连接的损伤。

目前的研究还存在一些局限性。首先，人类的大脑不是完全对称的，并且 VMHC 的分析假设基于对称的标准模板。其次，虽然有研究发现大脑半球间通过 CC 的结构连接受损与半球间功能连接改变的区域有很好的对应，但半球间功能连接（VMHC）与结构连接（FA 值在不同 CC 亚区）之间没有显著相关性。这种差异可能是由于 fMRI（基于体素）和 DTI（基于 ROI）分析具有不同空间分辨率。

（熊　峰　潘怡臻　白丽君）

第二节　PET 成像在脑损伤的研究应用

TBI 是导致死亡和残疾的重要原因，包括穿透性损伤（物体穿透颅骨和硬脑膜，直接损伤脑实质）和闭合性损伤（颅骨和硬脑膜完整），在临床上按严重程度分为轻度、中度和重度。较常见的 mTBI 通常由钝性非穿透性头部外伤引起，但往往症状较轻，通常需结合临床病史进行临床诊断，而没有经过充分验证的影像或体液生物标志物来确定 mTBI 患者是否存在神经损伤；中 – 重度颅脑损伤可导致轴突的拉伸和撕裂或 DAI，通过无创的影像学表现对其严重程度及预后评估也具有重要意义。目前，针对不同程度 TBI 的影像学研究正在开展，其中有些研究是通过结构和功能 MR 成像进行，还有是通过针对代谢变化方面的 PET 成像进行。

PET 有助于我们在分子水平上了解正常和异常的大脑功能，是一种强大的分子成像模式，可以通过放射药物定量测量大脑中的各种代谢过程。这些放射性示踪剂可释放正电子，正电子经历放射性衰变，与周围介质中的电子碰撞产生两个光子。PET 扫描仪能够检测这些光子（γ 射线），以重建大脑内部功能活动和代谢过程的空间密度图像。由于靶向放射性示踪剂与体内天然元素或其化合物生物学行为类似，能够参与机内正常或异常的代谢过程，反映相关代谢底物的生物学过程，因此可通过不同的示踪剂对疾病的病理生理表现进行探索。目前，已有很多研究对 TBI 的 PET 表现进行研究，在影像学上发现疾病过程中不同的代谢变化，以更好地判断不同影像学表现的临床意义，并为临床诊断、治疗及预后提供指导。本节我们将对几种不同示踪剂的 PET 显像在 TBI 的研究进行阐述。

一、^{18}F-FDG PET

葡萄糖代谢是细胞的主要能量来源，使用 ^{18}F 标记的 FDG PET 可用于测量不同脑区的葡萄糖摄取和代谢，是目前运用最广泛的 PET 示踪剂显像，在脑、心血管系统、恶性肿瘤等疾病中已得到了广泛的临床应用。例如在神经退行性疾病包括 AD 和精神疾病如精神分裂症和双相情感障碍等中均可出现脑 FDG PET 摄取异常；意识丧失时也可降低 CMRGlc，通过脑 ^{18}F-FDG PET 显像进行检测。

TBI 的 PET 影像学研究发现，中重度 TBI 的不同研究中脑代谢变化通常趋于一致，急性期大脑各区域的葡萄糖代谢普遍增加，随后在亚急性至慢性期出现长时间的代谢减低，而 ^{18}F-FDG PET 对 mTBI 的代谢评估并不一致（图 13–2–1）（Byrnes 等，2014）。少数研究显示，在执行任务期间，额叶和颞叶的葡萄糖代谢降低，而其他研究则显示，与症状相关的代谢活动增加或减少的情况都有出现；对静息状态下葡萄糖摄取的评估同样存在争议，在一些人中发现额叶和颞叶发生了变化，而另一些人则没有显著差异。mTBI 患者群体的内在异质性和分析方法的差异都可能导致这些不一致，需要更多的研究工作来更好地确定 ^{18}F-FDG PET 在 TBI 中尤其是 mTBI 中的作用。

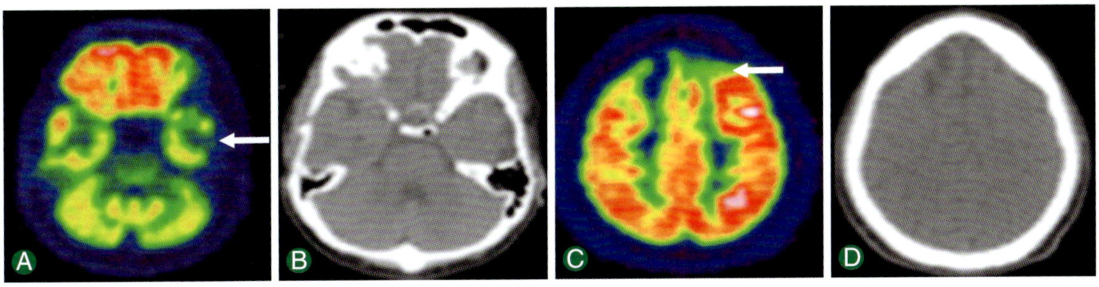

A、B. 患者男，25 岁，中度脑外伤，伤后 5 个月行 ^{18}F-FDG PET/CT 检查。横轴位 ^{18}F-FDG-PET 示左侧颞叶代谢减低（图 A，箭头），伴有轻度脑体积减小、脑软化（图 B）。C、D. 患者男，28 岁，重度 TBI，伤后 12.5 个月行 ^{18}F-FDG PET/CT 检查。横轴位 ^{18}F-FDG-PET 示左侧额叶代谢明显减低（图 C，箭头），伴明显脑软化（图 D）

图 13–2–1 TBI 患者的 ^{18}F-FDG PET/CT 图像

慢性重度 TBI 的神经系统表现包括严重的运动障碍、感觉障碍和意识障碍，评估脑代谢的纵向变化对于指导支持康复和预后很重要。^{18}F-FDG PET/CT 有助于评估重度 TBI 患者的大脑代谢和随时间变化的状态：一项纳入 45 名慢性重型患者的 ^{18}F-FDG PET/CT 研究发现，其脑葡萄糖代谢发生了改变，并且 ^{18}F-FDG 摄取随时间增加与高度觉醒状态及心脏体积有关；长期随访过程中，患者 ^{18}F-FDG 摄取增加与停用抗惊厥药物及语言表达、姿势改变和交流能力提高有关，特别是语言表达能力的提高可明显增加脑葡萄糖代谢，这是慢性阶段神经康复的结果。有部分研究建议，对 TBI 患者或意识水平下降患者还可以进行额外的静息态 ^{18}F-FDG PET 扫描和单一静脉血样本检测，将脑活性摄取和血浆示踪剂浓度相结合进行分析，对 CMRGlc 进行综合分析定量。

由此说明，^{18}F-FDG PET 不仅可以对 TBI 患者的脑代谢活动和病理生理学机制进行评估，也可以对患者纵向的康复及预后评估提供指导。

二、tau 与 Aβ PET

TBI 严重程度的增加可导致痴呆、残疾等的发生率增高，部分患者可能出现慢性创伤性脑病（chronic traumatic encephalopathy，CTE），其常与认知障碍等临床症状密切相关。目前有研究提示 TBI 和痴呆风险之间存在联系，TBI 被认为是痴呆的主要危险因素，mTBI 导致痴呆发生率在老年人中风险更高，而中度和重度 TBI 与所有年龄组的痴呆风险增加有关。对 15 项病例对照研究的荟萃分析也提示了头部损伤可增加 AD 的发生风险。有研究认为 TBI 的发生可直接启动 AD 病理生理过程中 tau 和 Aβ 的聚集，同时发现弥漫性 Aβ 斑块确实存在于一些年轻的重度 TBI 患者中，在动物实验中也发现了类似的结果。因此，tau 和 Aβ 被认为是 TBI 的生物标志物。

tau 蛋白在健康成年人大脑中无处不在，是非常丰富的微管相关蛋白，其在正常微管结合状态下是无害的；在正常状态下，tau 是维持神经元完整性和轴浆运输的基础物质，可以促进微管的组装和维持，微管负责细胞内运输、轴突形态和细胞生理学。其正常功能取决于不同 tau 亚型的平衡、磷酸化状态和结构的完整性，而这些状态的失衡可能导致 tau 功能障碍，tau 不再与微管结合而以不溶性神经原纤维的形式积累于中枢神经系统，最终导致神经退行性变，包括 TBI 后出现的 CTE。

TBI 后出现外伤性轴索损伤是 Aβ 产生的潜在机制，受损的轴突中可形成大量聚集的 Aβ 斑块，同时 Aβ 裂解所必需的酶也在外伤性轴索损伤部位积累。一项研究发现，中重度 TBI 和 AD 患者均可观察到 Aβ 聚集物存在于大脑中，在 TBI 后急性死亡的患者中，有 1/3 的患者存在 Aβ 聚集，而在存活一年或更长时间的患者中，有相同比例的患者存在这种 Aβ 聚集。

近年来，tau 和 Aβ 配体等新型 PET 示踪剂是 TBI 课题中重点研究的新领域。由于 TBI 与 tau 和 Aβ 存在密切联系，目前开发了 PET 微生物配体示踪剂与聚集增多的 tau 和 Aβ 结合，从而可以对不同的大脑区域的 tau 和 Aβ 沉积量进行定量检测。AD 患者与老年对照组相比，其皮质区域 Aβ 出现率通常增加 50% ~ 70%。在 TBI 后一年内随访发现，中青年中重度 TBI 患者相比于对照组，其大脑皮层灰质和纹状体中的 Aβ 沉积增加；另一项研究发现重度 TBI 患者在伤后 11 个月至 17 年后，其楔前叶、PCC 皮质和小脑中的 ^{11}C-PiB（一种 Aβ 配体示踪剂）聚集增多。为了探索 TBI 与 AD 的可能联系，还有研究纳入了中重度 TBI 患者、AD 患者和对照组患者，进行 Aβ 配体示踪剂 PET 检测，对不同大脑区域 A β 的沉积情况进行对比。这些研究在一定程度上揭示了 TBI 和 AD 的关系。

目前已开发多种对脑内的 tau 和 Aβ 沉积具有结合亲和力和选择性的 PET 示踪剂，包括 ^{11}C-PiB、^{18}F-Florbetapir、^{11}C-PBB3 和 ^{18}F-FDDNP 等。然而，使用这些示踪剂对 TBI 或 CTE 的研究数量有限，对于基础和临床机制研究还有待进一步深入论证，因此对于 TBI 或可疑的 CTE 患者，检测 tau 和 Aβ 沉积的 PET 影像学研究，以及对于 tau 和 Aβ 沉积与临床症状、阶段及预后之间关系的分析，仍将会是今后的重要研究方向。

三、$^{64}CuCl_2$ PET

铜（Cu）是细胞增生和伤口修复所必需的营养微量元素。研究发现，铜摄取增多可能作为 TBI 时的生物标记物。多种正电子发射铜同位素可用于 PET 铜代谢成像，包括 ^{60}Cu、^{61}Cu、^{62}Cu 和 ^{64}Cu。其中，^{64}Cu 放射性核素的物理衰变半衰期为 12.7 小时，这更便于 ^{64}Cu 放射性药物从生产处运送到远程成像设备。目前很多评估铜代谢的 PET 研究使用 $^{64}CuCl_2$ 作为 PET/CT 非侵入性评估的放射性示踪剂，^{64}Cu 可通过神经元中人铜转运蛋白 1 或其他铜转运分子介导通过血 – 脑屏障的生理性传递，其人体辐射剂量与 ^{18}F-FDG 相仿，且细胞毒性微小，既往已在正常受试者和威尔逊病患者的铜代谢研究时使用。

在一项动物实验中，使用 C57BL/6 小鼠通过控制性皮层冲击损伤建立 TBI 小鼠模型，静脉注射 $^{64}CuCl_2$ 示踪剂后 24 小时行 PET/CT 扫描，相比于 TBI 小鼠对侧皮层脑组织和非 TBI 小鼠的大脑皮层相应区域，创伤后的皮层脑组织局部 ^{64}Cu 摄取增加。因此认为，使用 $^{64}CuCl_2$ 作为示踪剂可以检测到创伤脑组织中 ^{64}Cu 摄取的增加，这可能可以作为一种新的 PET/CT 无创评估创伤性脑损伤的生物标记物。损伤脑组织中 ^{64}Cu 的摄取增加可能是激活的小胶质细胞、铜 / 锌超氧化物歧化酶和其他铜转运体或伴随物对铜的摄取增加共同作用的结果。考虑到铜对损伤的反应在啮齿动物和人类之间的潜在差异，将来仍需进一步的临床研究，而该临床前研究的数据为以 $^{64}CuCl_2$ 为示踪剂的 PET/CT 无创评估人类 TBI 的临床研究提供了参考依据。

（黄楚欣　刘　军）

第三节　PET/MR 成像在脑损伤的研究应用

TBI 在许多患者中引起脑功能障碍，检测和评估脑损伤的成像方法也正在不断改进。MR 成像和 PET 的结果具有异质性，在 TBI 患者中可能出现上述两类影像学表现趋于一致或不一致的情况。例如，TBI 患者中 MR 成像和 ^{18}F-FDG PET 表现在额颞叶区域趋于一致，但在其他脑区的表现可能不同。一些患者虽然存在严重的脑功能障碍，但在 MR 成像上可能没有显示异常。因此对 PET 与 MR 成像进行结合，可以将两者的成像结果进行综合分析，达到最大限度优势互补。

目前，对功能性 PET 成像与结构和功能性 MR 成像相结合的研究越来越多，在 TBI 研究方面，两者的成像表现相结合可以用于判断 TBI 后炎症和损伤后神经胶质改变的影响，多模态成像对于疾病的诊治及预后方面的指导作用也变得越来越重要。在上一节，我们主要针对 TBI 研究中的不同 PET 示踪剂的种类及原理进行了阐述，本节中，我们在此基础上对 PET 与 MR 成像结合在不同情况下的研究进行举例分析。

一、^{18}F-FDG PET 与 MR-DWI 结合对 TBI 的评估

对受到控制性皮层冲击损伤后的 TBI 成年雄性 S-D 大鼠进行 ^{18}F-FDG PET、MR 成像检测和组织学评估，MR 成像 T_2WI 检测 TBI 大鼠模型显示，CC、海马和杏仁核在伤后不同的时间点可表现为信号增高，亚急性期海马和杏仁核 ADC 信号降低提示出现细胞毒性水肿，CC 的 ADC 信号增高提示血管源性水肿；与 MR 成像不同的是，^{18}F-FDG 的相对摄取曲线在这三个脑区表现出不同结果：亚急性期胼胝体 ^{18}F-FDG 摄取明显增加，杏仁核 ^{18}F-FDG 摄取明显减少，而海马在亚急性时间点上没有明显的变化，但在急性和慢性时间点上，海马是唯一有明显变化的区域。这表明相对“局灶性”的控制性皮层冲击损伤可导致全脑改变。这种 ^{18}F-FDG PET 与 MR T_2WI 和 DWI 成像相结合的方法，可以评估炎症和损伤后神经胶质改变的情况。通过组织学方法对星形胶质细胞和小胶质细胞进行标记，发现其在 ^{18}F-FDG 摄取增加的同时达到高峰或显著升高，具有一致性。功能障碍的神

经元导致 FDG 摄取的减少，而星形胶质细胞和小胶质细胞的激活导致 ^{18}F-FDG 摄取增加，如果两种细胞类型（神经元和神经胶质）都有反应，那么就会出现效应的“抵消”而使 ^{18}F-FDG 摄取接近基线水平。总的来说，^{18}F-FDG PET 检测时胶质细胞的激活和细胞损伤会对 ^{18}F-FDG 摄取造成影响，因此 ^{18}F-FDG PET 和 MR 成像结合使用可以提高我们对 TBI 后复杂变化的理解。

在 TBI 患者的脑损伤评估中，也可通过 ^{18}F-FDG PET 和 MR 成像的结合对患者的脑障碍变化进行分析。一项纳入重度脑损伤患者的研究中使用 ^{18}F-FDG PET 和 MR-DWI 结合的方式以探索脑功能变化和结构损伤之间的关系，结果发现脑损伤患者的下顶叶、楔前叶和额叶区域的功能代谢与额叶－下顶叶、楔前叶－下顶叶、丘脑－下丘脑和丘脑额前束的结构完整性之间存在着一种功能－结构关系。

二、^{11}C-PiB PET 与 MR-DTI 结合对 TBI 的评估

如上一节所述，使用 PET 可以实现对体内 Aβ 的定位。^{11}C-PiB 是 Aβ 配体示踪剂，其结合电位图像可以显示 Aβ 斑块的密度。研究发现 ^{11}C-PiB 在 AD 患者大脑的分布与神经病理学研究 Aβ 斑块分布相一致，最初在楔前叶 /PCC 皮层、额叶皮质和尾状核增加，然后在外侧颞叶和顶叶皮层增加。

在 TBI 患者中，产生的轴突损伤可能是 Aβ 产生及其病理性积累的初始触发点，扭转和剪切应力对白质束的生物力学效应引起轴索损伤，可以导致 Aβ 产生增多并在急性期聚集。轴突及其周围的髓鞘被破坏，损伤的病理效应多年后仍然可见，特别是在长程白质束。因此，TBI 患者的白质完整性和各向异性可以通过 ^{11}C-PiB PET 来反映，TBI 后 ^{11}C-PiB 结合与白质损伤及损伤后时间相关，白质损伤程度与 TBI PCC 皮质中 ^{11}C-PiB 结合也具有相关性。白质可能既是 Aβ 的产生来源，又是 Aβ 扩散的通道。在 PCC 皮质中，轴索损伤和 Aβ 病理性增多之间的相关性可能反映了它作为一个高度连接的皮质中枢的作用，整合了从受损的白质束扩散的损伤。患者损伤后的时间也与 ^{11}C-PiB 结合存在相关性，提示存在进行性神经退行性过程。

在这项 ^{11}C-PiB PET 研究中，研究人员结合 ^{11}C-PiB PET 和 DTI 来验证无痴呆 TBI 长期存活者的 Aβ 病理及中重度 TBI 后的 Aβ 病理与轴索损伤的数量及分布的关系。该研究纳入了伤后 11 个月至 7 年的中重度 TBI 患者，行 ^{11}C-PiB PET、MR 结构成像及 DTI（可用于评估 TBI 后轴索损伤的程度），并进行神经心理学相关评估；纳入年龄匹配的健康对照组及 AD 患者进行 PET 和 MR 结构成像检测。比较 TBI 患者和健康老年对照组，发现 TBI 后 ^{11}C-PiB 结合电位增加，在楔前叶 /PCC 皮质和小脑增加最明显，并且发现局部灰质的 ^{11}C-PiB 结合增加与 PCC 皮质直接相连的扣带束中 FA 的降低（指示轴索损伤）具有相

关性，这说明PCC皮质中的Aβ斑块病理学与TBI患者的轴索损伤程度相关（图13-3-1）（Scott等，2016）。

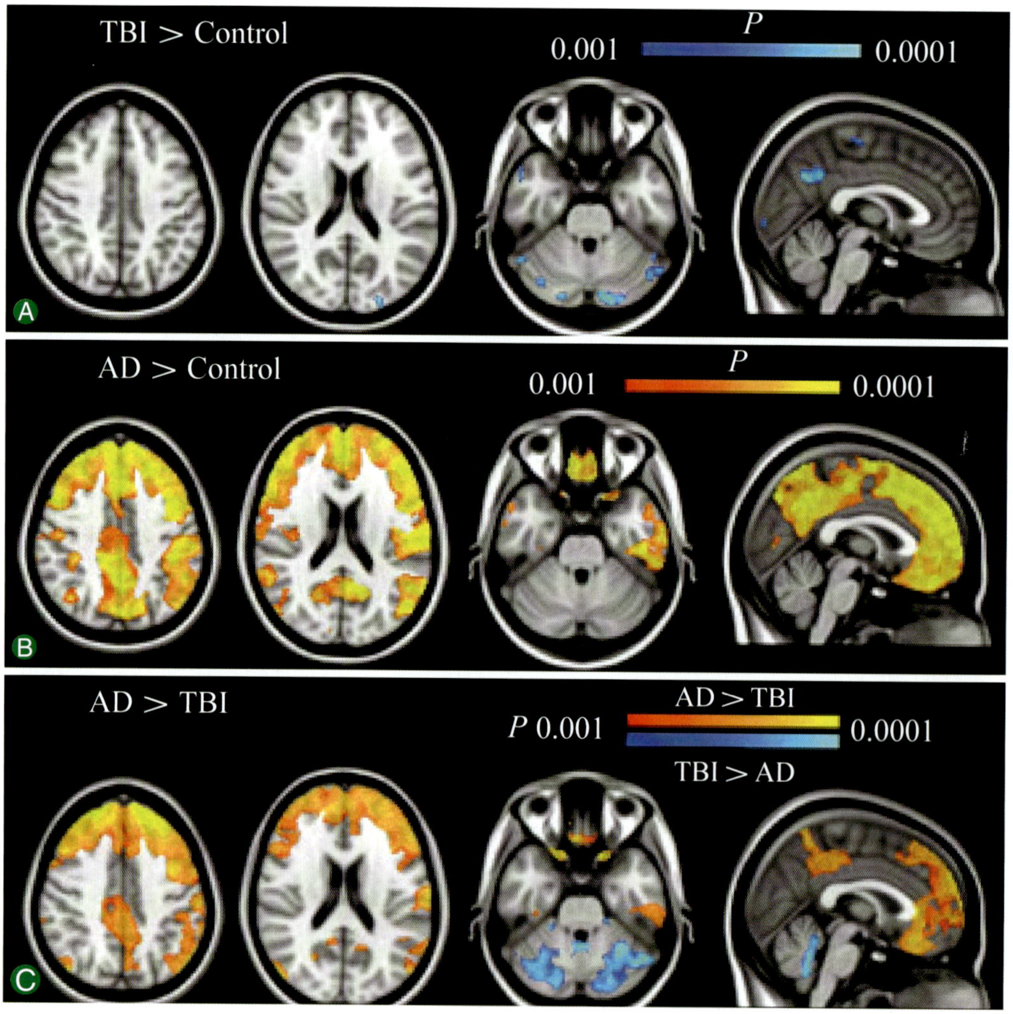

A. 与健康的老年对照组相比，TBI的蓝－浅蓝色区域 ^{11}C-PIB结合电位显著增加；B. 与对照组相比，AD患者中的红－黄色区域 ^{11}C-PIB结合显著增加；C. 与AD相比，TBI的浅蓝色区域 ^{11}C-PIB结合电位显著增加，与TBI相比，AD患者中红－黄色区域的 ^{11}C-PIB结合显著增加；Control：对照组

图13-3-1　TBI、AD患者与健康老年人之间的 ^{11}C-PIB结合电位的差异

TBI可增加各种类型痴呆的发生率，患者在TBI后的临床退行性症状通常会逐渐加重，但该表现是否与TBI相关，研究人员使用 ^{11}C-PiB PET研究了Aβ蛋白病理学，首次在活体研究中发现，^{11}C-PiB结合的增加在长期TBI幸存者中存在，其分布与AD患者重叠，但也涉及小脑，这说明TBE慢性期的Aβ成像可能有助于了解长期TBI幸存者的神

经退行性疾病。通过皮层 ^{11}C-PiB 与连接束中白质损伤的关系，也提示轴索损伤与 Aβ 蛋白病理学之间存在联系。

研究通过 ^{11}C-PiB PET 发现，与 AD 不同的是，TBI 后 Aβ 蛋白病理学是由不同的机制触发的，这可能与 CTE 中 Aβ 斑块病理学有关。总体结果表明，^{11}C-PiB 结合、白质结构、年龄和受伤时间是相互关联的，并且还需要进行大量的纵向研究来阐明其因果关系。

三、PET 与 MR 结构成像数据不一致时对 TBI 的评估

重复性 TBI 是由轻度和累积性脑部损伤引起的，是一种发生在有多重脑震荡或头部损伤病史患者的退行性疾病，其中，拳击手一直是最常被研究的患者群体，因为他们在职业生涯中可能会经历数千次脑震荡。

DTI 和 MRS 常用于检测 TBI 轴突损伤或潜在的化学变化，但这些成像方法却无法清楚揭示重复性 TBI 机制。^{18}F-FMZ PET 可以揭示代谢脑功能和神经元的完整性，^{18}F-FMZ 是 $GABA_A$ 上的中枢苯二氮䓬受体（BZR）结合位点选择性、可逆结合、高亲和力的中性拮抗剂，$GABA_A$ 在皮层中含量丰富，反映了神经元的密度和完整性，$GABA_A$ 上的苯二氮䓬结合位点已被用作神经活性的标记。^{18}F-FMZ 的结合电位可以作为神经元活力、受体密度和亲和力的敏感性标记。既往一些 FMZ 结合电位的影像学研究中，即使 MR 成像表现正常，仍检测到了受损大脑神经元的选择性丢失。存在代谢异常的 TBI 患者有脑损伤后的某些症状，虽然 MR 成像可能未见异常，而在 ^{18}F-FMZ PET 表现出较低的结合电位，这反映了大脑神经元完整性破坏和神经元细胞丢失。目前认为，^{18}F-FMZ PET 有可能将神经元丢失引起的低代谢与其他因素引起的低代谢区分开来。

在一项研究中，研究人员通过脑结构成像和生物分子成像研究重复性 TBI 的影像学表现，所有受试者接受神经心理评估和行为任务，以及结构脑成像和功能分子成像，并探讨其神经心理特征和认知运动相关功能损害是否与影像学研究结果相关。在神经心理学测试中，拳击手在视觉空间记忆和运动协调方面表现出缺陷，并发现该表现与神经损伤的生物分子成像结果具有显著相关性。然而，MR 结构成像未发现职业拳击手的形态异常。对拳击手进行 PET 影像学检测，发现与认知功能障碍相关的额叶区域的葡萄糖代谢受损，这与 AD 发现相似。^{18}F-FMZ 在脑角回和颞叶皮层区域的结合电位较低，显示出神经元缺陷，反映了重复性 TBI 对职业拳击手神经元的慢性损伤从而出现认知障碍和运动功能障碍。该研究 ^{18}F-FMZ PET 结果与重复 TBI 引起的神经元细胞丢失是一致的。在组间比较分析中，拳击手的左侧角回、左侧眶额皮质、左下部颞叶皮质、左上部颞叶皮质、右侧楔前叶和右侧小脑的 FMZ 摄取明显低于正常对照组。这些低摄取区域表明神经元受损。

（黄楚欣　刘　军）

参考文献

[1] SALAT D H，ROBINSON M E，MILLER D R，et al. Neuroimaging of deployment-associated traumatic brain injury（TBI）with a focus on mild TBI（mTBI）since 2009. Brain Inj，2017，31（9）：1204–1219.

[2] LEVIN H S，DIAZ-ARRASTIA R R. Diagnosis，prognosis，and clinical management of mild traumatic brain injury. Lancet Neurol，2015，14（5）：506–517.

[3] CHEN J K，JOHNSTON K M，FREY S，et al. Functional abnormalities in symptomatic concussed athletes：an fMRI study. Neuroimage，2004，22（1）：68–82.

[4] JANTZEN K J，ANDERSON B，STEINBERG F L，et al. A prospective functional MR imaging study of mild traumatic brain injury in college football players. AJNR Am J Neuroradiol，2004，25（5）：738–745.

[5] FRANK M J，DOLL B B，OAS-TERPSTRA J，et al. Prefrontal and striatal dopaminergic genes predict individual differences in exploration and exploitation. Nat Neurosci，2009，12（8）：1062–1068.

[6] LIGUORI M，FERA F，GIOIA M C，et al. Investigating the role of brain-derived neurotrophic factor in relapsing-remitting multiple sclerosis. Genes Brain Behav，2007，6（2）：177–183.

[7] RATHORE S，HABES M，IFTIKHAR M A，et al. A review on neuroimaging-based classification studies and associated feature extraction methods for Alzheimer' s disease and its prodromal stages. Neuroimage，2017（155）：530–548.

[8] BLENNOW K，BRODY D L，KOCHANEK P M，et al. Traumatic brain injuries. Nat Rev Dis Primers，2016（2）：16084.

[9] SCHOLL M，DAMIAN A，ENGLER H. Fluorodeoxyglucose PET in neurology and psychiatry. PET Clin，2014，9（4）：371–390.

[10] WU X，KIROV I I，GONEN O，et al. MR imaging applications in mild traumatic brain injury：an imaging update. Radiology，2016，279（3）：693–707.

[11] UMILE E M，SANDEL M E，ALAVI A，et al. Dynamic imaging in mild traumatic brain injury：support for the theory of medial temporal vulnerability. Arch Phys Med Rehabil，2002，83（11）：1506–1513.

[12] CHEN S H，KAREKEN D A，FASTENAU P S，et al. A study of persistent post-concussion symptoms in mild head trauma using positron emission tomography. J Neurol Neurosurg Psychiatry，2003，74（3）：326–332.

[13] YAMAKI T，UCHINO Y，HENMI H，et al. Increased brain glucose metabolism in chronic severe traumatic brain injury as determined by longitudinal ^{18}F-FDG PET/CT. J Clin Neurosci，2018（57）：20–25.

[14] MADSEN K，HESBY S，POULSEN I，et al. Comparison of analytical methods of brain ^{18}F FDG-PET after severe traumatic brain injury. J Neurosci Methods，2017（291）：176–181.

[15] WHITENECK G G，CUTHBERT J P，CORRIGAN J D，et al. Risk of negative outcomes after traumatic brain injury：a statewide population-based survey. J Head Trauma Rehabil，2016，31（1）：E43–54. DOI：10.1097/HTR.0000000000000141.

[16] JOHNSON V E，STEWART W，SMITH D H. Traumatic brain injury and amyloid-beta pathology：a link to Alzheimer’s disease? Nat Rev Neurosci，2010，11（5）：361–370.

[17] SUNDMAN M，DORAISWAMY P M，MOREY R A. Neuroimaging assessment of early and late neurobiological sequelae of traumatic brain injury：implications for CTE. Front Neurosci，2015（9）：334.

[18] JOHNSON V E，STEWART W，SMITH D H. Axonal pathology in traumatic brain injury. Exp Neurol，2013（246）：35–43.

[19] SMITH D H，JOHNSON V E，STEWART W. Chronic neuropathologies of single and repetitive TBI：substrates of dementia? Nat Rev Neurol，2013，9（4）：211–221.

[20] JOHNSON V E，STEWART W，SMITH D H. Widespread tau and amyloid-beta pathology many years after a single traumatic brain injury in humans. Brain Pathol，2012，22（2）：142–149.

[21] KLUNK W E. Amyloid imaging as a biomarker for cerebral beta-amyloidosis and risk prediction for Alzheimer dementia. Neurobiol Aging，2011，32（Suppl 1）：S20–S36.

[22] HONG Y T，VEENITH T，DEWAR D，et al. Amyloid imaging with carbon 11-labeled pittsburgh compound B for traumatic brain injury. JAMA Neurol，2014，71（1）：23–31.

[23] SCOTT G，RAMLACKHANSINGH A F，EDISON P，et al. Amyloid pathology and axonal injury after brain trauma. Neurology，2016，86（9）：821–828.

[24] PENG F，MUZIK O，GATSON J，et al. Assessment of traumatic brain injury by increased ^{64}Cu uptake on $^{64}CuCl_2$ PET/CT. J Nucl Med，2015，56（8）：1252–1257.

[25] BYRNES K R，WILSON C M，BRABAZON F，et al. FDG-PET imaging in mild

traumatic brain injury: a critical review. Front Neuroenergetics, 2014 (5): 13.
[26] BRABAZON F, WILSON C M, SHUKLA D K, et al. ^{18}F FDG-PET combined with MRI elucidates the pathophysiology of traumatic brain injury in rats. J Neurotrauma, 2017, 34 (5): 1074–1085.
[27] ANNEN J, HEINE L, ZIEGLER E, et al. Function-structure connectivity in patients with severe brain injury as measured by MRI-DWI and FDG-PET. Hum Brain Mapp, 2016, 37 (11): 3707–3720.
[28] JOHNSON V E, STEWART J E, BEGBIE F D, et al. Inflammation and white matter degeneration persist for years after a single traumatic brain injury. Brain, 2013, 136 (Pt 1): 28–42.
[29] STEIN T D, MONTENIGRO P H, ALVAREZ V E, et al. Beta-amyloid deposition in chronic traumatic encephalopathy. Acta Neuropathol, 2015, 130 (1): 21–34.
[30] BANG S A, SONG Y S, MOON B S, et al. Neuropsychological, metabolic, and GABAA receptor studies in subjects with repetitive traumatic brain injury. J Neurotrauma, 2016, 33 (11): 1005–1014.
[31] ODANO I, HALLDIN C, KARLSSON P, et al. [18F]flumazenil binding to central benzodiazepine receptor studies by PET-quantitative analysis and comparisons with [11C] flumazenil. Neuroimage, 2009, 45 (3): 891–902.
[32] HEISS W D, KRACHT L, GROND M, et al. Early [(11) C]Flumazenil/H (2) O positron emission tomography predicts irreversible ischemic cortical damage in stroke patients receiving acute thrombolytic therapy. Stroke, 2000, 31 (2): 366–369.

第十四章

PET/MR 成像在抑郁症的临床应用

抑郁症是一种主要表现为显著而持久的心境低落的心境及情感障碍疾病。2017 年 WHO 流行病学调查显示我国抑郁症发病率为 4.2%，且发病率逐年上升。目前抑郁症的治疗手段以药物治疗、心理治疗、物理治疗为主。

第一节　MR 成像在抑郁症的研究应用

随着多模态 MR 神经影像技术的发展，研究者们可以无损地观察活体人脑的结构和功能特征。脑结构和功能的异常能够作为敏感特征用于脑疾病诊疗。其中 fMRI 主要通过基于 BOLD 的成像方法获取脑的活动信息。任务态 fMRI 利用不同实验范式观察由刺激引起的脑区响应，而静息态 fMRI 用于研究静息基础状态的局部脑活动和脑网络连接模式。这些技术目前已被广泛地应用于抑郁症的脑异常机制研究和诊疗评估影像标志物的探索。

一、任务态及静息态 fMRI

1. 主要原理及方法

BOLD-fMRI 是目前最常用的 fMRI 技术，fMRI 信号通常也被称作 BOLD 信号，主要是因为图像是依赖于血流量改变诱发脑区含氧水平发生变化而产生的。Ogawa 等证实血红蛋白在氧化和还原两种形式下具有不同的磁场特性，这两种特性均可以用 MR 成像呈现出来。它是一种依赖血氧水平间接测量神经元活动的脑功能成像技术，是基于血 BOLD 所应用的 T_2* 加权像，具有检测顺磁性的脱氧血红蛋白和逆磁性的氧合血红蛋白的能力。BOLD-fMRI 是一种动态成像技术，能够间接测量大脑的代谢水平，并反映神经生理过程中时间依赖的大脑皮层信号的相关性，为探究大脑功能网络的变迁提供技术支持。

面部表情是人类情绪最直观的表现形式，基于“抑郁症患者存在对面部表情的负性认知模式”理论，使用面部表情刺激范式的抑郁症 fMRI 研究发现患者“前额叶 – 纹状体 – 丘脑环路”的活动异常，由于影响因素众多，研究结果不甚一致。该理论近几十年来已广泛应用于脑电图、PET、SPECT 等影像方法研究中。以 BOLD 理论为主体的功能核磁共振技术兴起以后，该方法被许多研究者应用于任务态功能核磁共振研究中。任务态功能核磁共振常见的研究方法是：给予不同类型面部情绪表情刺激，将观察到不同刺激唤起的脑区反应予以计算，用于对抑郁症的病变部位、疾病状态监视、疗效评估及预后判断。常用情绪面部表情刺激有正性类、负性类，分别可代表社会交往中的接受或者拒绝；由于中性类面部表情很少包含即时的社交信息，故抑郁症 fMRI 研究中使用的面部表情包括接受类（正性）：高兴、惊奇；拒绝类（负性）：难过、愤怒、恐惧、厌恶及中性，其中高兴和难过面部表情使用最多，惊奇表情由于容易被错认为恐惧，目前的研究很少使用。

与任务态 fMRI 一样，静息态 fMRI 同样基于 BOLD 理论。对静息态 fMRI 结果的计算方法可以归为两类：①检测脑区的局部活动特征、活动强度或局部脑区活动相似性，主要计算方法有 ALFF 及 ReHo；②观察 ROI 之间活动信号同步性，主要计算方法为基于种子点的 FC，由于种子点的选取具有主观性，选择方法不同会导致最终计算结果差异很大。

2. 基于 fMRI 的抑郁症患者脑功能异常研究

采用任务态 fMRI 的抑郁症研究结果显示：抑郁症患者在面部表情刺激范式中激活异常的脑区主要集中在杏仁核、海马、扣带回、前额叶、梭状回、丘脑、岛叶、基底节等。杏仁核和海马位于颞叶内侧，在面部表情刺激下，抑郁症患者杏仁核被激活，而海马及前额叶活动被抑制，上述脑功能异常变化可在抗抑郁治疗后呈好转趋势。杏仁核功能异常可以导致情绪失调，其激活程度可作为判断抑郁症严重程度的指标（图 14-1-1）。在悲伤表情刺激下，抑郁症患者杏仁核被过度激活，短期抗抑郁药物治疗后，杏仁核对负性情绪表情的过度反应降低。此外，研究显示负性刺激会引起抑郁症患者的前额叶皮层、海马、海马旁回的过度激活。扣带回皮层是奖赏系统、情感认知系统的重要组成部分。抑郁症患者在负性情绪面孔刺激后，ACC 的激活程度显著增高。额叶与认知、情绪、执行密切相关，研究显示：在难过面部表情刺激时，抑郁症患者左侧大脑的额下回、额中回和中央后回激活范围较正常人小，同侧杏仁核、腹侧纹状体、岛叶、尾状核、丘脑、背侧扣带回、顶下小叶激活程度较正常人高。还有研究发现：首发轻中度抑郁症的患者在处理负性面孔情绪时，右侧额中回较健康对照组激活程度明显增强，这证实右侧前额叶参与负性面孔情绪的处理，可解释抑郁症患者情绪识别、奖励处理等认知功能障碍的临床表现。颞叶与精神活动密切相关，在情绪、记忆及精神活动的处理过程中具有重要作用。杏仁核是人类情绪调节重要中枢，在抑郁症的发病中起关键作用，其活动的异常增高是原发性抑郁症的特异性指标，杏仁核活动增高可促进抑郁的发作或者复发。Dannlowsk 等对长期的抑郁症患者进行任务态研究发现：在面对负性情绪刺激时，杏仁核、前额叶与枕叶神经活动的功能接连减低，进一步证实枕叶是抑郁症的发病机制之一。抑郁症患者在识别负性面孔刺激时，位于颞枕交界处的梭状回激活显著增强。另有研究发现，与正常受试者相反，随着给予的表情高兴程度不断增加，抑郁症患者双侧梭状回和右侧壳核激活程度相对降低；随着任务难度增加，抑郁症患者右侧梭状回、左侧壳核和左侧海马杏仁核复合体激活程度增加。顶叶与额叶联系密切，还与颞叶、枕叶等多个脑区有广泛的功能连接。顶叶前区主要与额叶联系，负责感觉及身体协调；顶叶中区主要与颞叶连接，与语言认知处理有关；顶叶后区主要与枕叶连接，负责逻辑思维能力。中央后回参与各种感觉的认知处理。缘上回和角回与感觉障碍、语言障碍等密切相关。因此顶叶功能异常的抑郁症患者可出现躯体化障碍、记忆功能障碍、逻辑功能障碍。顶下小叶功能的异常，可能与抑郁症患者反复确定自身相关的负性信息有关。还有研究发现，抑郁症发作期患者在处理厌恶面部表情时，左侧梭状回和左侧杏仁核激活较正常人强。

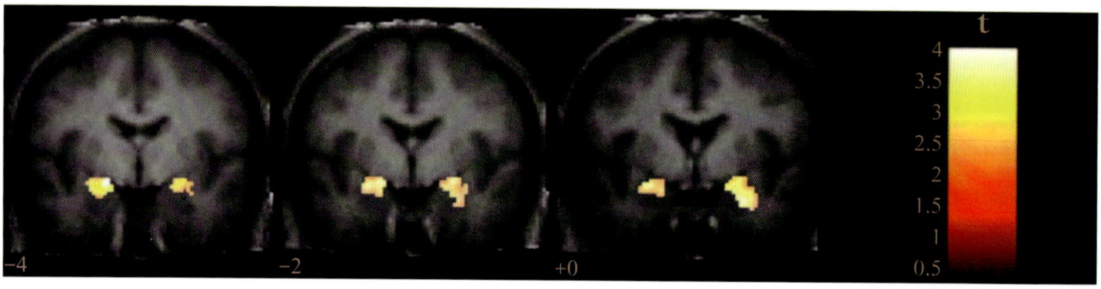

图 14-1-1 杏仁核激活程度可作为预测症状严重程度及预后的标志

来源：DANNLOWSKI U，OHRMANN P，BAUER J，et al. Amygdala reactivity to masked negative faces is associated with automatic judgmental bias in major depression：a 3 T fMRI study. J Psychiatry Neurosci，2007，32（6）：423-429.

静息态fMRI对抑郁症患者的研究主要是观察脑局部活动变化及脑区之间同步性变化。其中，对抑郁症患者脑局部活动的观察研究显示抑郁症患者PCC、眶额皮质、前额叶、梭状回及皮质下核团等脑区具有异常的ALFF；另一项研究显示，左侧ACC皮质膝部和左侧海马区ALFF变化与抑郁临床量表评分相关。RDD患者存在广泛的全脑ALFF异常，这些异常主要位于视觉识别环路和DMN。Meta分析显示抑郁症患者左侧额上回和梭状回的ReHo值升高，左侧小脑、中央后回、颞上回、右侧楔叶和顶下回ReHo值下降。复发性抑郁症患者在内侧PFC ReHo值出现特异性升高；右侧岛叶和左侧额下回ReHo值与病程相关，左侧枕中回、距状裂、顶下回、壳核、右侧额中回及中央前回ReHo值与症状严重程度相关。

上述研究还存在许多亟待解决的问题，如面部表情材料标准化、环境因素影响等，需在现有研究的基础上寻找新的思路、技术和方法。总之，抑郁症患者异常功能的脑区主要位于额叶、颞叶、顶叶、扣带回、杏仁核等区域。皮质-边缘系统广泛的连接异常，可能是抑郁症的发病基础。

3.fMRI研究提出脑功能网络异常机制假说

功能连接定义为脑区的活动信号在时间上的相似关系，用于评估不同脑区之间的功能交互作用。主要研究方法有模型假设驱动的功能连接分析及数据驱动的功能连接分析。模型驱动的功能连接分析，首先需要根据先验知识（如以往任务态fMRI研究结果）选择种子点，并提取其时间序列，然后计算种子点与全脑其他体素或其他 ROI 时间序列的相关性，并通过统计分析确定种子点与脑区的功能连接。为了研究全脑的功能连接模式，数据驱动的方法被引入，该方法不需要主观定义种子点，从而避免了种子点选取的主观性。分析方法主要包括 PCA、聚类分析和 ICA。其中 ICA 方法的研究结果一致性较好。通过功能连接的研究方法，将功能上密切相关脑区构成的功能网络称为脑功能网络。静息及任务状态下的脑功能网络研究有较强一致性，目前研究认为大脑中存在两个相互拮抗的系统，一个是 DMN，另一个包含额顶和注意网络等与任务相关的系统。Smith 等对静息态脑网络和任务态脑网络进行 ICA 研究，较为稳定地识别出人脑中的多个静息态脑网络，包括 DMN、视觉网络、中央执行网络、感觉运动网络、注意网络（凸显网络）、小脑网络、听觉网络等。

其中，DMN、中央执行网络（central executive network，CEN）和凸显网络（salience network，SN）是目前抑郁症研究中较为关注的网络。DMN 分为集中于内侧前额叶皮层的前部 DMN 和集中于后部扣带回和楔前叶皮层的后部 DMN，静息状态下功能活跃，任务状态下功能活动降低。CEN 和 DMN 功能相对，在完成认知任务时最活跃，参与形成注意力、记忆等认知功能。SN 在压力应激时显著激活，并与边缘系统情感处理回路联系密切，参与 DMN 与 CEN 之间的转换过程。

Greicius 等发现抑郁症患者 ACC、眶额叶皮层、楔前叶、丘脑功能连接增强明显。还有研究发现患者前部 DMN 内部功能连接增加，后部 DMN 脑区内部功能连接降低，这种 DMN 网络局部不一致，提示抑郁症患者 DMN 的前后部分功能相对分离。目前比较一致的观点认为，后部 DMN 与内侧前额叶皮层之间的功能连接增强，这些增强可能与药物治疗状态有关。岛叶前部是凸显网络的重要节点，抑郁症患者双侧 ACC 间功能连接增强，而双侧岛叶前部功能连接降低，右侧岛叶内的功能连接与抑郁症严重程度呈负相关。岛叶皮层及杏仁核是 SN 研究中的主要种子点，抑郁症患者岛叶和杏仁核之间的功能连接降低，并可随着情感变化而变化；ICA 和 FC 的分析结果显示：SN 和 ACC、岛叶、额叶眶回内侧、前部 DMN 功能连接增强；杏仁核是 SN 的重要组成部分，其与多个脑区功能连接降低，其中包括 ACC、左侧腹外侧前额叶等部位；相反，杏仁核与颞极部的功能连接增高。Manoliu 等首次提出 CEN，并将其分为三个子网络部分，并发现抑郁症患者 CEN 内的左腹侧内角回和背侧的中央后回间功能连接升高；背外侧前额叶与 ACC 外侧、左侧海马旁回、丘脑及中央前回的功能连接显著升高；CEN 内其他脑区的功能连接降低，楔前叶及 SN 中的岛叶功能连接也降低（图 14-1-2，图 14-1-3）。

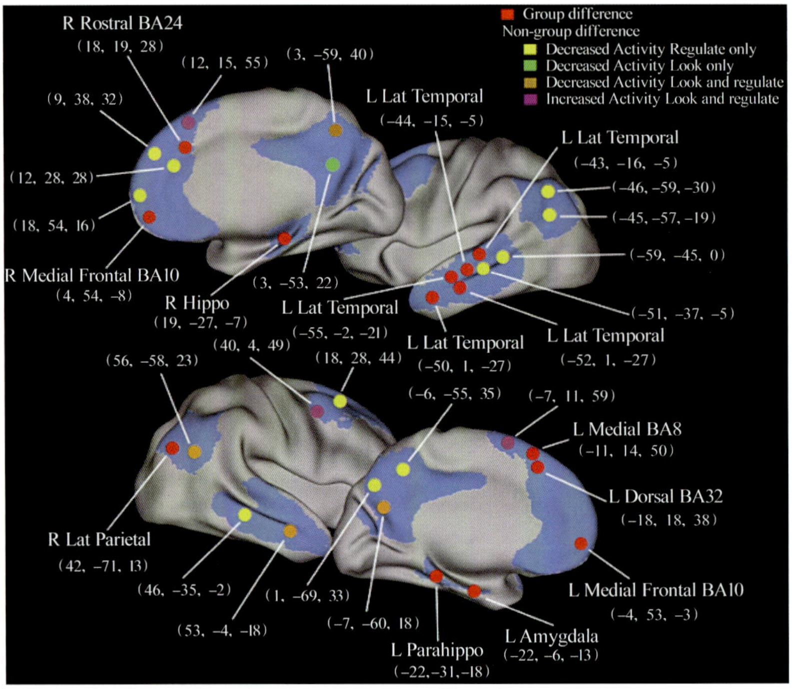

从不同研究中发现的 DMN 升高或降低脑功能连接脑区。默认模式网络中的任务诱导活动。DMN 显示为浅蓝色。左上图显示的是右半球的内侧表面，而右上图显示的是左半球的外侧表面。左下图显示的是右半球的侧面，而右下图显示的是左半球的内侧。红色的重叠区域表示 DMN 内的任务诱导差异区，用以区分抑郁受试者和对照组受试者。其余区域没有组间差异，但在仅调节条件下(黄色)、仅注视条件下(绿色)、调节和注视条件下(棕色)，或在调节和注视条件下(玫红色)观察到脑功能活动均增加

图 14-1-2　抑郁症患者 DMN 中的异常脑区

来源：SHELINE Y I，BARCH D M，PRICE J L，et al. The default mode network and self-referential processes in depression. Proc Natl Acad Sci U S A，2009，106（6）：1942-1947.

Meta 分析显示抑郁症患者出现 FC 增强的相关脑区包括额顶网络与后顶叶皮质、DMN 与内侧 PFC、海马与背外侧 PFC；抑郁症患者出现 FC 降低的相关脑区有额顶网络与背侧注意网络中的顶下小叶、情感网络与内侧 PFC、腹侧注意网络与楔前叶、枕叶、PCC 皮质。上述 FC 的异常，可解释抑郁症患者的部分临床症状，如额顶网络内 FC 降低可影响患者认知控制；额顶网络与 DMN 间 FC 增强，以及额顶网络与背侧注意网络间 FC 降低，可解释患者对外部刺激的迟疑现象。RDD 患者 FC 异常和抑郁症相同，但下降程度更高，区域更广泛，主要出现在前扣带皮质、杏仁核、海马和岛叶，甚至可出现多个脑功能网络的功能连接损伤。对抑郁发作期患者进行不同情感体验诱发时，除前额叶、边缘系统皮层及扣带回脑区激活有差异，还出现其他脑区激活强度改变，这些脑区包括下丘脑、海马、杏仁核、苍白球及小脑蚓部。

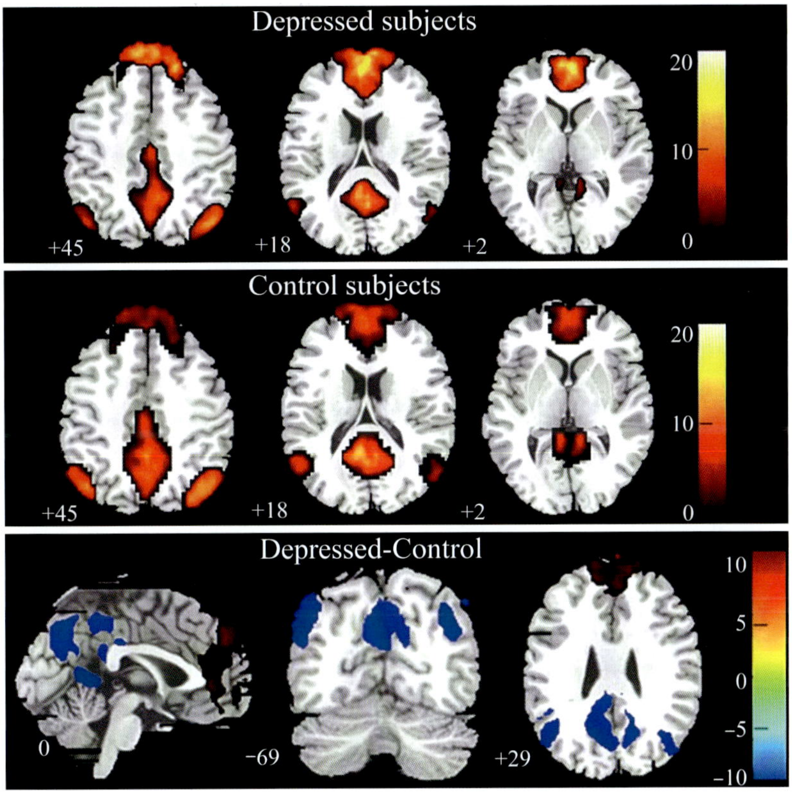

抑郁症患者较正常对照组表现为内侧前额叶皮层和前扣带皮层之间 FC（暗红色），而其与后扣带皮层/楔前叶之间的 FC 显著降低（蓝色）；Depressed subjects：抑郁症患者；Control subjects：正常对照受试者；Depressed-Control：抑郁症组－对照组

图 14-1-3 抑郁症默认模式网络内部的异常功能连接模式

来源：ZHU X，WANG X，XIAO J，et al. Evidence of a dissociation pattern in resting-state default mode network connectivity in first-episode，treatment-naive major depression patients. Biol Psychiatry，2012，71（7）：611-617.

最近，基于神经影像的人脑连接组学（human connectomics）快速发展，致力于从宏观水平对人脑网络连接模式进行绘制和拓扑描述，将人脑视为由大量解剖单元通过结构连接（白质纤维束、灰质形态关联）或功能连接（时域相关）构成的复杂网络，进而采用数学图论等计算方法定量地、全面而细致地刻画人脑网络的连接规则，从神经环路的角度加深了对抑郁症脑异常机制的认识。Zhang 等首次将大尺度复杂网络分析（即脑连接组学）引入抑郁症的影像学研究，他们发现首发未用药抑郁症患者组和对照组的脑功能网络都具有小世界属性，然而抑郁症患者的脑网络具有降低的最短路径和增高的全局效率，表现出向随机网络的偏移。患者异常的脑网络节点也主要位于海马、DMN、眶额皮层和枕叶区域。Xia 等采用高精度脑连接组分析框架，同样发现了抑郁症偏向随机化的紊乱脑功能网络连接模式，并识别了内 / 外侧额顶高级系统中长距离连接的增多和初级皮层短距离连接的减少，还发现脑网络异常与抑郁症临床症状的显著关联。他们进一步基于功能磁共振影像多中心大数据（1434 名受试者），系统评价了脑连接组关键分析策略对识别抑郁症异常脑功能核心节点的影响，发现了内 / 外侧额顶皮层高级系统及初级皮层功能活动和连接异常的可重复性，为抑郁症脑影像连接组标志物研究提供了可重复性验证框架和关键的方法学指导（图 14–1–4）。

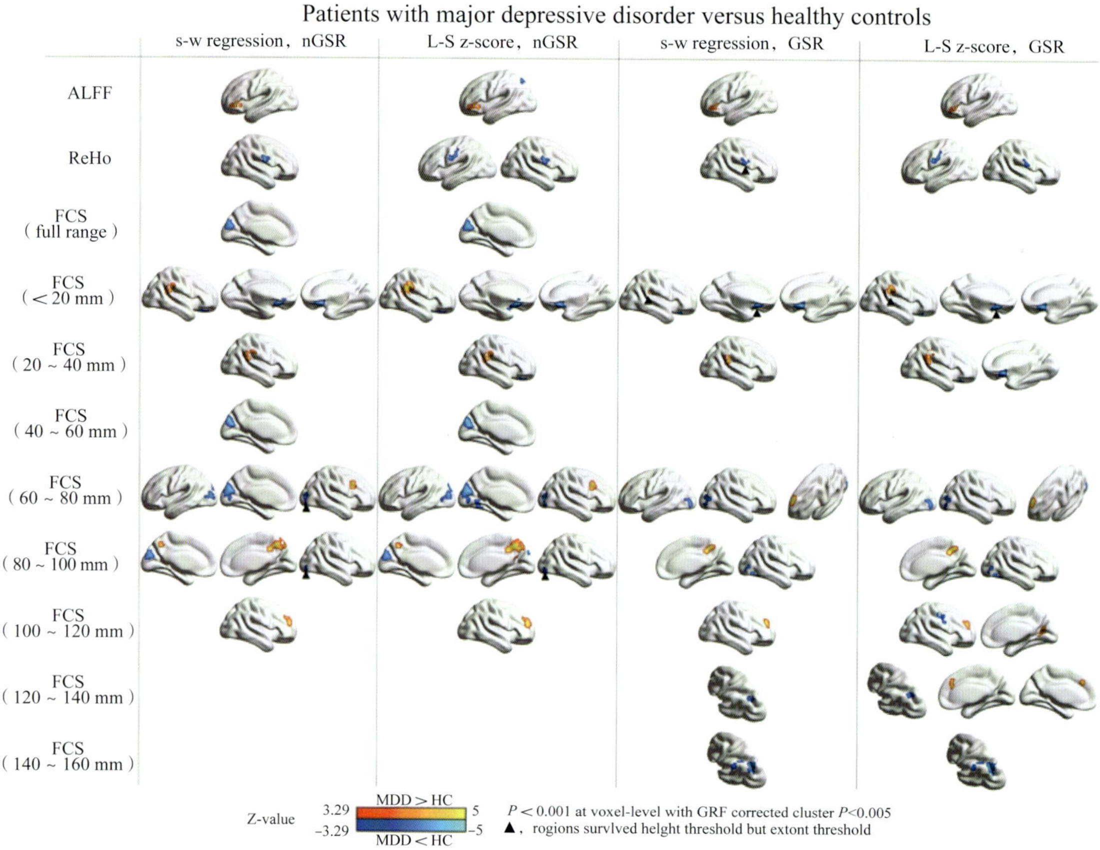

抑郁症患者与健康人脑功能差异，使用多种数据计算方法（ALFF REHO FCS），得到了一致性的结论。Patients with major depressive disorder versus healthy controls：抑郁症患者与正常对照比较；$P < 0.001$ at voxel-level with GRF corrected cluster $P < 0.005$ ：体素水平 GRF 校正

图 14–1–4　重度抑郁症额顶皮层和初级皮层脑异常位点识别的可重复性验证

二、磁共振结构成像在抑郁症的研究应用

以往的研究认为抑郁症是典型的功能性疾病，但随后的研究逐渐发现抑郁症患者存

在宏观及微观的解剖结构异常。目前磁共振结构像灰质密度、体积分析被广泛应用于抑郁症的研究中。对重度抑郁症进行 Meta 分析结果显示，抑郁症患者前扣带皮质喙部、背侧前额叶的灰质体积明显降低，有多次发作经历的患者上述改变更明显；进一步的亚组分析还发现合并焦虑症及未用药的首发患者，还存在海马和杏仁核显著萎缩。另一篇 VBM 研究的 Meta 分析纳入了包括抑郁症在内的多种精神疾病，显示各精神疾病患者组中均存在背侧 ACC 和双侧岛叶的广泛萎缩；其中，抑郁症患者组海马前部及杏仁核的灰质萎缩较其他精神系统疾病更明显。基于曲面的灰质形态学（surface-based morphology，SBM）研究通过重建灰质表面和灰白质交界的曲面，计算一系列曲面指标（皮层厚度、曲面面积、曲率等）。ENIGMA 项目基于多中心大样本（20 个中心，2148 例重度抑郁症患者，7957 例健康对照）的皮层厚度和曲面面积分析是目前最具代表性的抑郁症 SBM 研究。该研究发现成年重度抑郁症患者的眶额皮层、前后扣带回、岛叶和颞叶皮层显著较薄，而青少年抑郁症患者额叶、视觉和感觉运动皮层的曲面面积显著减小。

综上所述，抑郁症患者前额叶、ACC、海马、杏仁核等脑区的灰质体积减小，眶额皮层、前后扣带回、岛叶和颞叶皮层显著变薄。这可以解释抑郁症患者的执行功能和情绪控制等临床表现。抑郁症干预治疗能增加局部灰质体积，并且临床表现改善与脑区的灰质变化相关。

三、磁共振扩散成像在抑郁症的研究应用

和基于 VBM 研究方法的结构像研究不同，扩散磁共振成像可对神经细胞骨架、轴突等微观组织进行研究。扩散磁共振成像技术，利用水分子布朗运动受到不同细胞结构限制后的不同特点得以成像，主要研究的是脑白质（神经轴突为主）的结构变化，可计算出白质纤维连接通路的结构、形态、强度等信息。目前此方面的研究较少，抑郁症患者白质纤维的异常主要表现为额叶、顶叶、丘脑等区域的白质纤维微结构的改变，如额叶与边缘系统、奖赏系统的连接环路，额叶和执行网络、情绪网络之间的连接环路。

四、动脉自旋标记成像在抑郁症的研究应用

动脉自旋标记成像利用受试者自身的水分子作为示踪剂量化 CBF，因此可得到和 BOLD 成像类似的结果。如抑郁症患者 DMN（PFC 和前扣带皮质）灌注异常，从血流动力学角度，反映了抑郁症患者脑功能异常血流基础。

五、磁共振波谱成像在抑郁症的研究应用

MRS 是目前唯一可进行活体代谢物检验的技术。此技术可检测大脑目标区域的神经递质浓度（NAA、谷氨酸、谷氨酰胺、γ-氨基丁酸、Cho）。抑郁症患者前额叶和 ACC 皮质中很多神经递质的变化有：①谷氨酸、谷氨酰胺－谷氨酸复合物、γ-氨基丁酸浓度降低；② Cho、肌酸浓度升高；③ NAA ／肌酸比例和胆碱／肌酸比例降低。以上研究结果可反映抑郁症分子水平的发病及治疗机制。

六、疗效相关机制研究

药物治疗抑郁症的影像学研究显示，抗抑郁药可改善负性情绪面孔刺激时患者过度增高的 ACC、杏仁核；Meta 分析显示药物治疗还可显著降低患者左侧背内侧前额叶、右侧岛叶和双侧丘脑的 ReHo 值，显著增高患者右侧额上回的 ReHo 值；药物治疗可增强患者 ACC 皮层对皮层下杏仁核、旁纹状体、丘脑及海马环路的调控能力，且该能力的改善与症状缓解相关；还有部分药物治疗可改善额叶、顶叶、丘脑等区域白质纤维的受损。抗抑郁症药物对脑功能网络也具有显著的调控作用。Wang 等采用纵向实验设计研究了艾斯西酞普兰治疗抑郁症的脑网络机制，发现药物对背内侧 / 外侧前额叶、海马的关键连接通路存在不同的调控作用，而且其连接强度的变化与患者临床症状评分的改善显著相关（图 14–1–5）。

电休克治疗可增加抑郁症患者右脑半球尾状核、海马、杏仁核、岛叶及颞上回后部的灰质体积，Perrin 等发现患者左侧背外侧前额叶区域的全脑功能连接强度在治疗后显著降低，连接强度降低的程度与患者临床症状的好转显著相关。重复经颅磁刺激（rTMS）可改善抑郁患者脑 DMN、额顶控制网络和突显网络内部及网络间的异常功能连接，经颅直流电刺激（transcranial direct current stimulation，tDCS）和 rTMS 类似，二者均可影响杏仁核和海马体功能状态；tDCS 对抑郁相关脑网络的异常功能连接有一定的改善作用。药物治疗可改善 DMN。方继良等发现，经皮耳穴－迷走神经刺激可调制脑 DMN 及背外侧前额叶－杏仁核环路的功能状态，这些变化与患者临床症状的改善显著相关（图 14–1–6）。这些研究结果揭示了抗抑郁治疗对抑郁症患者脑网络的调控作用集中在额叶和边缘系统，这为抑郁症治疗提供了潜在的治疗靶点。

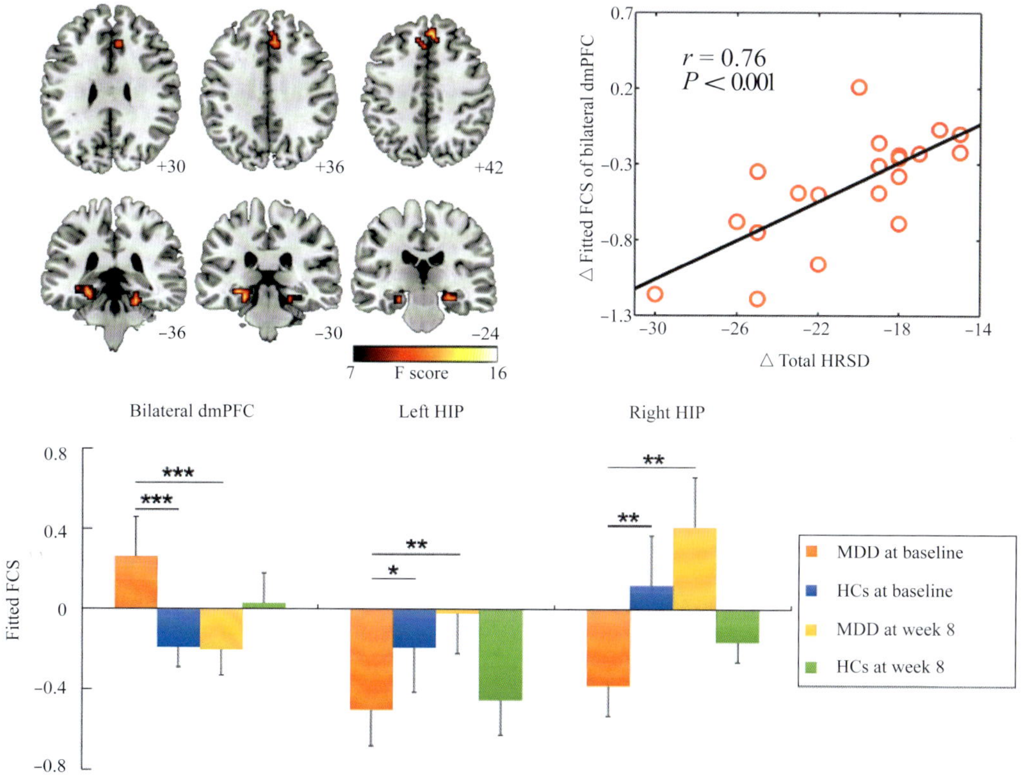

抗抑郁药物对抑郁症患者的背内侧前额叶的功能连接强度起到了抑制的作用，对双侧海马与小脑之间的连接起到了增强的调控作用，背内侧前额叶的功能连接强度变化与患者的临床症状评分变化显著相关
Bilateral dmPFC：双侧背内侧前额叶；Score：临床量表计分；Left HIP：左海马；△ Fitted FCS of bilateral dmPFC：双侧背内侧前额叶△功能连接强度；△ Total HRSD：汉密顿抑郁量表积分；Right HIP：右海马；Fitted FC：标准化的脑功能连接；MDD at baseline：抑郁症的基线；HCs at baseline：正常受试者基线；MDD at week 8 ：抑郁症治疗 8 周时；HCs at week 8 ：正常受试者 8 周时

图 14-1-5　抗抑郁药物对抑郁症患者的脑网络机制研究

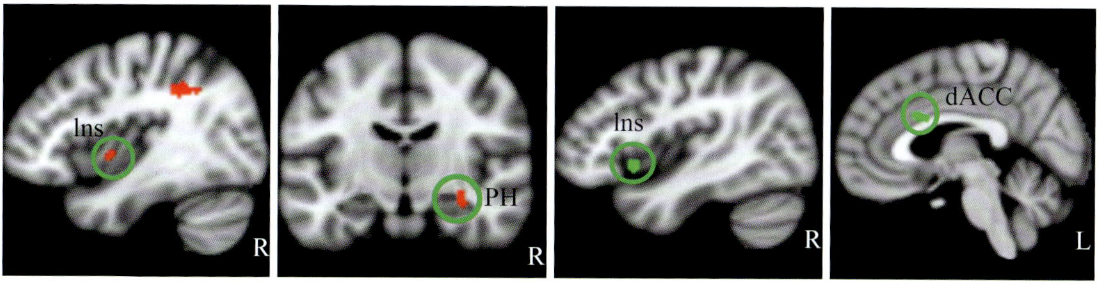

Ins：岛叶，PH：旁海马，dACC：背侧前扣带回

图 14-1-6　taVNS 调制脑 DMN 功能

（夏明睿　方继良　贺　永）

第二节　PET 成像在抑郁症的研究应用

抑郁症是目前临床上常见的心理障碍，其发病机制一直是医学领域研究的热点和难点，影像学研究是探讨其发病机制的重要途径，随着功能影像学技术的发展，进一步在探索抑郁症治疗反应和疗效差异方面显现出一定优势。PET 技术通过对活体大脑功能活动状态实时观测，客观显示生理或病理状态下局部脑血流，局部 CMRGlc 和神经递质及其受体的结合情况，逐渐成为研究抑郁症的一种有效工具，在抑郁症病因探索、早期诊断及治疗检测方面将发挥越来越大的作用。

一、脑血流灌注显像研究

脑血流灌注常用的 PET 显像剂有 ^{13}N-$NH_3 \cdot H_2O$ 和 ^{15}O-H_2O。多数脑血流灌注显像研究均发现抑郁症患者存在不同程度脑血流灌注的变化，但各文献报道不尽相同，集中表现为额叶、颞叶、枕叶、顶叶和扣带回血流灌注的变化。部分学者对抑郁症患者脑进行 PET 血流灌注研究，认为抑郁症患者静息状态下右侧丘脑和尾状核局部脑血流量增加，左侧额前回和右侧 ACC 脑血流灌注减低。

Savitz 等研究了未经治疗的双相抑郁症患者 PET 脑显像，发现左腹侧额叶和左侧杏仁核血流灌注增加，且汉密尔顿抑郁量表评分与左侧杏仁核血流灌注呈正相关，与左侧额叶血流灌注呈负相关。而 Videbech 等研究发现中 – 重度抑郁症患者右侧海马和左侧小脑血流灌注增加。冀二妮等发现双相抑郁症患者双侧基底节血流灌注增加，推测这可能是双相抑郁症患者躁狂发作的生理基础。Monkul 等发现，抑郁症患者右侧 ACC、双侧 PCC、左侧海马旁回和右侧尾状核血流灌注增加，且抑郁症的严重程度与左侧中下额叶、右侧额内叶和右侧 ACC 血流量呈负相关，与右侧丘脑血流量呈正相关，提示其边缘系统皮层通路静息态血流异常。此外，该研究者还发现，抑郁症患者焦虑情绪与双侧扣带回后部和顶下小叶血流灌注呈正相关；抑郁情绪与左背外侧前额皮层和左侧角回血流灌注呈负相关。Fu 等采用 ASL 和 ^{18}F-FDG PET/CT 探讨重度抑郁症患者前额叶的脑血流灌注和葡萄糖代谢功能改变，发现前额叶脑血流灌注和标准摄取值均降低（图 14-2-1，图 14-2-2），且与患者的抑郁症状密切相关，提示前额叶可能是重度抑郁症患者的重要功能区域，^{18}F-FDG PET/CT 对前额叶功能异常的识别比 ASL 敏感。PET 脑显像研究显示抑郁症患者小脑和丘脑血流灌注减低。推测小脑参与悲观情绪的识别和表达，长期的严重抑郁可能通过损伤小脑与额叶的功能联系而累及小脑。但目前尚没有资料证实小脑血流灌注减低是罹患抑郁的危险因素还是抑郁症病程进展的结果。

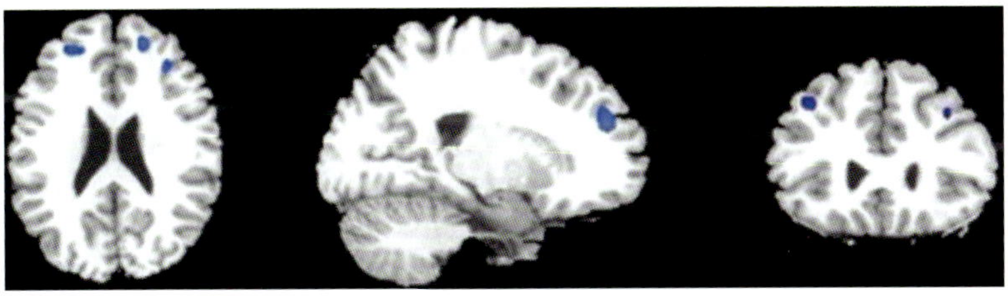

与对照组（17 例）相比，实验组（18 例首发抑郁症患者）左侧额中回，右侧额上、中回 rCBF 减低（蓝色区域）

图 14-2-1　首发抑郁症患者局部 CBF 异常脑区示意

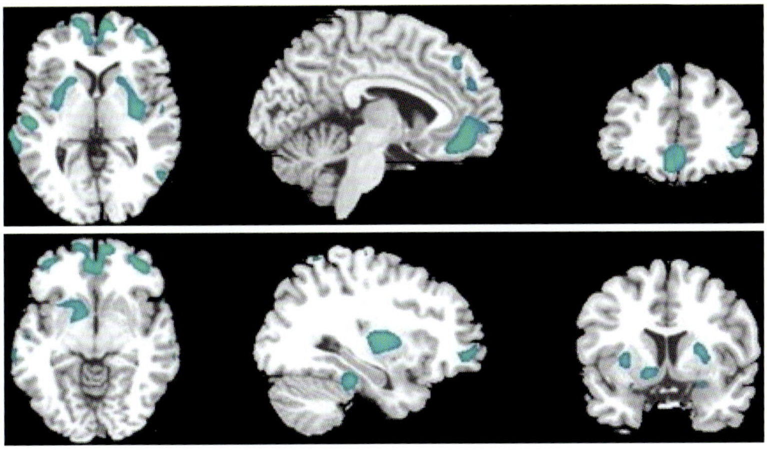

与对照组（17 例）相比，实验组（18 例首发抑郁症患者）双侧额上、中、下回，双侧颞上、中回，双侧豆状核，尾状核，左侧苍白球及双侧 ACCFDG 代谢减低（绿色区域）

图 14-2-2　首发抑郁症患者局部脑葡萄糖代谢异常脑区示意

二、脑代谢显像研究

1. 脑葡萄糖代谢显像研究

葡萄糖几乎是脑组织唯一的能源物质，抑郁症患者存在广泛的脑区葡萄糖代谢的异常。目前 2-^{18}F-FDG 是经典的糖代谢类显像剂，经细胞膜上的葡萄糖转运蛋白进入细胞。

Me-^{418}FDG 是新型糖代谢类显影剂，经肿瘤细胞膜上 SGL Ts 进入细胞。Drevets 等发现未经治疗的抑郁症患者双侧眶额回、双腹侧额叶、左侧杏仁核和扣带回后部葡萄糖代谢增加；膝下前额叶皮质、背外侧额叶前中部葡萄糖代谢减低；且左背外侧前额叶皮质葡萄糖代谢与 HAM-D 抑郁量表评分呈负相关。

近年来，有学者将 PET 显像应用于抗抑郁药物治疗前后抑郁症患者脑葡萄糖代谢改变。Smith 等发现重度抑郁症患者服用西酞普兰后，前皮质区葡萄糖代谢减少，而后皮质区增加，且此改变与口服药物后临床改善有关。Kreuzer 等采用 PET 并结合 HAM-D 抑郁量表评估 RDD 患者高频 rTMS 治疗前后脑局部葡萄糖代谢的变化与疗效之间的关系，发现左侧前额叶背侧区和前扣带皮层局部葡萄糖代谢增加，多提示临床疗效较好。Wu 等使用 PET 成像观察接受一周舍曲林治疗前后抑郁症患者的 CMRGlc，发现抑郁症状的改善与额下回、眶额回局部 CMRGlc 降低及前额叶背外侧区局部 CMRGlc 增加有关（图 14–2–3）。Suwa 等报道，用电休克疗法治疗 RDD 患者后，发现左侧额叶、颞叶皮质区葡萄糖代谢增加，而且左侧额颞叶区葡萄糖代谢的减少与右侧颞叶内侧葡萄糖增加有关。McGrath 等研究发现岛叶葡萄糖代谢可能成为抑郁症治疗评价的生物标志物，指导抑郁症初始治疗决策。Baeken 等经颅高频磁治疗药物干预 RDD 患者时，发现抑郁缓解者膝下 ACC 皮质葡萄糖代谢明显下降。

2. 脑氧代谢显像研究

Ottowitz 等利用 PET 显像研究抑郁症患者的记忆加工过程，发现抑郁症患者语言学习中右侧扣带回前部、左腹侧前额皮质、双侧海马和左侧眶额回皮质氧代谢增高；右侧扣带回前部氧代谢与语言组织有关，左侧前额皮质氧代谢与语言加工有关。

三、脑神经递质受体显像研究

目前抑郁症的发病机制尚不明确，目前较为公认的假说有单胺递质假说和受体假说。近年来，脑受体显像发展迅速，5-HT 转运体（5-HTT）显像、DAT 及多巴胺受体显像技术已经应用于抑郁症的病因诊断及治疗研究。

1.5-HT 受体显像研究

5-HT 受体与多种精神疾病相关，也是相关药物的靶点。5-HT 受体分布于杏仁核、丘脑中部、尾状核、额叶皮质、枕叶皮质和脊髓，参与学习、认知、记忆和运动功能调节。

5-HT$_1$A 受体主要分布于脑干中缝核突触前膜和边缘区突触后膜，在抗抑郁治疗中具有重要作用。Kaufman 等以 ^{11}C-WAY-100635（选择性 5-HT$_1$A 受体拮抗剂）为显像剂进行 PET 脑显像和 5-HT$_1$A 结合定量研究，发现男性重度抑郁症患者 13 个脑区的 WAY-100635 结合电位比男性对照组高 67%，且最大差异脑区为中缝核。Savitz 等认为抑郁症患者颞

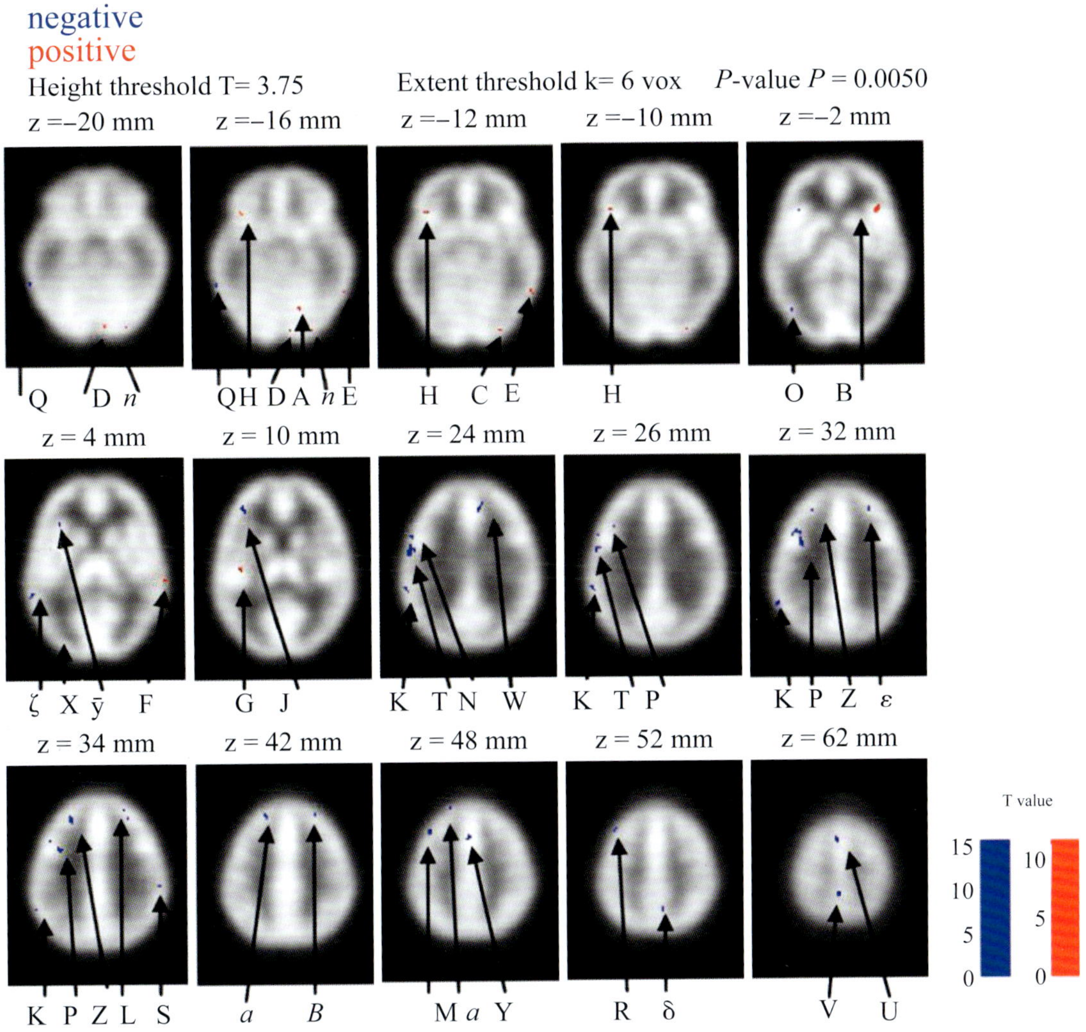

糖代谢降低的脑区位于额下回和额下 / 眶额叶皮质，脑糖代谢增加区域为背外侧前额叶皮层；negative：低；positive：高；Height threshold：高阈值；Extent threshold：扩展阈值；vox：体素；P-value：p 值；T value：T 值

图 14-2-3 TSD 后脑糖代谢变化的脑区分布

来源：WU J C，GILLIN J C，BUCHSBAUM M S，et al. Sleep deprivation PET correlations of Hamilton symptom improvement ratings with changes in relative glucose metabolism in patients with depression. J Affect Disord，2008，107（1-3）：181–186.

叶内侧皮质和边缘区 5-HT_1A 受体活性下降，且受糖皮质激素水平的影响；中缝核不同亚区 5-HT_1A 受体结合活性可能存在差异。Boldrini 等发现中缝核喙部、腹外侧和背侧区域 5-HT_1A 受体活性增强；中缝核尾部区域 5-HT_1A 受体活性减弱。Pillai 等进一步观察 5-HT_1A 受体在中缝核不同区域的差异，发现抑郁症患者中缝背核中 5-HT_1A 受体结合率更高，中缝背核和中缝中核中 5-HT$_1$A 受体结合率与中缝核作为整体相比诊断效能更高。5-HT$_2$A 受体分布于人脑组织中，额叶和颞叶密度最高，其次为基底节、顶叶、中央前回、丘脑等。常用的 5-HT$_2$A 受体 PET 显像剂为 ^{18}F-Altanserin、^{11}C-MDL、^{18}F-FESP 和 ^{18}F-Setoperone。^{18}F-FESP 和 ^{18}F-Setoperone 可同时结合 DA 受体。虽然目前 5-HT$_2$A 受体 PET 显像显示抑郁症患者 5-HT$_2$A 受体活性下降，但仍有临床前瞻性研究暗示受体活性可上调。Savitz 等认为造成目前这种结论矛盾的原因可能与患者的抗抑郁治疗干预相关，此外由于抑郁症患者在行为缺陷上的差异，也可能造成 PET 显像的差异。

5-HT$_1$B 受体主要分布在基底节区。Murrough 等发现未经治疗的抑郁症患者纹状体腹侧 5-HT$_1$B 受体活性降低（图 14-2-4）（Murrough 等，2011）。Anisman 等发现抑郁症自杀幸存者 PFC、眶额皮质外侧和海马 5-HT$_1$B 受体表达减少。5-HTT 是一种单胺转运蛋白，通过从细胞外液中去除 5-HT 调节神经传递，主要由 5-HT 能神经元表达，在抑郁症的病理生理过程中具有重要作用。研究显示，5-HTT 受体活性受显像剂的类型、季节及体重等因素的影响。常用的 5-HTT 显影剂有 ^{11}C-（+）Mc N5652 和 ^{11}C-DASB。Lanzenberger 等观察发现抑郁症患者中缝中核内 5-HTT 结合率比杏仁核 – 海马复合体、缰核和颏下扣带回皮质内 5-HTT 结合率对疗效的预测更有效，预示可根据中缝中核内 5-HTT 结合率来预测治疗反应。Miller 等发现，重度抑郁的抑郁症患者 5-HTT 活性低于轻度抑郁和健康者，提示 5-HTT 活性可预测抑郁症病情程度。

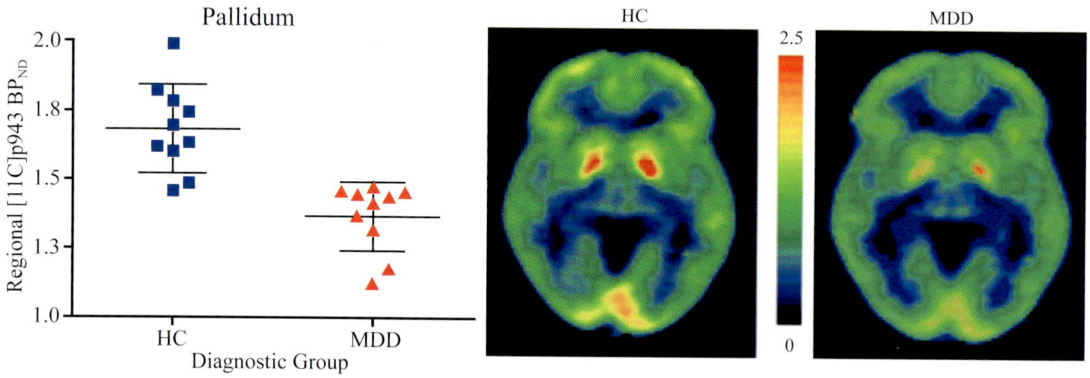

Regional [^{11}C]p943 BPND：区域性 ^{11}C 标记的 p943 非可置换结合力；Pallidum：苍白球；Diagnostic Group：诊断组

图 14-2-4　重度抑郁患者与健康者对比，腹侧纹状体 5-HT$_1$B 功能异常降低

2.DA 受体显像研究

DA 受体分布于中枢神经系统多巴胺能通路上，参与调节运动、学习和记忆。Dubol M 等利用高选择性放射性示踪剂 [^{11}C] PE2I 获取 PET 图像数据库，评估了接受抑郁治疗的

8 位患者（相比 24 位健康患者）的纹状体和纹状体 DAT，发现突触前多巴胺功能的降低在抑郁症的病理生理中起作用，应进一步研究纹状体外多巴胺的功能。

DA1 受体主要分布在纹状体、伏隔核、视束、PFC、中央前回、扣带回、海马和杏仁核。目前常用的 DA1 受体 PET 显像剂有 ^{11}C-SCH23390 和 ^{11}C-NNC-112。Cannon 等的 PET 显像研究发现抑郁症患者左侧尾状核中部 DA1 受体活性下降 14%。Dougherty 等发现在抑郁症患者发怒时纹状体 DA1 受体活性下降 13%。

DA2 受体主要在纹状体中分布。常用的 PET DA2 受体显像剂有靶向 DA2/DA3 受体的 RAC、^{18}F-Fallypride 和 ^{11}C-FLB-457，靶向 DA2/DA4 受体的 ^{11}C-NMSP。孙萌萌等应用 PET/CT 结合汉密尔顿抑郁量表发现首发抑郁症患者纹状体 DA2 BPND 下降且与抑郁症患者症状相关（图 14–2–5，图 14–2–6），提示抑郁症患者纹状体多巴胺受体异常可能是中脑多巴胺奖赏环路异常的重要分子机制之一。Meyer 等 PET 显像发现抑郁症患者双侧岛核 DA2/DA3 受体活性增高。Pecina 等发现重度抑郁的患者腹侧纹状体 DA2/DA3 受体异常增高，可能与焦虑抑郁并存或者抗抑郁治疗缺乏相关。Saijo 等观察电休克疗法对于重度耐药抑郁症患者的疗效，发现重度抑郁症患者的多巴胺 D_2 受体结合率与健康对照者差异无统计学意义，在经过电休克疗法之后的重度抑郁症患者大脑右侧 ACC D_2 受体结合率下降 25.2%，提示电休克疗法的生物学机制可能与多巴胺系统有关。

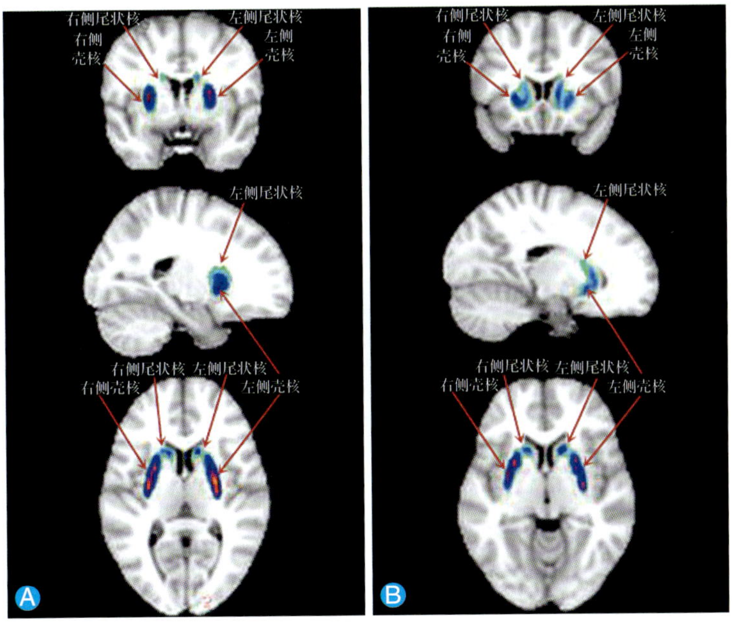

实验组尾状核和壳核 D_2 受体结合力降低。20 例健康对照（图 A）与 20 例抑郁症患者（图 B）冠状位、矢状位和横切位纹状体 RAC 平均结合力分布

图 14–2–5　实验组（首发抑郁症患者）和对照组 RAC 在纹状体区分布

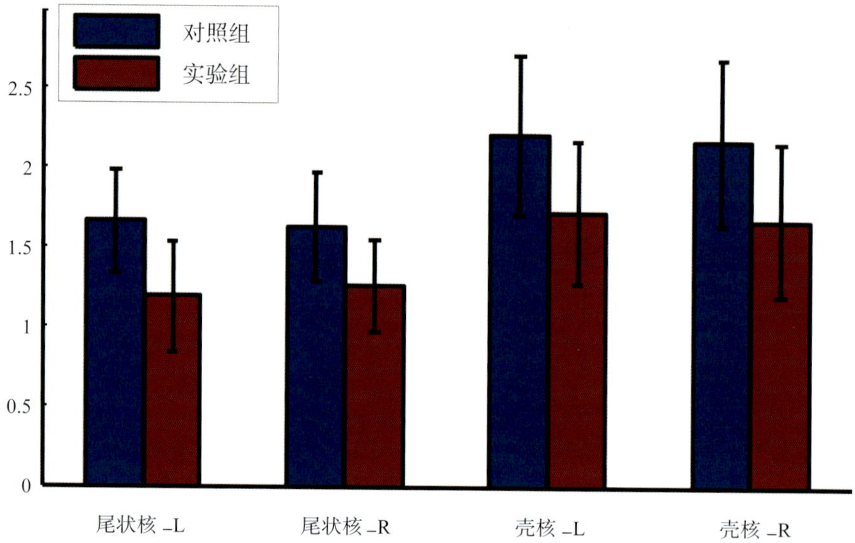

实验组双侧尾状核、壳核 D_2 受体 BPND 显著低于正常对照组

图 14-2-6　实验组（抑郁症患者）与对照组双侧纹状体 D_2 受体 BPND 比较

DAT PET 显像研究发现抑郁症患者脑部的变化以纹状体为著。常用的 DAT PET 显像剂有 ^{11}C-CFT 和 ^{11}C-RTI-32。Meyer 等发现抑郁症未经治疗者，纹状体 DAT 活性下降 14%。此外，Conway 等用 PET 显像也发现抑郁症患者脑部纹状体 DAT 活性降低。

3. 去甲肾上腺素转运体显像研究

目前去甲肾上腺素转运体已成为抑郁症治疗常用的靶点，如目前临床上具有去甲肾上腺素转运体双重靶点的药物文拉法辛、米拉西普兰等能够更有效地缓解症状。Moriguchi 等对重度抑郁及健康者进行 PET 显像研究，发现重度抑郁症者丘脑部位的去甲肾上腺素转运体 BPND 升高，尤其在丘脑亚区与 PFC 连接处，提示与去甲肾上腺素转运体亲和力高的抗抑郁药在治疗重度抑郁症患者上具有巨大的潜力。Remy 等发现合并抑郁症的 PD 患者在边缘系统的去甲肾上腺素转运体活性降低，提示 PD 患者出现抑郁与去甲肾上腺素能系统受损相关。

4. 代谢性谷氨酸受体显像研究

谷氨酸信号在情感调节过程中起重要作用，抑郁症患者脑中谷氨酸及谷氨酰胺含量较低。代谢型谷氨酸受体 5（MGLUR5）是存在于细胞表面和细胞内的神经元，是谷氨酸的靶向受体。氯胺酮具有快速抗抑郁的作用，其机制包括促进前额皮质中谷氨酸能神经传递。Li 等采用 PET 发现 PFC SUV 的增加与氯胺酮低剂量治疗有关，且与低剂量氯胺酮治疗第一天快速抗抑郁反应相关。Esterlis 等用 PET 发现氯胺酮能诱导谷氨酸激增，在此过程中导致 MGLUR5 的有效性下降，缓解焦虑症状。

5. 其他显像研究

Meyer 等用 PET 显像发现抑郁症患者脑区 MAO-A 活性普遍增高，抑郁症复发患者前额皮层和扣带回前部 MAO-A 活性增高，提示 MAO-A 活性增高可能是抑郁症特征指标之一。

四、小结

PET 显像为探索抑郁症患者的抑郁反应和治疗疗效提供了一些线索。PET 显像不仅可以通过观察抑郁症患者不同发展阶段脑血流灌注、脑代谢的改变，还可以检测神经递质等物质，为抑郁症的病因探索、病变机制、临床诊断、个体化的治疗决策和预防提供客观的依据，也可以协助新型抗抑郁药物的研发。目前较为一致的研究结论支持抑郁症边缘系统 – 皮层通路功能紊乱这一假说，抗抑郁治疗的疗效可能与边缘系统 – 皮层通路功能异常活动是否发生改变有关。抑郁症患者脑基础代谢活动对抑郁症的治疗有一定的预测和评估价值，但受样本量和样本选择不同等因素的限制，使得最终难以得出可靠的结论。目前受研究条件、研究方法、显像剂等诸多因素的影响，PET 显像在抑郁症研究上尚未形成统一的观点，且研究比较局限，多集中在脑皮层 – 边缘系统，对其他结构的研究较少，未来的抑郁症相关研究有待于扩大样本量，进一步在抗抑郁治疗的生物学机制及在脑功能方面进行更多细致的研究，为临床针对性治疗抑郁症提供指导。

（何家恺　方继良　徐俊玲）

第三节　PET/MR 成像在抑郁症的研究应用

抑郁症是世界上最常见的精神疾病之一，以持续性的情绪低落、兴趣减退为主要特征，有时甚至会有自伤、自杀或伤人的极端念头，由于其高自杀率和致残率，给患者、家庭和社会带来沉重的经济及精神负担，目前对抑郁症的了解仍然相当欠缺，临床医师主要依靠量表与经验来诊断，具有一定的主观性，前两节介绍了抑郁症在 MR 成像与 PET 方面的研究，对抑郁症的发病机制及临床早期诊断有重要价值，是认识和探索抑郁症发病机制的重要手段。一体化 PET/MR 通过 PET、MR 成像同步扫描，一次扫描获得同时、同步、同生理状态下抑郁症患者脑解剖结构、功能、血流和代谢等影像学信息，多参数影像数据相结合，对进一步深入探究抑郁症发病机制、病理生理改变具有重要作用。

一、一体化 PET/MR 在抑郁症的研究进展

目前尚无公开发表的基于 PET/MR 技术的抑郁症相关研究，大部分抑郁症 PET/MR 研究基于异机扫描的 MR 成像与 PET/CT 相结合。^{18}F-FDG 是临床上最常用是放射性示踪剂，^{18}F-FDG PET 显像通过大脑对 ^{18}F-FDG 的摄取来反映不同脑区的神经元活性，fMRI 通过分析 BOLD 信号来揭示脑区之间脑神经元的同步性。研究者们联合应用 ^{18}F-FDG PET/CT 与 fMRI 研究静息态下首发抑郁症患者葡萄糖代谢与脑网络之间的变化特点，研究结果显示抑郁症患者葡萄糖代谢减低区主要位于额叶，脑功能网络降低也主要位于额叶，且双侧额上、中、下回的代谢降低与静息态脑网络异常具有显著相关性，证实了额叶功能减低可能是抑郁症发病的基础。以此为基础，研究者们进一步研究抑郁症患者前额叶血流、代谢、临床症状之间的相关性，他们利用 ASL 序列与 ^{18}F-FDG PET/CT 评价了 17 例首发抑郁症患者的前额叶血流、代谢参数，结合临床症状发现抑郁症患者前额叶脑区葡萄糖代谢与血流改变具有相对一致性且与临床症状密切相关，左侧额中回尤为值得关注，可能是抑郁症患者前额叶功能损伤的核心脑区。

中脑 – 纹状体多巴胺奖赏环路功能异常可能是抑郁症发病的重要分子机制之一。河南省人民医院研究者们利用异机扫描的 MR 成像结构图像联合 RAC PET/CT 对 20 例首发抑郁症患者进行分析，结果显示抑郁症患者双侧尾状核、壳核示踪剂摄取显著降低，降低程度与临床评分、焦虑或躯体化、认知障碍、迟滞及睡眠障碍等因子分值均有相关性，提示纹状体多巴胺受体异常可能是抑郁症患者的重要发病机制。研究者们对首发抑郁症患者进行 RAC PET/CT 和 BOLD-fMRI 多模态前瞻性研究，观察抑郁症患者纹状体区多巴胺 D_2 受体结合力及脑功能网络改变，结果发现静息态下抑郁症患者多巴胺 D_2 受体结合降低，脑网络联系增加，反映了多巴胺神经递质改变可能是抑郁症患者核心症状（情感缺乏）产生的重要神经病理基础，同时研究还发现抑郁症患者双侧前额叶内侧脑网络联系增高与其同侧纹状体的多巴胺 D_2 受体结合能力间呈负相关，印证了前额叶通过皮质 – 边缘通路对纹状体多巴胺环路存在潜在的异常调控。

MRS 和 PET 通常用于检测不同的化合物，因此很少能将 MRS 和 PET 结果进行比较。然而，两者研究的一种常见化合物 GABA 在抑郁症的病理生理学中起重要作用。MRS 与 PET 结果表明与对照组相比，抑郁症患者的 GABA 水平有所下降，尽管在不同的大脑区域。MRS 显示，GABA 的减少主要发生在枕叶皮质，而 PET 则主要发现在边缘海马旁和

颞叶区域。然而，据我们所知，只有一个单一的研究进行了 GABA 与 PET 的小样本。虽然已经有更多的研究是使用 MRS 来研究 GABA，但是关于 GABA 在抑郁症中作用的确切结论还有待进一步的研究和复制。

二、一体化 PET/MR 在抑郁症的研究优势

多模态影像将同时采集多个参数。生物学参数的 PET 定量值和 MR 成像提供的高分辨率信息进行相互补充，能够从结果、功能等多个角度来认识大脑变化。近年来，单个受试者采集多种模态的影像数据已经用于研究脑疾病，抑郁症多数分析往往是基于单个模态分别分析再进行比较，由于脑部疾病的复杂多样性，单模态分析得到的结果可能存在分散性，并且不能很好地反映模态间的共变性，高灵敏度和高分辨率的成像模式与利用动态采集程序的额外优势相结合，对于各种临床和研究应用来说非常有吸引力。一体化 PET/MR 在单独模态成像基础上，有效弥补了 PET 空间分辨能力有限的问题，获得更精准的 PET 信号，可以进一步将多模态信息进行整合来诊断中枢神经疾病。最近，一体化 PET/MR 用于胶质瘤的检测和分期，以及肿瘤附近重要神经功能的区域的识别，这对于计划手术非常重要。PET/MR 在检测可手术切除的癫痫病灶方面具有临床价值，并识别小脑结构中的代谢活动、递质浓度和酶的表达。在脑缺血早期和晚期 MR 成像上共同记录脑血流、氧利用和葡萄糖代谢的区域值，可以区分不可逆损伤区域和功能受损但形态保留的区域，从而影响治疗策略。纵向随访对于抑郁症患者的研究具有重要意义，PET/MR 较 PET/CT 减少了 CT 的辐射剂量，适于反复扫描、长期随访。

以上研究经验可作为抑郁症一体化 PET/MR 研究的基础。一体化 PET/MR 在脑研究中具有巨大的潜力，特别是在神经网络复杂功能的多参数分析、基因转移和细胞移植的复杂分子过程成像及将新的治疗策略从临床前研究转化为临床应用方面具有巨大的潜力。随着 PET/MR 技术已经用于神经系统退行性病变、癫痫、脑血管病、肿瘤等疾病的科研及临床，将 MR 成像的高分辨性与 PET 成像的生物靶向特性相结合，对于提高抑郁症诊断的准确度、灵敏性，研究抑郁症发生的病理生理机制具有重要意义，相信不远的将来，一体化 PET/MR 技术可为我们带来对抑郁症更深入的研究结果。

（何家恺　方继良）

参考文献

[1] REDLICH R，BÜRGER C，DOHM K，et al. Effects of electroconvulsive therapy on amygdala function in major depression-a longitudinal functional magnetic resonance imaging study. Psychol Med，2017，47（12）：2166–2176.

[2] SINGH M K，LESLIE S M，BHATTACHARJEE K，et al. Vulnerabilities in sequencing and task switching in healthy youth offspring of parents with mood disorders. J Clin Exp Neuropsychol，2018，40（6）：606–618.

[3] RENNER F，DERUBEIS R，ARNTZ A，et al. Exploring mechanisms of change in schema therapy for chronic depression. J Behav Ther Exp Psychiatry，2018（58）：97–105.

[4] SZCZEPANIK J，NUGENT A，DREVETS W C，et al. Amygdala response to explicit sad face stimuli at baseline predicts antidepressant treatment response to scopolamine in major depressive disorder. Psychiatry Res Neuroimaging，2016（254）：67–73.

[5] LIU Y，DU L，LI Y M，et al. Antidepressant effects of electroconvulsive therapy correlate with subgenual anterior cingulate activity and connectivity in depression. Medicine，2015，94（45）：e2033. DOI：10.1097/MD.0000000000002033.

[6] IWABUCHI S J，KRISHNADAS R，LI C，et al. Localized connectivity in depression：a meta-analysis of resting state functional imaging studies. Neurosci Biobehav Rev，2015（51）：77–86.

[7] ZHANG J，WANG J，WU Q，et al. Disrupted brain connectivity networks in drug-naive，first-episode major depressive disorder. Biol Psychiatry，2011，704（4）：334–342.

[8] SMITH S M，FOX P T，MILLER K L，et al. Correspondence of the brain’s functional architecture during activation and rest. Proc Natl Acad Sci U S A，2009，106（31）：13040–13045.

[9] XIA M，WOMER F Y，CHANG M，et al. Shared and distinct functional architectures of brain networks across psychiatric disorders. Schizophr Bull，2019，452（2）：450–463.

[10] XIA M，SI T，SUN X，et al. Reproducibility of functional brain alterations in major depressive disorder：evidence from a multisite resting-state functional MRI study with 1,434 individuals. Neuroimage，2019（189）：700–714.

[11] SCHMAAL L，HIBAR D P，SÄMANN P G，et al. Cortical abnormalities in adults and

adolescents with major depression based on brain scans from 20 cohorts worldwide in the ENIGMA Major Depressive Disorder Working Group. Mol Psychiatry，2017，226（6）：900–909.

[12] WANG L，XIA M，LI K，et al. The effects of antidepressant treatment on resting-state functional brain networks in patients with major depressive disorder. Hum Brain Mapp，2015，362（2）：768–778.

[13] PERRIN J S，MERZ S，BENNETT D M，et al. Electroconvulsive therapy reduces frontal cortical connectivity in severe depressive disorder. Proc Natl Acad Sci U S A，2012，10914（14）：5464–5468.

[14] MALHI G S，LAGOPOULOS J，WARD P B，et al. Cognitive generation of affect in bipolar depression：an fMRI study. Eur J Neurosci，2004，19（3）：741–754.

[15] ANAND A，LI Y，WANG Y，et al. Activity and connectivity of brain mood regulating circuit in depression：a functional magnetic resonance study. Biol Psychiatry，2005，57（10）：1079–1088.

[16] BRACHT T，LINDEN D，KEEDWELL P. A review of white matter microstructure alterations of pathways of the reward circuit in depression. J Affect Disord，2015（187）：45–53.

[17] BOUCKAERT F M，DE WINTER F M，VANDENBULCKE M P，et al. Grey matter volume increase following electroconvulsive therapy in patients with late life depression：a longitudinal MRI study. J Psychiatry Neurosci，2016，41（2）：105–114.

[18] LIU J，FANG J，WANG Z，et al. Transcutaneous vagus nerve stimulation modulates amygdala functional connectivity in patients with depression. J Affect Disord，2016（205）：319–326.

[19] SAVITZ J，NUGENT A C，CANNON D M，et al. Effects of arterial cannulation stress on regional cerebral blood flow in major depressive disorder. Sci Rep，2012（2）：308.

[20] VIDEBECH P，RAVNKILDE B，PEDERSEN A R，et al. The Danish PET/depression project：PET findings in patients with major depression. Psychol Med，2001，31（7）：1147–1158.

[21] 冀二妮，关念红，王厚亮，等 . 单、双相抑郁患者脑血流灌注特征及其与认知功能的相关性 . 中华行为医学与脑科学杂，2011，20（4）：330–332.

[22] MONKUL E S，SILVA LA，NARAYANA S，et al. Abnormal resting state corticolimbic blood flow in depressed unmedicated patients with major depression：a ^{15}O-H_2O PET study.

Hum Brain Mapp, 2012, 33 (2): 272–279.

[23] FU C, SHI D, GAO Y, et al. Functional assessment of prefrontal lobes in patients with major depression disorder using a dual-mode technique of 3D-arterial spin labeling and 18F-fluorodeoxyglucose positron emission tomography/computed tomography. Exp Ther Med, 2017, 14 (2): 1058–1064.

[24] SMITH G S, WORKMAN C I, KRAMER E, et al. The relationship between the acute cerebral metabolic response to citalopram and chronic citalopram treatment outcome. Am J Geriatr Psychiatry, 2011, 19 (1): 53–63.

[25] KREUZER P M, LEHNER A, SCHLEE W, et al. Combined rTMS treatment targeting the anterior cingulate and the temporal cortex for the treatment of chronic tinnitus. Sci Rep, 2015 (5): 18028.

[26] MCGRATH C L, KELLEY M E, HOLTZHEIMER P E, et al. Toward a neuroimaging treatment selection biomarker for major depressive disorder. JAMA Psychiatry, 2013, 70 (8): 821–829.

[27] BAEKEN C, MARINAZZO D, EVERAERT H, et al. The impact of accelerated HF-rTMS on the subgenual anterior cingulate cortex in refractory unipolar major depression: insights from ^{18}F-FDG PET brain imaging. Brain Stimul, 2015, 8 (4): 808–815.

[28] OTTOWITZ W E, DECKERSBACH T, SAVAGE C R, et al. Neural correlates of strategic processes underlying episodic memory in women with majordepression: a ^{15}O-PET study. J Neuropsychiatry Clin Neurosci, 2010, 22 (2): 218–230.

[29] KAUFMAN J, SULLIVAN G M, YANG J, et al. Quantification of the serotonin 1A receptor using PET: identification of a potential biomarker of major depression in males. Neuropsychopharmacology, 2015, 40 (7): 1692–1699.

[30] SAVITZ J B, DREVETS W C. Neuroreceptor imaging in depression. Neurobiol Dis, 2013 (52): 49–65.

[31] BOLDRINI M, UNDERWOOD M D, MANN J J, et al. Serotonin-1A autoreceptor binding in the dorsal raphe nucleus of depressed suicides. J Psychiatr Res, 2008, 42 (6): 433–442.

[32] PILLAI R L I, ZHANG M, YANG J, et al. Will imaging individual raphe nuclei in males with major depressive disorder enhance diagnostic sensitivity and specificity? Depress Anxiety, 2018, 35 (5): 411–420.

[33] MURROUGH J W, HENRY S, HU J, et al. Reduced ventral striatal/ventral pallidal

serotonin1B receptor binding potential in major depressive disorder. Psychopha-rmacology（Berl），2011，213（2-3）：547–553.

[34] LANZENBERGER R，KRANZ G S，HAEUSLER D，et al. Prediction of SSRI treatment response in major depressionbased on serotonin transporter interplay between median raphe nucleus and projection areas. Neuroimage，2012，63（2）：874–881.

[35] MILLER J M，HESSELGRAVE N，OGDEN R T，et al. Positron emission tomography quantif-ication of serotonin transporter in suicide attempters with major depressivedisorder. Biol Psychiatry，2013，74（4）：287–295.

[36] CONWAY C R，CHIBNALL J T，CUMMING P，et al. Antidepressant response to aripiprazole augmentation associated with enhanced FDOPA utilization in striatum：a preliminary PET study. Psychiatry Res，2014，221（3）：231–239.

[37] MORIGUCHI S，YAMADA M，TAKANO H，et al. Norepinephrine transporter in major dep-ressive disorder：a PET study. Am J Psychiatry，2017，174（1）：36–41.

[38] ESTERLIS I，DELLAGIOIA N，PIETRZAK R H，et al. Ketamine-induced reduction in mGluR5 availability is associatedwith an antidepressant response：an [^{11}C]ABP688 and PET imaging study in depression. Mol Psychiatry，2018，23（4）：824–832.

[39] MEYER J H，WILSON A A，SAGRATI S，et al. Brain monoamine oxidase A binding in major depressive disorder：relationship to selective serotonin reuptake inhibitor treatment，recovery，and recurrence. Arch Gen Psychiatry，2009，66（12）：1304–1312.

[40] 窦社伟，付畅，轩昂，等 . 首发抑郁症患者脑葡萄糖代谢与脑功能局部一致性的关系 . 中华核医学与分子影像杂志，2015，35（1）：27–31.

[41] 付畅，张红菊，史大鹏，等 . 首发抑郁症前额叶静息态葡萄糖代谢和血流灌 注改变及其与临床症状的相关性 . 中华医学杂志，2015，95（37）：3017–3022.

[42] 孙萌萌，张红菊，轩昂，等 . 首发抑郁症患者纹状体多巴胺 D2 受体结合力改变及其与行为学的相关分析 . 中华核医学与分子影像杂志，2017，37（9）：532–537.

[43] 张继良，孙萌萌，轩昂，等 . 首发抑郁症患者脑纹状体多巴胺 D2 受体结合力与脑功能局部一致性改变的多模态影像研究 . 中华放射学杂志，2018，52（7）：495–501.

[44] 孙萌萌，轩昂，付畅，等 . 郁症患者纹状体多巴胺 D2 受体结合力与功能连接的相关性 . 中华医学杂志，2020，100（15）：1159–1163.

第十五章

PET/MR 成像在精神分裂症的临床应用

精神分裂症是一种慢性、严重的精神障碍，以幻觉和妄想、情感表达“平淡”、认知困难为特征表现。症状通常在 16 ~ 30 岁出现。精神分裂症有严重的遗传倾向，一般人群中精神分裂症发生率只有 1%，但如果同卵双胞胎中有一人患病，那么另一个人患精神分裂症的风险就会骤升至 50%。

从 Kraepelin 和 Bleuler 首次提出精神分裂症以来，人们就深信该疾病与脑神经异常密切相关，并对精神分裂与脑神经改变的关系进行了上百年探索。1976 年，Johnstone 等利用 CT 发现精神分裂症患者侧脑室增大，为精神分裂症的脑研究带来了新方向，自此，精神分裂症脑部成像研究取得长足进展，特别是 MR 成像技术的出现和发展，为精神分裂症患者脑神经研究翻开了新篇章。

第一节 MR 成像在精神分裂症的研究应用

随着扫描序列和后处理技术日臻发展与完善，研究者已经能够利用磁共振对人类大脑结构、功能及神经化学变化进行无创探索。这些技术被广泛应用于抑郁、痴呆等脑疾病的病理生理机制研究，特别促进了精神分裂症的神经机制研究的进展。因此，我们将 sMRI、DTI 及 fMRI、MRS 等神经影像技术对精神分裂症的研究进展。

一、精神分裂症脑结构研究

大量横断面精神分裂神经影像学研究显示精神分裂症患者存在脑结构改变，主要表现为脑体积减小、脑脊液增加，其中额叶改变最为显著。但是目前对精神分裂症的神经病理模型尚存争议。神经发育模型认为这些脑结构改变与遗传、产前和环境因素相关，并出现于患者神经发育早期。发病后进展模型认为，这些变化于发病后出现，并随病程时间延长而进行性加重。为了揭示疾病演变过程与脑结构的关系，最近多个团队开展了对于精神分裂患者脑结构的纵向研究。我们根据研究对象所在病程时间节点的不同，将纵向研究分为三类：高危人群研究，主要关注高危人群从临床前到发病初期的脑结构改变；首发患者研究，包含了首次发病到疾病发展这一阶段内脑结构变化；慢性患者研究，是对非首发期慢性精神分裂患者进行的一定间隔期内的纵向随访研究。

1. 高危人群：从临床前到发病的研究

（1）灰质变化　既往精神分裂症患者脑结构影像研究显示，侧脑室增大、额叶岛盖部和颞叶外侧脑容量减少是比较一致的发现，但这些变化出现时间仍有争议。多项针对高危人群的纵向研究发现，最终发病者灰质体积减小程度较未发病者和健康对照组更为显著。但是，不同研究结果间体积减小的区域略有不同，最常见区域为前额叶皮层，此外还可见于颞下回、内侧顶叶皮层、顶下小叶、左侧梭状回、楔前叶、扣带回和小脑皮质。荟萃分析研究显示，基线时高危人群颞上回和额下回灰质体积减小提示未来有发展为精神分裂的可能（图 15-1-1）（Cannon 等，2015）。上述研究中大部分发病者和小部分未发病者在扫描间期使用了抗精神病药物，因此不能完全排除药物对结果的影响。而另一项多中心大样本研究发现发病高危人群右侧额上回、额中回和眶额叶内侧皮层体积下降更迅速。进一步分析发现，皮层和侧脑室体积变化与是否服用药物、用药剂量及时间无显著关系（图 15-1-2）（Cannon 等，2015）。另外，基线时血浆中促炎细胞因子总值能够预测灰质体积的下降，而这种相关性在发病高危者中更为显著。

以上研究结果表明，精神分裂症患者灰质体积变化出现于症状发作之前，并随病情发展而进行性加重。排除药物因素影响后，这些灰质改变仍十分显著。虽然有研究对体积变化与血浆促炎性因子关系进行了初步探索，但二者之间的相互作用关系尚不清楚。

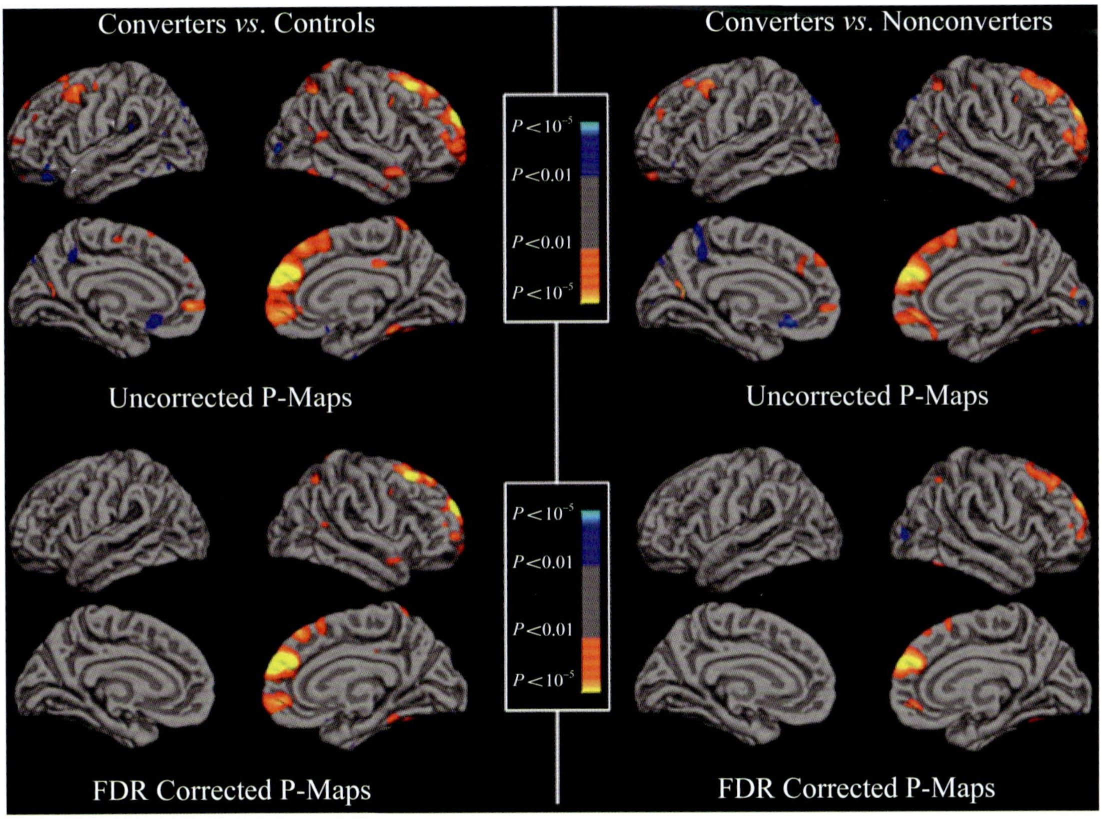

上排为未校正结果，显示发病高危者较另外两组受试者双侧额上回、额中回、内侧眶额回、右侧顶上小叶、顶下小叶、颞上回和海马旁回皮层厚度显著下降（红色）。下排为 FDR 矫正后结果，仅右侧额上回、额中回和内侧眶额回皮层厚度显著下降。Converters *vs*. Controls：发病高危者与正常对照比较；Converters *vs*. Nonconverters：发病高危者与未发病高危者比较；Uncorrected P-Maps：非校正 P 图；FDR Corrected P-Maps：FDR 校正 P 图

图 15-1-1 发病高危者与健康人及未发病高危者皮层体积变化率比较

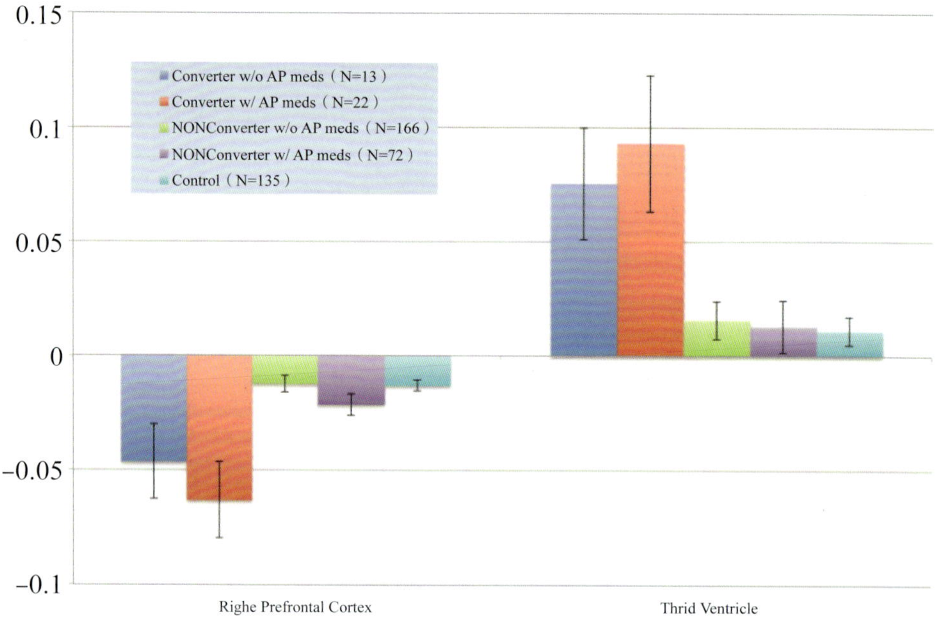

未服用抗精神分裂药物的发病高危者较服用和未服用药物的未发病高危者及健康对照组右侧前额叶皮层和第三脑室体积变化更显著，而与服用药物的发病高危人群相比未见显著差异。深蓝色：未服用药物的发病高危者；红色：服用药物的发病高危者；绿色：未服用药物的未发病高危者；紫色：服用药物的未发病高危者；浅蓝色：健康对照组；Right Prefrontal Cortex：右前额叶；Third Ventricle：第三脑室

图 15-1-2　右侧前额叶皮层、第三脑室体积平均年化变化率

（2）白质变化　精神分裂症可能与皮层 - 皮层间失去连接密切相关。针对高危人群和首发患者的断面研究发现，在疾病早期或未发病前就已经存在白质体积减小与结构完整性破坏。目前，只有一项对高危人群进行纵向随访的 DTI 研究。对比高危人群、首发患者和健康人群的 FA，发现首发患者 FA 值最低，健康对照组 FA 值最高，而高危组 FA 值介于二者之间。随访结果显示，发展为精神分裂症的高危人群左额区脑白质 FA 值进行性下降，而未发病的高危者没有这种变化。该研究证实，高危人群向疾病转化与脑白质完整性的进行性破坏有关，并且与首发患者和慢性精神病患者相似，同样累及额叶脑白质。

2. 首发患者纵向研究：发病早期研究

（1）灰质　部分针对首发精神分裂症患者的 MR 成像研究结果显示，患者在首次发病后数年至十数年内额叶、下丘脑和全脑灰质体积显著减小，进一步研究显示这些灰质体积减小是皮层变薄造成的，而不是表面积缩小。这一变化在疾病早期尤为显著。并且，这些灰质变化与临床表现加重、认知能力下降具有相关性。但是，另外一些研究显示发病后灰质体积没有明显变化。这些研究间结果的不一致性可能与方法学上的差异有关。因此，精神分裂症患者是否存在进行性发展的灰质改变尚存争议。

（2）白质　目前，对首发患者脑白质变化的纵向研究尚不足。早期脑体积研究发现，首发精神分裂症患者患病后全脑体积减小可能主要由灰质造成，而白质体积没有显著变化。近年来，部分研究利用DTI技术，对首发患者脑白质微结构改变进行了纵向追踪，但是研究结果并不一致。Wang等发现，与健康对照组相比，首次服药的精神分裂症患者在治疗6周后，其双侧ACC和右侧额叶前辐射冠周围白质绝对FA值显著下降。治疗期间，临床症状改善，但FA值变化与临床症状改善及抗精神病药物剂量无关。与此不同的是，Marques等研究发现使用抗精神分裂药物后多个白质区域FA值升高，并且与累积抗精神病药物剂量呈正相关，提示白质纤维微结构完整性在服药后得到了改善（图15-1-3）（Marques等，2014）。

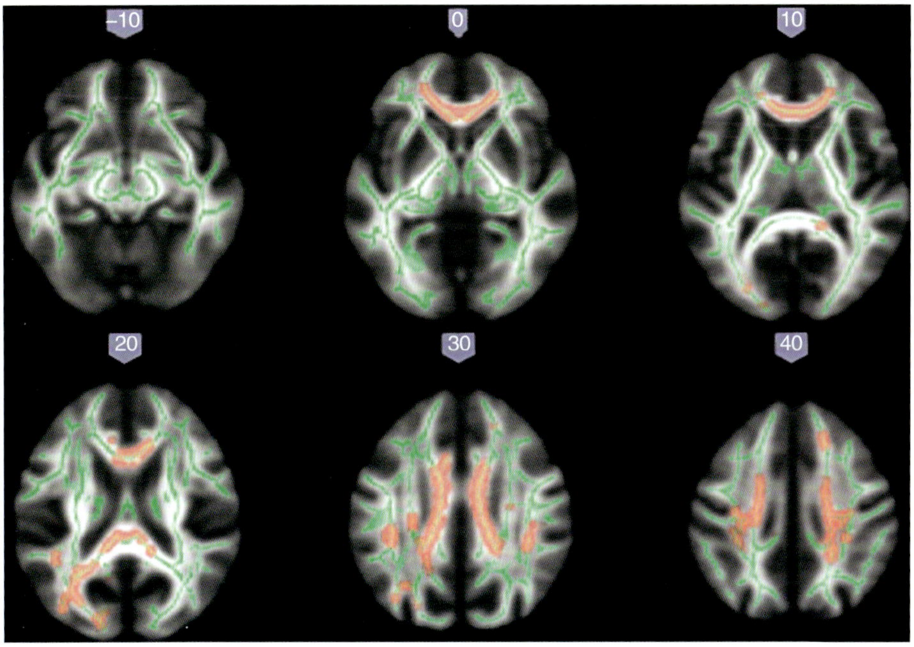

绿色为白质纤维骨架，红色及黄色为精神分裂患者较健康对照组FA值下降的区域

图15-1-3　精神分裂患者与健康对照组FA值组间比较

3. 慢性精神分裂症患者脑结构变化

（1）灰质　慢性精神分裂症大脑灰质结构的纵向研究较少。研究发现，与健康受试者相比，慢性精神分裂症患者大脑灰质萎缩更迅速，主要分布于额颞区、丘脑、尾状核、脑岛、室周区、壳核和扣带回皮层。皮质萎缩严重预示着预后不良，但不是所有的研究中灰质变化都与临床症状相关。有学者对精神分裂症患者和健康对照组的脑容量变化及其与症状严重程度、功能水平和认知能力的关系进行了近10年的跟踪调查，研究结果表明，随

访期间脑灰质减少与症状严重程度、功能水平和认知能力下降无关。部分研究显示，慢性精神分裂患者并没有明显的脑灰质体积改变。这些阴性发现支持精神分裂患者显著灰质萎缩只出现于疾病早期，随着病程的延长，灰质变化将减缓并变得不显著这一假说。Schnack 等认为灰质快速变化出现于发病前五年，此后灰质体积将趋于稳定。

（2）白质　目前，关于慢性精神分裂患者的白质研究较少，因此，对于慢性精神分裂症患者白质微结构动态变化及其与临床表现关系的认识也非常有限。Domen 等应用 DTI 和基于纤维束示踪空间统计分析（tract-based spatial statistics, TBSS）研究慢性精神病患者、未发病同胞和健康对照组白质微观结构纵向变化，结果发现，在 3 年随访中，只有未发病同胞平均 FA 值较健康人呈现出更为迅速的下降，患者平均 FA 值始终低于未发病同胞姐妹和对照组基线水平，但平均总体保持相对稳定（图 15-1-4）（Domen 等，2017）。这一研究结果与前面的研究发现部分一致，即慢性精神分裂症患者脑白质微结构破坏持续稳定存在，尽管不同研究所得到的脑白质破坏区域并不相同。另有研究显示脑白质结构破坏也可能与预后不良相关。

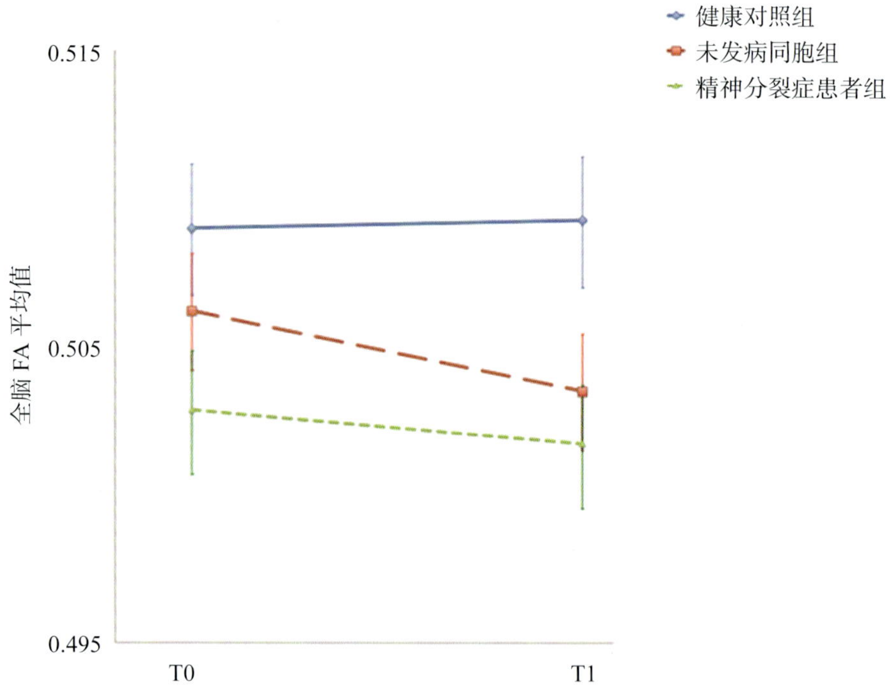

图 15-1-4　随访间期全脑 FA 值变化的组间比较

无论针对灰质还是白质的研究都显示精神分裂症患者的脑结构破坏可能在疾病早期存在一个进展关键期，此后脑结构破坏进入稳定状态。但是部分研究结果不一致，甚至相互矛盾。一方面，可能由研究中患者所属疾病亚型不同、随访时间不同、入组时发病时间及用药情况不同造成。另一方面，实验方法中的一些关键问题，比如首发患者概念尚缺乏统一定义，为实验结果的统一解释和汇总增加了难度。通过这些研究我们认识到精神分裂症患者脑结构变化在漫长的病程中似乎并不是匀速进行的。因此未来我们需要采集更密集、更大样本、患者临床信息更统一明确的研究。

二、精神分裂症的 fMRI 研究

许多研究利用 fMRI 成像技术对精神分裂症神经功能改变进行了探索，这些研究既发现了激活增强脑区，也发现了激活减弱脑区；既发现了功能连接增强，也观察到了许多区域间功能连接减弱。有趣的是，有些区域在同样的方法下观察到完全相反的结果。比如，同样用低频振幅比率（fractional of low frequency fluctuations，fALFF）观察精神分裂症患者静息状态下神经自发活动强度变化。有学者发现未使用药物的首发精神分裂症患者，内侧前额叶区域的 fALFF 值降低，而其他学者则发现使用抗精神分裂症药物的慢性精神分裂症患者，该区域 fALFF 值升高。事实上多项研究已经证实，多种抗精神病药物可能对静息态或任务态下的 fMRI 信号产生影响。针对首发未使用药物精神分裂症患者的研究，最大限度地排除了治疗药物对脑部功能的影响，为探究精神分裂症神经学基础提供了很好的样本。精神分裂症是一种高度遗传相关疾病，对于精神分裂症遗传高危人群的研究，对疾病早期发现和诊断有重要意义。在此我们将主要论述针对这两类人群的研究。

1. 静息态 fMRI 研究

DMN 是具有彼此高度相关活动并且在静息状态下活跃的大规模脑网络。既往研究发现，在老化及痴呆、抑郁等多种疾病状态下，DMN 系统都会发生相应改变。精神分裂症在临床上以自我认知和思维等异常为主要表现，这些功能与 DMN 关系越密切，DMN 改变越显著，因此精神分裂症的静息态 fMRI 研究主要以 DMN 为中心展开。

对于首发未用药患者的研究，Guo 等发现与健康人相比，未服用药物的首发精神分裂症患者左侧背内侧前额叶和右侧颞中回的网络一致性下降，左侧 PCC、右侧小脑上脚Ⅰ区的网络一致性升高。Guo 等对比了 48 名未服药首发偏执型精神分裂症患者和 50 名健康人体 VMHC 强度，发现患者楔前叶、中央前回、颞上回、枕中回、梭状回、小脑小叶Ⅵ的 VMHC 强度较对照组减低，且楔前叶和颞上回的 VMHC 强度下降与症状严重性相关（图 15-1-5）。随后 Liu 等选取未服药首发青少年精神分裂症和健康人的 VMHC 强度进行比较，同样发现患者组多个区域 VMHC 强度下降，主要位于梭状回、颞上回 / 岛叶、中央前回和楔前叶，并且颞上回 / 岛叶的 VMHC 改变与执行功能损伤有关。He 等进行了一项较大样本研究，共纳入 115 名未服药首发精神分裂患者和 113 名健康人，发现患者双侧内侧前额叶和眶额回 fALFF 值下降，双侧壳核 fALFF 值上升，患者 DMN 的功能连接上升区域位于左侧岛叶和双侧背外侧前额叶，左侧眶额皮层和右侧壳核的 fALFF 值及左侧岛叶与 DMN 的功能连接改变与病情严重程度相关。

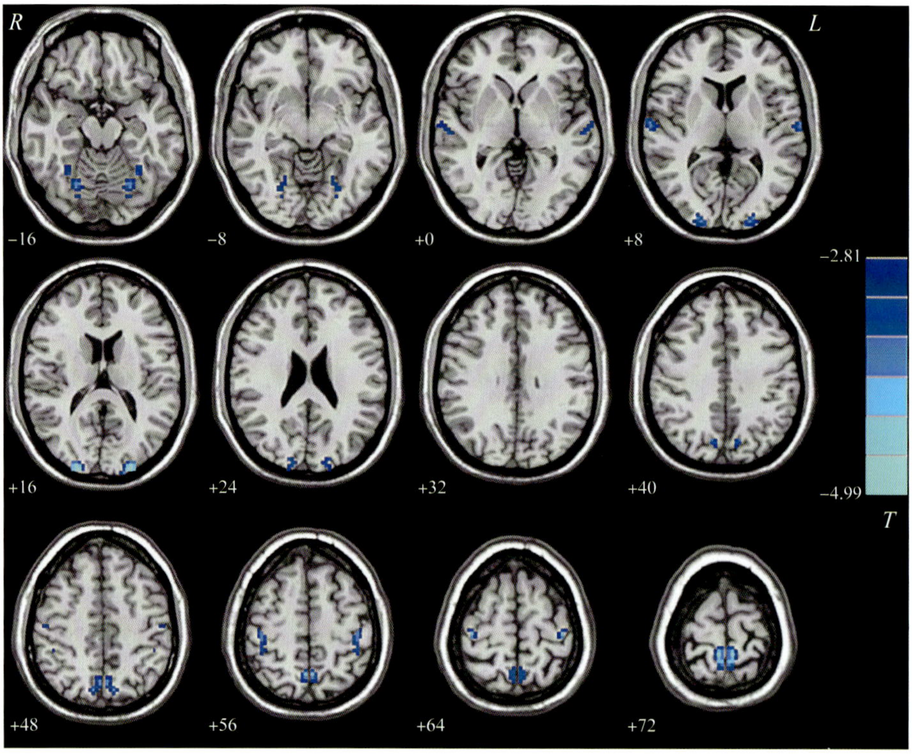

蓝色为 VMHC 下降区域

图 15-1-5　未服药首发偏执型精神分裂症患者与健康人群 VMHC 差异

来源：GUO W，XIAO C，LIU G，et al. Decreased resting-state interhemispheric coordination in first-episode，drug-naive paranoid schizophrenia. Prog Neuropsychopharmacol Biol Psychiatry，2014（48）：14-19.

Wang 等发现慢性未治疗精神分裂症患者受损的脑网络连接模式与连接距离具有密切的联系，感觉运动系统的短连接异常与病程及阴性症状显著相关，而 DMN 的长连接改变则与认知功能相关（图 15-1-6）。Xia 等采用 512 例受试者的多模态磁共振脑影像数据，比较了精神分裂症、双相情感障碍、重度抑郁症患者的共性脑功能网络异常，发现 3 种疾病脑网络共同偏向随机化的紊乱连接模式，内 / 外侧额顶皮层核心节点中长距离连接增多，初级皮层短距离连接减少，精神分裂症患者的异常最为显著。进一步研究发现精神疾病患者脑网络的模块化结构受到损伤，出现过多的模块间连接子，特别是涉及 DMN、额顶网络和 SMN 等模块间的连接显著增多。这些脑网络异常与患者临床症状显著相关（图 15-1-7）。

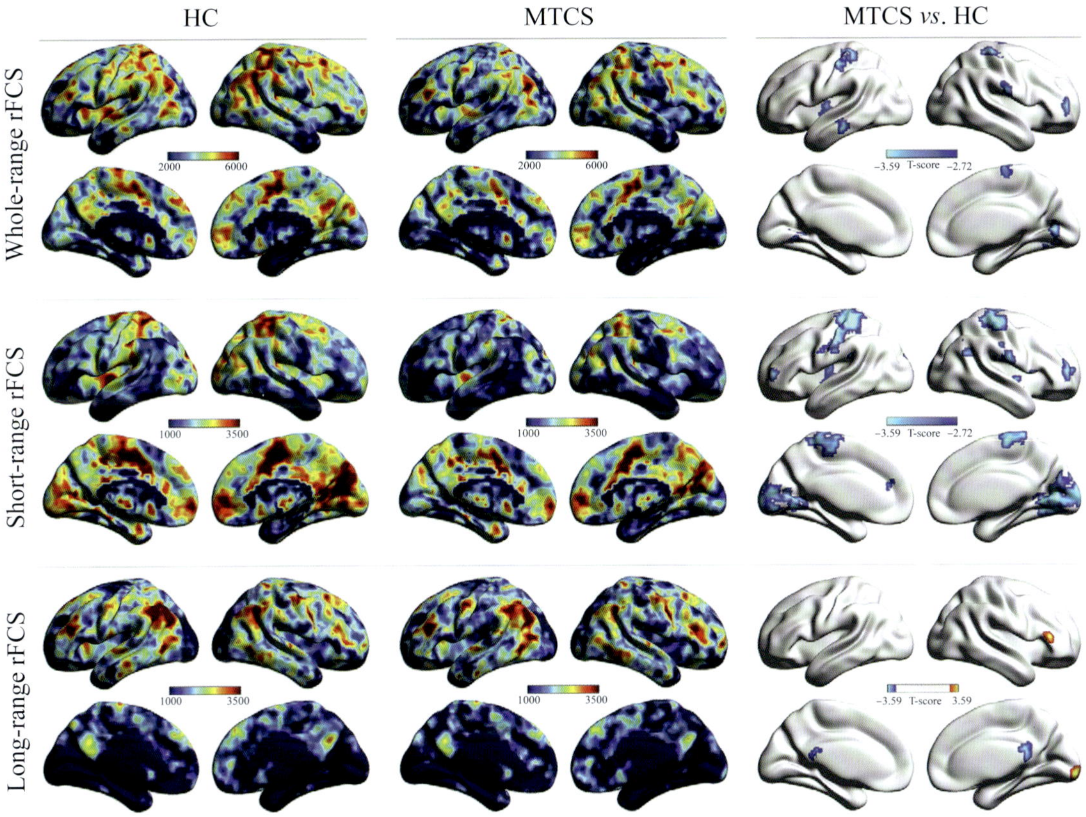

感觉系统主要表现为短距离连接异常，而 DMN 主要表现为长距离连接异常；Whole-range rFCS：全部功能连接；Short-range rFCS：短距离连接；Long-range rFCS：长距离连接

图 15-1-6 慢性未治疗精神分裂症患者脑连接异常涉及感觉系统和 DMN

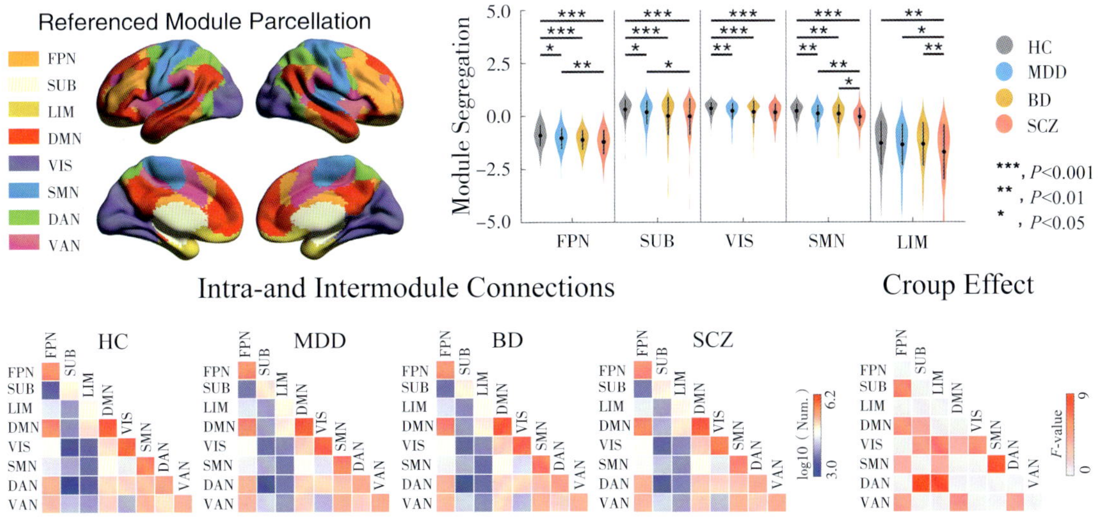

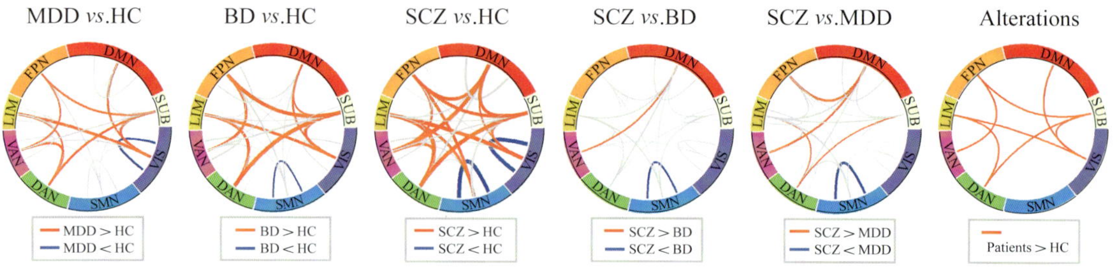

DMN、额顶网络和感觉运动网络等模块间的连接显著增多，精神分裂症患者异常最显著。Referenced Module Parcellation：参考模式脑功能区分布图；Module Segregation：模块化分区；Intra-and Intermodule Connections：模块内及之间的功能连接；Group Effect：群组效应；Alterations：修正的总共性图

15–1–7　精神分裂症、双相情感障碍、重度抑郁症患者共性的脑功能网络模块化结构异常

针对精神分裂症遗传高危人群的研究相对较少。Tang 等发现，与正常人相比，遗传高危人群纹状体（包括左侧尾状核 / 壳核和右侧尾状核）、左侧内侧颞叶（包括海马、海马旁回和梭状回）、左侧外侧丘脑、双侧腹侧和背侧扣带回、双侧胼胝体沟和楔前叶 ALFF 值升高，而 ALFF 值下降区域主要位于左侧顶下小叶 / 中央后回。Wang 等发现精神分裂症遗传高危者左侧角回和左侧背外侧前额叶与岛叶的功能连接发生改变。Ma 等对比了 42 名遗传高危者和 38 名健康人的全脑 ReHo 和功能连接差异，发现基因携带者 DMN 的左侧腹侧 ACC、左侧尾状核、双侧额中回和右侧额上回 ReHo 值下降，右侧额上回与左侧眶额回功能连接增强，并且右侧额中回和右侧额上回的 RoHo 值改变与延迟回忆能力下降有关（图 15–1–8 ~ 图 15–1–10）（Ma 等，2019）。

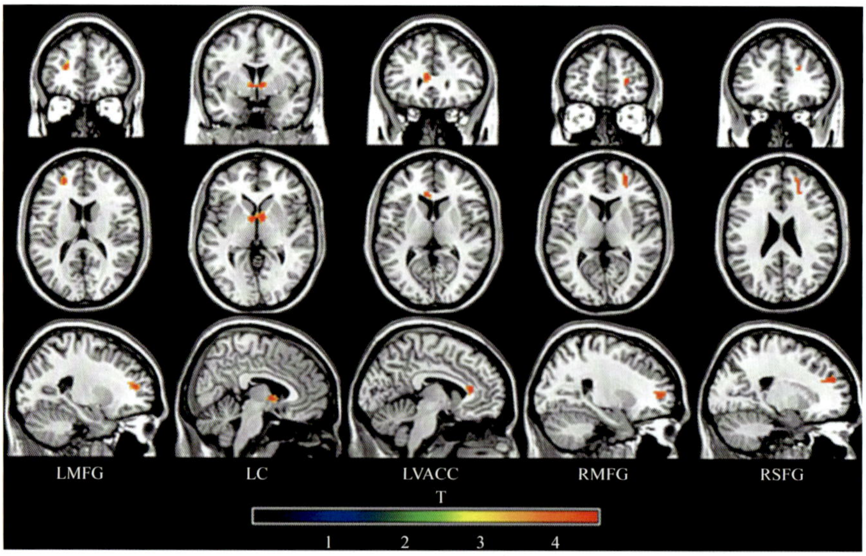

LMFG：左额中回；LC：丘脑外侧中央核；LVACC：左背侧前扣带回；RMFG：右额中回；RSFG：右额上回

图 15–1–8　精神分裂症遗传高危人群与健康人相比 ReHo 值变化显著的 DMN 脑区

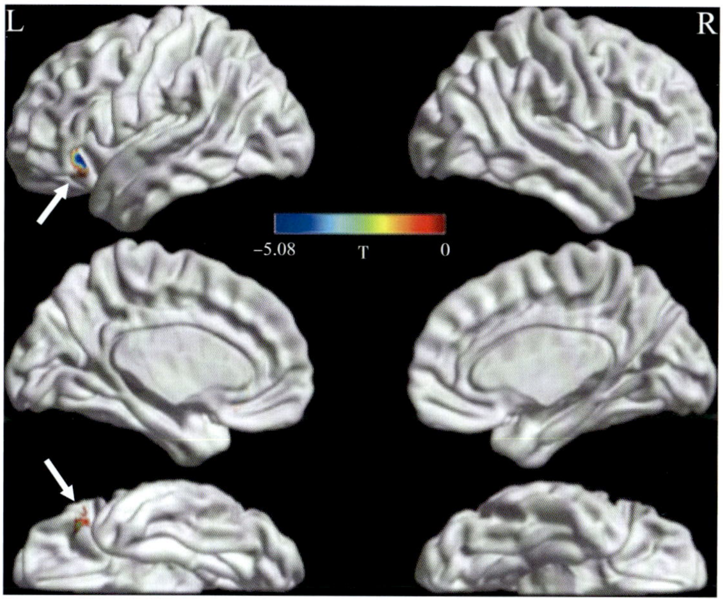

图 15-1-9 精神分裂症遗传高危人群与健康人相比功能连接有显著差异的 DMN 脑区（箭头）

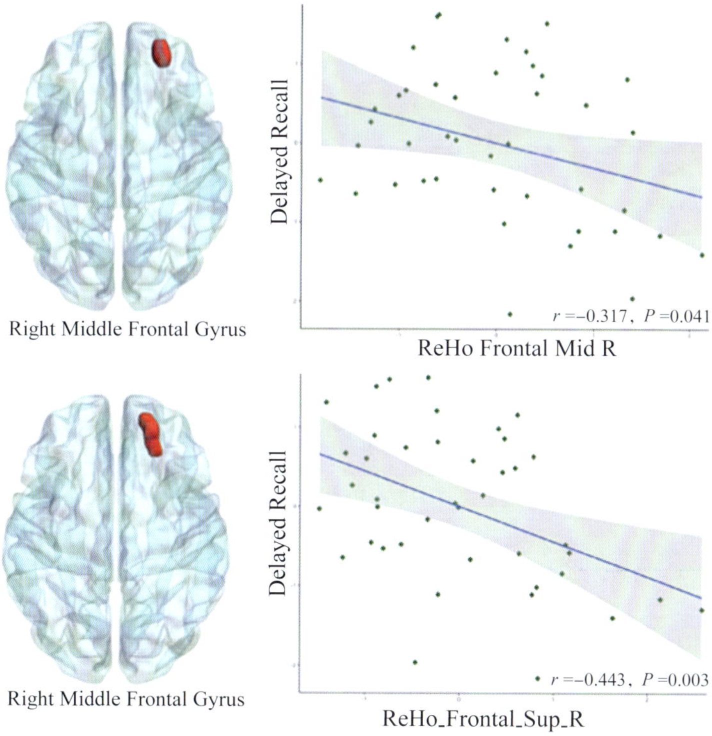

Right Middle Frontal Gyrus：右额中回；Delayed Recall：延迟回忆；ReHo Frontal Mid R：右额中叶 ReHo 值；ReHo-Frontal-Sup-R：额上叶 ReHo 值

图 15-1-10 延迟回忆表现与右侧额中、上回 ReHo 值关系图（均呈明显负相关）

可见，无论是首发未使用药物的精神分裂症患者还是遗传高危者，都表现出了广泛的 DMN 区域脑功能改变。以上研究结果表明，精神分裂症的发生与 DMN 功能完整性的破坏密切相关，并且这些改变可能在发病之前就已存在。虽然这些研究尽量控制受试人群不均一性对于结果的影响，但由于后处理方法选择不同及矫正方法、种子点选择、DMN 获取方法等参数的差异，不同研究之间并没有取得特别一致的结论。整体上，首发未使用药物精神分裂症患者的研究显示，异常脑区主要集中在前额叶 – 颞叶通路，而遗传高危者则主要涉及皮层 – 边缘叶 – 纹状体系统。但是，我们仍需要更多研究来确定与精神分裂症相关的特异性脑区。Sun 等研究表明精神分裂症患者的脑功能连接存在异常的个体间差异分布，涉及躯体感知觉、视听觉、情绪整合的连接环路个体差异显著增高，且个体间差异与发病年龄、患者所处疾病阶段、用药状态和临床症状严重程度相关。因此，我们不能排除这些结果的不一致性与受试者本身所处疾病阶段及其临床症状表现侧重不同有关，需要更多分类更细致、随访时间更久的研究，来观察这些脑区功能变化与疾病发生发展的关系。另外，虽然其中一些研究发现某些特定脑区的功能改变可能与精神分裂症的临床表现或者认知损伤相关，但仍需要更多研究明确这些改变与具体症状和认知改变之间的关系。

2. 任务态 fMRI 研究

针对首发未用药精神分裂症患者的任务态 fMRI 研究发现，与对照组相比，患者组在任务状态下多个脑区存在激活改变。由于不同研究任务类型和实现方式各不相同，因此即使同样是精神分裂症患者与健康人群比较，不同研究任务态下激活脑区和激活差异脑区结果并不一致。但是，我们还是发现部分脑区激活改变广泛存在于不同类型任务研究中。其中前额叶为最常见脑区，前额叶激活下降区域主要包括背外侧前额叶、眶前额叶皮层和腹侧前额叶皮层，这些改变见于词汇流畅性、眼动、Stroop 色词测验、AX-CPT（AX-Continuous Performance Task）、外显情绪辨别任务、鼓点和工作记忆任务。而在工作记忆任务下，腹外侧前额叶脑激活增强。第二常见的异常脑区为颞叶，首发未用药精神分裂症患者左侧颞上回在序列反应（serial reaction time，SRT）任务下激活增加，而颞上回在词汇流畅性、击鼓、工作记忆及语言任务中激活下降。此外，在这些研究中，前扣带皮层、右侧腹侧纹状体、腹侧前运动皮层、感觉运动区、丘脑、楔前叶和顶叶区域也可见不同程度的激活异常。

与静息态类似，针对遗传高危人群的任务态研究也相对匮乏。研究发现工作记忆任务下遗传高危者双侧中央前回和右侧顶上小叶激活增加。选择精神分裂症患者、遗传高危但是尚未发病的患者亲属，以及不携带精神分裂症相关基因的低危人群作为研究对象，发现在视觉词汇判断任务下，与低危人群相比，精神分裂症患者双侧枕上回、左侧颞上回、右侧额下回、双侧顶下小叶激活显著增加，左侧梭状回和右侧海马旁回激活显著下降，而他们的遗传高危亲属表现为右侧额下回、双侧颞上回和右侧顶下小叶较低危人群激活显著增加，激活显著下降的脑区主要包括右侧梭状回、右侧颞中回。而精神分裂症患者与其遗传高危亲属在完成任务时的脑激活模式基本一致，二者间无明显差异。一项纵向研究对正常人群和遗传高危人群进行了18个月的随访，发现18个月后出现精神症状的高危人群较未出现精神症状者在Hayling填句测验任务下左侧颞中回激活程度显著增加。

虽然不同研究间的任务选择不同，所激活的脑区也不同，但首发未用药患者在任务态下的脑激活改变仍有一些共同模式，即都比较容易累及前额叶和颞叶区域，这与静息态研究结果相吻合，提示精神分裂症患者存在前额叶-颞叶通路的改变，特别是背外侧前额叶、眶额回、左侧颞上回等脑区。但目前这一通路在精神分裂症中的作用机制尚不能明确。精神分裂遗传高危人群的研究相对较少而不能形成一致性结论，但是，这些任务态研究与静息态研究共同证明了在发病前大脑的功能网络已经发生改变，并且发病前的脑网络改变可能与发病后的改变具有一定相似性和延续性。

三、精神分裂症的MRS研究

近几十年来人们为提高磁共振技术对人体代谢的检测能力而不懈努力。MRS是唯一能够在无创条件下探测活体组织化学特性的方法。MRS已被广泛用于多种神经退行性疾病脑代谢障碍研究，也被用于常见精神疾病的生物标志物检测。该技术对于精神分裂症患者疾病生物标志物的确定、治疗效果预测和评价等具有重要价值。

既往动物及人类尸检研究显示，精神分裂症与谷氨酸能及GABA能系统功能障碍有关。MRS能够对脑内这两种物质的代谢进行无创检测。然而这种检测是否能够真实地反映精神分裂症患者脑代谢的变化尚需要证实。在这里，我们以谷氨酸能、GABA能调控系统为重点讨论MRS在精神分裂症研究中的应用，同时简要介绍其他相关代谢产物研究结果。

1. 精神分裂症与谷氨酸能、GABA能调控系统

有假说认为，精神分裂症患者阴性症状和认知障碍，与从腹侧被盖投射到PFC的中脑皮层神经元多巴胺耗竭，从而导致神经元多巴胺D_1受体刺激减弱有关。而中脑边缘通路（投射到伏隔核）的过度激活导致D_2受体刺激过度，是产生阳性症状的主要因素。另一种假说认为NMDA受体功能低下和GABA能神经元传递不足在疾病中起主要作用。精神分裂症患者NMDA受体功能低下，NMDA受体信号转导减少，导致兴奋监测中断，GABA能神经元表现为兴奋传递不足。GABA能中间神经元对锥体神经元的负反馈调节下降致使谷氨酸能神经递质增加，最终产生兴奋毒性。

GABA 和谷氨酸的神经影像学研究具有重要意义，因为需要活体样本研究对二者功能障碍在精神分裂症中作用的诸多假设进行验证。另外，明确 GABA 能和谷氨酸能系统功能障碍在活体状态下参与精神分裂症病理生理过程，将有助于以此为作用靶点的药物研发，而能够对 GABA 能和谷氨酸能系统进行显像的神经成像技术将有助于完成药物作用机制探索和疗效评估。

2. 精神分裂症患者 GABA ^{1}H-MRS 研究

目前已经可以利用神经成像技术对精神分裂症患者 GABA 能系统进行评估。^{1}H-MRS 可以测量 ROI GABA 浓度，一般测量 ROI 范围中所有组织（细胞内和细胞外）的 GABA 总含量，由于测量结果除了 GABA 外还包括少量的大分子物质和微量的高肌肽，因此一般表示为 GABA+。根据研究选取的 ROI 位置不同，我们将研究结果分为内侧额叶皮层、顶叶 / 枕叶皮层、纹状体和其他脑区。

内侧额叶皮层是研究最多的脑区。大约有一半的文章报道了患者 MRS 测量下内侧前额叶GABA水平升高，另一半认为患者组GABA水平减低，又有部分结果显示患者GABA含量较健康人群变化不大。Egerton 等对相关结果进行荟萃分析，显示实验结果异质性非常显著，并且没有发现精神分裂症患者与健康人群间存在显著的组间差异（图 15–1–11，图 15–1–12）（Egerton 等，2017）。

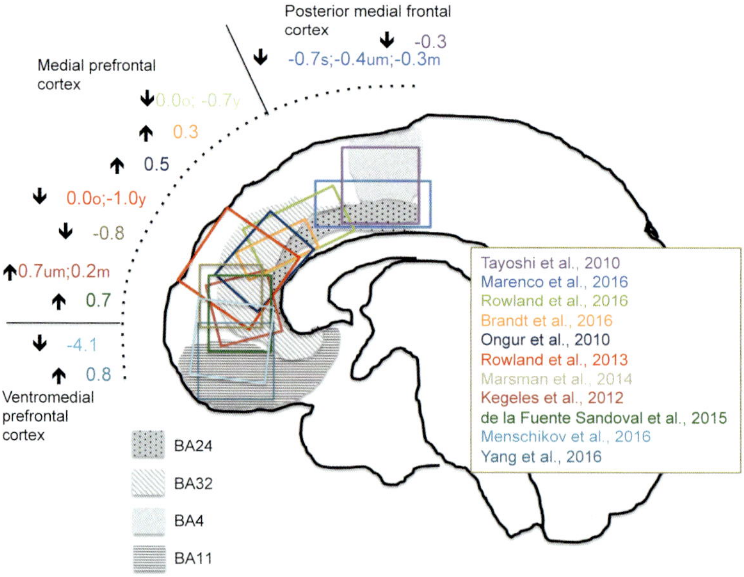

图中数字代表荟萃分析种各个研究患者与对照组间 GABA 含量差异的效应量。效应量为负值代表患者 GABA 含量低于对照组

图 15–1–11　选择在内侧额叶的不同 GABA ^{1}H-MRS 研究 ROI 放置示意

第二常见的研究脑区为顶叶 / 枕叶皮层，结果与内侧额叶相似，也是近一半研究认为精神分裂症患者 GABA 水平高于健康对照组，而另一半研究显示相反的结果，少数研究认为 MRS 测得的 GABA 水平在顶叶 / 枕叶皮层没有显著的组间差异。而 Meta 分析的研究结果同样显示实验结果异质性非常显著，并没有发现精神分裂患者与健康人群间顶叶 / 枕叶皮层 GABA 含量有显著差异。

Medial frontal cortex

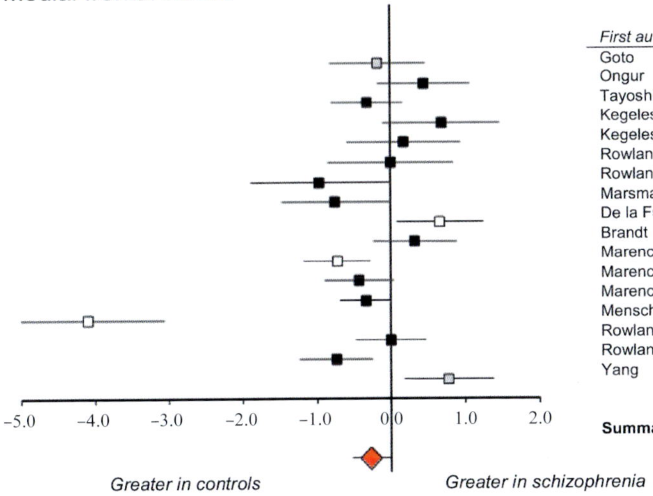

First author	*Year*	*Patient group*	*g*
Goto	2009	FEP	–0.2
Ongur	2010	SCZ	0.5
Tayoshi	2010	SCZ	–0.3
Kegeles	2012	SCZ unmed	0.7
Kegeles	2012	SCZ med	0.2
Rowland	2013	SCZ younger	0.0
Rowland	2013	SCZ older	–1.0
Marsman	2014	SCZ	–0.8
De la Fuente Sandoval	2015	CHR	0.7
Brandt	2016	SCZ	0.3
Marenco	2016	Siblings	–0.7
Marenco	2016	SCZ unmed	–0.4
Marenco	2016	SCZ med	–0.3
Menschikov	2016	CHR	–4.1
Rowland	2016	SCZ younger	0.0
Rowland	2016	SCZ older	–0.7
Yang	2016	FEP	0.8

Summary effect size: g =–0.3; 95% CI,–0.6 to 0.1, P＜1.0, I^2 = 82%

Parietal / Occipital Cortex

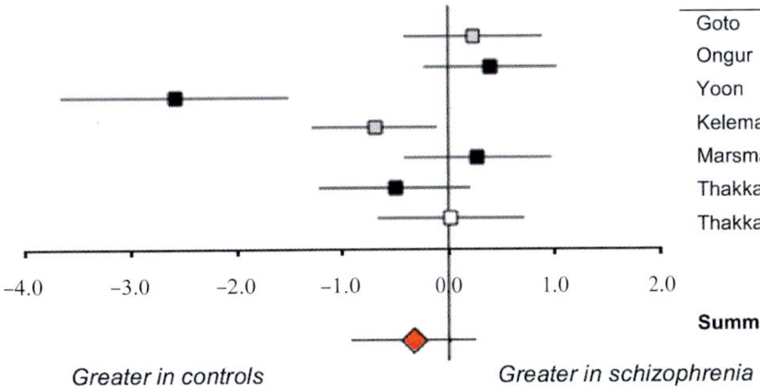

First author	*Year*	*Patient group*	*g*
Goto	2009	FEP	0.2
Ongur	2010	SCZ	0.4
Yoon	2010	SCZ	–2.6
Keleman	2013	FEP	–0.7
Marsman	2014	SCZ	0.3
Thakkar	2016	SCZ	–0.5
Thakkar	2016	Siblings	0.0

Summary effect size: *g* =–0.3; 95% CI,–0.9 to 0.3, P = 0.3, I^2 = 80%

Striatum

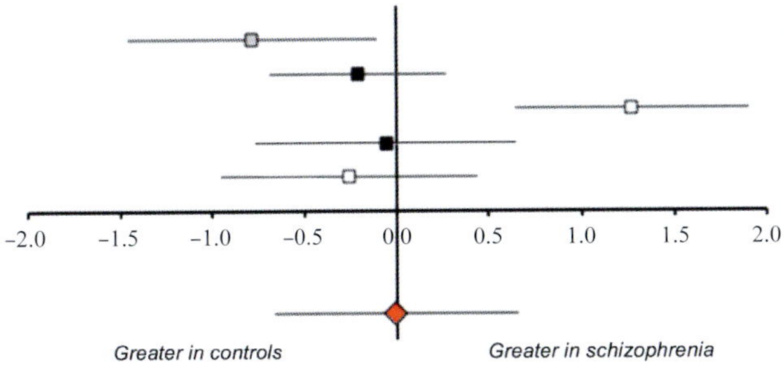

First author	*Year*	*Patient group*	*g*
Goto	2009	FEP	–0.8
Tayoshi	2010	SCZ	–0.2
De la Fuente Sandoval	2015	CHR	1.3
Thakkar	2016	SCZ	–0.1
Thakkar	2016	Siblings	–0.3

Summary effect size: *g* =–0.004; 95% CI,–0.7 to 0.7, P＜1.0, I^2 = 82%

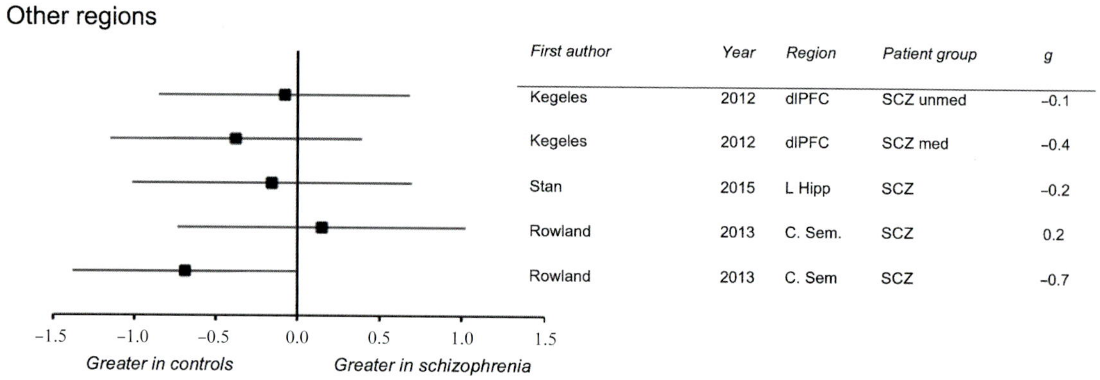

误差线为95%置信区间。黑色方块代表数据来自临床确诊病例、首发患者（FEP）或精神分裂患者（SCZ），白色方块代表数据来自临床高危（CHR）或未发病同胞（Siblings）。med：目前正应用抗精神病药物；unmed：目前未应用抗精神病药物

图 15-1-12 ^{1}H-MRS GABA 研究精神分裂患者与对照组比较效应量（Hedge' s g）森立

较少的研究以纹状体作为 ROI。在这些研究中，认为精神分裂症患者 GABA 水平下降的文章较上升的文章略多，但是荟萃分析同样没有发现 MRS 在纹状体测得的 GABA 水平在精神分裂患者与健康人群间有显著差异。

其他部位还包括背外侧前额叶、海马和半卵圆中心。这些部位的报道数量较少，无法得出一致性结论。

总的来说，精神分裂症 MRS 研究发现测量的 GABA 结果呈现明显的不一致，第一，可能与受试者选择差异较大有关；第二，从实验技术层面考虑，MRS 不能够全脑采集，需要设置 ROI，不同研究间的 ROI 位置及大小有较大差异；第三，对于采集数据的分析，有人直接采用 GABA+ 绝对值，也有人选择报告相对值。研究结果显示，对于同样的受试者，采用不同物质比值的时候，结果的显著性会有差异。目前研究结果表明，^{1}H-MRS 测量的 GABA 浓度在精神分裂症患者中并没有一致的变化模式。并且大多数研究涉及的患者样本较少，数据异质性较大。未来样本更大、更均一的研究可能有助于获得更有价值的结论，此外直接比较特定患者亚组的研究也可能是有效手段。另外，根据尸检研究结果，我们认为未来的研究可以重点关注前额叶背外侧皮质、扣带回前部皮质和海马等区域。

3. 精神分裂症患者谷氨酸和谷氨酰胺 ^{1}H-MRS 研究

大量关于精神分裂症患者神经系统谷氨酰胺和谷氨酸变化的报道，发现精神分裂症患者脑内谷氨酸能代谢物浓度变化呈现时间依赖性。有研究发现，在疾病早期或未服用药物患者中，谷氨酰胺、谷氨酸含量和（或）谷氨酰胺 / 谷氨酸（Gln/Glu）比值增加；但是，在慢性患者中，这些氨基酸的水平常常表现为下降。最近的一项荟萃分析显示，谷氨酸和谷氨酰胺水平会随着年龄的增长和病程的延长而下降。

^{1}H-MRS 可测量静息状态下神经化学信息，而在任务状态下进行 ^{1}H-MRS 测量，即 fMRS，则可对神经激活时谷氨酸能和能量代谢动态变化进行特定测量。fMRS 研究需要具有高灵敏性和高稳定性的 MRS 成像方式。对精神分裂症患者进行的一项 7T fMRS 研究发现，与健康对照组相比，精神分裂症患者在认知任务中谷氨酸水平延迟增加，表明涉及谷氨酸能神经传递和氧化代谢的神经发生了变性。

4. 精神分裂症患者 NAA ^{1}H-MRS 研究

NAA 是公认的标志神经元完整性的标志物，是成年哺乳动物中枢神经系统 ^{1}H-MR 谱中含量最多的代谢产物。利用 ^{1}H-MRS 在活体测量 NAA 可以得到比较直观的结果，因此，在精神分裂症患者中 NAA 测量观察到的结果更加一致。

既往研究结果显示，精神分裂症患者在不同脑区（如额叶、海马和丘脑）NAA 水平与健康对照组相比均有所下降。并且，慢性精神分裂症患者 NAA 的下降程度较首发患者更为显著。然而，另有研究表明，慢性精神分裂症患者海马和高危青少年前额叶皮层中 NAA 水平升高。Bustillo 等研究结果显示，随着年龄增长，精神分裂症患者大脑皮层灰质中 NAA 含量增加，白质中 NAA 含量减少。一项荟萃分析发现，精神分裂症患者脑内 NAA 浓度随年龄和疾病持续时间而降低，该结果可能反映了随着时间推移，患者神经元代谢完整性持续破坏。

5. 精神分裂症患者谷胱甘肽 ^{1}H-MRS 研究

谷胱甘肽是重要的细胞氧化还原调节剂，有抗氧化作用，可保护细胞免受活性氧引起的损伤。慢性精神分裂症患者脑脊液和内侧 PFC 中的谷胱甘肽水平降低，并且谷胱甘肽水平降低与阴性症状的严重程度成正比。有研究发现，携带谷氨酸－半胱氨酸连接酶（*Gclc*）催化亚单位编码基因多态性的受试者，具有更高的精神分裂症患病风险，并且他们较基因低风险人群内侧 PFC 谷胱甘肽浓度减低。基因低风险的精神分裂症患者具有较低的前额叶谷氨酸水平，表明谷氨酸能系统损害是 *Gclc* 基因低风险型患者的主要致病原因。然而，也有研究结果显示患者和对照组之间大脑谷胱甘肽水平没有显著差异。可能与研究群体间 *Gclc* 多态性分布不同和（或）测量主要在静息状态下进行有关，因为在静息状态下的变化可能不如应激心理状态等特定条件下测量那样显著。应激诱导产生的谷胱甘肽变化方式仍需要在有精神分裂症风险的患者或受试者中研究证实。此外，还有研究发现，谷胱甘肽与白质完整性和沿扣带回束的静息状态功能连接有关，而在早期精神病患者中这种谷胱甘肽与功能连接间的关系可能被破坏。

6. 精神分裂症患者 NAD+/NADH ^{31}P-MRS 研究

烟酰胺腺嘌呤二核苷酸的氧化（NAD+）和还原（NADH）形式之间的平衡在许多能量代谢、抗氧化和钙稳态等生物过程中起关键作用，它们的比值反映了细胞氧化还原状态。由于其浓度较低且光谱分离度有限，使得它们活体测量这两种化合物难度大大增加。高磁场下灵敏性和光谱色散可显著提高，光谱拟合可得到改进，最近有研究报道了应用 ^{31}P-MRS 测量活体人脑中的 NAD+ 和 NADH 的结果。其中一项研究表明，在早期精神病和慢性病患者中，氧化还原态 NAD+/NADH 均显著降低，这是首次直接支持精神分裂症患者体内 NAD+/NADH 氧化还原失衡的研究结果，这些改变也可能与线粒体功能障碍和能量代谢受损有关。

7. 精神分裂症患者线粒体功能障碍 ^{31}P-MRS 研究

精神分裂症患者也可能出现线粒体功能和能量代谢异常，尽管目前 ^{31}P-MRS 研究显示，在额叶、颞叶和皮质下区域，三磷酸腺苷、磷酸肌酸和 Pi 在患者大脑中的变化并不一致，但 ^{31}P-MRS 磁化转移实验发现，激活磷酸肌酸和 ATP 交换的肌酸激酶在患者扣带回前部的反应速率降低。除了实验方法存在差异，静息态潜在代偿机制可能也起了部分作用，因此在静息态总量不发生变化的前提下，我们还可观察到一个动态变化。此外，在精神分裂症患者的内侧前额叶皮层和脑脊髓液中观察到有 Lac 的积聚，提示能量生产向依赖糖酵解转变，并有可能导致 Lac 中毒。一项 ^{31}P-MRS 研究发现精神分裂症患者的脑 pH 值较低。

综上所述，尽管研究涉及许多混杂因素，如 MR 成像方法、疾病阶段、地区不同、患者分组不同和服用药物效应不同，我们还是通过 MRS 研究发现在精神分裂患者脑内存在谷氨酸能、氧化还原和线粒体功能障碍。值得注意的是，静息状态下的代偿机制可能掩盖代谢物浓度的变化。相比之下，动态 MRS 测量更具可靠性，因此针对患者的 fMRS 研究和磁化转移实验可提供更多信息。

此外，值得注意的是，目前所测得的谷氨酸和 γ- 氨基丁酸，只有一小部分参与神经传递。为了直接解决谷氨酸和 γ- 氨基丁酸的异常神经传递及能量代谢途径，未来需要利用 ^{13}C-MRS 进行研究，并有望为精神分裂症的病理生理学提供新的见解。

（孙　黎　王　智　方继良）

第二节　PET 成像在精神分裂症的研究应用

PET 能够在活体状态下对大脑进行无创性功能显像，包括血流、葡萄糖代谢和神经递质显像等。PET 神经递质显像可以提供神经递质的多方面信息，如突触前和突触后功能及解剖部位，可用于研究包括精神分裂症在内的各种精神疾病的病理生理，以及精神治疗药物的作用机制。特别是，能够与单胺受体和转运蛋白结合的 PET 探针，广泛应用于由多巴胺、血清素和去甲肾上腺素等单胺类神经递质介导的神经传递研究。这些神经递质涉及包含记忆、执行功能等多种认知过程，同时是抗精神病药和抗抑郁药的主要靶标，因此利用此类探针进行的 PET 研究不但可以揭示包括精神分裂症在内的各种精神疾病的病理机制，同时可进一步阐明抗精神病药物的作用机制。在此我们按探针结合受体的类型进行分类，对利用单胺类神经递质显像探究健康人和精神病患者单胺神经传递与认知功能之间的关联及药物对认知能力影响及其作用机制的研究成果进行简述。

一、多巴胺

多巴胺是与精神分裂症病理生理及治疗密切相关的主要神经递质。多种 PET 示踪剂能够显示多巴胺通路，这些 PET 示踪剂可显示精神分裂症中多种多巴胺传递异常。

1.D_1 受体

D_1 受体均匀分布于皮层区域，主要集中在纹状体。动物和临床研究证据显示，精神分裂症患者存在前额叶功能障碍，而该脑区 D_1 受体在额叶诸多功能中起关键作用。

使用示踪剂 ^{11}C-SCH23390 进行成像研究，发现精神分裂症患者的额叶前皮质对 D_1 利用率较低，且 D_1 受体在前额叶皮层中的活性与阴性症状的严重程度呈负相关，还与执行功能等前额叶功能下降有关。而使用示踪剂 ^{11}C-NNC112 进行显像研究，发现未接受治疗的精神分裂症患者背外侧前额叶皮层 D_1 受体活性较健康人增加，活性的增加与工作记忆任务（n-back 任务）表现有关。Takahashi 等的研究结果为这种差异提供了一种可能的解释。他们发现使用 ^{11}C-SCH23390 作为示踪剂，健康受试者前额叶 D_1 受体活性和威斯康星卡片分类测试（Wisconsin card sorting test，WCST）的表现之间呈 "U" 形关系（图 15-2-1）（Takahashi，2013），即过少或过多的 D_1 受体刺激都会妨碍工作记忆或定势转换能力，这一假说也得到了动物研究的证实。当然，我们也不能排除这些结果的差异可能与患者基本情况（年龄、性别和之前使用抗精神病药物的情况）及所用示踪剂不同有关。

2.D_2/D_3 受体

纹状体多巴胺神经分布密集，通常使用中等亲和度 PET 探针成像，如 RAC。而纹状体外区（包括皮层、边缘区和丘脑）D_2/D_3 受体较少，常选用高亲和性 PET 探针（如 ^{11}C-FLB457 和 ^{18}F-Fallypride）进行扫描。这些示踪剂均为苯甲酰胺衍生物，与 D_2 和 D_3 受体拮抗。

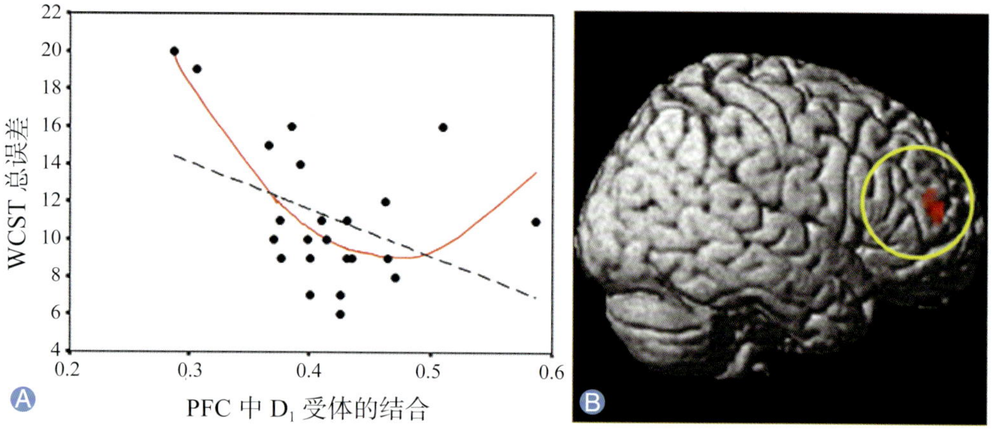

ROI 分析显示 PFC 中 D_1 受体的结合与 WCST 总误差之间呈倒 "U" 形关系。A. 红色实线：二次回归；黑色虚线：线性回归；B.SPM 分析也发现前额叶 D_1 受体结合与 WCST 总误差呈二次回归。红色区域：上为前额叶皮层 D1 受体结合区；黄色圈：指明此 ROI

图 15-2-1 PFC 中 D_1 受体结合与 WCST 表现关系

D_2、D_3 受体为目前临床使用的抗精神病药物的主要靶标。既往综述和 Meta 分析研究显示，未服药精神分裂症患者纹状体 D_2/D_3 受体活性在静息状态下较健康对照组没有差异或仅有小幅度升高。这些研究多集中于心理病理学，尤其是阳性症状，仅少数研究对受试者认知功能进行了评估。因此，对精神分裂症患者的纹状体多巴胺 D_2 受体与认知功能障碍关系尚不明确。使用 RAC PET 对精神分裂症患者的 6 例同卵双生和 5 例异卵双生未发病同胞，以及 4 例同卵双生和 3 例异卵双生健康者同胞进行研究，发现精神分裂症患者同卵双生未发病同胞尾状核中多巴胺 D_2 受体活性上调，这种升高与认知任务（如韦氏记忆检测和加州语言学习测试的一部分）成绩下降有关。

纹状体外 D_2/D_3 受体在精神分裂症和健康对照组之间亦存在显著性差异，特别是丘脑。一项 Meta 分析发现，丘脑 D_2/D_3 有效性的总效应量为 d=-0.32，但未达到显著性水平。使用 ^{18}F-Fallypride 评估精神分裂症患者的执行功能障碍和记忆障碍，发现精神分裂症患者 D_2/D_3 受体的活性与 WCST 表现呈负相关或低相关，而健康受试者表现出正相关，即 D_2/D_3 受体的活性越高，表现越好；这种差异在丘脑中尤为显著。类似的，患者在额叶-纹状体-丘脑区域 D_2/D_3 受体活性与加州语言学习测试表现之间呈负相关或极低相关，而健康的受试者表现出正相关（图 15-2-2）（Takahashi，2013）。

3.DAT

大多数纹状体多巴胺转运蛋白活性的分子影像学研究均未发现健康对照与未治疗精神分裂症患者之间有显著差异，这一发现得到了最近包括 PET 和 SPECT 研究在内的 Meta 分析结果的支持。一项研究表明，伴有迟发性运动障碍的精神分裂症患者的 DAT 活性低于不伴此症状者，而且纹状体 DAT 活性与阴性症状的严重程度相关，并与在阳性和阴性综合征量表上的认知和抑郁 / 焦虑得分相关。然而，该研究中大多数的受试者是服药的，需要考虑药物效应。此外，所有患者均无 MR 成像扫描，部分患者无阳性和阴性综合征评分。

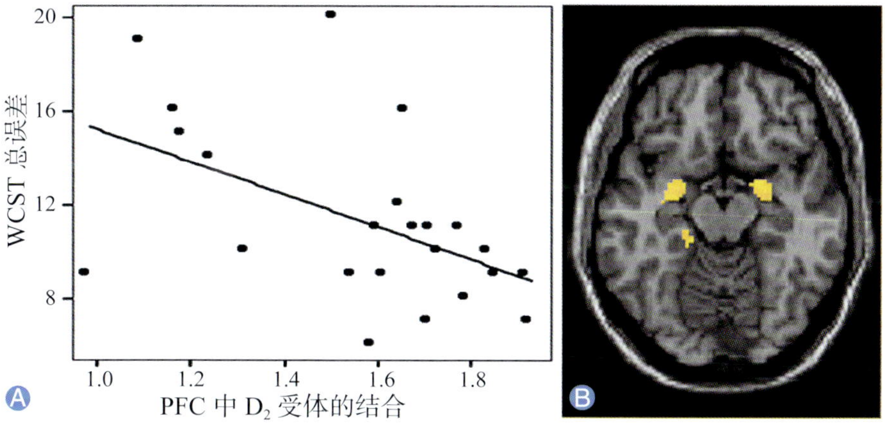

A.HPC 中 ROI 分析显示 D_2 受体结合与 WCST 总误差呈线性正相关；B.SPM 分析也发现海马 D_2 受体结合与 WCST 总误差之间存在线性相关

图 15-2-2　HPC 中 D_2 受体结合与 WCST 表现关系（呈线性关系）

4.L-DOPA 摄取（多巴胺合成能力）

通常使用 6-^{18}F-L-DOPA 或 L-β-^{11}C-DOPA 测定内源性多巴胺的合成率，这两者是多巴胺前体 L-DOPA 的两种放射性类似物，能够检测突触前终末区多巴胺合成能力。与健康对照组相比，研究发现精神分裂症患者多巴胺合成能力增加，最近的 Meta 分析进一步证实了这一发现。一项针对未服用药物的精神分裂症患者的研究，利用 ^{18}F-DOPA 和 ^{15}O-H_2O 作为 PET 成像显影剂，结果显示精神分裂症患者纹状体的多巴胺合成能力高于健康对照组，表明精神分裂症患者纹状体突触前多巴胺功能增强。精神病患者，WCST 任务下背外侧前额叶皮层的脑血流增加与纹状体多巴胺合成能力密切相关，健康对照者未发现这种关系。以 ^{18}F-DOPA 作为显影剂进行 PET 脑显像，发现接受抗精神病药物治疗的精神分裂症患者背侧前扣带皮层多巴胺合成能力与斯特鲁普色词测验（Stroop color-word test）表现相关；精神分裂症发作前驱症状患者联合纹状体中纹状体多巴胺合成能力升高；处于精神状态高危组联合纹状体多巴胺合成能力与语义性言语流畅性任务的表现呈负相关，合成水平越高，正确率越低，与语言的流畅性也呈类似负相关。

二、5-HT

人脑中，5-HT 能系统有 14 种不同的受体亚型和转运蛋白。目前展开广泛研究的包括 5-HT_1A 和 5-HT_2A 受体及 5-HT 转运蛋白。这些受体和转运蛋白同样是多种精神药物治疗的主要靶点。然而，目前精神分裂症 5-HT 能系统 PET 研究数量有限。

1.5-HT_1A 受体

5-HT_1A 受体广泛分布于海马体、脑岛、新皮层区和中缝背核。此外，5-HT_1A 受体调节整个血清素系统，是最重要的 5-HT 受体亚型之一。动物和药理研究表明，5-HT_1A 受体在认知功能中发挥重要作用，是控制多种神经精神疾病认知和情感症状的潜在靶点。

迄今为止，已有 4 项研究使用 PET 示踪剂 ^{11}C-WAY100635 检测 5-HT_1A 在精神分裂症患者中的活性。一项研究发现精神分裂症患者内侧颞叶皮质中 5-HT_1A 活性增加，而另一组研究发现杏仁核 5-HT_1A 活性减少。剩下的两项研究显示，在精神分裂症患者和健康对照组之间，5-HT_1A 的活性没有差异。针对尸检 Meta 分析结果显示精神分裂症患者的前额叶 5-HT_1A 增加。

Yasuno 等对健康受试者的研究发现，海马的记忆功能与 5-HT_1A 受体活性呈负相关，但另有学者利用 ^{11}C-WAY100635 为显像剂进行 PET 扫描，发现中缝核、海马和新皮层区域 5-HT_1A 受体的活性与各个领域认知能力没有相关性。目前为止，还没有关于精神分裂症患者认知功能和 5-HT_1A 受体活性的 PET 研究。

2.5-HT_2A 受体

大量的尸检和药理学研究表明，5-HT_2A 受体在精神分裂症和认知功能中起重要作用。一项尸检研究的荟萃分析发现，精神分裂症患者的前额叶 5-HT_2A 受体减少。少数学者针对首发未使用抗精神病药的精神分裂症患者进行了 5-HT_2A 受体 PET 成像研究，但结果缺乏一致性。最近一项研究对 30 位精神分裂症患者和与之相匹配的健康对照组进行了以对 5-HT_2A 受体具有高度选择性的 ^{18}F-altanserin 为显像剂的 PET 扫描。结果显示，精神分裂症患者的额叶皮质 5-HT_2A 活性低于健康对照组。然而，5-HT_2A 的活性与认知功能（如工作记忆、注意力和执行功能）没有相关性，表明至少在精神分裂症的早期阶段，5-HT_2A 受体与认知功能障碍无关。

3.5-HTT

之前使用 5-HTT 选择性示踪剂 ^{11}C-DASB 的 PET 研究显示，在精神分裂症患者和健康对照组之间没有发现 5-HTT 活性的显著差异，5-HTT 活性与精神分裂症症状之间也没有相关性。与此相反，针对健康人的 ^{11}C-DASB PET 研究发现，额叶 – 纹状体区域 5-HTT 活性与执行功能和逻辑推理表现相关。然而，到目前为止，尚没有关于 5-HTT 的活性和精神分裂症患者认知功能关系的 PET 研究。

4. 其他血清素系统

用 5-HT_1B、5HT4、5-HT6 和 5-HT 作为显像剂的 PET 探针已成功用于人脑成像；然而，迄今为止，还没有临床研究将这些探针用于精神分裂症患者的大脑成像。

三、去甲肾上腺素

中枢去甲肾上腺素神经系统在觉醒和注意力集中方面起着至关重要的作用，而去甲肾上腺素转运蛋白是抑郁症和注意缺陷多动障碍药物治疗的靶点。尽管如此，PET 探针很少被用于去甲肾上腺素转运体成像。目前为止，还没有关于精神分裂症患者去甲肾上腺素转运蛋白 PET 成像的报道。

PET 成像提供了研究精神分裂症的神经递质和神经生物学的直接方法。大量 PET 研究表明，精神分裂症患者的大脑与健康对照者的大脑之间存在差异，并且这些脑改变与症状量表之间的关系也表明了这种疾病的病理生理学基础。然而，如上所述，只有少数 PET 研究直接研究了精神分裂症与认知功能障碍之间的关系，并发现了神经递质与认知功能之间的联系。目前结果显示，纹状体多巴胺合成障碍及前额叶 D_1 受体和 D_2/D_3 受体活性改变可能与精神分裂症患者认知障碍有关。但目前不但研究数量少，方法上也缺乏统一性。例如使用的放射性示踪剂的差异、量化方法、使用的神经认知测试差异和患者特征差异（例如疾病的阶段、服用抗精神病药物的时间年龄和性别）可能会造成结果之间的彼此矛盾。在未来的研究中希望能够弥补这些不足，建立大样本标准统一的研究，为精神分裂症认知功能障碍的神经生物学提供新理论。

（孙　黎　王　智　方继良）

第三节　PET/MR 成像在精神分裂症的研究应用

精神分裂症具有感知、思维、情感和行为等多方面的障碍和精神活动的不协调，神经心理学和临床研究已经证实精神分裂症患者存在多种认知行为障碍。过去的几十年里，功能神经影像已经成为精神分裂症研究的重要方法，MR 成像和 PET 显像在神经系统水平了解了神经分裂症潜在的脑功能特点，将基因、行为学、心理学联系起来。PET/MR 一体机可实现 PET 与 MR 成像信息同步采集，避免不同时间显像受外界刺激干扰及空间差异性，很大程度提高图像融合的准确性，随着技术发展及临床应用的增加，一体化 PET/MR 成像显示出其在精神类疾病发病机制、诊断和鉴别诊断方面的重要价值。但是目前尚无 PET/MR 成像在精神分裂症领域的研究报道。作为功能影像与分子影像学发展的最前沿技术，PET 与 MR 成像技术的融合可以最大限度地将功能与结构相结合，用多模态方式对神经分裂症的神经生理变化进行探索。

一、精神分裂症神经影像学研究进展

精神分裂症由神经发育障碍所致，前驱期症状不具有特异性，对有前驱期症状的高危人群的评估标准主要综合了遗传因素与前驱期综合征表现。神经影像学的研究发现高危人群已经存在脑结构和功能的异常改变，根据这些异常对高危人群进行临床诊断评估及病理机制探索，对早期识别超高危人群、降低精神分裂症的发病率、改善预后、减轻疾病的治疗负担具有重要意义。

精神分裂症患者在发病前常表现为轻度的早期临床异常，这种高风险综合征称为临床高危，研究者们使用不同的影像学技术发现高危患者存在额叶、内侧颞叶、ACC 及颞上回等脑区结构异常，这些异常与首发或者慢性精神分裂症患者存在兼容，说明这些结构异常在精神分裂症发生之前就已经存在，标志着疾病的进展。结构是功能的载体，对脑灰质结构的研究结果证实了精神分裂症患者存在不对称性的脑灰质异常，且这种异常与性别、家族史显著相关。

功能 MR 成像技术在精神分裂症神经功能改变方面进行了探索，结果显示首发未用药精神分裂症患者存在脑灰质异常，且局部脑灰质异常与临床症状相关。家族性精神分裂症患者及父母丘脑密度减低程度较散发患者及父母明显，提出丘脑灰质的改变可能与遗传相关，同时也为家族性患者和散发性患者的临床症状及预后评估提供了潜在的影像学指标。有学者研究了结构异常的脑区所属的功能连接是否存在改变，以及改变的功能连接是否与临床症状相关，研究首次发现精神分裂症患者灰质异常脑区所涉及的静息态脑功能连接并未出现改变。精神分裂症药物治疗机制不清，且不良反应明显，功能 MR 成像也用于研究药物治疗对精神分裂症脑功能的影响，发现抗精神病药物对精神分裂症患者脑结构和功能在短期内产生广泛的影响，表现为脑区功能连接减低，且功能改变与临床症状相关。但该结构功能改变与疗效评估的关系尚无定论，需要多模态的影像学数据进一步证实，此外，药物治疗的远期影响也需要纵向的随访研究。

MRS 是唯一能够在无创条件下探测活体组织化学特性的方法，MRS 已被广泛用于多种神经退行性疾病脑代谢障碍研究，也被用于精神疾病的生物标志物检测。该技术对于精神分裂症患者疾病生物标志物的确定、治疗效果预测和评价等具有潜在价值。既往动物及人类尸检研究显示，精神分裂症与谷氨酸能及GABA能系统功能障碍有关。MRS能够对脑内这两种物质的代谢进行无创检测。然而这种检测是否能够真实地反映精神分裂症患者脑代谢的变化尚需要证实。

PET可以无创性地评估大脑代谢活性、血流及确定人脑中重要的神经递质分布。与传统影像技术相比，PET显像通过注射不同的示踪剂，可以定性、定量地分析大脑葡萄糖代谢、血流、多巴胺及5-HT神经递质和受体的亲和力、分布及活性改变，从而广泛用于精神分裂症的神经生化及病理生理学机制的研究，是研究精神分裂症的神经递质和神经生物学的直接方法。既往的PET研究表明，精神分裂症患者与健康对照者的大脑之间存在差异，并且这些差异性改变与症状量表相关，表明了该疾病的病理生理学基础。然而，如第二节所示只有少数PET研究直接研究了精神分裂症与认知功能障碍之间的关系，并发现了神经递质与认知功能之间的联系。目前结果显示，纹状体多巴胺合成障碍，以及前额叶D_1受体和D_2/D_3受体活性改变，可能与精神分裂症患者认知障碍有关。

二、多模态影像技术在精神分裂症研究中的优势

多模态影像能够从多个角度来认识人脑，如灰质体积的变化、脑区的结构和功能连接及神经递质功能等。近年来，单个受试者采集多种模态的影像数据已经用于研究脑疾病，如精神分裂症、抑郁症等。然而多数分析往往是基于单个模态分别分析再进行比较，多模态数据间的相互信息却没有被充分利用。由于脑部疾病的复杂多样性，单模态分析得到的结果可能存在分散性，可重复性并不高，并且不能很好地反映模态间的共变性，因此多模态数据分析开始受到人们的重视。MR成像是目前诊断大多数神经系统疾病的主要影像学方法，PET可以提供脑代谢显像、脑受体显像和大脑血流动力学信息，也在临床广泛应用。一体化PET/MR在单独模态成像基础上，有效弥补了PET空间分辨能力有限的问题，获得更精准的PET信号，可以进一步将多模态信息进行整合来诊断中枢神经疾病，有学者分析了8例正常人群^{18}F-FDG PET、^{11}C-FMZ PET和fMRI图像，得到全脑葡萄糖代谢、GABA代谢及fMRI指标（ALFF、ReHo和全脑连接），结果发现葡萄糖代谢与ALFF、ReHo和GABA代谢之间具有显著正相关性，GABA代谢与ALFF也具有正相关性。但目前尚无多模态影像在精神分裂症中的研究报道。既往报道提示精神分裂症高危人群已存在结构、功能的改变，且脑结构和功能是一个动态变化的过程，因此纵向随访对于精神分裂症患者的研究具有重要意义。PET与MR成像相结合，可提供更多功能和结构信息，同时由于MR成像技术没有辐射，适于反复扫描、长期随访。药物治疗精神分裂症的机制

尚不清楚，且既往的单模态研究表明药物治疗对精神分裂症也存在短期和长期的影响，因此也需要纵向的、多模态研究数据进行评估。精神分裂症患者脑功能和结构的改变非常复杂，一体化 PET/MR 成像可以在同样生理病理状态下获得代谢和大脑功能活动信息，将代谢显像、功能显像和结构显像有机结合，除了可以提供更精确的结构信息外，MR 功能成像还可以和 PET 的代谢显像相互补充、互相印证；此外，PET 显像通过标记不同的示踪剂，还可以在活体状态下显示神经递质的代谢过程。神经递质的改变是否与 fMRI 功能异常相关，及其与临床特征的关系均无报道，因此运用多模态的影像学技术全面了解精神分裂症的大脑改变，有助于推动人们对于精神分裂症患者症状发生和发展的神经生理基础的认识。

PET/MR 成像能够一站式完成多种脑成像，同步采集、图像自动配准技术从根本上避免了后期图像融合可能产生的偏差；而且可以在同样的生理病理状态下获得结构、灌注、功能、代谢等信息，对研究精神分裂症的发病机制具有独特优势。其次，PET/MR 成像克服了单一成像技术的内在缺陷与不足，实现了对疾病发病机制的多模态研究，有助于更好的理解复杂的神经系统疾病的病理学改变。可以预见 PET/MR 仪器在临床的应用和推广，将进一步推动精神分裂症的研究进展。

（孙　黎　王　智　方继良）

参考文献

[1] GONZÁLEZ-VIVAS C，SOLDEVILA-MATÍAS P，SPARANO O，et al. Longitudinal studies of functional magnetic resonance imaging in first-episode psychosis：a systematic review. Eur Psychiatry，2019（59）：60–69.

[2] DIETSCHE B，KIRCHER T，FALKENBERG I. Structural brain changes in schizophrenia at different stages of the illness：a selective review of longitudinal magnetic resonance imaging studies. Aust N Z J Psychiatry，2017，51（5）：500–508.

[3] GUTIÉRREZ-GALVE L，CHU E M，LEESON V C，et al. A longitudinal study of cortical changes and their cognitive correlates in patients followed up after first-episode psychosis. Psychological Medicine，2015，45（1）：205–216.

[4] CANNON T D，CHUNG Y，HE G，et al.（2015）Progressive reduction in cortical thick-

ness as psychosis develops: a multisite longitudinal neuroimaging study of youth at elevated clinical risk. Biol Psychiatry, 2015, 77 (2): 147–157.

[5] VAN HAREN N E M, SCHNACK H G, KOEVOETS M G J C, et al. Trajectories of subcortical volume change in schizophrenia: a 5-year follow-up. Schizophrenia Res, 2016, 173 (3): 140–145.

[6] DOMEN P, PEETERS S, MICHIELSE S, et al. Differential time course of microstructural white matter in patients with psychotic disorder and individuals at risk: a 3-year follow-up study. Schizophr Bull, 2017, 43 (1): 160–170.

[7] LIU Y, GUO W, ZHANG Y, et al. Decreased resting-state interhemispheric functional connectivity correlated with neurocognitive deficits in drug-naive first-episode adolescent-onset schizophrenia. Int J Neuropsychopharmacol, 2018, 21 (1): 33–41.

[8] MA X, ZHENG W, LI C, et al. Decreased regional homogeneity and increased functional connectivity of default network correlated with neurocognitive deficits in subjects with genetic high-risk for schizophrenia: a resting-state fMRI study. Psychiatry Res, 2019 (281): 112603.

[9] EGERTON A, MODINOS G, FERRERA D, et al. Neuroimaging studies of GABA in schizophrenia: a systematic review with meta-analysis. Transl Psychiatry, 2017, 7 (6): e1147. DOI: 10.1038/tp.2017.124.

[10] TAKAHASHI H. PET neuroimaging of extrastriatal dopamine receptors and prefrontal cortex functions. J Physiol Paris, 2013, 107 : 503–509.

[11] YUKSEL C, TEGIN C, O' CONNOR L, et al. Phosphorus magnetic resonance spectroscopy studies in schizophrenia. J Psychiatr Res, 2015 (68): 157–166.

[12] BUSTILLO J R, JONES T, CHEN H, et al. Glutamatergic and neuronal dysfunction in gray and white matter: a spectroscopic imaging study in a large schizophrenia sample. Schizophr Bull, 2017, 43 (3): 611–619.

[13] WIJTENBURG S A, WRIGHT S N, KORENIC S A, et al. Altered glu-tamate and regional cerebral blood flow levels in schizophre-nia: a ^{1}H-MRS and pCASL study. Neuropsychopharmacology, 2017, 42 (2): 562–571.

[14] SONNAY S, GRUETTER R, DUARTE J M N. How energy metabolism supports cerebral function: insights from ^{13}C magnetic resonance studies in vivo. Front Neurosci, 2017 (11): 288.

[15] ZHU X, LU M, LEE B Y, et al. In vivo NAD assay reveals the intracellular NAD

contents and redox state in healthy human brain and their age dependences. Proc Natl Acad Sci U S A，2015，112（9）：2876–2881.

[16] ROWLAND L M，KRAUSE B W，WIJTENBURG S A，et al. Medial frontal GABA is lower in older schizo-phrenia：a MEGA-PRESS with macromolecule suppression study. Mol Psychiatry，2016，21（2）：198–204.

[17] WEINSTEIN J J，CHOHAN M O，SLIFSTEIN M，et al. Pathway-specific dopamine abnormalities in schizophrenia. Biol Psychiatry，2017，81（1）：31–42.

[18] HOWES O D，KAMBEITZ J，KIM E，et al. The nature of dopamine dysfunction in schizophrenia and what this means for treatment. Arch Gen Psychiatry，2012，69（8）：776–786.

[19] HIRVONEN J，VAN ERP T G，HUTTUNEN J，et al. Increased caudate dopamine D2 receptor availability as a genetic marker for schizophrenia. Arch Gen Psychiatry，2005，62（4）：371–378.

[20] VYAS N S，BUCHSBAUM M S，LEHRER D S，et al. D2/D3 dopamine receptor binding with [18F]fallypride correlates of executive function in medication-naive patients with schizophrenia. Schizophr Res，2017（192）：442–456.

[21] NOZAKI S，KATO M，TAKANO H，et al. Regional dopamine synthesis in patients with schizophrenia using L-[beta-11C]DOPA PET. Schizophr Res，2009，108（1-3）：78–84.

[22] VERNALEKEN I，BUCHHOLZ H G，KUMAKURA Y，et al. Prefrontal’ cognitive performance of healthy subjects positively correlates with cerebral FDOPA influx：an exploratory [^{18}F]-fluoro-L-DOPA-PET investigation. Hum Brain Mapp，2007，28（10）：931–939.

[23] PATERSON L M，KORNUM B R，NUTT D J，et al. 5-HT radioligands for human brain imaging with PET and SPECT. Med Res Rev，2013，33（1）：54–111.

[24] YASUNO F，SUHARA T，ICHIMIYA T，et al. Decreased 5-HT$_1$A receptor binding in amygdala of schizophrenia. Biol Psychiatry，2004，55（5）：439–444.

[25] PENTTILA J，HIRVONEN J，TUOMINEN L，et al. Verbal memory and 5-HT$_1$A receptors in healthy volunteers-a PET study with [carbonyl-（11）C]WAY-100635. Eur Neuropsychopharmacol，2016，26（3）：570–577.

[26] RASMUSSEN H，ERRITZOE D，ANDERSEN R，et al. Decreased frontal serotonin2A receptor binding in antipsychotic-naivepatients with first-episode schizophrenia. Arch Gen Psychiatry，2010，67（1）：9–16.

[27] PATERSON L M，TYACKE R J，NUTT D J，et al. Measuring endogenous 5-HT release by emission tomography：promises and pitfalls. J Cereb Blood Flow Metab，2010，30（10）：1682–1706.

[28] MIZRAHI R，ADDINGTON J，RUSJAN P M，et al. Increased stress-induced dopamine release in psychosis. Biol Psychiatry，2012，71（6）：561–567.

[29] MORIGUCHI S，YAMADA M，TAKANO H，et al. Norepinephrine transporter in major depressive disorder：a PET study. Am J Psychiatry，2017，174（1）：36–41.

[30] KAHN R S，SOMMER I E. The neurobiology and treatment of first-episode schizophrenia. Mol Psychiatry，2015，20（1）：84–87.

[31] WANG Q，CHEUNG C，DENG W，et al. White-matter microstructure in previously drug-naive patients with schizophrenia after 6 weeks of treatment. Psychological Medicine，2013，43（11）：2301–2309.

[32] MARQUES T R，TAYLOR H，CHADDOCK C，et al. White matter integrity as a predictor of response to treatment in first episode psychosis. Brain，2014，137（pt1）：172–182.

[33] SCHNACK H G，VAN HAREN N E，NIEUWENHUIS M，et al. Accelerated brain aging in schizophrenia：a longitudinal pattern recognition study. Am J Psychiatry，2016，173（6）：607–616.

[34] TANG Y，CHEN K，ZHOU Y，et al. Neural activity changes in unaffected children of patients with schizophrenia：a resting-state fMRI study. Schizophr Res，2015，168（1–2）：360–365.

[35] TAKAHASHI H，KATO M，HAYASHI M，et al. Memory and frontal lobe functions；possible relations with dopamine D2 receptors in the hippocampus. Neuroimage，2007，34（4）：1643–1649.

[36] NUGENT A C，MARTINEZ A，D’ALFONSO A，et al. The relationship between glucose metabolism，resting-state fMRI BOLD signal，and GABAA-binding potential：a preliminary study in healthy subjects and those with temporal lobe epilepsy. J Cereb Blood Flow Metab，2015，35（4）：583–591.

第十六章

PET/MR 成像在其他脑疾病的临床应用

第一节　PET/MR 成像在多发性硬化的临床应用

多发性硬化（multiple sclerosis，MS）是常见的中枢神经系统炎性脱髓鞘疾病，病变主要累及脑、视神经和脊髓。本病好发于中青年，全球有 250 多万患者，是导致青年人残疾的主要原因之一。MS 的发病率因人群而异，一项包含 59 个国家在内的荟萃分析显示，MS 的患病率随着地理纬度增加而显著升高。MS 的确切病因和病理机制尚不完全清楚，目前认为其发病是由遗传因素和环境因素共同决定的，自身免疫和神经退行性变是起主导作用的病理过程，其病理特征表现为炎症、脱髓鞘、轴突损伤和胶质增生。当轴突损伤超过阈值时，MS 在临床上表现为病情进展阶段。目前根据病程将 MS 分为复发缓解型多发性硬化（relapsing-remitting multiple sclerosis，RRMS）和进展型多发性硬化（progressive multiple sclerosis，PMS），后者又分为原发进展型多发性硬化（primary progressive multiple sclerosis，PPMS）和继发进展型多发性硬化（secondary progressive multiple sclerosis，SPMS）。

MS 的临床症状与体征具有多样性。目前，MS 临床诊断主要依据病灶的时间多发性和空间多发性。MR 成像不仅能够显示 MS 病灶的部位、数目、大小和分布，还可以动态观察病灶随时间的演变情况，协助鉴别诊断、评价治疗效果和判断预后，特别在评价其自然病程方面具有意义。但常规 T_1WI 和 T_2WI 序列缺乏特异性。近年来，MR 成像新技术定量的评估 MS 相关的脑结构及功能改变，帮助了解疾病的发病机制，尤其是可以通过观察脑组织功能性的变化，探索 MS 的病理生理机制。

一、MR 成像在多发性硬化的研究应用

1.VBM 在 MS 的研究应用

既往 MS 被认为是仅累及脑白质的脱髓鞘性疾病，但近年来应用 VBM 发现各种 MS 亚型患者均存在进行性的灰质萎缩，全脑灰质体积均可减小，其中以深部灰质核团和边缘叶萎缩最为明显，MS 脑灰质萎缩主要与以下病理机制有关：①脑白质脱髓鞘病灶使轴索发生进行性变性损伤；②灰质自身局灶性炎性病灶和弥漫性软脑膜病变；③ 60% 的胶质

细胞丢失；④轴索铁输出功能受损导致铁的异常沉积。

MS 脑灰质受累逐渐引起关注，越来越多的研究结果显示脑灰质萎缩和临床功能评分包括运动、感觉、认知等密切相关。纹状体体积和额中回皮层厚度与认知功能呈正相关，丘脑体积与病程和扩展的残疾状态量表呈负相关。应用 VBM 分析 MS 脑萎缩和视神经脊髓炎（neuromyelitis optica，NMO）脑萎缩，并进行对比发现，MS 脑萎缩分布广泛，以双侧丘脑和尾状核最明显；NMO 脑萎缩相对局限、轻微，主要位于皮层脑区，深部灰质无明显萎缩；两种疾病灰质体积显著性差异的脑区包括双侧丘脑、尾状核、海马旁回和右侧岛叶（图 16-1-1）。

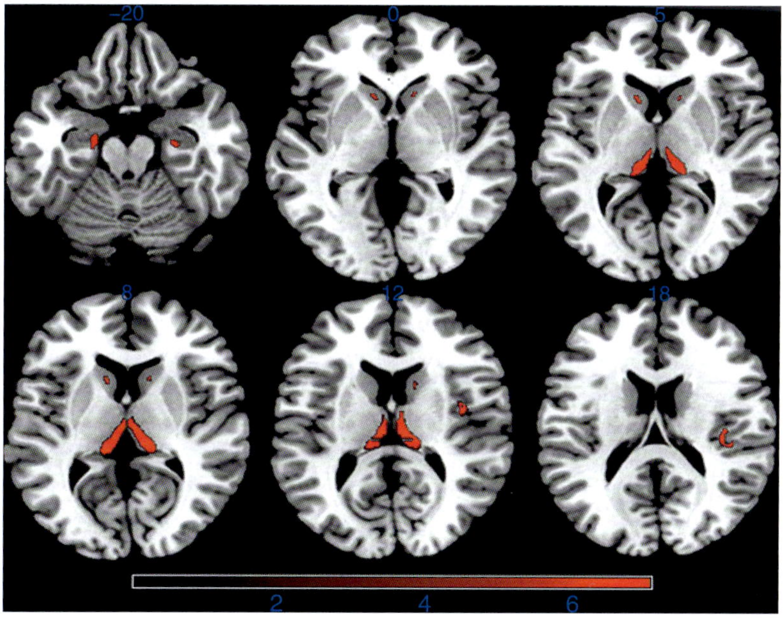

与 NMO 脑萎缩相比，MS 脑萎缩示灰质体积显著缩小（红色区域），包括双侧丘脑、尾状核、海马旁回和右侧岛叶

图 16-1-1 MS 与 NMO 全脑灰质体积 VBM 比较

2.DTI 在 MS 的研究应用

MS 病灶中的中枢神经系统水扩散结构屏障的通透性或结构发生改变，轴突损伤致使水分子在神经纤维垂直方向上的扩散受限程度减轻，主要改变表现为 FA 减少和轴向弥散率（AD）的增加，而髓鞘损伤与轴向弥散率增加有关，ADC 值和 MD 值升高。DTI 在疾病早期，即临床孤立综合征（clinically isolated syndrome，CIS）阶段即可检测出白质纤维束的异常改变，其变化程度较 MS 患者轻微（图 16-1-2）。有研究指出，MS 患者在 CIS 时期即可出现胼胝体水分子扩散异常，可作为预测 CIS 转归的重要指标。CIS 时期超过

3 条以上白质纤维束（如皮质脊髓束、胼胝体、视放射等）出现水分子扩散异常者中，约 91% 的病例在 3 年内将转化成 MS。DTI 还可观察到病灶周围常规 MR 成像未见结构异常的微观改变。DTI 显示 MS 典型异常表现为 MD 增加和 FA 降低，且通常比正常白质区更为明显。另外，脑灰质内 MS 病变的 FA 值较正常灰质增加，这可能反映了灰质病灶内轴突丢失、神经元损伤和小胶质细胞活化。

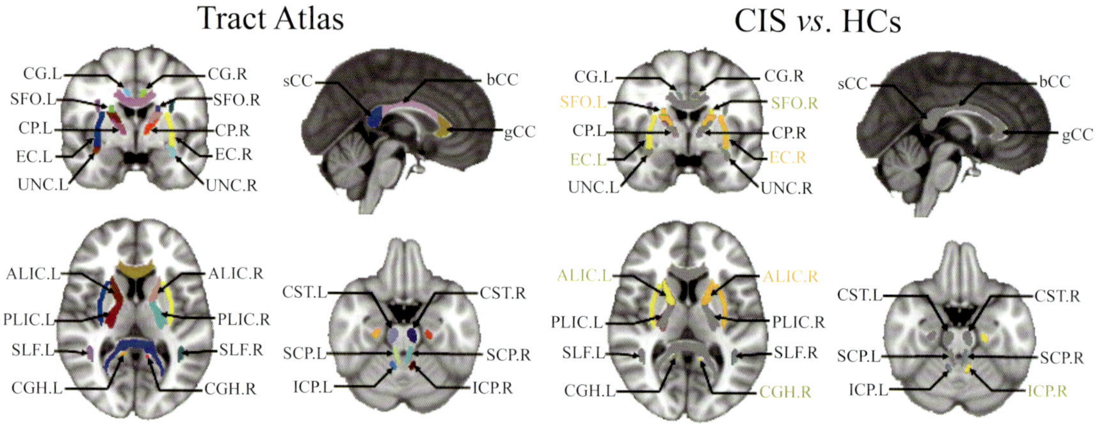

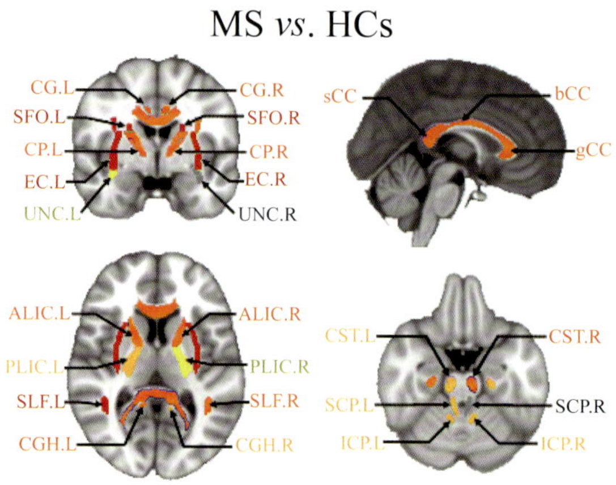

CG：扣带；SFO：额枕上束；CP：大脑脚；EC：外囊；UNC：钩束皮质；sCC：胼胝体压部；bCC：胼胝体部；gCC：胼胝体膝部；ALIC：内囊前肢；PLIC：内囊后肢；SLF：上纵束；CGH：海马扣带回；CST：皮质脊髓束；SCP：大脑脚上部；CP：小脑上脚；灰色表示无指标扩散异常；黄色表示一个指标扩散异常；浅橙色表示两个指标扩散异常；深橙色表示三个指标扩散异常；红色表示所有指标中的扩散异常

图 16-1-2　CIS 组、MS 组和正常志愿者组基于图谱的纤维束 DTI 指标差异

近年来，TBSS 已应用于中枢神经系统炎性脱髓鞘病变的研究中。TBSS 是基于 DTI 数据采用“骨架化”的数据处理方式客观反映脑白质纤维束完整性的分析方法，较常规 DTI 具有更高的精准度，有助于降低假阳性结果。应用 TBSS 法发现，RRMS 患者的脑白质纤维束广泛受累，包括联络纤维、连合纤维、投射纤维及脑干白质纤维束，尤其以连合纤维与联络纤维为著，FA 值均存在不同程度的下降。与 MS 患者相比，CIS 患者受累的白质纤维束更局限、轻微，FA 值降低程度较轻，且与 MS 累及运动、感觉及认知相关的白质纤维束不同，CIS 主要累及与认知相关的纤维束，如胼胝体。两种疾病显著性差异的脑区 TBSS 比较见图 16-1-3。

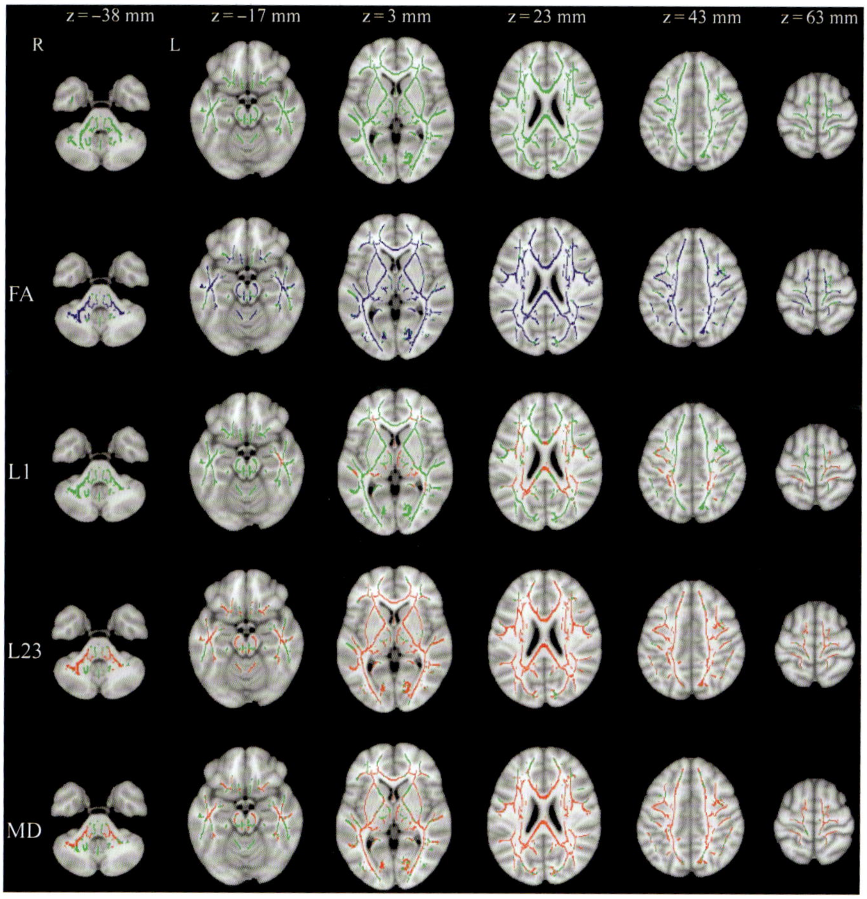

蓝色表示 FA 值降低的白质区（第一行），红色表示 λ1 值升高的纤维束（第二行），λ23 值升高的纤维束（第三行），MD 值升高的纤维束（第四行）（$P < 0.05$，FWE 校正后）

图 16-1-3 CIS 和 MS 应用 TBSS 比较

DTT 可以追踪特定的白质纤维束，如皮质脊髓束、胼胝体、视辐射等。DTT 研究发现，MS 患者与健康对照组相比，脑白质纤维束的 MD 增高，FA 减低。DTT 研究的缺点是病程中脑组织出现局灶性和弥漫性改变，从而导致白质各向异性降低，增加 DTT 主要特征向量的不确定性。

3.fMRI 在 MS 的研究应用

（1）任务态 fMRI

1）运动任务：许多不同任务范式应用于探索运动系统的脑功能，其中最常用的任务范式是手指屈伸运动。尽管使用的运动任务不同，但功能区的改变模式相似，MS 各个时期的患者，如 CIS 和 RRMS、SPMS 和 PPMS，均表现出与健康受试者相比范围更大的皮层激活区，通常涉及双侧大脑半球的运动相关脑区。复发后完全恢复的患者与健康受试者相比也显示出更为广泛的运动区激活，累及整个患侧大脑半球，该研究为急性脑损伤后的功能重组提供了新的理解。不同阶段 MS 运动激活模式不同，CIS 通常表现为单侧脑区的运动激活，RRMS 表现为双侧激活，而 SPMS 表现为更广泛的激活范围，甚至涉及运动系统以外的区域。结合 MR 结构图像，可以研究功能和结构变化之间的相关性，结构数据用于评估损伤负荷，DTI 评估脑白质结构的完整性，定量分析白质损伤。一般情况下，感觉运动激活的增加与组织损伤的严重程度相关，特别是在白质的特定区域，如皮质脊髓束。

2）认知任务：大多数研究报告显示，与健康受试者相比，无认知障碍或轻度认知障碍的 MS 患者在执行认知任务时，大脑皮层的激活范围更大。在注意和记忆任务期间，认知水平良好的 MS 患者可观察到大脑皮层的激活增加，而认知水平较低的 MS 患者中增加不明显。具有认知障碍的 MS 患者在记忆任务期间海马神经网络的激活程度较无认知障碍 MS 患者的激活程度低。不同复杂程度的注意力任务在 MS 患者中引起了额外的激活。但是，严重的 MS 患者在前额叶脑区或运动皮层中没有显示任何额外的激活，从而提示补偿机制可能已经耗尽。此外，随着任务难度的增加，RRMS 患者表现出比 CIS 更广泛的皮层激活。相比之下，随着任务难度的增加，SPMS 患者的大脑激活仅轻度增加，因此表明功能储备是有限的。上述异常激活的脑区与脑结构损伤，如病灶负荷、DTI 测量的白质完整性缺失或脑萎缩之间存在相关性。

纵向的任务态 fMRI 研究较少，有研究发现，随访 12 个月后，前额叶皮层的延长激活与 MS 患者认知功能的改善之间存在显著的相关性。提示随着时间的推移，MS 患者认知能力的提高与相关皮层区域的激活增加有关。

（2）RS-fMRI 在 MS 患者中的研究相对较多，常用的功能评价指标有低频振荡幅度 ALFF 和 FC 分析。常用的方法包括 ICA 和图论方法。RS-fMRI 研究显示第一次脱髓鞘事件后的 MS 患者的 ALFF 低于健康受试者，CIS 阶段前扣带回、尾状核、楔叶等脑区 ALFF 值也显著减低（图 16-1-4），提示 MS 最早期阶段即存在静息态脑功能改变，而这种改变随疾病进程改变。此外，也有研究发现，MS 患者 ALFF 在丘脑和部分皮层区域增加，这些变化与功能障碍程度相关。

应用 ICA 方法提取的 6 个静息态网络中，CIS 患者的同步化程度高于健康受试者和 MS 患者，包括 DMN 感觉运动网络，而 MS 患者和健康受试者之间没有显著的功能差异。此外，MS 患者有记忆网络和执行功能网络的 FC 逐渐降低，这种降低与损伤的增加相关，提示静息态网络中的皮质功能重组是 MS 病程早期发生的一种现象，并且随着疾病的进展和损伤累积等趋于衰竭。有研究提示，额顶叶背侧、右额顶叶和前额叶岛叶网络内的 FC 增加与 MS 整体残疾的指标之间呈负相关。另外，DMN 功能改变与疲劳、临床残疾指标相关。与健康受试者相比，MS 的 DMN 前部活性进行性降低，认知障碍 MS 患者这种改变更明显，可能与胼胝体、扣带回的 DTI 改变相关。与无疲劳的 MS 患者相比，有疲劳的 MS 患者 DMN 的后部和初级运动皮层 FC 增加，DMN 的前部和辅助运动皮层 FC 减少。

对于视觉皮层，MS 患者双侧纹状体周视皮层 FC 较健康受试者降低，有视觉症状的患者，纹状体外皮质和右侧枕中回的 FC 较大。这些差异与 MS 患者视觉症状的发作次数相关，但与区域性灰质萎缩无关。脑内无病灶的 CIS 患者与健康受试者相比，CIS 患者的视觉脑区的功能连接降低，左侧丘脑与视觉区域的功能连接增加（图 16-1-5）。

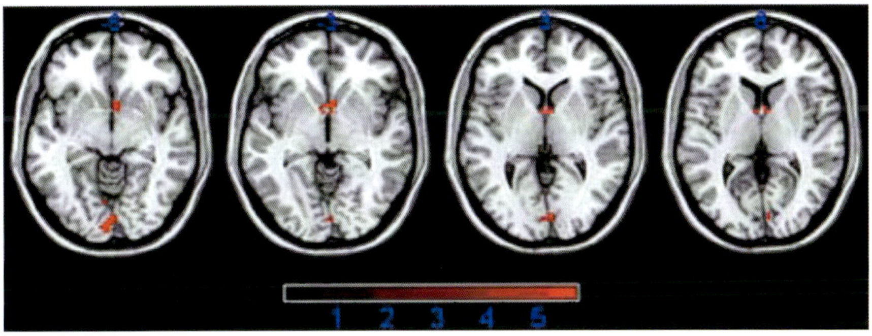

显著降低的脑区包括前扣带回、尾状核、楔叶

图 16-1-4 CIS 患者 ALFF

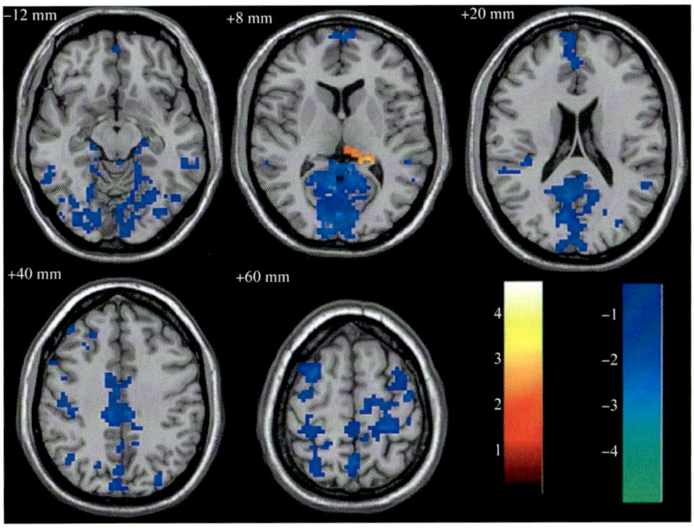

蓝色区域表示功能连接降低脑区，主要位于视觉相关皮层；红色区域表示功能连接增加的脑区，主要位于左侧丘脑

图 16-1-5 脑内无病灶的 CIS 患者初级视觉皮层与全脑的功能连接

对于丘脑，目前有研究采用基于种子点的方法来探索其功能连接。与健康受试者相比，MS 患者中丘脑 FC 增加和减少的区域共存（图 16-1-6）。有趣的是，丘脑 FC 与认知

功能呈负相关，表明丘脑与某些脑区的连接越紧密，认知功能损害越严重。研究报道 MS 患者丘脑和右额叶中部、海马旁回、左顶叶下部之间的 FC 降低，丘脑内和丘脑间 FC 增强，与病程呈负相关。另一项基于种子点的 RS-fMRI 研究评估了感觉运动网络中 FC 与上肢运动障碍之间的关系。与运动技能受损的 MS 患者相比，运动技能未受损的 MS 患者视觉信息处理区域显示出更强的 FC。而运动受损的 MS 患者在感觉运动和躯体感觉相关的皮质中表现出较弱的 FC，提示在 MS 患者整个大脑表现出更严重的结构损伤。

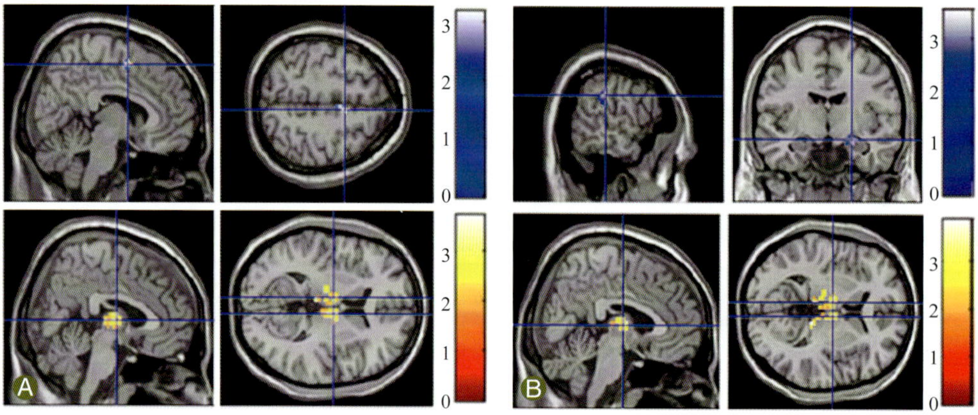

A. 右侧额中回的功能连接降低（上排），双侧丘脑的连接增加（下排）；B. 右侧海马旁回、左侧顶下小叶的功能连接降低（上排），双侧丘脑的连接增加。色标显示 t 值（下排）

图 16-1-6　MS 患者左侧丘脑（图 A）、右侧丘脑（图 B）与全脑的功能连接改变

纵向的 RS-fMRI 研究较少，在急性脱髓鞘损伤最初出现后，由于功能重组，损伤相关的网络变化可能会发生，慢性期则无变化。另有研究发现，MS 患者急性病程 24 小时内的长程和短程脑 FC 水平高于健康受试者，而在 2 年的随访中，这些患者表现出 FC 的减少与残疾进展相关，因此，连接减少反映了功能代偿的耗尽。应用图论分析大样本量的 MS 患者的脑网络，发现 MS 患者整体网络特性存在异常，可以作为潜在区分 MS 患者和健康受试者的方法。

多年来，fMRI 对 MS 损伤的可塑性和功能重组提供了重要依据，并且可以检测到与临床改善相关的功能变化，某些脑区可能在康复中发挥关键作用，但是需要更多基于大样本量的 MS 纵向研究来明确这一结果。

4.MRS 在 MS 的研究应用

^{1}H-MRS 可以从代谢的角度理解 MS 的发病机制。在急性脱髓鞘病变中，NAA 大量减少，由于 NAA 只在神经元及其轴突中才能被检测到，所以，NAA 的减少被解释为轴突损伤所致。谷氨酸升高，提示活动性病变轴突损伤与谷氨酸兴奋毒性之间存在联系。Cho 和 Lac 峰均升高，Cho 峰的变化主要是由于髓鞘活性分解过程中释放的膜磷脂增加所致。

Lac 峰的升高可能反映炎症细胞的代谢。在大面积急性脱髓鞘病灶中，Cr 峰减低，Lipid 和 mI 峰升高。

急性期后，损伤组织中的 Lac 峰几天到几周内逐渐降低到正常水平，Cr 峰可在几天内恢复正常，MI 值显示少量升高，提示可能与胶质增生有关。Cho 和 Lipid 峰在几个月后恢复正常。NAA 峰可能在急性期后不久持续下降或部分恢复，持续数月。NAA 的恢复可能与水肿的消退、轴突直径的增加及神经元可逆的代谢变化有关。MRS 还可显示白质区的异常代谢改变，NAA 峰降低的程度随着离病灶中心的距离增大而减少，而在胶质增生的区域，Cr 峰和 MI 峰会升高，谷氨酸峰也可能升高，表明兴奋性毒性作用。

NAA/Cr 与孤立急性脱髓鞘病变患者及 RRMS 患者的临床残疾有高度相关性。白质 NAA/Cr 降低与临床发生残疾概率之间也有很强的相关性，其相关性在早期 RRMS 患者中较强，在 SPMS 患者中较低。除 NAA 和 Cr 外，Cho 和 Lipid 可反映急性炎症的严重程度，mI 反映 MS 脑中胶质增生的程度，并且可能与临床发生残疾概率有关。

MRS 研究发现，MS 患者隐匿性病灶区 NAA 降低，而 NMO 未观察到 NAA 降低，提示 MS 存在轴突或神经元损伤。NMO 患者隐匿性病灶中观察到 Cho 轻度增加，表明 NMO 仅发生了细微的代谢变化（图 16-1-7）。

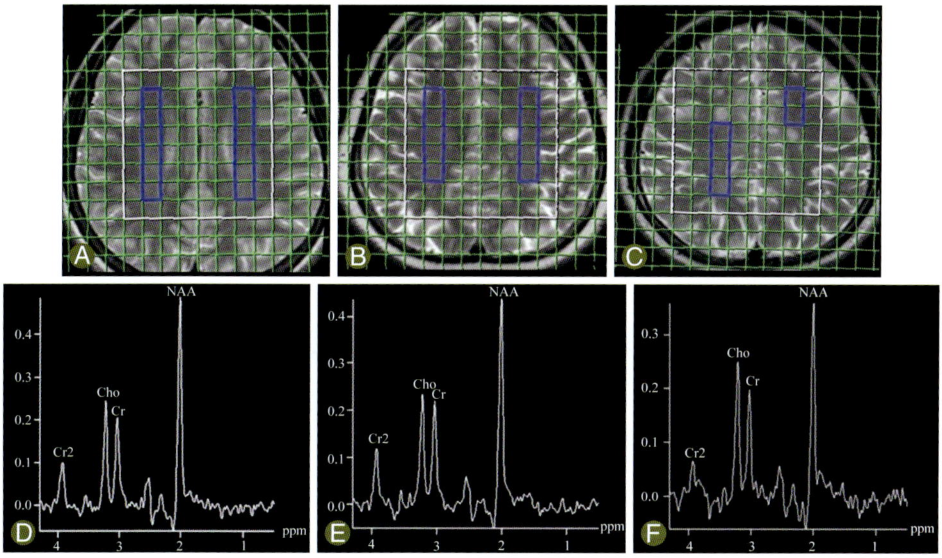

在常规磁共振表现正常白质中选择的体素位置 HC（图 A）、NMO（图 B）和 MS（图 C）。图 D ~ F 表示相应的 MRS

图 16-1-7　MRS 和体素放置位置

二、PET 成像在多发性硬化的研究应用

PET 可用于研究 MS 的神经炎症、神经功能障碍、脱髓鞘和再髓鞘化病理基础，为 MR 成像的研究提供补充支持，用于准确诊断、监测临床进展和制订治疗计划。

1. ^{18}F-FDG PET 成像在 MS 的研究应用

^{18}F-FDG 是最早用来作为炎症显像的示踪剂之一，因为炎症细胞的葡萄糖利用率升高，会摄取更高的 ^{18}F-FDG。在 MS 中，^{18}F-FDG 既可作为炎症的标志物，同时由于活化免疫细胞的高代谢率，也可作为神经变性的标志物。研究发现，深部脑白质病灶比双侧侧脑室旁病灶 ^{18}F-FDG 摄取量高，提示不同位置的病灶炎症细胞浸润的程度不同。急性期和缓解期的病灶呈现了不同的 ^{18}F-FDG 摄取类型，推测可能与病灶炎性反应程度有关，因此可评估疾病状态。对于不同时期的 MS 患者，大多数病灶均表现为 ^{18}F-FDG 高摄取，提示存在活动性炎症。在缓解期和急性期，病灶呈低代谢或等代谢。有学者认为，^{18}F-FDG 可根据局部葡萄糖代谢将白质病变分为急性（高代谢）和慢性（低代谢或等代谢）两类。此外，除病灶区的葡萄糖代谢发生改变外，MS 患者皮层区葡萄糖代谢也发生了改变，导致这种改变的原因可能是轴突损伤所致的脑皮层功能下降，进而引起了临床相关的认知功能障碍。PET 纵向随访研究发现，随着病程延长，脑皮层葡萄糖摄取逐渐下降，以额顶叶皮层最显著，且葡萄糖代谢下降程度比临床症状进展的速度快。

2. 神经炎症与活化小胶质细胞

小胶质细胞约占脑细胞总数的 10%，参与中枢神经系统的免疫防御。中枢神经系统损伤后，小胶质细胞被激活，根据形态学和免疫表型的变化被识别，并与静息状态下的表型相区别。活化小胶质细胞参与的急性炎症反应通常是有益的，相反，慢性神经炎症和持续刺激小胶质细胞活化可对 MS 等慢性神经炎症性疾病产生不利影响。但是，持续小胶质细胞活化在此类疾病中的确切作用尚不清楚。

小胶质细胞活化上调 TSPO 的表达，该蛋白参与炎症过程中促炎症细胞因子的释放，在健康人中枢神经系统中处于非常低的水平。目前，使用最广泛的是第一代 PET 示踪剂，也是最经典的靶向 TSPO 放射配体 ^{11}C-PK11195。但因 ^{11}C 半衰期较短，PK11195 在脑组织中生物利用度较低，且与正常组织具有较高的非特异性结合，降低了信噪比，限制其在临床的应用价值，促使了以 ^{11}C-PBR28 为主的第二代配体的出现。^{11}C-PBR28 和 ^{18}F 标记的 TSPO 的配体 ^{18}F-PBR06 可以显示炎症反应的部位（图 16–1–8），动态监测炎症过程中巨噬细胞的变化，反映炎症反应进程，监测神经炎症进展和严重程度。

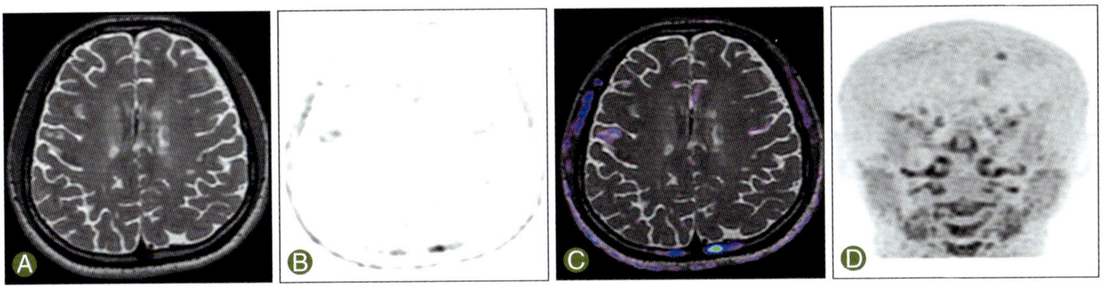

患者女，49岁，SPMS，病程17年。MR成像横轴位 T_2WI 示双侧扣带回，右侧额叶皮层下白质多发高信号病灶（图A），横轴位 ^{18}F-PBR06 TSPO PET（图B）、^{18}F-PBR06 TSPO PET/MR融合图（图C）及冠状位 ^{18}F-PBR06 TSPO PET（图D）示右侧额叶皮层下病灶相应 ^{18}F-PBR06 摄取增多，提示该病灶为活动性炎症病灶

图 16-1-8 TSPO 的配体 ^{18}F-PBR06 显示炎症反应的部位

在MS中，活化的小胶质细胞在疾病的病理过程中发挥着重要作用。MR成像所示病灶脑区，在PET上呈TSPO表达增加。^{11}C-PBR28 PET显示MS患者脑内局灶性代谢增加早于MR成像。TSPO在激活MS斑块中，小胶质细胞或巨噬细胞中表达显著增加，在慢性MS斑块反应性星形胶质细胞中更为明显，提示MS炎症期TSPO升高的病理机制可能与慢性期不同，不仅在白质病灶区，在正常的灰白质也可观察到 ^{11}C-PK11195 摄取增加。MS大脑皮层灰质的TSPO表达增加（图16-1-9），与临床上的神经功能障碍水平相关。此外，应用TSPO PET显像还可以评价MS治疗效果，经过醋酸格拉替雷治疗后，MS患者大脑 ^{11}C-PK11195 摄取明显减少，提示MS治疗后小胶质细胞激活程度有所降低。

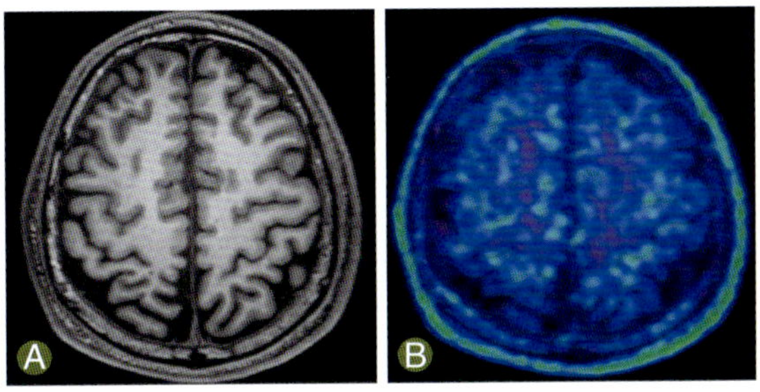

患者男，35岁，RRMS，病程3年。MR成像横轴位 T_1WI（图A）及 ^{18}F-PBR28 TSPO PET/MR融合图（图B）示MS患者额顶叶灰质的TSPO摄取明显增加

图 16-1-9 MS 大脑皮层灰质的 TSPO 表达增加

3. 髓鞘显像

MS病理过程中存在自发的髓鞘修复，尽管不完全，但可以降低局灶性和弥漫性白质损伤。尸检病理证据表明，与疾病相关的脱髓鞘后，所有疾病表型中的病变和白质都可能出现再髓鞘化。在MS患者中，新病灶表现出更为活跃的再髓鞘化。

近年来，PET 显像在 MS 髓鞘动力学研究中的应用引起了人们的关注。2006 年在狒狒身上评估了第一种用于髓鞘 ^{11}C-BMB PET 成像的示踪剂，该示踪剂显示出对脑白质的高度亲和力，但是灰质和白质之间对比度差，采集时间长，鉴于 ^{11}C 的短半衰期，限制了该示踪剂的进一步发展。^{11}C-CIC 是一种与 BMB 结构相似的化合物，在临床前研究中也被用于髓鞘动力学评估。然而，临床前模型中的离体数据并不能证实 CIC 可以显示再髓鞘化的能力。相比之下，^{11}C-MeDAS 显示出更利于成像的药代动力学、组织结合和血脑渗透特性。^{11}C-MeDAS 可选择性结合在脑和脊髓中的白质区，对 MS 的实验模型中髓鞘含量具有很高的敏感度和特异度，在自身免疫性脑炎中，^{11}C-MeDAS 在炎性脱髓鞘过程中摄取减少，在随后的自发再髓鞘形成过程中摄取逐渐增加，这与组织病理学和临床症状一致。

^{11}C-PIB 是应用于痴呆患者体内淀粉样蛋白沉积的 PET 示踪剂，目前已用于 MS 研究中，脱髓鞘小鼠模型证明，^{11}C-PIB 可以清楚地区分脱髓鞘和再髓鞘病变。MS 和健康受试者之间的脑皮质 ^{11}C-PIB 标准化摄取值比率无显著差异，但从全脑白质到 MS 白质病变的 ^{11}C-PIB 结合逐渐减少，反映脑白质髓鞘含量下降。

三、PET/MR 成像在多发性硬化的研究应用

尽管目前 MR 成像在该领域取得了巨大进展（DTI、fMRI、^{23}Na MR 成像、MTI），但 MR 成像无法在早期完全检测出与疾病相关的病理生理过程。PET 能够很好地检测小胶质细胞激活（应用 TSPO）或髓鞘改变（应用淀粉样示踪剂），但空间分辨率非常有限，会降低定量的准确性，尤其是在小病灶中。应用一体化 PET/MR 结合了 PET 和 MR 成像两种技术，突破了单模态显像的局限性，能够全面的显示 MS 结构、功能及代谢的改变，有助于临床理解 MS 的发病机制。尽管目前此种研究很少，但数量在不断增加。

有学者应用 ^{18}F-FDG PET/MR 成像研究了 17 名 RRMS 患者，发现 PET（基底节脑葡萄糖代谢率）和 MR（额顶颞区灰质密度降低）的互补结果可以更好地解释与疲劳症状相关的脑区（疲劳症状影响高达 80% 的 MS 患者）。一体化 PET/MR 成像可以观察到两种炎症标记物在 MS 患者中存在的相关性，可以同时获得肌醇 MRS 和 TSPO PET，可能显示出不同的炎症反应阶段或亚型。将 PET 与 MR 成像多模态影像结合起来，能够在相同的成像环境下显示脱髓鞘疾病的不同特征，从而有助于更深入地理解 MS 发生神经炎症和再髓鞘化等病理过程。应用 TSPO PET/MR 成像进行纵向研究可同时评估白质病灶中的胶质细胞激活，T_2 病灶体积和 NAWM 磁化转移率，解释了 90%MS 患者随访 1 年后 T_2 病灶体积的扩大和脑萎缩。使用一体化 PET/MR 成像可以进一步提高患者的依从性，并提高空间分辨率和配准精度。此外，同步 PET/MR 成像采集可进行 PET 数据的运动校正，减少量化的模糊性，尤其是处理纵向研究中的细微变化时，这一点尤为重要。PET/MR 成像在

MS 中的应用具有很大潜力，对于 MS 炎症和神经元活动，不仅在空间同步性上，而且在时间同步性上也具有巨大优势。

（黄　靖　卢　洁）

第二节　PET/MR 成像在脑炎的临床应用

脑炎指大脑的炎性病变，可表现为一系列临床症状，主要包括精神障碍、记忆力下降、癫痫发作、睡眠及意识障碍等。脑炎病因众多，可总结为两大类：自身免疫性和感染性。自身免疫性脑炎是机体免疫系统对神经元抗原成分产生异常免疫反应所致的炎性疾病，组织病理学以炎症细胞浸润脑实质，并在血管周围形成“袖套样”结构为主要表现，脑组织、脑脊液中无特异性感染的证据。感染性脑炎通常是病毒、细菌等病原体感染的结果，除神经系统症状外，还可表现出发热、其他全身性感染的症状和体征。

一、MR 成像在脑炎的研究应用

1. 常规 MR 成像在脑炎的研究应用

常规 MR 成像是疑似脑炎患者的首选影像学检查方法，50% ~ 70% 的自身免疫性脑炎患者可见异常结构改变，受累部位与神经元抗体和临床综合征相关。内侧颞叶 MR 成像异常信号是边缘叶脑炎的特征，双侧内颞叶受累（伴脑脊液或脑电图异常）可以独立于抗体检测而诊断为自身免疫性边缘叶脑炎。由于病程不同，病变在 T_1WI 上可呈稍低或等信号，以低信号为主，T_2WI 上基本呈稍高或高信号，DWI 上可呈稍高或等信号；所有病灶在 FLAIR 序列上均呈高信号，这是由于 FLAIR 序列抑制了游离水的高信号，病灶部分的高信号不受抑制从而得以突显，FLAIR 序列具有很高的敏感度，对于发现病变及判断病变范围具有重要价值。大多数抗 γ- 氨基丁酸 β 受体抗体（GABABR）和抗 α- 氨基 -3 羟基 -5 甲基 -4- 异唑丙酸受体抗体（AMPAR）、富亮氨酸胶质瘤失活 1 蛋白抗体（LGI1）相关的边缘叶脑炎通常可见双侧内颞叶异常信号，表现为 T_1 低信号、T_2 及 FLAIR 序列高信号。抗 GABABR 脑炎还可见累及皮质和皮质下区域大的多灶性病变，T_2 和 FLAIR 序列呈高信号，主要见于额叶和颞叶，小脑和基底节较少见。这些病灶不会出现弥散受限或强化。约 50% 的抗 N- 甲

基 -D- 天冬氨酸受体（N-methyl-D-aspartate receptor，NMDAR）抗体脑炎患者头颅 MR 成像异常，无特异性表现，可累及多个部位，如皮质、白质、海马、小脑、基底核等，病灶 T_1 低信号、T_2 及 FLAIR 序列高信号。有学者将抗 NMDAR 抗体脑炎患者的头颅 MR 成像表现为归纳为 4 种类型：Ⅰ型，正常；Ⅱ型，海马受累；Ⅲ型，累及非海马以外的部位；Ⅳ型，累及海马和其他部位。海马是最常见的受累部位，且与预后欠佳相关（图 16–2–1）。如可见非特异性白质病变，应筛查脱髓鞘相关抗体（如水通道蛋白 4 或少突胶质细胞糖蛋白）。

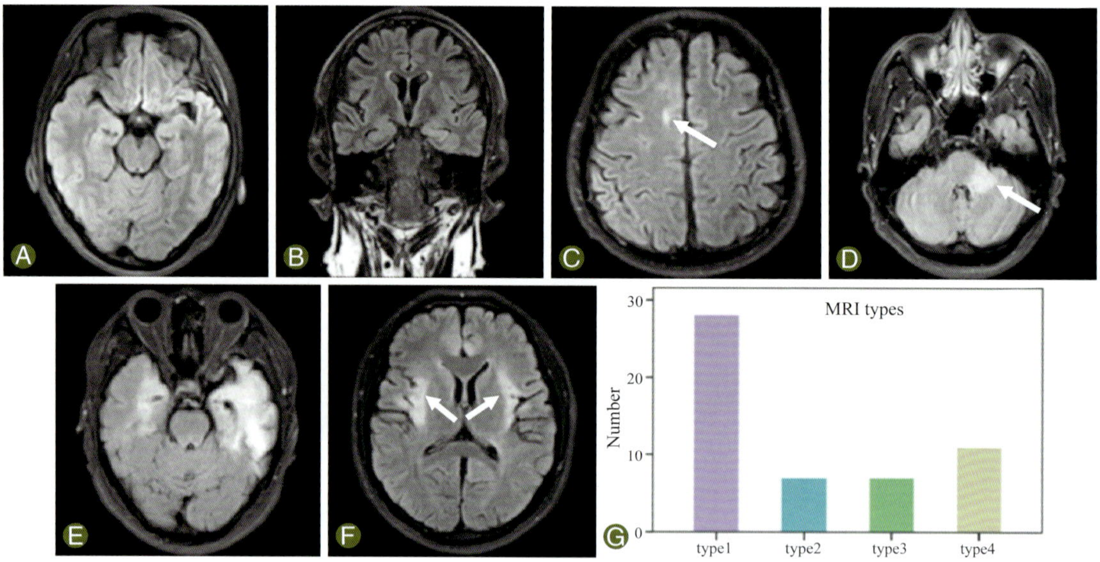

A. Ⅰ型，男性，23 岁，抗 NMDA 受体脑炎患者，脑 MR 成像正常；B. Ⅱ型，女性，29 岁，病变位于左侧海马体，双侧海马体轻度体积减小；C、D. Ⅲ型，男性，28 岁，病变位于右侧额叶（图 C 箭头）和左侧桥臂（图 D 箭头）；E、F. Ⅳ型，男性，25 岁，病变位于双侧额叶、颞叶、岛叶（箭头）、海马体和扣带回，左侧海马体体积减小；G.4 种脑 MR 成像表现的直方图

图 16–2–1　抗 NMDA 受体脑炎患者的 MR 成像及差异性分析

2.DTI 在脑炎的研究应用

尽管 DTI 已被广泛应用于多种神经系统疾病，但在感染性疾病的研究中很少应用。有学者应用 ROI 方法分析单纯疱疹病毒性脑炎患者脑内 T_2WI 异常信号区域的 DTI 变化情况，发现炎症早期阶段，MD 值轻度降低，FA 值有所增加，而在炎症第 14 天或以后，MD 值增加，FA 值降低，符合炎症性血管源性水肿改变。另一项对 11 例经血清学证实的中枢神经系统受累的儿童蜱媒脑炎（tick-borne encephalitis，TBE）患者和 55 名健康对照者进行 DTI 和 fMRI 对照研究，结果显示，DTI 结果在两组被试组中无显著差异，而 fMRI 上工作记忆相关皮质区的激活有差异，提示功能改变先于结构改变。

3.MRS 在脑炎的研究应用

^{1}H-MRS 可以从代谢的角度理解脑炎的发病机制。在与谷氨酸受体抗体相关的脑炎患者中，FLAIR 上显示的皮质高信号病灶区的 NAA 峰降低，提示存在神经元损伤。对 Rasmussen 脑炎患者的纵向 ^{1}H-MRS 检查发现，代谢产物是随着患者疾病的进展而动态变化的，脑炎早期主要表现为病灶区 NAA 峰降低，而后期主要表现为乳酸和谷氨酰胺 / 谷氨酸峰的升高，提示 Rasmussen 脑炎呈现进行性脑损害，可能发生神经元损伤和修复。对于 TBE 患者，双侧丘脑 NAA/Cr 降低，Cho/Cr 升高，提示 TBE 具有神经损伤和代谢异常。MRS 可以作为评估 TBE 患者脑代谢物变化的敏感工具。

4.fMRI 在脑炎的研究应用

fMRI 已经广泛应用于神经和精神类疾病的研究中，目前对脑炎的 fMRI 研究较少，国内外仅有少量文献报道，且多集中于自身免疫性脑炎。

NMDAR 抗体的脑炎是最常见的自身免疫性脑炎。此病通常好发于年轻女性，其中 40% ~ 60% 的女性患者与卵巢畸胎瘤相关，典型临床症状为前驱期伴有低热、头痛和疲劳，继而出现精神症状，包括焦虑、精神病、妄想和幻觉，随着病情的进一步发展，该病可能包括异常运动，如口面部运动障碍、肌张力障碍、自主神经不稳定、癫痫发作及意识障碍。部分患者也会有持续性认知缺陷，即记忆障碍和执行功能障碍。

研究报道显示，只有 23% ~ 50% 的抗 NMDAR 脑炎患者存在脑 MR 成像结构异常病灶累及额叶、顶叶、内侧颞叶皮层，扣带回、丘脑、小脑和脑干的受累也有报道。MR 成像长期随访表明，严重的疾病过程可导致海马萎缩和轻度的全脑萎缩，随访 5 年和 7 年后，部分萎缩可逆。急性期患者的海马微结构完整性受损，海马体积和微结构完整性与记忆力、疾病严重程度、持续时间相关。

fMRI 研究发现脑功能改变与抗 NMDAR 脑炎后的认知功能障碍有关。在急性期后，抗 NMDAR 脑炎患者的 fMRI 分析显示 DMN（包括内侧前额叶皮质、前扣带回皮质、部分后扣带回、部分内颞叶）和双侧海马前部之间的功能连接显著降低，且这种功能连接的降低与患者的记忆力损害具有相关性。急性期抗 NMDAR 脑炎患者可以显示内侧颞叶和 DMN 分离，额颞叶连接受损，海马功能连接减低。除 DMN 外，抗 NMDAR 脑炎患者其他脑网络也存在功能损伤，如精神分裂症样症状（如幻觉、妄想、缄默）与额顶叶网络功能连接受损相关。根据这些临床和影像学观察，建立了抗 NMDA 受体脑炎动物模型。病理分析显示，海马中观察到广泛标记的 NMDA 抗体，而该区域的 NMDAR 总簇、突触簇密度及 NMDAR 总蛋白浓度降低。这些发现提示，海马功能异常与抗体相关损害有关，从而在免疫介导的神经炎性疾病中提供了海马功能障碍与认知缺陷之间的联系。这些实验也为通过减少 NMDAR 抗体和免疫活性细胞的治疗方法提供了理论基础。

LGI1 型脑炎患者表现为亚急性记忆障碍，伴有各种神经精神症状，如定向障碍、意识障碍、颞叶癫痫发作和行为异常。患者一般年龄在 40 岁以上，男性比女性更易患病。LGI1 脑炎很少与全身肿瘤相关，如果在疾病早期开始免疫治疗，总体预后良好。LGI1 边缘性脑炎常伴有面神经臂张力障碍性发作（faciobrachial dystonic seizures，FBDS），通常影响单侧手臂和患侧面部，短时间、抽搐和张力障碍发作，发生频率很高。急性期后，抗 LGl1 脑炎患者的 fMRI 可以显示该疾病影响的脑区范围比边缘系统更广，主要表现在腹侧和背侧 DMN 的功能连接增加，突显网络连接减少，并且与记忆认知具有相关性，推测功能连接的改变可能是海马局灶性损伤的继发性或代偿性改变。综上所述，这些功能研究支持 LGI1 脑炎导致广泛的脑功能障碍和脑功能重组的观点。

在边缘脑炎、神经性肌强直和 Morvan 综合征患者中可检测到 VGKCs 的抗体，这些抗体不是直接作用于 VGKCs，而是与 VGKC 复合物相关的靶蛋白，即 LGI1 和 CASPR2（contactin-associated protein-like 2）。此类型 VGKC 相关抗体自身免疫性脑炎患者的内侧颞叶有不同程度的萎缩，并有认知障碍。在随访中，几乎 50% 的患者可发展为海马硬化。对于 VGKCC-Ab 脑炎，fMRI 研究显示脑网络功能连接改变与记忆相关，与海马体积无关，受损的功能连接可能是反映 VGKCC-Ab 脑炎患者认知功能的较好的影像标记物。对于脑炎的 fMRI 研究多是横断面研究，有必要开展纵向研究探讨脑内激活及脑网络活性随时间的演变规律。

二、PET 成像在脑炎的研究应用

脑炎患者可在常规 MR 成像上呈阴性表现，早期诊断脑炎的神经影像学研究越来越受到重视。PET 可以从代谢角度观察脑组织的异常改变，有文献报道 PET 诊断自身免疫性脑炎的敏感度（78%）明显高于常规 MR 成像（63%）。PET 的应用对脑炎发病特点及病理生理机制的研究更加深入。在自身免疫性脑炎中，内侧颞叶 ^{18}F-FDG 高摄取是最常见的。^{18}F-FDG PET 可以显示出病灶外脑区的葡萄糖高代谢，如脑干、小脑或大脑皮层，其增高程度与临床症状相关性较 MR 成像更密切。

单纯疱疹病毒性脑炎患者的 ^{18}F-FDG PET 研究显示，海马、颞叶、纹状体在疾病的急性期表现为 ^{18}F-FDG 高摄取，同时，除颞叶外的脑皮层也可表现出 ^{18}F-FDG 的高摄取。在疾病的恢复期（3 ~ 6 个月），海马、颞叶表现为 ^{18}F-FDG 低摄取，推测可能与胶质增生、脑萎缩有关。

抗 NMDAR 脑炎患者在 ^{18}F-FDG PET 上表现为额颞叶葡萄糖代谢增高，顶枕叶的葡萄糖代谢减低，疾病的恢复过程中与上述变化恰好相反，而且额颞叶和枕叶之间的葡萄糖代谢增高程度与疾病的严重程度呈正相关。PET 研究显示，与经典的边缘叶脑炎相比，抗 NMDAR 脑炎患者表现出全脑葡萄糖代谢异常。纵向的 PET 研究显示，大脑葡萄糖代谢异常随疾病的缓解而改善，在早期恢复阶段，大脑皮质弥漫性低代谢，恢复后期代谢恢复正常。相反，在患者临床症状恶化的情况下，脑内显示局部葡萄糖代谢进一步增高。

在抗 LGI1 型脑炎中，约 70% 的患者基底节 T_2WI 高信号区，在 PET 上呈葡萄糖代谢增高，而对于基底节未见异常信号者，PET 检查可以观察到双侧纹状体葡萄糖代谢增高。另外，还可观察到小脑的葡萄糖代谢增高，以及扣带回、枕叶和中央前回葡萄糖代谢减低，而颞叶内侧葡萄糖代谢没有明显改变，可能与疾病的病程有关，需要纵向的 PET 随访研究。颞叶的葡萄糖代谢改变与患者病程有更好相关性，表现为颞叶葡萄糖代谢正常的边缘性脑炎患者可获得更好临床预后。

VGKCC-Ab 脑炎患者 PET 显示的颞叶葡萄糖高代谢区与 MR 成像上显示的海马肿胀伴 T_2WI 高信号病灶相一致，最初仅影响单侧颞叶及海马，随访 2 年后，双侧颞叶均出现葡萄糖代谢减低。抗 AMPA 受体抗体脑炎常见于女性患者，70% 患者患有不同种类的肿瘤，典型表现为边缘脑炎伴癫痫发作、记忆障碍和精神症状。病灶最常位于内侧颞叶，PET 可以显示海马葡萄糖代谢增高，即使在海马肿胀消退后仍持续高代谢状态。经过抗癫痫治疗持续性颞叶癫痫发作后，记忆症状得到改善，海马的葡萄糖高代谢减低，进而趋于正常。抗 GABABR 脑炎受体在全脑表达，尤其是海马、丘脑和小脑。抗 GABABR 脑炎典型表现为边缘性脑炎，50% 的患者与小细胞肺癌或神经内分泌肿瘤相关。PET 显像显示，大多数患者内侧颞叶葡萄糖代谢增高，也有部分患者表现为脑皮质弥漫性葡萄糖代谢减低。抗 Ma2 阳性患者 PET 检查显示内侧颞叶的葡萄糖代谢随着抗 Ma2 抗体滴度增加而增高。

PET 可以为自身免疫性脑炎诊断提供重要帮助，脑炎病灶在 PET 上可以呈高代谢或低代谢改变，但是其代谢变化规律尚无统一的结论，对脑炎预后的预测价值目前尚不清楚。

三、PET/MR 成像在脑炎的研究应用

PET 所示葡萄糖高代谢与其炎症过程密切相关，葡萄糖低代谢可能是脑炎慢性期后神经元的广泛损伤所致，这种低代谢发生机制目前尚不清楚。PET 和 MR 成像多模态影像联合可以从代谢、结构、功能这三方面来全面理解脑炎的病理机制，为更好的临床评估脑炎发生发展提供重要信息，评估脑炎的治疗效果（图 16-2-2）。

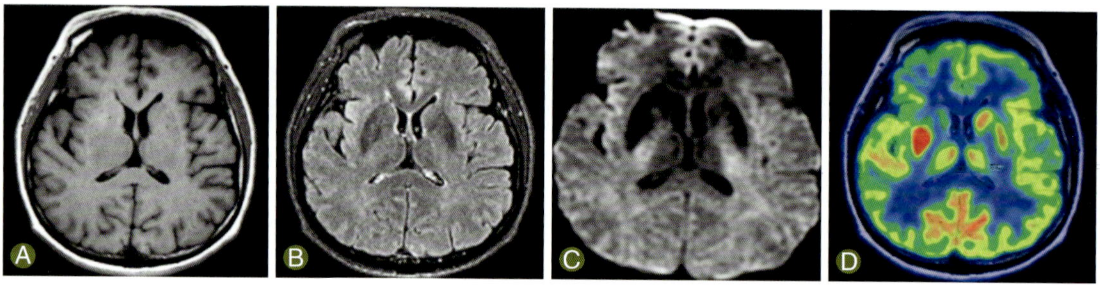

患者女，46 岁，MR 成像横轴位 T_1WI 示右侧基底节区稍低信号（图 A），横轴位 FLAIR（图 B）、DWI（图 C）上未见异常信号，横轴位 ^{18}F-FDG PET（图 D）右侧尾状核及壳核葡萄糖代谢明显增高，SUV 最大值约 19.80

图 16-2-2　自身免疫性脑炎

（黄　靖　卢　洁）

第三节　PET/MR 成像在偏头痛的临床应用

偏头痛是一种常见的慢性神经血管疾病，临床表现通常为反复发作的搏动性头痛，单侧头痛好发，亦可见双侧发病，可伴有恶心、呕吐、恐声、畏光等症状。无先兆偏头痛（migraine without aura，MwoA）是最常见的偏头痛类型，约占 80%，头痛发作多无先兆。少数病例发作前有视觉、感觉和运动障碍等先兆，称为有先兆偏头痛（migraine with aura，MwA），也称为典型偏头痛，约占 10%。其他类型偏头痛如家族性偏瘫性偏头痛、基底动脉型偏头痛、儿童周期性综合征等比较少见，约占 10%。偏头痛的全球患病率约为 10%，终身患病率约为 14%。成年人中，男性与女性的患病率之比在 1∶3 ~ 1∶2，而在青春期之前的儿童中，患病率没有明显性别差异。偏头痛的家族资料研究提示，其具有明显的家族聚集性，50% ~ 80% 的患者具有阳性家族史。

偏头痛发作与理化因素、精神因素及体内激素水平变化相关，且发作常有诱因。有研究显示，约 85% 的患者可述及诱因，且常为多重诱因。偏头痛典型发作包括先兆期、发作期及发作间歇期。关于偏头痛的发病机制，至今尚未有统一理论，目前较为公认的有以下几种学说：血管源性学说、皮质扩展性抑制（cortical spreading depression，CSD）及三叉神经血管学说。通常认为不同分型的偏头痛，其发病机制也不同。偏头痛的临床诊断主要依靠医师参考国际头痛协会（International Headache Society，IHS）的诊断标准 ICHD-Ⅲ β、相关量表和患者描述的相关临床症状进行主观判断。既往观念认为偏头痛患者通常脑内无异常影像学改变，影像学检查的目的是排除器质性疾病。随着影像新技术的发展，研究者检测到偏头痛患者大脑的结构与功能改变，可能反映了偏头痛反复发作导致神经元变化、脑功能异常的病理生理机制。

一、MR 成像在偏头痛的研究应用

1. 常规 MR 成像在偏头痛的研究应用

（1）VBM 在偏头痛的研究应用　采用 VBM 方法比较偏头痛患者和健康人之间的灰质密度发现，偏头痛患者双侧岛叶、运动或运动前区、前额皮质、扣带回及右侧后顶叶皮质灰质密度显著减少，且与病程、头痛发作总频次呈负相关，提示偏头痛反复发作导致了参与中枢性疼痛调节相关脑区的选择性改变。偏头痛患者颞叶及额叶等处的灰质密度降低，且与患者年龄、疾病持续时间（病程）有关，而中脑导水管周围灰质（periaqueductal gray matter，PAG）区密度升高，并且 MwA 患者比 MwoA 患者 PAG 周围及脑桥背外侧灰质密度更高。

（2）DTI 在偏头痛的研究应用　DTI 研究证实了脑干在偏头痛发病机制中发挥的重要角色。早期利用 DTI 研究发现，与对照组相比，MwoA 和 MwA 患者大脑白质 FA 值降低。但是相对于正常人，不同的研究发现，偏头痛患者 DTI 检查异常的部位不同，经过药物治疗后，MwoA 患者的临床症状得到改善的同时，有些受累部位如胼胝体 FA 值出现明显升高，证明在经过有效治疗后，胼胝体神经纤维的微结构损害可以逆转。

2.fMRI 在偏头痛的研究应用

（1）fMRI 在偏头痛先兆期的研究应用　典型 MwA 患者，先兆期 fMRI 研究发现，皮质扩展性抑制波以 3.5 mm/min 的速度传播至毗邻的枕叶皮质区，然后缓慢扩布到大脑皮层，导致胶质细胞和神经元活性先降低后增高，相应脑区的血流灌注也呈现出低灌注后过度灌注的现象。先兆症状的传播速度与实验性皮质扩展性抑制的脑血流变化速度相似。这些研究结果验证了先兆期皮质扩展性抑制的发生，说明 CSD 在一定程度上参与了偏头痛先兆期的病理改变。

（2）fMRI 在偏头痛发作期的研究应用

1）fMRI 在自发性偏头痛发作时的研究应用：自发性偏头痛发作时的 fMRI 研究的主要局限性在于偏头痛发作的不可预测性和发作时间相对较短，针对这种局限性，有学者利用事件相关 fMRI，如疼痛刺激、视觉刺激、气味刺激等诱发偏头痛的发作，进而来研究刺激过程中的功能成像，目的在于研究偏头痛患者疼痛处理网络在感觉、情感方面的异常。

2）fMRI 在疼痛刺激过程中的研究应用：三叉神经刺激被广泛用于探索发作期及发作间期偏头痛的病理生理机制。尽管脑干被认为是与偏头痛发作高度相关的脑区，但偏头痛发作不仅仅与脑干单个脑区相关，还涉及下丘脑和小脑。标准三叉神经刺激研究提示，丘脑后部为疼痛急性反应的重要结构，丘脑前部下端可能是偏头痛发作时的关键部位。在偏头痛周期发作特定阶段中，下丘脑每个区域功能变化的作用不同。Schultze 和 May 针对偏头痛周期及三叉神经刺激相关性作了全面研究，结果表明，下丘脑活动作为对三叉神经刺激的响应，随着再次偏头痛的发生而激活增加。下丘脑与三叉神经脊束核和背侧丘脑之间的功能连接也发生了变化，该变化与偏头痛发作的发作前期和发作期相关。

3）fMRI 在视觉刺激过程中的研究应用：MwA 患者的先兆表现多为视觉症状，因此多选取视觉刺激为研究条件。在发作期和发作间期，光超敏反应是偏头痛的临床标志。视觉先兆偏头痛与初始运动神经元活动的扩散抑制相关，视觉皮层超兴奋性可能与皮质区、三叉神经通路之间的整合机制有关。偏头痛患者初级视觉运动皮层和外侧膝状核对视觉刺激反应更大，这表明皮层高反应性和偏头痛先兆之间存在相关性。皮层的高反应性不仅包括初级视觉皮层，还包括高级视觉皮层（顶下小叶和额回）。

4）fMRI 在嗅觉刺激过程中的研究应用：尽管 IHS 的分类标准中未提及，但是偏头痛患者在发作期间及发作间歇期对气味过敏，某些气味会诱发偏头痛发作。相关研究发现，偏头痛患者发作时边缘系统（杏仁核和岛叶皮层）和延髓背侧激活增加，而发作间歇期患者和健康志愿者之间未发现差异，表明嗅觉刺激可以诱导功能性改变，从而证明了嗅觉与三叉神经痛感受通路之间显著的生理联系参与了偏头痛的发生，气味诱发的延髓背侧激活可能是气味触发偏头痛发作的机制。

（3）fMRI 在偏头痛发作间歇期的研究应用　偏头痛发作间歇期的研究主要是通过 RS-fMRI 研究患者脑功能改变，以及这种改变与发作频率、病程长短的相关性。在 MwoA 和 MwA 患者 DMN 的前额叶、颞叶区域及执行网络的额顶区域（额中回和前扣带回）中功能连接降低。这些功能异常与脑结构变化可能与临床症状无关，可以认为 DMN 和前额叶连接变化可能与对应的刺激源反应有关，可能也是偏头痛患者的特征。也有对偏头痛患者的 RS-fMRI 研究证实，功能连接异常主要位于疼痛处理网络的水平，如痛觉和体感处理途径中，PAG 与大脑区域之间的功能连接增加。目前国内外研究得出比较相似的结论，即偏头痛患者的额中回、前扣带回等脑区的功能连接显著减弱，DMN 中的额叶和颞叶的功能连接减弱，由此可以认为偏头痛患者普遍存在的功能连接减弱是对疼痛刺激的适应性改变，长期的疼痛刺激导致偏头痛患者大脑对疼痛的反应和敏感度降低。

（4）灌注成像在偏头痛的研究应用

1）PWI 在偏头痛的研究应用：PWI 的研究报道了偏头痛发作过程中，患者脑内可能与先兆或头痛相关的局部灌注异常，但是目前研究结果尚不统一，甚至有矛盾之处。早期的研究发现，在长期或持续先兆的患者脑中同时存在高灌注和低灌注。随后有研究发现，视觉先兆偏头痛患者视野缺损对侧的枕叶皮质灌注不足，出现脑血流量、脑血容量降低。

2）ASL 在偏头痛的研究应用：与 PWI 在偏头痛患者中的研究结果相似，ASL 在偏头痛患者中的研究结果也不统一：全脑或局部脑灌注无明显差异；MwA 患者发作期可观察到高灌注和低灌注脑区，部分患者可出现可逆变化；脑血流量值的变化与发作频率呈正相关。该结果可能与偏头痛患者局部脑区功能重塑所致有关。

利用 ASL 评估药物疗效的研究中，对 1 例 32 岁的偏头痛患者发作 1 小时后进行 ASL 成像，发现双侧内侧丘脑、下丘脑呈低灌注，双侧额叶皮层呈高灌注。口服利扎曲坦 1 小时后再次进行 ASL 成像，发现双侧内侧丘脑和下丘脑灌注得到改善，该结果也提示下丘脑及邻近区域参与偏头痛的发作。

（5）DWI 与 SWI 在偏头痛的研究应用　偏头痛发作过程中患者脑内可能与先兆或头痛相关的局部脑区扩散受限、低灌注及血管改变等表现。Altinok 等报道了一例偏头痛患者在先兆期 PWI 显示先兆症状对侧大脑半球低灌注，DWI 显示该侧顶叶局部扩散受限，而 SWI 则发现了该侧大脑半球皮质静脉明显扩张，这些异常在 2 天后的随访均恢复正常。

（6）MRS 在偏头痛的研究应用　Sarchielli 等研究发现 MwA 经视觉刺激后乳酸水平升高，NAA 水平下降，而 MwoA 患者却没有这种表现，表明偏头痛不完全是一种功能性疾病，可能存在微观结构改变。与健康受试者相比，MwoA 患者脑内 GABA 浓度升高，推测其原因可能是存在于抑制性神经元中的 GABA 和存在于兴奋性神经元中的谷氨酸两者之间“兴奋 – 抑制”稳态的失调导致了偏头痛的发作。经过左乙拉西坦治疗后的偏头痛患者扣带回皮质区域 GABA 水平下降，推测 GABA 也许能作为评估偏头痛治疗效果的生物标志物。

二、PET 成像在偏头痛的研究应用

PET 研究中常见的放射性示踪剂包括 ^{18}F-FDG、^{15}O-H_2O。PET 研究比较了偏头痛患者和健康对照者的脑葡萄糖代谢差异，发现偏头痛患者在一些已知与中枢性疼痛处理相关的脑区葡萄糖代谢明显减低，如双侧岛叶、双侧前扣带回与后扣带回、前额叶皮层。岛叶

与前扣带回代谢与疾病持续时间、终身头痛频率之间存在负相关。

偏头痛的发作通常是不可预测的，且试验条件相对严格，因此有关自发性偏头痛发作的研究较少。Weiller 开创了自发性偏头痛发作期功能显像的先河，采用 ^{15}O-H_2O PET 研究显示，自发性 MwoA 发作时，桥脑背侧血流量显著升高，在采用舒马普坦药物治疗相关疼痛缓解后，该区域血流量还持续显著升高，因此提出了“偏头痛脑干发生器”学说。随后的 ^{15}O-H_2O PET 在偏头痛中的研究还观察到中脑、脑桥及下丘脑区有明显的血流量升高，即使在使用舒马普坦治疗成功后激活区仍持续存在。这些发现说明除脑干外，下丘脑在偏头痛发作的病理生理方面也起到了关键作用。最近一项关于自发发作前庭偏头痛患者的脑 PET 研究结果显示，患者前庭 – 丘脑 – 皮质通路葡萄糖代谢增高，而视觉皮层葡萄糖代谢减低，可能是由于视觉和前庭系统之间存在相互抑制所致。使用 5- 羟色胺受体显像的 PET 研究显示，偏头痛发作期间脑内 5-HT 合成增加，在偏头痛患者发作的早期阶段，桥脑中 5-HT 受体的利用率增加。最近有研究使用选择性 L 型阿片受体放射性示踪剂，发现在偏头痛发作期，前额叶皮层中参与疼痛调节的 μ 阿片受体激活，且与 μ 阿片受体可用性水平相关，阐明了自发性偏头痛发作期间异常性疼痛反应的中枢 L 型阿片系统机制。另有研究结果显示，参与疼痛调节的内源性阿片类药物系统区域中 μ 阿片受体水平降低，推测这些受体可能已经被占据，可能是对持续疼痛伤害的感受性反抗反应。

各种成像技术应用于偏头痛患者脑结构、脑功能改变的研究，它们相辅相成，使得人们对偏头痛发病机制有了新见解。目前研究结果也存在矛盾或争议，究其原因，与不同研究纳入受试者的异质性和所采用的影像学方法的差异性有关。但是联合应用多种成像技术、进一步深入研究其相互关系是非常有意义的。这些成像技术今后也将成为评价偏头痛发生、发展的新指标，并将以更客观可见的方式成为评估和治疗偏头痛的新方法、新靶点。

（李倩文　卢　洁）

参考文献

[1] MATTEO B，SELENE C，STEFANO R，et a1. Molecular imaging of multiple sclerosis：from the clinical demand to novel radiotracers. EJNMMI Radiopharm Chem，2019，4（1）：6.

[2] MOCCIA M, D E STEFANO N, BARKHOF F. Imaging outcome measures for progressive multiple sclerosis trials. Mult Scler, 2017, 23 (12): 1614–1626.

[3] LOUAPRE C, PERLBARG V, GARCIA-LORENZO D, et al. Brain networks disconnection in early multiple sclerosis cognitive deficits: an anatomofunctional study. Hum Brain Mapp, 2014, 35(9): 4706–4717.

[4] ANTONIO C, BENIAMINO G, GEORGE D, et al. [18F] Florbetapir PET/MR imaging to assess demyelination in multiple sclerosis. Eur J Nucl Med Mol Imaging, 2020, 47 (2): 366–378.

[5] SIJBESMA J W, DIERCKX R A, BUCHPIGUEL C A, et al. PET imaging of demyelination and remyelination in the cuprizone mouse model for multiple sclerosis: a comparison between [^{11}C] CIC and [^{11}C] MeDAS. Neuroimage, 2014, 87 (2): 395–402.

[6] FILLIPPI M, ROCCA M A. M R imaging of multiple sclerosis. Radiology, 2011, 259 (3): 659–681.

[7] KREISL W C, JENKO K J, HINES C S, et al. A genetic polymorphism for translocator protein 18kDa affects both in vitro and in vivo radioligand binding in human brain to this putative biomarker of neuroinflammation. J Cereb Blood Flow Metab, 2013, 33 (1): 53–58.

[8] ROM S, PERSIDSKY Y. Cannabinoid receptor 2 : potential role in immunomodulation and neuroinflammation. J Neuroimmune Pharmacol, 2013, 8 (3): 608–620.

[9] CECCHIN D, PALOMBIT A, CASTELLARO M, et al. Brain PET and functional MRI: Why simultaneously using hybrid PET/MR systems? QJ Nucl Med Mol Imaging, 2017, 61 (4): 345–359.

[10] DATTA G, COLASANTI A, KALK N, et al. 11C-PBR28 and 18F-PBR111 detect white matter inflammatory heterogeneity in multiple sclerosis. J Nucl Med, 2017, 58 (9): 1477–1482.

[11] BOLCAEN J, ACOU M, MERTENS K, et al. Structural and metabolic features of two different variants of multiple sclerosis: a PET/MRI study. J Neuroimaging, 2013, 23 (3): 431–436.

[12] DATTA G, COLASANTI A, RABINER E A, et al. Neuroinflammation and its relationship to changes in brain volume and white matter lesions in multiple sclerosis. Brain. 2017a, 140 (11): 2927–2938.

[13] DATTA G, VIOLANTE I R, SCOTT G, et al. Translocator positron-emission

tomography and magnetic resonance spectroscopic imaging of brain glial cell activation in multiple sclerosis. Mult Scler，2017c，23（11）：1469–1478.
[14] PAGANI M，GIULIANI A，ÖBERG J，et al. Progressive disintegration of brain networking from Normal aging to Alzheimer disease：analysis of independent components of ^{18}F-FDG PET data. J Nucl Med，2017，58（7）：1132–1139.
[15] POLITIS M，GIANNETTI P，SU P，et al. Increased PK11195 PET binding in the cortex of patients with MS correlates with disability. Neurology，2012，79（6）：523–530.
[16] SINGHAL T，O' CONNOR K，DUBEY S，et al. 18F-PBR06 versus 11C-PBR28 PET for assessing white matter translocator protein binding in multiple sclerosis. Clin Nucl Med，2018，43（9）：e289–295. DOI：10.1097/RLU.0000000000002179.
[17] VENNETI S，LOPRESTI B J，WILEY C A. Molecular imaging of microglia-macrophages in the brain. Glia，2013，61（1）：10–23.
[18] GRAUS F，TITULAER M J，BALU R，et al. A clinical approach to diagnosis of autoimmune encephalitis. Lancet Neurol，2016，15（4）：391–404.
[19] YUAN J，GUAN H，ZHOU X，et al. Changing brain metabolism patterns in patients with ANMDARE：serial ^{18}F-FDG PET/CT findings. Clin Nucl Med，2016，41（5）：366–370.
[20] SPATOLA M，PETIT-PEDROL M，SIMABUKURO M M，et al. Investigations in GABAA receptor antibody-associated encephalitis. Neurology，2017，88（11）：1012–1020.
[21] PROBASCO J C，SOLNES L，NALLURI A，et al. Decreased occipital lobe metabolism by FDG-PET/CT：an anti-NMDA receptor encephalitis biomarker. Neurol Neuroimmunol Neuroinflamm，2017，5（1）：e413. DOI：10.1212/NXI.0000000000000413.
[22] DODICH A，CERAMI C，IANNACCONE S，et al. Neuropsychological and FDG-PET profiles in VGKC autoimmune limbic encephalitis. Brain Cogn，2016，108（10）：81–87.
[23] VAN SONDEREN A，THIJS R D，COENDERS E C，et al. Anti-LGI1 encephalitis：clinical syndrome and long-term follow-up. Neurology，2016，87（14）：1449–1456.
[24] NAVARRO V，KAS A，APARTIS E，et al. Collaborators Motor cortex and hippocampus are the two main cortical targets in LGI1-antibody encephalitis. Brain，2016，139（Pt 4）：1079–1093.
[25] SZOTS M，BLAABJERG M，ORSI G，et al. Global brain atrophy and metabolic dysfunction in LGI1 encephalitis：a prospective multimodal MRI study. J Neurol Sci，

2017，376（15）：159–165.
[26] WEILLER C，MAY A，LIMMROTH V，et al. Brain stem activation in spontaneous human migraine attacks. Nat Med，1995，1（7）：658–660.
[27] DENUELLE M，FABRE N，PAYOUX P，et al. Hypothalamic activation in spontaneous migraine attacks. Headache，2007，47（10）：1418–1426.
[28] MANIYAR F H，SPRENGER T，MONTEITH T，et al. Brain activations in the premonitory phase of nitroglycerin-triggered migraine attacks. Brain，2014，137（Pt 1）：232–241.
[29] SCHULTE L H，ALLERS A，MAY A. Hypothalamus as a mediator of chronic migraine：evidence from high-resolution fMRI. Neurology，2017，88（21）：2011–2016.
[30] SCHULTE L H，MAY A. The migraine generator revisited：continuous scanning of the migraine cycle over 30 days and three spontaneous attacks. Brain，2016，139（Pt 7）：1987–1993.
[31] MAY A. Understanding migraine as a cycling brain syndrome：reviewing the evidence from functional imaging. Neurol Sci，2017，38（Suppl 1）：125–130.
[32] STANKEWITZ A，MAY A. Increased limbic and brainstem activity during migraine attacks following olfactory stimulation. Neurology，2011，77（5）：476–482.
[33] COPPOLA G，DI RENZO A，TINELLI E，et al. Resting state connectivity between default mode network and insula encodes acute migraine headache. Cephalalgia，2018，32（5）：846–854.
[34] GIL-GOUVEIA R，PINTO J，FIGUEIREDO P，et al. An arterial spin labeling MRI perfusion study of migraine without aura attacks. Front Neurol，2017，8：280.
[35] BURNS R，DE MALHERBE M，CHADENAT M L，et al. Arterial Spin Labeled MR imaging detecting biphasic neurovascular changes in migraine with persistent aura. Headache，2017，57（10）：1627–1628.
[36] LAW-YE B，FARGEOT G，LECLERCQ D. Arterial spin labeling hypoperfusion in migraine aura. Headache，2017，57（6）：935–936.
[37] MALEKI N，BECERRA L，UPADHYAY J，et al. Direct optic nerve Pulvinar connections defined by diffusion MR tractography in humans：implications for photophobia. Hum Brain Mapp，2012，33（1）：75–88.
[38] KARA B，KIYAT ATAMER A，ONAT L，et al. DTI Findings during Spontaneous

Migraine Attacks. Clin Neuroradiol, 2013, 23 (1): 31–36.

[39] NEEB L, BASTIAN K, VILLRINGER K, et al. No microstructural white matter alterations in chronic and episodic migraineurs: a case-control diffusion tensor magnetic resonance imaging study. Headache, 2015, 55 (2): 241–251.

[40] LI Q, CHEN CHF, GONG T, et al. High-field MRS study of GABA+ in patients with migraine: response to levetiracetam treatment. Neuroreport, 2018, 29 (12): 1007–1010.